クリニカル作業療法シリーズ

高齢期領域の作業療法 第2版

プログラム立案のポイント

山田 孝 監修　小林法一・竹原敦・鎌田樹寛 編集

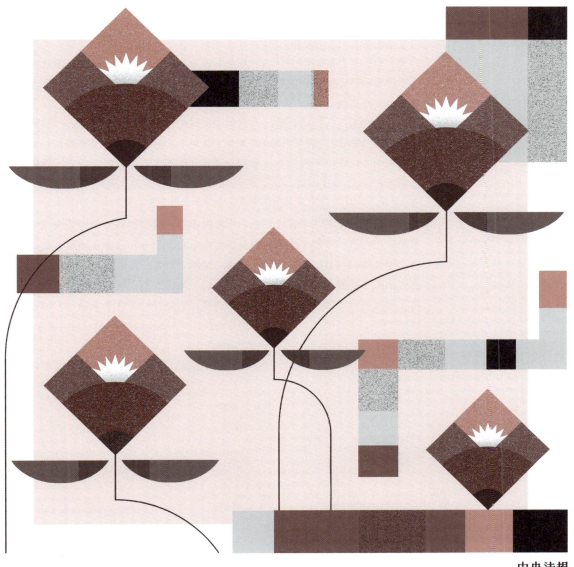

中央法規

第2版序文 ▶▶

『高齢期障害領域の作業療法』は，2010（平成22）年に初版が刊行されてから5年が経過した。その間，多くの作業療法士から臨床的な視点をもつテキストとして好評を博してきた。このたび，『高齢期領域の作業療法』として第2版が刊行されることになった。

本書は，作業行動に焦点を当てた基本的な編集方針は変わっていないが，高齢者を取り巻く社会情勢の変化や法制度の改正，また作業機能障害に対する予防的作業療法の期待に応えるため，地域支援事業における介護予防や認知症初期集中支援チームにおける作業療法の内容を加えるとともに，タイトルを"高齢期障害領域"から"高齢期領域"と変えた。また，初版で読者から支持が得られた事例をよりいっそう充実させ，特に，認知症や在宅の人へのアプローチ，短期集中リハビリテーションの実践，さらに，一般社団法人日本作業療法士協会が開発した「生活行為向上マネジメント（MTDLP）」の事例などを追加した。

第2版のもう1つの特徴は，高齢期領域の作業療法実践のための演習を加えたことである。高齢期領域のクライエント中心の作業療法実践として人間作業モデルに基づく視点を，事例を通して学習することによって，効果的な作業療法実践のリーズニングの一部を培うことができるのではないかと思う。

最後になったが，本書は，たいへん豊かな経験をおもちの作業療法士にご執筆いただき，多彩で臨床的な良書となったと思う。心から感謝したい。また，第2版の発行にあたり，辛抱強く原稿を待ち，ご助言をいただいた中央法規出版の星野氏に御礼を申し上げたい。本書がわが国の高齢者の健康の維持・増加だけではなく，作業療法の成長にも結びつくことを願っている。

2016年1月

監修・編集者一同

序文

　村田・宮前[1] は，高齢者に対する作業療法の本質を明らかにするために，1990（平成2）年から2000（平成12）年までの11年間の日本作業療法士協会機関誌『作業療法』と日本作業療法学会抄録集，『作業療法ジャーナル』から，作業療法の実践研究77論文を抽出して検討した。その結果，作業療法士（OT）は主たる対象を認知症と身体障害の高齢者にしていること，日常生活における作業に焦点を当てていること，環境を調整していること，治療手段として作業を選択していることが明らかになった。OT自身が認識している効果は，人間作業モデル（Model of Human Occupation：MOHO）でいう遂行能力の効果のほかに，意志や習慣化にまで広がっていた。この研究がなされた時から，15年が経過している。『作業療法』誌に掲載された高齢期の作業療法の研究は増加しており，年2回から季刊の発行になった日本作業行動学会の機関誌『作業行動研究』にも，高齢期障害関連の研究が激増しているという状況である。

　理学療法士作業療法士学校養成施設指定規則の改定により，OT教育のカリキュラムに作業治療学として「老年期障害」が明記されたのは1990（平成2）年のことであった。それまでは高齢障害者の問題は深く追求されず，臨床で働くOTも多くはなかった。これを受けて，日本作業療法士協会監修の『老年期障害作業療法学』をはじめ，複数のテキストが出版され，臨床で働くOTの数も増加していった。さらに，1999（平成11）年の指定規則の改定では，地域作業療法学が加えられ，デイケアや訪問リハビリテーションなど，高齢期障害者が対象になる施設とサービスが増加していった。高齢者や地域に注目するという社会的ニーズが，作業療法の教育にも影響している。

　そのようななかにあって，2010（平成22）年に本書の初版を出版したが，本書は以下に示すような考えに基づいて書かれている。理論は時代とともに変化するという考えは「老年期作業療法」にとどまらず，「作業療法」全体にかかわることなので，少し長くなるが目を通していただきたい。

■———理論は時代とともに変化する

　1977年にKielhofner（キールホフナー）は，作業療法が正式に誕生した1917年から60年後の1977年までのアメリカの歴史を，「アメリカにおける作業療法の60年———その同一性と知識の変遷について」[2] と題して，米国作業療法協会の機関誌『American Journal of Occupational Therapy（AJOT）』に発表し，当時のOTに衝撃を与えた。

　Kielhofnerは当時の，知識は蓄積的に増加するという考えを否定し，知識は科学における革命のように劇的に変化し，以前には当たり前のこととされ

iii

ていたことが全く顧みられなくなってしまうとするKuhn（クーン）の科学革命という考え方を用いて，アメリカの作業療法の歴史を検討した。Kuhnは物理学の知識がどのように発展したかを検討したところ，ある学問領域のメンバーが1つの見方を共有することで団結していることを明らかにした。彼はその学問領域のメンバーが焦点を当てた見方，中核的構成概念，そして価値によって，共有する見方を構成すると考え，この共通の見方を「パラダイム」と呼んだ。このパラダイムが科学革命によって変化していくと考えたのである。

■──パラダイムの変化

Kuhnは，科学革命は前パラダイム期，パラダイム期，危機期，そして，パラダイムへの回帰という流れをとると考えた[3]。前パラダイム期には，ある領域の形成をはたらきかける最初の考えが現れ，そのうち，その領域のメンバーによって共通の考えが明瞭に表現・承認されて，それがパラダイムとなる。パラダイム期に，科学は通常の形で情報を蓄積する。しかし時間とともに，パラダイムは変化する。Kuhnは，あるパラダイムから別のパラダイムへと転換するときに，その領域のメンバーが古いパラダイムの原理を拒否する危機という状態を引き起こすとした。パラダイムが拒否される理由は，強力な部外者による批判や，そのパラダイムがその領域の新たな問題を扱うことに無力だからである。新しいパラダイムが明瞭に表現され，受け入れられたときに，危機は終わり，パラダイムへの回帰が完了する。このパラダイムが転換したとき，その領域のメンバーにはそこにある世界が根本的に異なって見える。専門職におけるパラダイムの転換は，メンバーが共有する実践の同一性と視点を変えることになる。このようなパラダイムの変化は，知識がゆっくりと徐々に発達するという考えに挑戦し，ある領域の最も基本的な見方が急進的な変化という段階を通して変化するというものである［図1］。

例えば，14世紀まで，地球は平面であり，太陽が地球のまわりを回ることで昼と夜になると考えられていた。そうした基本的な知識のパラダイムのもとで，宇宙物理学の知識が収集されていた。ところが，技術の進歩により遠眼鏡がつくられると，船乗りは水平線に船が舳先からではなく，マストから見えてくることを知った。この事実から，地球は丸いのではないかといった考え方が生まれた。ガリレオのような物理学者が「地球は丸い」と主張したが，ローマ教皇庁は聖書の記載を絶対であると考えて，ガリレオに自説を曲げるよう迫害したのはよく知られている。当時の現世の権力を握っていたスペインやポルトガルの王は，ローマ教皇庁の権威を失墜させるためには，「地球は丸い」ということを証明するだけでよいと考え，バスコ・ダ・ガマやコロンブスのスポンサーになり，「地球は丸い」ことを証明

[図1] パラダイムの発展段階

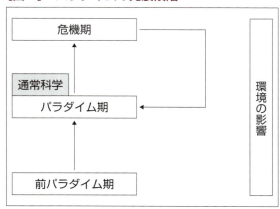

[図2] パラダイムの例

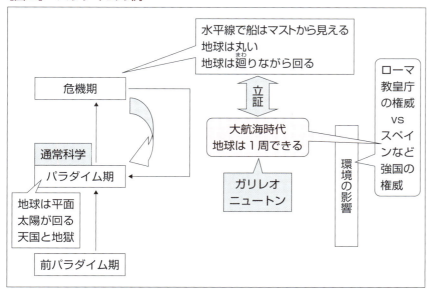

した。そこで，地球は平面であるというパラダイムから，地球は丸いというパラダイムへの急激な変換（科学革命）が起こったのである［図2］。

■──アメリカの作業療法史におけるパラダイムの変化

Kielhofnerはこのような研究デザインで，アメリカの作業療法史を検討し，知識，つまり理論が時代によって変化したことを明らかにした［図3］。それによると，19世紀までの作業療法の前パラダイム期では，後に作業療法の基本的な考え方になった道徳療法という考え方と，後に精神医学となった科学的志向性をとる考え方の両者が，精神障害者のケアの覇権を争っていた。その結末は科学的な考え方が勝利を収めたが，20世紀に入ると，作業療法と呼ばれる仕事に価値を認める人々が出現した。この過程には，アーツ・アンド・クラフツ（arts and crafts）運動[★1]や，アメリカ陸軍の1917年のreconstruction

［図3］作業療法士のパラダイムの変化

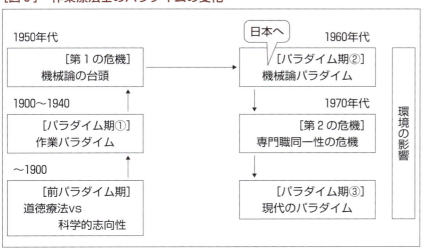

aids（機能再建助手）★2という制度の新設があったことは見逃すことができない。

　こうした経過のなかで「全米作業療法推進協議会」という専門職団体が結成されたのは1917年であった。当時の人々が作業療法をどのようにとらえていたかは，作業療法の最初の40年の文献を見るとかなりの合意がみられている。すなわち作業への参加は人間のニーズであり，作業は健康な生活を導くこと，人間は時間の使用を組織化する習慣と役割に依存すること，精神と身体は複雑に結びついていること，作業への参加が中断されたときに障害が起こること，そして，作業は失われた機能を再生する治療的道具として適していることなどを示していた。これをKielhofnerは「作業パラダイム」と呼んだ。

　しかし，1950年代に入ると，作業療法は理論的な妥当性と経験的事実を確立すべきであるという医学界の圧力を受けるようになった。どのような人を，何によって，どのように，どの程度改善させるのかを説明することが必要であるが，当時の作業療法にはそのような理論はなく，そうした理論を早急にもつべきであるとされた。OTのなかにもそうした考えを受け入れて，作業療法はそのような科学的な考え方をもつべきであるとする人々が現れた。それにより1960年代に，作業療法の理論は「機械論パラダイム」へと変化した。この機械論パラダイムは，身体障害では運動学モデル，精神障害では精神分析モデル，発達障害では感覚統合モデルという3つのモデルをつくり上げた。

　しかし，1970年代に入ると，機械論パラダイムでは作業療法と理学療法や心理療法との違いを説明することができないという問題を指摘する声があがった。また，機械論パラダイムの還元主義という見方と対立する「システム理論」という考え方が受け入れられた。作業療法は中心的な焦点を作業に当てるべきであるとする考えが広まった。Kielhofnerは人々の作業を求める動機づけを認識し，役割と習慣の影響を考え，適応を支援したり妨げたりする環境の重要性などを認識するといった新たなパラダイムが起こっていると考えた。

　以上が作業療法の歴史分析であるが，最近，Kielhofnerはこの考え方を進化させているので，興味のある人はそちらをご覧いただきたい[4]。

★1　アーツ・アンド・クラフツ（arts and crafts）運動：19世紀末にイギリスのMorris（モリス）が主導した運動で，美術工芸運動と呼ばれることがある。産業革命の結果，ベルトコンベアに乗って大量生産され，安価であるが粗悪な商品があふれていたのを見て，Morrisは中世の手仕事に帰って，生活と芸術を統一するように主張した。自分で商会をつくり，インテリア商品などを製作した。この運動は，美術工芸が健常な人にもよいのならば，障害のある人にも効果があるのではないかという考え方が作用して，作業療法の誕生はそのような流れのなかにあったといわれている。

★2　reconstruction aids（機能再建助手）：第一次世界大戦中のアメリカで，ヨーロッパ戦線で負傷した傷痍軍人に対して，国家がきちんとリハビリテーションを行わなければ，次に戦争に行ってくれる若者は激減するかもしれないという雰囲気が高まってきた。その結果，医療職は軍医と看護兵（看護師）しかいなかった陸軍に1917年，機能再建助手というポストが新設された。その第Ⅰ種は基本的な身体運動機能の訓練にあたる人とされ，後に理学療法士（PT）になった。第Ⅱ種は基本的な職業訓練（職業前訓練）にあたる人とされ，後にOTになった。国家が新しい作業療法のような職業を新設したということで，その民間の受け皿としてつくられたのが全米作業療法推進協議会であった。

■──日本人がなぜアメリカの作業療法史を学ぶ必要があるのか

ところで，なぜ私たちはアメリカの歴史を学ぶ必要があるのかと疑問をもった人もいるであろう。しかし，日本の作業療法史をみると，1963（昭和38）年に主にアメリカから輸入されたので，アメリカの作業療法史を学ぶことは意味があることがわかる。

日本では，1963（昭和38）年に最初のOT養成校である国立療養所東京病院附属リハビリテーション学院が創設された［図4］が，そこで最初に作業療法の専門科目を教えた人は誰だったのだろうか。後に成立する「理学療法士及び作業療法士法」では，作業療法の専門科目はOTが教えることとされることがわかっていたが，日本にはOTが誰もいないという状況であった。当時の厚生省は世界作業療法士連盟（World Federation of Occupational Therapist：WFOT）に援助を仰ぎ，WFOTは日本でのOT教師を募集した。実際に次々と日本にやって来たのはアメリカを中心とするOTであり，その数は40人にも上るといわれている[5]。このようにして，初期の日本の作業療法教育はアメリカ人のOT教師に依存することになった。

作業療法教育の特徴に長い臨床実習があるということは，昔も今も違いはない。昔は臨床教育時間数が長く，1080時間（24週間）にも上っていた（現在は810時間，18週間）。臨床教育指導者もまた，OTであるという条件があるが，当時はまだ臨床にOTはいなかった。その当時，日本のOT学生はどこで臨床教育を受けたのか。

日本のOT学生は治外法権がある在日米軍基地内の米軍病院で，そこにいたOTの指導によって臨床実習を受けたのだった。米軍基地は，当時は今よりも数も多く，ベトナム戦争の時期であったために，ベトナムの後方病棟としての在日米軍基地内病院には患者も多く，その患者の治療にあたったOTも多数いた。その人々に実習指導を受けたということは，養成校のOT教師と同様に，1965年頃のアメリカの作業療法がストレートにわが国に入ってきたことを意味する。その頃のアメリカの作業療法は機械論パラダイムが全盛期であり，作業療法・理学療法・心理療法の区別がつかないような作業療法

［図4］　国立療養所東京病院附属リハビリテーション学院2期生の卒業式（1967年）の記念写真

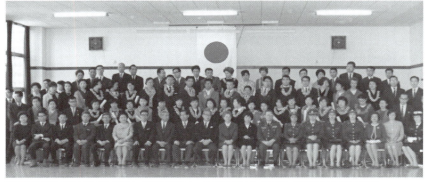

前方右に並んだアメリカ人軍人（作業療法士・理学療法士）に注目（菊池恵美子氏提供）

であった。例えば，クライエントの機能訓練のためには，理学療法の運動療法の手技も積極的に取り入れるというのが当時の作業療法であった。

本家のアメリカは，機械論的パラダイムでは作業療法が成立しないということになり，パラダイムを転換させて，初期のパラダイムへの回帰を含めた方向に転換したが，わが国の作業療法はそのままの状態が続いてきたとみることができよう。こうした歴史を学んだ以上，わが国の作業療法もパラダイムの転換を図らなければならないということを自覚しなければならないと思われる。

■——わが国の高齢者作業療法におけるパラダイムの変遷

村田・山田[6]は，わが国における高齢者領域の作業療法はどのような実践がなされてきたのかを，過去40年間の高齢者福祉等と作業療法に基づき，以下のように分析した。その結果，Kielhofnerのアメリカにおける作業療法の60年の歴史分析を参考に，[図5]のように，わが国の作業療法の変遷を図式化している。この歴史的分析は，わが国の作業療法は1990年代に高齢者のパ

[図5] 日本における高齢者に対する作業療法の変遷

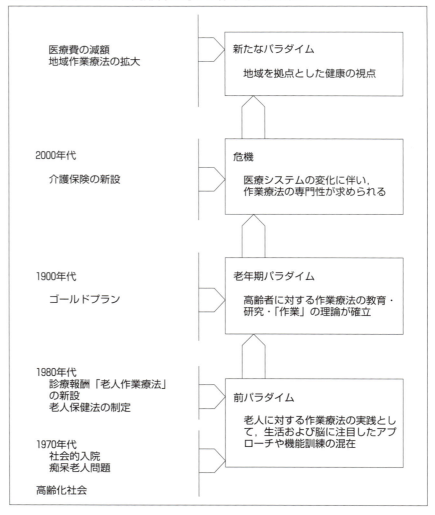

ラダイムをもち始めたこと，そして現在，まさに介護保険の導入などの医療システムの変化によって作業療法の専門性が求められている。これをパラダイムの危機ととらえることができる。

　作業療法の創設期である1960年代から1982（昭和57）年の老人保健法の制定までは，精神もしくは身体上に問題がありながら在宅生活ができない高齢者に対して，心身の機能向上や老化の予防を目指した作業療法が行われていた。この時期には，デイケアや訪問活動など，一部のOTによって実施されていた模索の段階であった。1982（昭和57）年の老人保健法制定以降，高齢者を受け入れる地域に注目し，介護サービスの視点が強調された。その一方で，老人作業療法が診療報酬に新設されたことにより，病院での作業療法の対象として高齢者が明確に位置づけられた。そのため，日本作業療法学会での報告には，認知症に対するアプローチや高齢者の基礎的研究が増えた。このように作業療法の高齢者に対するパラダイムは，前述の考えや実践の競合から成長してきたものといえる。

　ゴールドプランがスタートした1990（平成2）年以降は，作業療法において多くの高齢者を対象とした病院，老人保健施設，在宅での実践が報告され，また，その内容は質をとらえようとするものが多くなり，高齢者と作業をとらえようとする理論的基盤ができてきた。さらに，作業療法教育のなかに高齢者を対象とする作業療法が明記され，教科書が出版された。このように，わが国の作業療法界では，高齢者に対する作業療法の教育，理論的基盤に基づく研究，そして実践がなされ，老年期パラダイムが成立したといえよう。

　しかし，2000（平成12）年の介護保険制度の導入，健康日本21および医療制度改革が進められている。作業療法はその専門性や効果を明らかに示すことを求められ，さらに健康にはたらきかける手段をもたなければならない。そのためには，地域で生きるクライエントとOTが協業して地域全体を対象とした作業療法実践を展開していくことが重要であり，またその実践研究が必要と思われる。現在，高齢者に対する作業療法は大きな医療システムの変化と専門性の混乱という特徴をもつ危機のなかにある。

　なお，今回の分析は40年という短い期間での分析であり，暫定的なものである。歴史を経てから，再度，現時点のおかれる意味を明らかにすべきであると考える。

2010年3月

山田　孝

文献

1）村田和香・宮前珠子：わが国における高齢者を対象とした作業療法の効果——1991〜2000年の作業療法文献より．OTジャーナル36：1317-1325，2002．

2）Kielhofner G & Burke JP: Occupational Therapy After 60 Years: An Account of Changing Identity and Knowledge, *Am J Occup Ther* 31: 675-689, 1977.（山田孝訳：アメリカにおける作業療法の60年——その同一性と知識の変遷について．作業行動研究5：38-51，2000．）

3）Kuhn T，中山茂訳：科学革命の構造．みすず書房，1971．

4）Kielhofner G，山田孝監訳：作業療法実践の理論，原書第4版．pp8-52，医学書院，2014．

5）矢谷令子編：作業療法学概論，第2版．p240，協同医書出版社，1999．

6）村田和香・山田孝：日本における高齢者に対する作業療法の歴史的分析．作業行動研究7（1）：32-39，2003．

監修・編集・執筆者一覧

[監修]
山田　孝　（目白大学大学院リハビリテーション学研究科教授）

[編集]
小林　法一　（首都大学東京大学院人間健康科学研究科教授）
竹原　敦　（湘南医療大学保健医療学部リハビリテーション学科准教授）
鎌田　樹寛　（北海道医療大学リハビリテーション科学部作業療法学科教授）

[執筆者（執筆順）]
小林　法一　（前掲）
竹原　敦　（前掲）
鈴木　絵里子　（神奈川県立保健福祉大学保健福祉学部リハビリテーション学科）
清水　兼悦　（札幌山の上病院リハビリテーション部）
會田　玉美　（目白大学大学院リハビリテーション学研究科）
鈴木　憲雄　（昭和大学保健医療学部作業療法学科）
小林　智子　（目白大学保健医療学部言語聴覚学科）
鎌田　樹寛　（前掲）
山田　孝　（前掲）
西川　拡志　（石川県立中央病院リハビリテーション部）
下岡　隆之　（帝京平成大学健康メディカル学部作業療法学科）
梅原　茂樹　（介護老人保健施設リラコート愛全）
斉藤　佑弥　（介護老人保健施設リラコート愛全）
竹原　恵子　（小規模多機能型居宅介護十思）
石代　敏拓　（初台リハビリテーション病院）
川又　寛徳　（介護老人保健施設楢葉ときわ苑）
小林　幸治　（目白大学保健医療学部作業療法学科）
石橋　裕　（首都大学東京大学院人間健康科学研究科）
安永　雅美　（文京学院大学保健医療技術学部作業療法学科）
酒井　陽子　（萌福祉サービス有料老人ホームフルールハピネスていね）
篠原　和也　（介護老人保健施設回生の里）
冨永　裕子　（袋井みつかわ病院リハビリテーション科）
野藤　弘幸　（常葉大学保健医療学部作業療法学科）
萩須　人美　（常葉リハビリテーション病院）
井口　知也　（大阪保健医療大学保健医療学部リハビリテーション学科）
佐藤　晃太郎　（介護老人保健施設あいぜん苑）
長谷部　真奈美　（只見町保健福祉課保健係, 只見町介護老人保健施設「こぶし苑」）
本家　寿洋　（北海道医療大学リハビリテーション科学部作業療法学科）
南　征吾　（大和大学保健医療学部総合リハビリテーション学科）
長谷川　由美子　（介護老人保健施設あいぜん苑）
鎌田　ひろみ　（江別市立病院リハビリテーション科）
猪股　英輔　（湘南医療大学保健医療学部リハビリテーション学科）
武山　雅代　（愛全病院リハビリテーション部）

もくじ ▶▶▶

第2版序文
序文

第 I 部
総論
─高齢者に対する作業療法─

A わが国の高齢者の現状 ……………………………………2

（1）人口動態 ………………………………………………小林法一 2
（2）高齢者を支える社会制度の変遷 ……………………小林法一 4
（3）高齢期の生活 …………………………………………小林法一 7

B 高齢者に対する作業療法の知識 ……………………11

1. 高齢者の作業療法に必要な医学的知識 …………………… 11
（1）老化 ……………………………………………………竹原敦 11
（2）高齢者における主な疾患とそのリスク管理
　　………………鈴木絵里子・竹原敦・清水兼悦・會田玉美・鈴木憲雄・小林智子 13
（3）その他の高齢期におけるリスク管理 …………………小林法一 38
2. 高齢者の作業療法に必要な福祉の知識 …………………鎌田樹寛 42
3. 高齢者の作業療法に必要な心理・社会学的知識
　　………………………………………………………竹原敦・山田孝 49
（1）心理学の視点 …………………………………………… 49
（2）社会学の視点 …………………………………………… 51
（3）文化人類学の視点 ……………………………………… 53

C 高齢者に対する作業療法の過程 ……………………56

1. 作業療法の開始，評価，過程 …………………………山田孝 56
（1）クライエント中心と作業中心 ………………………… 56

（2）問題解決過程としての作業療法 ……………………………………… 57
（3）作業療法の評価 …………………………………………………………… 58
（4）作業療法の過程 …………………………………………………………… 60

2．理論とモデル ……………………………………………………… 山田孝 63
（1）理論とモデル ……………………………………………………………… 63
（2）実践モデル ………………………………………………………………… 64
（3）理論はなぜ必要か ………………………………………………………… 66
（4）理論のレベル ……………………………………………………………… 66
（5）人間作業モデル（MOHO） ……………………………………………… 67

3．クリニカル・リーズニング ………………………………… 山田孝 70
（1）クリニカル・リーズニングの意味 ……………………………………… 70
（2）合理的な理由に関する論理 ……………………………………………… 71
（3）作業療法におけるクリニカル・リーズニングの始まり ……………… 72
（4）作業療法の臨床の特性 …………………………………………………… 73
（5）作業療法のクリニカル・リーズニングの分類 ………………………… 74

4．ナラティブ ……………………………………………………… 山田孝 78
（1）言葉は世界をつくる ……………………………………………………… 78
（2）社会現象としての病い …………………………………………………… 79
（3）ナラティブ・アプローチに基づく家族療法 …………………………… 81
（4）3つの問い ………………………………………………………………… 82
（5）作業療法にとってのナラティブ ………………………………………… 84

D 高齢期作業療法の評価ツール …………………………………… 85

1．作業療法以外の領域の評価法 ……………………… 山田孝・小林法一 85
（1）自己評価 …………………………………………………………………… 85
（2）観察に基づく評価 ………………………………………………………… 91
（3）質問紙による評価 ………………………………………………………… 91

2．作業療法の評価 …………………………………… 山田孝・小林法一 95
（1）自己評価 …………………………………………………………………… 95
（2）観察に基づく評価 ………………………………………………………… 97
（3）面接による評価 ………………………………………………………… 108
（4）収集法を結びつけた評価法 …………………………………………… 108

xiii

E 場の特性と高齢者の作業療法 ················· 114

1. 急性期病院と作業療法 ··················· 西川拡志 114
（1）急性期病棟の特性 ························· 114
（2）チームアプローチの進め方 ················· 117
（3）作業療法士の役割 ······················· 117

2. 回復期リハビリテーション病院（病棟）と作業療法 ··· 下岡隆之 120
（1）回復期リハビリテーション病棟の変遷 ········ 120
（2）チームアプローチ ······················· 122
（3）作業療法士の特徴と役割 ·················· 123

3. 療養病床と作業療法 ············· 梅原茂樹・斉藤佑弥 125
（1）介護療養病棟の法的な位置づけと機能 ········ 125
（2）作業療法士の役割と連携 ·················· 126
（3）認知症予防の作業療法について ············· 126

4. 介護老人保健施設と作業療法 ··············· 鎌田樹寛 130
（1）介護老人保健施設の特性 ·················· 130
（2）介護老人保健施設での作業療法 ············· 131

5. 介護老人福祉施設（特別養護老人ホーム）と作業療法
···································· 竹原恵子 137
（1）介護老人福祉施設の特性 ·················· 137
（2）チームアプローチと作業療法士の位置づけ ····· 139
（3）作業療法士の役割 ······················· 139

6. 通所リハビリテーションと作業療法 ··········· 石代敏拓 142
（1）通所リハビリテーションの特性 ············· 142
（2）チームアプローチと作業療法士の位置づけ ····· 143
（3）作業療法士の役割 ······················· 144

7. 訪問リハビリテーションと作業療法 ··········· 川又寛徳 146
（1）訪問リハビリテーションの特性 ············· 146
（2）チームアプローチと作業療法士の位置づけ ····· 148
（3）作業療法士の役割 ······················· 148

8. 短期集中リハビリテーションと作業療法 ········· 小林幸治 151
（1）法的な位置づけ ························· 151
（2）どのような環境にあるのか ················ 152

（3）何を行うのか ……………………………………………… 153

9. 地域支援事業と作業療法：介護予防 ……………… 石橋裕 158
（1）地域支援事業における作業療法士 ……………………… 158
（2）地域ケア会議と作業療法士の役割 ……………………… 159
（3）個別事例と地域課題の円環 ……………………………… 160
（4）今後の課題 ………………………………………………… 161

10. 地域支援事業における作業療法：認知症初期集中支援チーム
……………………………………………………… 安永雅美 162
（1）認知症初期集中支援チーム ……………………………… 162
（2）チームアプローチと作業療法士の位置づけ …………… 165
（3）作業療法士の役割 ………………………………………… 165

11. 高齢者向け専用住宅の作業療法 ……………… 酒井陽子 167
（1）法的な位置づけ・機能 …………………………………… 167
（2）環境 ………………………………………………………… 168
（3）高齢者向け専用住宅における作業療法 ………………… 168

第II部
各論
─高齢者に対する作業療法の実践事例─

A 疾患・障害別作業療法の展開 …………………………… 172

1. 重度の麻痺と失語症となった脳卒中生活期の高齢者
……………………………………………………… 篠原和也 172
（1）脳卒中の高齢障害者に対する作業療法の作業と適応 ……… 172
（2）重度の運動麻痺や失語症となった脳卒中生活期の
高齢障害者の特徴 ………………………………………… 173
（3）重度の運動麻痺や失語症となった脳卒中高齢障害者に対する
作業療法の流れ …………………………………………… 174
（4）アプローチの実際 ………………………………………… 176

2. 低栄養に伴う廃用症候群と意欲の低下を呈した高齢者
……………………………………………………… 冨永裕子 183
（1）廃用症候群を示した高齢者の定義・特徴 ……………… 183

（2）廃用症候群を示した高齢者の作業療法の作業と適応 ……………… 184

（3）廃用症候群を示した高齢者の作業療法の流れ ………………………… 185

（4）アプローチの実際 ………………………………………………………… 186

3. 骨折による廃用症候群の高齢者 …………………… 野藤弘幸・萩須人美 192

（1）骨折した高齢者の定義・特徴 …………………………………………… 192

（2）骨折した高齢障害者に対する作業療法の作業と適応 ………………… 193

（3）骨折した高齢者に対する作業療法の流れ ……………………………… 193

（4）アプローチの実際 ………………………………………………………… 198

4. BPSDの軽減につながった認知症高齢者 ……………………… 井口知也 205

（1）BPSDの定義と特徴 ……………………………………………………… 205

（2）BPSDが出現している認知症高齢者に対する作業療法の

作業と適応 ………………………………………………………………… 206

（3）BPSDがみられる認知症高齢者の特徴 ………………………………… 206

（4）BPSDが出現している認知症高齢者に対する作業療法の流れ … 207

（5）アプローチの実際 ………………………………………………………… 209

5. 高齢者に対する感覚統合的アプローチと
認知症高齢者の実際 …………………………………………… 山田孝 216

（1）作業と適応 ………………………………………………………………… 216

（2）ストレスへの適応 ………………………………………………………… 217

（3）感覚統合からみた高齢障害者の特徴 …………………………………… 219

（4）感覚統合的アプローチの原則 …………………………………………… 221

（5）評価とアプローチ ………………………………………………………… 223

（6）アプローチの実際 ………………………………………………………… 223

B 活動・参加に焦点を当てた高齢者への 作業療法の展開 …………………………………………………… 230

1. 不活性な生活からの脱却
──ある虚弱高齢者の生活再構築過程 …………………… 佐藤晃太郎 230

（1）虚弱高齢者の定義・特徴 ………………………………………………… 230

（2）虚弱高齢者の作業療法の作業と適応 …………………………………… 231

（3）ナラティブ・アプローチ ………………………………………………… 232

（4）虚弱高齢者に対するナラティブを重視した作業療法の流れ …… 232

（5）アプローチの実際 ………………………………………………………… 234

2. 閉じこもり高齢者の役割再獲得過程 ………………… 長谷部真奈美 241

（1）閉じこもり高齢者の定義・特徴 ……………………………… 241

（2）閉じこもり高齢者の作業療法と適応 …………………………… 242

（3）閉じこもり予防における作業療法の流れ …………………… 244

（4）アプローチの実際 ……………………………………………… 246

3．作業の成功体験を通して自信を取り戻した高齢者 …本家寿洋 253

（1）慢性疾患になり自信が低下した高齢者の特徴 ……………… 253

（2）慢性疾患になり自信が低下した高齢者の作業と適応 ……… 254

（3）自信が低下した高齢者に対する作業療法の流れ …………… 257

（4）アプローチの実際 ……………………………………………… 258

4．意味ある作業への参加が生活機能全般に影響を与えた
高齢者 …………………………………………………………… 南征吾 268

（1）意味ある作業の喪失を経験した高齢者の定義・特徴 ……… 268

（2）意味ある作業の喪失を経験した高齢者の作業療法の作業と適応

………………………………………………………………………… 269

（3）高齢者に対する作業療法の流れ …………………………… 269

（4）アプローチの実際 ……………………………………………… 271

C 場面別作業療法の展開 …………………………… 278

1．健常高齢者に対する予防的作業療法 …………… 山田孝・小林法一 278

（1）予防的作業療法の定義・特徴 ………………………………… 278

（2）予防的作業療法の流れ ………………………………………… 286

（3）アプローチの実際 ……………………………………………… 287

2．重度寝たきりから自宅復帰した高齢者 …………… 長谷川由美子 299

（1）寝たきり高齢者の特徴 ………………………………………… 299

（2）寝たきり高齢者の作業療法の作業と適応 …………………… 301

（3）寝たきり高齢者における作業療法の流れ …………………… 302

（4）アプローチの実際 ……………………………………………… 304

3．通所リハビリテーションにおける作業療法 ………… 鎌田ひろみ 312

（1）通所リハビリテーションの対象者と作業療法 ……………… 312

（2）社会参加と作業療法 …………………………………………… 313

（3）通所リハビリテーションの作業療法の流れ ………………… 314

（4）アプローチの実際 ……………………………………………… 316

（5）まとめ──通所リハビリテーションの作業療法 …………… 322

xvii

4. 介護保険における第2号被保険者に対する作業療法
──実際場面での作業従事を通じて社会参加が拡大した事例
....酒井陽子 324
（1）第2号被保険者の定義とその特徴 324
（2）第2号被保険者の作業療法の作業と適応 325
（3）第2号被保険者に対する作業療法の流れ 326
（4）アプローチの実際 328

5. 訪問作業療法 ....川又寛徳 334
（1）訪問作業療法の対象となる高齢者の定義・特徴 334
（2）訪問作業療法の対象となる高齢者の作業療法の作業と適応 335
（3）訪問作業療法の流れ 335
（4）アプローチの実際 339

6. 在宅における作業療法──生活行為向上マネジメント
....猪股英輔 346
（1）地域社会で真価が問われる在宅における作業療法 346
（2）生活行為向上マネジメント 347
（3）生活行為向上マネジメントを用いた作業療法の流れ 347
（4）アプローチの実際 349

7. 終末期に意味ある生活を意識できた高齢者 ....武山雅代 357
（1）終末期高齢者の定義・特徴 357
（2）終末期高齢者の作業療法の作業と適応 357
（3）終末期高齢者に対する作業療法の流れ 359
（4）アプローチの実際 360

第 III 部
演習
─高齢者に対する作業療法評価─

1. 高齢者に対する作業療法リーズニング ....竹原敦・小林法一 372
（1）作業療法リーズニング 372
（2）作業療法リーズニングに求められる理論 372
（3）作業療法リーズニングの6つの段階 373
（4）作業療法リーズニングの第1段階 373
（5）クライエントに対する7つの疑問を解決するために用いる

xviii

評価法 ………………………………………………………… 375
（6）事例と演習 ……………………………………………… 376

さくいん／ 379

第 I 部

総論

─高齢者に対する作業療法─

第 I 部

A わが国の高齢者の現状

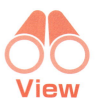

- わが国の高齢者人口は今後30年以上にわたって増加し、高齢化率も急速に上昇し続ける。
- 高齢者の支援を社会全体で行う体制づくりが進められている。
- 高齢期には老化や社会参加などに対応するための生活課題がある。

(1) 人口動態

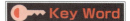

★1 高齢化率
総人口に占める65歳以上の高齢者の割合。

2015（平成27）年5月1日現在，わが国は総人口1億2689万人に対し65歳以上の高齢者が3355万人（26.4％）である。高齢化率★1 7％を超えた社会を「高齢化社会」，14％を超えると「高齢社会」というが，わが国はこの基準を大きく上回り，4人に1人が高齢者，8人に1人が後期高齢者★2 という世界一

[図1] 世界の高齢化率の推移

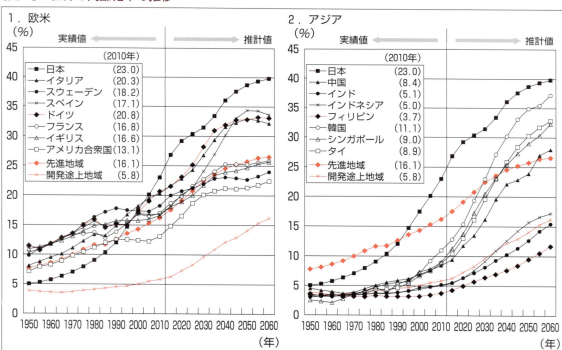

資料：UN. World Population Prospects: The 2012 Revision. ただし日本は，2010年までは総務省「国勢調査」，2015年以降は国立社会保障・人口問題研究所「日本の将来推計人口（平成24年1月推計）」の出生中位・死亡中位仮定による推計結果による。
（注）先進地域とは，北部アメリカ，日本，ヨーロッパ，オーストラリアおよびニュージーランドからなる地域をいう。開発途上地域とは，アフリカ，アジア（日本を除く），中南米，メラネシア，ミクロネシアおよびポリネシアからなる地域をいう。

（内閣府編：平成27年版高齢社会白書．p12, 2015. より）

の高齢社会である（Column 4 頁参照）。さらに，この高齢化は世界に例をみない速度で進んでいる点にも特徴があり，対応をより難しくしている。高齢化の速度を高齢化率7％から14％に達するまでの所要年数で比較すると，フランスが115年，スウェーデンが85年，比較的短いドイツでも40年，イギリスは47年であるのに対し日本はわずか24年である［図1］。圧倒的な速さである。

わが国の高齢化は今後も進み，高齢者人口は「団塊の世代」★3が75歳以上に到達する2025年には3657万人，2042年に3878万人でピークを迎えると推計されている［図2］[1]。特にこれからは，すでに高齢化率の高い地方の市町村よりも，都市部の高齢化が急速に進むと予想されている。地方の過疎高齢化に加えて，都市の高齢化への備えが急務となっている。

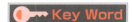

★2 後期高齢者
満75歳以上の高齢者。65～74歳までを前期高齢者，75歳以上を後期高齢者とする区分がよく用いられる。さらに85歳以上については超高齢者と呼ぶことがある。

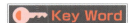

★3 団塊の世代
戦後の第1次ベビーブームである1947（昭和22）年から1949（昭和24）年に生まれた者の総称。

A わが国の高齢者の現状

［図2］ 高齢化の推移と将来推計

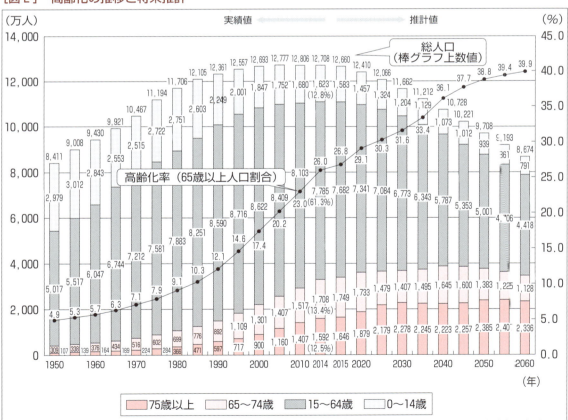

資料：2010年までは総務省「国勢調査」，2014年は総務省「人口推計」（平成26年10月1日現在），2015年以降は国立社会保障・人口問題研究所「日本の将来推計人口（平成24年1月推計）」の出生中位・死亡中位仮定による推計結果
（注）1950～2010年の総数は年齢不詳を含む。高齢化率の算出には分母から年齢不詳を除いている。

（内閣府編：平成27年版高齢社会白書，p5，2015．より）

（2）高齢者を支える社会制度の変遷

　わが国では，歴史的文化的背景から，親の老後を支えるのは長男家族の役割であり，それが困難な場合はほかの兄弟や親族が支援するのが当然とされてきた。だが時代の変化に伴い，このやり方で高齢者を支えるのは難しい状況となっている。かつて住まいと働く場が同一であった時代には，年老いた親の世話を家族全員で担うことができた。しかし現代は働くために家を出て会社や工場へ出かける時代である。また女性を専業主婦として家に残し，介護を含む家事一切を頼る時代もあったが，今は多くの女性が外に出て働くなど人々の暮らしは多様化している。

　そこで必要となったのが高齢者を支える社会制度である。子や親族だけでは限界のある高齢者の支援を社会全体で行う仕組みである。ここでは，政府による高齢社会対策について，1980年代以降の主な動きと法制度を紹介する。

■——高齢社会に向けた主な施策

　1980年代は，高齢社会施策として「在宅福祉」に視点が向けられた点において，大きな転換期といえる。1970年代の主要政策は，大型施設を建設し困窮した高齢者を収容するものであった。現存する特別養護老人ホーム（特養）の多くもこの時代に開設されている。それが1986（昭和61）年の「長寿社会対策大綱」，続く1989（平成元）年の「高齢者保健福祉推進十か年戦略」（通称，ゴールドプラン），そして1994（平成6）年の「高齢者保健福祉推進十か年戦略の見直し」（通称，新ゴールドプラン）により，在宅福祉重視が明確に打ち出された。これらのなかには具体的な整備目標が掲げられており，老人保健施設の創設（1986（昭和61）年），在宅介護支援センターの創設（1990（平成2）年），老人訪問看護制度の創設（1992（平成4）年）など，高齢者保健福祉の基盤整備が急速に進められた。

Column
高齢者の定義

　高齢者あるいは老人の定義には，暦年齢を用いる方法のほかに，ライフサイクルにおける役割の変化に着目する方法もあります。「退職して趣味や地域活動に参加している」「祖父母として孫の面倒をみている」といった点に注目するのが後者の例です。前者の暦年齢による方法は，老人医療や公的年金受給対象者の決定など行政上の区分に用いられるほか，還暦（60歳）や古稀（70歳）のような社会文化的習慣における区分にも用いられます。国連の人口統計では暦年齢が用いられ，65歳以上（開発途上国では60歳以上）を老年人口と区分しています。

こうした流れのなか，2000（平成12）年に介護保険法が施行され，社会が高齢者を支えるという考え方が広く受け入れられるようになった。わが国では長らく，日常生活面の支援を公的機関から受けることは「めぐんでもらう」ことであり「一人前でない，自立できていない，家族や親族に問題がある」ことをイメージさせるものであった。したがって「親の世話は家族が行うのが当然であり，公的なサービスに頼るのは避けるべきことである」と考えられてきた。それが介護保険法の施行によって公的サービスを受けるのは当然の権利と認識されるようになり，高齢者保健福祉サービスの利用が広く浸透した。

しかし，介護保険制度開始からほどなくして介護費用の急増という新たな課題も顕在化した。この対応として国は「高齢者の尊厳を支えるケアの確立と予防重視型システムの確立」を打ち出し，予防給付や地域密着型サービス，地域包括支援センターの創設など在宅サービスの充実と予防的取組みを強化する制度改正を2005（平成17）年に実施した。

2010年代に入り，高齢者の生活を公的サービスで支えるだけでなく，高齢者を含む地域の住民が相互に支え合う「互助」や高齢者自身が自己の生活や健康づくりに責任をもつ「自助」の議論が盛んとなった。さらに，こうした「地域づくり」を実際に行い，介護予防や介護費用削減に成功する自治体も紹介され始めた。これを踏まえ，国は高齢者が住み慣れた地域で生活し続けることを可能とするために医療，介護，予防，住まい，生活支援サービスが包括的に確保される地域包括ケアシステムの構築を打ち出した。2014（平成26）年にはそのための法律である「地域における医療及び介護の総合的な確保を推進するための関係法律の整備等に関する法律」（医療介護総合確保推進法）が成立している。

これまで高齢社会の課題といえば，高齢者の介護を中心に検討され，施策が打たれてきた。しかし現代においては，歳をとってもあるいは障害があっても，地域社会の一員としてどのように参加し役割を担い続けるかという方向に議論の幅が拡大している。さらに，この議論においては各地域の実状を考慮する必要があることから，これまで全国一律で提供されてきたさまざまな介護予防サービスも，地域のニーズに合わせて提供するサービスを自治体が独自に選択できる[2]など，地域の主権と主体性が強化されている。

高齢者関連の問題に限らず，子育て，障害者支援，孤独死，ひきこもりなどさまざまな問題を地域の課題として包括的にとらえ，地域主体で対策を考え実現する（＝まちづくり，地域づくり），すなわち地域の課題は地域で責任をもち解決にあたる方向へと施策の転換が始まっている。

■──高齢者の生活を支える法規

わが国の社会保障制度は所得保障，医療保障，公衆衛生および医療，社会福祉の4分野から構成されており，それぞれに関連する法規が存在する。高齢者に関しては「老人福祉法」と「高齢者の医療の確保に関する法律（高齢者医療確保法）」が基盤となっており，介護に関しては「介護保険法」が重要である。

●老人福祉法（1963（昭和38）年制定）

　戦後の混乱期，困窮した高齢者の生活を支えたのは，生活保護法（1950（昭和25）年）であった。これにより所得保障や医療を受ける機会は保障されたが，あくまで主として金銭的支援により最低限の生活を保証するものであった。本来，高齢者は多年にわたって社会の進展に寄与してきた者として敬愛される存在であり，老化によるハンディキャップに対応した施策を実施して，福祉の向上を図るべきである。また高齢者自身は心身の変化を自覚し健康維持に努めるべきである。このような基本理念の元に制定されたのが老人福祉法である。

　同法が定める事業には，要援護高齢者の生活を支援する老人居宅生活支援事業（老人居宅介護等事業（訪問介護），老人デイサービス事業，老人短期入所事業など），施設（特別養護老人ホーム，養護老人ホーム，軽費老人ホームなど）への入所措置，老人福祉センターや老人憩いの家などの設置，生きがいと健康づくり推進事業，老人クラブへの助成事業などがある。なお，介護保険制度が開始されてからは，同制度で指定されているサービスは，原則として介護保険での利用に変更されている。

●高齢者の医療の確保に関する法律（2008（平成20）年施行）

　高齢者の医療の確保に関する法律（高齢者医療確保法）は，老人保健法（1982（昭和57）年制定）の目的や趣旨を踏襲し発展させた法律である。医療給付の仕組み以外は大きな変更点がないことから，旧法である老人保健法と併せて概説する。

　1972（昭和47）年の老人福祉法改正で翌年から老人医療費が無料化され，高齢者は経済的な心配をせずに受診できるようになった。ところが同時に過剰診療を招きやすいという弊害も生まれ，老人医療費が著しく増加する結果となった。こうした経過を経て，高齢者の医療費一部自己負担と高齢者の保健を守る予防的施策に重点をおいた老人保健法が制定された。同法による老人保健制度では，75歳以上の高齢者および65～74歳で寝たきり等の状態にある高齢者の医療費給付，機能訓練，健康相談，検診などの事業が行われ，1986（昭和61）年の法改正で老人保健施設が創設されている。

　しかしながら医療費はその後も増え続け，また保険者間の医療費負担の不均衡が拡大した。そこで財源確保のための新たな仕組みとして，高齢者医療確保法が制定された。同法により，年齢によって加入する健康保険が区別され，75歳以上の後期高齢者については新たに創設された後期高齢者医療制度での対応となった。

●介護保険法（2000（平成12）年施行）

　寝たきりや認知症による要介護高齢者の増加，家族介護機能の低下，長期化する社会的入院と医療費の肥大化などに対する抜本的な対策として制定された。社会保険方式である介護保険制度は，「介護を社会全体で支える」「福祉と医療で分かれていたサービス提供体系の統合」「サービスの選択は自分で行う」といった理念，目的に基づいており，当事者主体の仕組みとなっている点に特徴がある。役所の判断による「措置」として提供されていた多くの福祉サービスも，利用者とサービス提供者の自由契約によって利用できるよ

うになった。なお，こうしたサービスを実際に利用するには，要介護認定を受ける必要がある。利用できるサービスは多岐にわたり，1割（一定以上の所得者は2割）の自己負担がある。介護保険制度は5年ごとに見直しがあり，2005（平成17）年の改正では「介護予防」関係のサービスが拡充された。

　介護保険制度については第I部B-2「高齢者の作業療法に必要な福祉の知識」にも説明がある。併せて確認してほしい。

●その他の法制度

- **生活保護法**（1950（昭和25）年施行）：困窮者に対して最低限の生活を保証し，また自立を促すことを目的としている。生活扶助，医療扶助，住宅扶助，介護扶助などがある。
- **高齢社会対策基本法**（1995（平成7）年施行）：雇用，年金，医療，福祉，教育，社会参加，生活環境についての国や地方自治体の責務など，高齢社会対策の基本理念が明記されている。
- **成年後見制度**（2000（平成12）年施行）：判断能力の低下により財産管理やさまざまな契約などが困難な人が不利益を被らないよう保護，支援する制度。家庭裁判所が成年後見人を選任する「法定後見制度」と，本人があらかじめ任意後見人を選ぶ「任意後見制度」がある。
- **高齢者虐待防止法**（2006（平成18）年施行）：正式には「高齢者虐待の防止，高齢者の養護者に対する支援等に関する法律」という。虐待の定義，国や自治体の責務，通報の義務，養護者の支援，施設職員による虐待防止の措置などが記載されている。虐待の定義には身体的虐待（暴力），養護を著しく怠ること（ネグレクト），心理的虐待，性的虐待，経済的虐待があげられている。

（3）高齢期の生活

　一般に老年期はさまざまな「喪失」を経験する時期といわれる。①加齢に伴い視力や聴力が衰え，体力も低下し病気にかかりやすくなる（健康の喪失），②退職により収入源を失う（経済的基盤の喪失），③退職や友人知人の死別によりそれまでの関係を失う（社会的つながりの喪失），④養育，出世，就学，社会貢献といった目的がもちにくくなる（生きる目的の喪失）。これらの喪失は頻回に起こり得るため，高齢期とはとてもネガティブな印象を受ける。

　しかし実際は多くの高齢者が明るく生き生きと暮らしている。高齢者は，喪失に合わせて生活を調整するという適応戦略[3]を駆使し，過去との折合いを求めながら，自己の存在に意味を見出す力をもっている。

　当然，作業療法もこのような高齢者の暮らしぶりを踏まえて行われるべきであり，そこに高齢期作業療法の独自性がある。高齢者がさまざまな喪失を乗り越え，人生の終焉の瞬間まで自己の存在を肯定する様子を，作業の視点からとらえ支援するのが作業療法士（OT）の役割といえる。

■──老化に伴う課題

　心身機能にみられる老化は、高齢者の生活に新たな課題をもたらす。

　聴力の低下は日常の会話や情報収集力を制限する可能性がある。視力の低下は、例えば読書や新聞を読むことを何よりの楽しみとしていた人の生活を直撃する。頻尿や尿漏れは外出時間や場所を制約する。体力の衰えは一日にできる作業の量を低下させる。何かやることを見つけては素早くこなし暇なく過ごすことに価値をおいていた人、あるいは自他ともに認める"働き者"にとっては、自分らしさを見失うことになるかもしれない。

　そうならないために、高齢者は老化に適応した生活の調整を日々重ねている。新しい趣味を見つける、家事の省力化を工夫する、計画的に行動する、外出先に休憩箇所を見つける、飲水の量とタイミングを図る、劇場ではトイレに近い位置に座るなど、大小さまざまな適応戦略を駆使している。高齢期には、こうした以前にはなかった生活課題がある。

■──高齢者の経済状況

　経済的なゆとりは高齢期の生活の質に影響する。賃金収入が期待できない高齢者にとっては、経済的基盤の充実が暮らしの安心に欠かせない。「平成26年 国民生活基礎調査」[4]によると、高齢者世帯の年間所得は平均300.5万円[図3]であり、この額は全世帯平均528.9万円に比べ少ない。一方、世帯人員1人当たりでは、世帯主が65歳以上の世帯平均189.6万円に対し全世帯平均205.3万円であり、その差はわずかとなる。また資産や貯蓄は高齢者世帯のほうが現役世帯よりも多いとされている。以上のことから高齢者は現役時代と

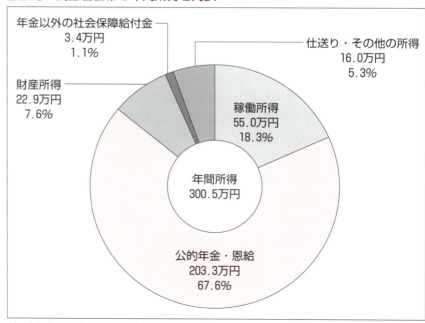

[図3]　高齢者世帯の年間所得と内訳

（厚生労働省：平成26年国民生活基礎調査の概況. http://www.mhlw.go.jp/toukei/saikin/hw/k-tyosa/k-tyosa14/dl/03.pdfより作成）

比べても遜色のない支出能力をもっているようである。

しかし個別的には厳しい状態にある世帯も少なくない。高齢者世帯全体の2割弱は年間所得が100万円未満といわれている。生活保護受給者の約4割は65歳以上という実態もある。経済的にゆとりのある高齢者が存在する一方で，困窮する高齢者も少なくないことがわかる。

■――高齢者の社会参加

現在，高齢社会対策の一環として定年延長が推奨され，働く高齢者が急増している。定年引上げに対し奨励金が助成される[5]など政府の動きも活発である。高齢者側もまた就労に意欲的である。65～69歳の高齢者の場合，男性で約5割，女性も約3割が就業しており，不就業者であっても男性の4割，女性の2割以上が就業を希望している[1]。就業を希望する理由については，「健康を維持したい」が男女とも3割強で最も多く，「知識や技術を生かしたい」「収入を得る必要が生じた」などが続く。今や60歳代後半で働くことに特別な違和感はない時代といえよう。

では，その後の暮らしはどうなるのか。60歳代で仕事をやめた場合，それによって手に入れる時間は男性が約7時間，女性で約5時間といわれている[6]。「社会的つながりの喪失」に対応するためにも，この空いた時間をどのような作業で満たすかが豊かな高齢期の実現を左右する。

「高齢者の地域社会への参加に関する意識調査（平成25年）」によれば，高

[図4] 高齢者のグループ活動への参加状況

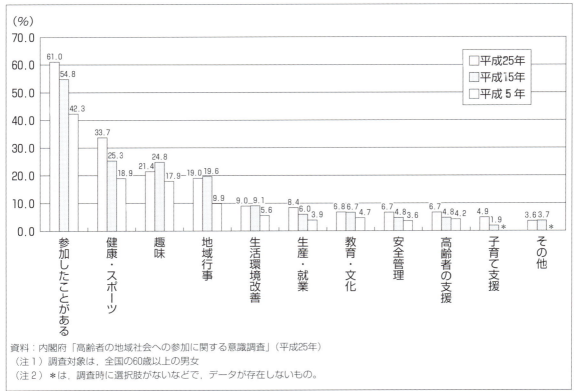

資料：内閣府「高齢者の地域社会への参加に関する意識調査」（平成25年）
（注1）調査対象は，全国の60歳以上の男女
（注2）＊は，調査時に選択肢がないなどで，データが存在しないもの。

（内閣府編：平成27年版高齢社会白書．p35，2015．より）

齢者の半数以上が何らかのグループ活動に参加している[図4]。具体的には，「町内会・自治会」（26.7%），「趣味のサークル・団体」（18.4%），「健康・スポーツのサークル・団体」（18.3%），「老人クラブ」（11.0%）などの組織に所属していると回答する高齢者も多い。

高齢者の生涯学習への参加状況についての調査では，60代でも70代でも5割以上の高齢者が，この1年の間に何らかの生涯学習に参加したと回答している。また，若い世代との交流については約6割が交流の機会に参加したいと回答している[1]。地域性や年代，性別による差異はあると思われるが，高齢期をグループ活動や組織活動，学習活動などに費やす活発な高齢者の姿がここにある。

（小林法一）

文献

1）内閣府編：平成27年版高齢社会白書．2015.
2）小林法一：介護予防事業における作業療法士の役割．OTジャーナル49：1008-1012，2015.
3）Jackson J：老年期に意味ある存在を生きる．Ruth Zemke・Florence Clark編，佐藤剛監訳，作業科学，pp373-396，三輪書店，1999.
4）厚生労働省：平成26年国民生活基礎調査の概況．
   http://www.mhlw.go.jp/toukei/saikin/hw/k-tyosa/k-tyosa06/index.html.
5）厚生労働省：事業主のための雇用関係助成金．
   http://www.mhlw.go.jp/
6）NHK放送文化研究所編：日本人の生活時間・2005――NHK国民生活時間調査．pp187-190，日本放送出版協会，2006.

B 高齢者に対する作業療法の知識

1. 高齢者の作業療法に必要な医学的知識

- 老化とは加齢に伴い，臓器の機能が低下し，環境適応が困難になり，個体死に至る過程をいう。その要素は，普遍性，内因性，進行性，有害性があり，さらに身体的，精神的，社会的な側面がある。
- 高齢者の主な疾患として，脳血管障害，高次脳機能障害，パーキンソン病，呼吸器疾患（肺炎，肺がん，COPD），循環器疾患（心不全，虚血性心疾患），運動器疾患（骨粗鬆症，変形性関節症），末梢血管性疾患（末梢動脈疾患，末梢静脈疾患），廃用症候群・過用症候群（筋萎縮，拘縮，褥瘡，骨萎縮，起立性低血圧，精神障害），嚥下障害，認知症があげられる。

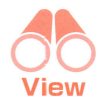

（1）老化

■──老化の特徴

　年をとることを意味するエイジング（aging）は，老化，加齢，または成熟などと称される。広義の意味は出生から死に至るまでの全過程を，また，狭義には，いわゆる高齢期の退行変化を示す。

　Strehler（1962）によると，生物学的な老化は4つの要素があるといわれている。第1に生命あるものすべてに起こる現象である「普遍性（universality）」，第2に徐々に進行して現れるという「進行性（progressiveness）」，第3に遺伝的に決められた個体に存在する現象である「内在性（intrinsicality）」，第4に機能低下をもたらし死の確率を増やす「有害性（deleteriousness）」である。

　具体的に老化には，身体的，精神的，社会的な側面がある。
　身体的な老化の側面は，以下のものなどがある。
①骨・関節（骨形成のバランス変化，関節周囲の組織における弾力性変化など）
②筋力（筋線維数の減少，筋線維の萎縮など）
③持久力（心肺・血管による酸素運搬能力と骨格筋における酸化能力など）

④柔軟性（筋・腱組織の伸展性の低下や関節包の弾力性の低下など）

⑤平衡感覚（深部感覚受容器，平衡感覚受容器等の機能低下など）

⑥呼吸（呼吸筋の低下，肋軟骨の化骨，気管支軟骨の石灰化など）

⑦循環器（血管の伸張性と弾力性の低下など）

⑧消化器（唾液分泌の低下，咀嚼機能の低下，腸管吸収の低下など）

⑨排泄（腎血流量と糸球体濾過率の減少，膀胱の萎縮，尿道括約筋の弛緩など）

⑩体温調節（温度変化に対する皮膚血管運動反応の低下など）

⑪内分泌（性腺ホルモンの減少など）

⑫睡眠―覚醒（脳内体内時計の変化，メラトニン分泌量の変化など）

⑬感覚器（視覚，聴覚，味覚・嗅覚，皮膚感覚の変化など）

⑭記憶（短期記憶等の低下など）

　精神的な老化の側面は，以下のものなどがある。

①感情・情動（喜怒哀楽の感情表出の低下など）

②知的機能（流動性知能と結晶性知能の変化など）

　社会的な老化の側面は，以下のものなどがある。

①喪失体験などライフイベントの変化（社会的地位，役割の喪失，配偶者，友人等の死など）

■――老化の影響と作業療法

　老化によって，人は予備力の低下，防衛反応の低下，回復力の低下，適応力の低下など，作業行動における基礎的能力が低下する。そのため，高齢者が特定の疾病に罹患していない場合であっても，予想に反した状況に陥る場合がある。したがって，高齢者に対する作業療法を行う場合は，主疾患に伴う機能・能力の評価だけではなく，先にあげた老化の身体的，精神的，社会的側面の各々について評価し，作業行動の影響について整理する必要がある。

　平均寿命の延長に伴い，高齢者はさまざまな老化の影響を受けることが増加する。疾病や障害を有さない期間である健康寿命をどのようにして延長させ平均寿命に近づけるかという議論は，作業療法実践においても重要な課題と思われる。作業療法においては，高齢者が老化と折合いをつけ，健康寿命を伸ばすために，アクティブエイジングやサクセスフルエイジングといった心理社会的理論で用いられる継続性理論（continuity theory; Atchley, 1989）や活動理論（activity theory; Havighurst & Albrecht, 1953）を応用することも必要と考えられる。つまり，離脱理論（disengagement theory; Cumming & Henry, 1961）のように老化や障害をもった人が役割，活動，関係性から離れることをよしとする考え方よりも，創造的で意味がある活動を増やすような役割を得ることで，生活満足感が高まり，生き生きとした高齢期を過ごす視点を考慮することが必要と思われる。また，WHO（2002）によると，アクティブエイジングは，個人因子や生活習慣だけではなく経済的，社会的な背景因子によっても規定されるといわれている。つまり，作業療法が重要視する個人の文脈に合った作業をできるようにすることが，結果として，老化の影響を超えて作業行動を実現することに結びつくと思われる。　（竹原敦）

（2）高齢者における主な疾患とそのリスク管理

(a)脳血管障害

　脳血管障害は，長らく日本の主要死因の1つとなっている。1970年代頃までは，多くが脳出血であった。しかし，高血圧治療薬の開発や食生活の改善などに伴い脳出血が減少し，現在では脳梗塞が脳血管障害死亡率の半数近くを占める［図1］[1]。要因として，食生活の欧米化や平均寿命の延長があげられる。脳血管障害による死亡率は減少傾向にあるものの，発症率は大きく変化しておらず，患者数は年々増加している。脳卒中は，死亡を免れても後遺症として障害が生じることが多く，介護が必要となった原因の第1位であり，全体の約18%を占める［図2］[2]。

■──脳血管障害の分類

　脳血管障害（cerebrovascular disease：CVD）は，脳の一部が虚血あるいは出血によって一過性または持続性に障害された状態，または脳の血管が病理学的変化により障害された状態，と定義される。脳卒中（stroke, apoplexy）は，血管の閉塞，破綻などにより，突然神経症状が発現した状態の総称で，時に脳血管障害と同義語として扱われることがある。

　脳血管障害の分類にはNINDS-Ⅲ（米国国立神経障害・脳卒中研究所：National Institute of Neurological Disorders and Stroke）［図3］[3]が広く

[図1]　脳血管疾患の死亡率（人口10万対）の推移

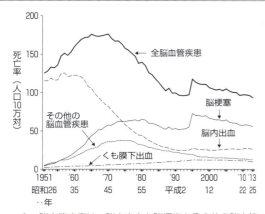

*　1　脳血管疾患は，脳内出血と脳梗塞とその他の脳血管疾患の合計である。
　　2　くも膜下出血は，その他の脳血管疾患の再掲である。
　　3　脳血管疾患の病類別死亡率は，昭和26年から人口動態統計に掲載されている。

（厚生労働省：人口動態統計）

[図2]　介護が必要となった原因

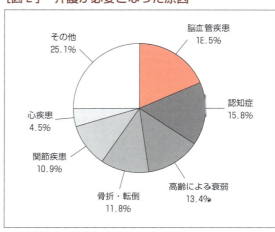

（厚生労働省：平成25年国民生活基礎調査）

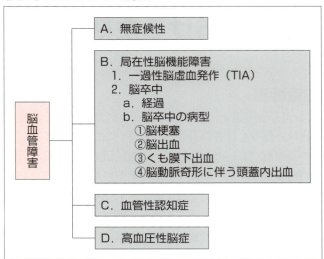

[図3] NINDS-Ⅲの分類

(Special report from the National Institute of Neurological Disorders and Stroke. Classification of cerebrovascular diseases Ⅲ. Stroke 21：637－667, 1990. から抜粋し一部改変)

用いられている。

■──高齢期における脳血管障害のリスク管理

　脳血管障害の一般管理，合併症対策，治療などは，疾患の種類や病期などによって変化する。高齢者の場合，加齢による併存疾患の増加によって，個々の疾患や病態に加え，多角的な管理が必要となる点に注意したい。

　対象者は，さまざまな疾患や病態によって，自分の状態を正確に表出できるとは限らない。特に，介護保険下に従事する場合，作業療法士（OT）がそれに気づかなければならない機会も多くある。そのためにも，リスクを最小限に抑えるための準備をしておくことが重要となる。

　リスク管理において，まずはOTの観察によって「いつもと違う」「何かがおかしい」（OTの主観的所見）という重要な信号を受け取れるように努めたい。そのためには，観察のポイントやリスク管理といった客観的所見を学ぶことで，あらかじめ気づきの視点をもつことができるであろう。

●基本的情報の確認

　年齢，性別，基礎疾患，併存疾患，現在の内服薬など，多くの情報収集が必要である。高齢者の場合，発症からの経過が長期にわたる，多くの併存疾患があるために，時系列での把握が難しい場合もある。しかし，併存疾患や発症前の生活状況などから，以前の運動機能や認知機能の状態を知っておくことも重要であり，診療情報提供書などの書面だけにとどまらず，必要に応じて直接多職種から情報収集をするようにしたい。

●機能局在の把握

　脳血管障害による症状は，脳実質の局在機能の低下に影響を受ける。脳の解剖学的機能局在について把握し，頭部画像所見や診断書などから症状を予測したうえで観察・評価することが，複合的な症状を短時間でアセスメント

する際に有用である。

●自覚症状の聴取

対象者から自覚症状を聴取することは主観的な評価として，最も大切なものの１つである。言語的なコミュニケーションが難しい対象者であっても，観察から多くの情報を得ることができる。挨拶や会話に対する反応で，覚醒レベルや体調の変化，表情の変化を評価することができる。そのため，OTは対象者とのアイコンタクトや声かけを積極的に行うように努めたい。

●バイタルサインの確認

作業療法開始時に意識レベル，血圧，脈拍，呼吸を確認する。これらは対象者の状態を客観的に評価する指標で，最も基本的なものである。作業療法開始前には，これらについて主治医からの指示を確認しておく。必要に応じて，作業療法の時間内にバイタルサインを複数回確認する。正常や異常といった数値や状態が示す意味だけではなく，ふだんと何が，どのように，どの程度違うのかという点も重要である。

●転倒・転落の予防

リハビリテーション場面で最も頻度が高く，深刻な合併症に結びつく事故が転倒・転落である[4]。転倒の合併症として骨折が約５％でみられ，好発部位は大腿骨頸部，次いで橈骨遠位端である。転落（ベッドなど）では頭蓋骨骨折もある。また，高齢者では変形性脊椎症から頸髄の不全損傷を生じることもあるといわれている[5]。

高齢者において，大腿骨頸部・転子部骨折は，機能予後や生命予後を低下させるとの報告[6]もあり注意が必要である。さらに，転倒そのものによる骨折などの外傷だけではなく，再び転倒する恐怖感，不安感などを伴うことも多い。

転倒・転落の原因は，老化現象や疾患，服薬状況に由来する内的要因だけでなく，照明や床面の段差など環境に由来する外的要因に分けられ，これらが複合的にからみ合って起こる［図4］[7]。転倒・転落を予防するために，対象者の日常行動様式を把握し，対策を練る必要がある。また，片麻痺患者の場合，歩行や移乗などの動作中は，麻痺側方向への転倒リスクが高いことが多い。ただ，それが麻痺側の前方なのか，後方なのかというような細かな部分については個人差が大きいため，OTが評価し介助者へ伝えておくことも重要となる。

●記録

対象者に関して得た情報は，本人，家族やその対象者にかかわる多職種で情報共有できるようにしたい。そのためにも，客観的事実，セラピストのアセスメントなどが記録を読む人に正確に伝わるようわかりやすく記述するように工夫したい。

１人のOTだけではなく，家族や多職種で記録を蓄積し情報共有することが，対象者の変化をより早く的確に把握することにつながると思われる。

（鈴木絵里子）

[図4] 転倒を反復する要因

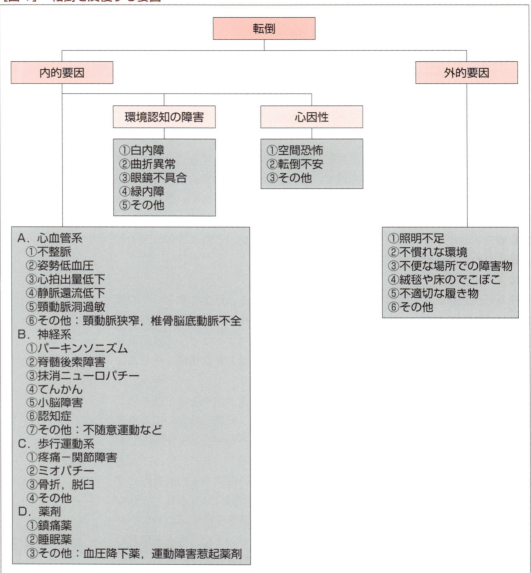

(江藤文夫：老年者の転倒(原因と予防)．老化と疾患 4：1105-1112, 1991. から抜粋し一部改変)

(b)高次脳機能障害

　高次脳機能障害とは,「交通事故等による外傷性脳損傷などにより, 失語, 記憶障害, 判断・遂行障害, 認知障害など後遺症を呈する」ものである. それらは主に, ①記銘障害・記憶障害, ②遂行機能障害, ③注意障害, ④社会的行動障害である. こうした定義は, 行政的な定義であるため, 高次脳機能障害の一部を示しているに過ぎない. リハビリテーション医療で対象となる高次脳機能障害は, いわゆる認知機能障害のことを指し, 失語, 失認, 失行, 記憶障害などに大別される場合が多い.

■──主な高次脳機能障害

●失語

　失語症とは，何らかの脳の損傷によって，発話，理解，呼称，復唱という言語の側面が障害されたことをいう。

　発話の障害は，発声，発語がみられないことや，短い文を発する程度の症状で，発語失行，喚語困難，錯誤，文法構造，内容，流暢性などがある。聴覚理解の障害は，語音の認知障害，語の理解障害，簡単な文章の理解障害などがあり，失語症の多くは理解障害を伴っている。また，保続などの呼称障害，口頭表出と把持能力を必要とする復唱障害，読み（読解と音読）と書字（書き取りと写字）が影響を受ける読みと書字の障害がある。

　失語症の分類については，発話，理解，復唱の側面から8つに分類される。呼称は，その失語症分類においても障害され得るため，分類上では重要視されない。主要なものは，全失語，ブローカ失語，ウェルニッケ失語，健忘失語であり，復唱が，発話や理解よりも良好あるいは不良の場合には，混合型超皮質性失語，超皮質性運動失語，超皮質性感覚性失語，伝導失語に分類される。いずれの場合も，明確に分類されるわけではないことに注意が必要である。

　高齢者に対しては，教育歴などの程度によって，発話や理解の低下を示す場合があり，失語との判別を要する場合がある。また，老化もしくは認知症などにより，言語能力が低下する場合は，いずれの要因によるかを丁寧に評価することが重要である。

●失認

　失認症は，感覚障害がないにもかかわらず，認知が障害されている状態をいう。その症状によって，半側空間無視，病態失認，視覚失認，聴覚失認，触覚失認などがある。

　高齢者の場合は，老化により環境への適応能力が低下するといわれている。失認の症状が加わると，周囲の環境に対する認識が損なわれ，ますます，環境に適応することが困難になるため，適切に環境を評価する必要がある。

●失行

　失行症は，運動麻痺などの運動障害がないにもかかわらず，正しく行動ができない状態をいう。その症状によって，観念失行，観念運動失行，肢節運動失行，構成失行，着衣失行などがある。

　認知症が重度になると失行症状が出現・増大するといわれている。認知症の人の行動については，記憶，見当識，判断力の障害などの中核症状の要因が強いのか，失行の要因が強いものなのかを評価し，判別することが必要である。

●記憶障害

　記憶は，情報を覚える記銘（符号化），情報を保存する保持（貯蔵），情報を思い出す想起（検索）という過程からなる。記憶は，即時記憶，近時記憶，遠隔記憶といった①時間的側面からみた分類，②記憶情報を意識的に表現できる陳述記憶（宣言的記憶）と言葉で表現できない非陳述記憶に分類される。

①には，その人にとっての場所と時間のなかで起こった個人体験の情報の記録としてのエピソード記憶，特に，遠隔記憶の場合は，自伝的記憶ともいわれる記憶が，また，②には，行動における技能を獲得し保持する記憶としての手続き記憶などがある。

　高齢者の場合，即時記憶や近時記憶が障害されるが，遠隔記憶，特に，人生のなかで経験したさまざまな出来事に関する自伝的記憶は維持されている場合が多い。また，手続き記憶は，認知症の人の場合においても，比較的保持されている場合があるため，過去に経験した作業経験をうまく用いることで，日常の作業が維持される場合も多い。

■——高次脳機能障害と作業療法

　高次脳機能障害は，周囲の人からは，その状況がわかりにくい場合がある。しかし，障害をもつ本人は，認知や遂行などが適切に行われず，とても苦しい思いをしていることが多い。特に，高齢者は先にあげた老化の症状も加わるため，うまく高次脳機能障害を代償できず，作業行動上の機能障害を呈する。そのため，作業療法では，机上の神経心理学的評価を丁寧に行うとともに，個々人の生活場面に即した高次脳機能障害の出現や程度についても詳細に評価し，その症状を本人や家族などに伝えていくことが必要である。そのことで，症状の出現や日常生活の影響を自覚し，できるだけ失敗のないように作業行動を再学習すること（errorless learning）が重要である。（竹原敦）

（c）パーキンソン病

　高齢社会の日本において，パーキンソン病（Parkinson's Disease：PD）は，脳血管障害，アルツハイマー型認知症に次いで多い「中枢神経疾患」★1である。しかし，確定診断に基づく薬物療法に合わせ，積極的かつ効果的なリハビリテーションや各種サービスを積極的に利用し，生活不活発病などを予防・管理することにより，その人らしい質の高い生活を実現することが可能である。PDの治療や療養においては，24時間365日の参加や活動，環境など生活機能全般の予防・管理が重要であることから，作業療法士（OT）の果たすべき役割は大きく，また，PDに対する知識と技術は，一般の高齢者の生活マネジメントに有用なので，習得しておくことを強く推奨する。

■——PDの特徴と治療におけるOTの留意点

　1817年にJames Parkinsonが『Shaking Palsy』を出版したことに由来するPDは，黒質－線条体系のドパミン神経が進行性に脱落し，線条体にドパミンが不足する変性疾患で，病因は不明である。発病は50〜65歳前後が多く，人口10万人に対し100〜150人[8]，高齢ほど有病率が増加するが，治療の進歩により発症からの経過が15〜20年と，ほぼ平均寿命まで延長してきている。

　診断には専門医の診察に加え，自律神経機能の低下を診るMIBG心筋シンチグラフィー，ドパミン神経終末に存在するドパミントランスポーター

▶第Ⅰ部　総論──高齢者に対する作業療法

One Point

★1　PDと中枢神経疾患
一次運動野は，随意運動の直接的な中枢なので，障害により麻痺の状態となる。前頭連合野は，一次運動野に先立ち運動のプランづくりを行うところなので，ここにかかわる黒質-線条体系からのドパミンが不足すると，麻痺ではないが，運動のプランが拙劣なPDの状態となる。一方，小脳は運動の協調性や巧緻性に関与しているので運動失調の状態となる。

（DAT）の低下を診るSPECT検査を組み合わせることで精度が向上している。

● **PDの運動性症状と非運動性症状**★2：主要徴候[9]は，「運動性症状」である筋固縮（95.7%）・振戦（92.3%）・寡動（87.4%）・姿勢歩行障害（78.9%）が4大徴候であり，便秘（49.3%）・言語障害（47.8%）と続き，「非運動性症状」[10]である便秘，睡眠障害，うつ・不安，自律神経症状など，症状は多彩である。

症状の進行は緩徐で，通常は片側の上肢あるいは下肢から発症し，1年から数年で対側にも広がり，この左右差は進行しても維持されることが多い。

OTも，医師や看護師，家族を含めたチームの一員として，以下の点に注意して「フレイル」★3や生活不活発病を予防・管理しつつ，治療やリハビリテーション方法が異なるパーキンソン症候群との鑑別に貢献することを推奨する。

PDの生活状況は，就労4%・家事労働5%・在宅療養62%・入院12%・入所6%[11]ということ，振戦のないもの（無動・強剛型）や，発症から1年以内に認知症を合併するものでは，予後が悪い傾向[12]があること，姿勢反射障害・転倒やすくみ足で発症することはない[13]こと，特徴的な歩行障害（wide-based）や眼球運動障害があるかということ，錐体路徴候・失行・仮性球麻痺があるかということ，PDの死因は，肺炎が高率で，窒息や栄養摂取低下等も加えた無動や嚥下障害等に関連するものが多いこと，に注意する。

● **PDの治療**：「運動性症状」の改善のみならず，罹病期間の長期化とともに，薬剤の副作用や「非運動性症状」への対応が重要となるので，質の高い生活の実現を，長期的な視点に立って立案する必要がある。

PDの薬物療法★4は，L-dopaやドパミンアゴニストを中心としてなされるが，症状変動やジスキネジア（頭部や四肢が踊るように動く，あるいは口がもぐもぐする不随意運動）の有無によって対応が異なること，突発的睡眠，心臓弁膜症，衝動制御障害，下肢の浮腫，薬剤性の幻覚・妄想を誘発することもあることから，家族からの情報収集を含め日常的な行動観察が重要である。

その他，服薬とは異なり持続的に治療効果を発現させることができる定位脳手術による脳深部刺激療法（deep brain stimulation：DBS）や，症状の出現後に診断して治療を行う現在の一般治療とは異なり，症状の出現前に診断して治療を開始する先制医療[14]やiPS細胞による治療などが注目されている。

■――OTとしての介入

●一般的な介入

● **基本評価**：基本的な評価には「運動性症状」と「非運動性症状」を評定するParkinson病統一スケール（UPDRS：Unified Parkinson's Disease Rating Scale（精神機能・行動・気分4項目，日常生活動作13項目，運動

One Point

★2 運動性症状と非運動性症状

ドパミン神経系は，運動に関与する黒質-線条体系，非運動症状である記憶や学習に関与する皮質系，意欲や感情に関与する辺縁系からなるので，ドパミン不足により非運動性症状もみられる。

Key Word

★3 フレイル

「虚弱」を意味する英語「frailty」に由来する。筋力や活力など生活機能全般が衰えた，健康と病気の「中間的段階」。75歳以上の多くはフレイルを経て要介護状態に陥るとされている。①移動能力，②握力，③体重，④疲労感，⑤活動レベルのうち，3つ以上の低下でフレイルとされる。

Key Word

★4 PDの薬物療法

血液脳関門を通過できるL-dopaは，脳内でドパミンになり，ドパミン伝達を促進するドパミンアゴニストは，不足しているドパミンの代わりになるので，症状の程度によって組み合わせて行う。L-dopaの長期間服用や進行期になると効果が短くなり，次の服薬の前に薬効が切れるwearing-off現象を呈するので，回避するために過剰に服薬すると，ドパミン受容体が過剰に刺激され，ジスキネジアが出現する。

能力14項目，合併症11項目））を用い，進行度や重症度の判定にはHoehn-Yahr（H-Y）の重症度分類［表1］や，障害老人の日常生活自立度（寝たきり度）判定基準［表2］を用いる。実施には，服薬状態や生活歴，夜間の排尿便・睡眠状況等を含めた主訴を問診し，**チームスタッフや対象者・家族などと協業して，24時間の生活リズム（日中は30～60分間隔，夜間は1～2時間間隔で行う）として，症状変動★5やUPDRSを評価することを推奨する。**

● 運動性症状

・振戦（tremor）：特有の4～6 Hzの丸薬丸め様振戦（pill-rolling tremor）が，主として安静時にみられ，立位や座位等の同じ姿勢を保持しているときや，精神的負荷をかけたときに増悪することもある。日常生活に悪影響を与えることはそれほど多くない印象を受けるが，ジスキネジアを含めて，

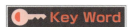

★5 症状変動
症状変動には，薬効時間短縮（wearing-off現象），効果発現なし（no-on現象），効果発現遅延（delayed-on現象），服薬に関係ない急激な症状変動（on-off現象）などがあるので，24時間の評価が重要である。

［表1］ Hoehn-Yahr（H-Y）の重症度分類

Stage I	症状は一側性で，機能障害はないかあっても軽度。
Stage II	両側性の障害はあるが，姿勢保持の障害はない。日常生活，就業は多少の障害はあるが行い得る。
Stage III	立ち直り反射に障害がみられる。活動はある程度は制限されるが，職種によっては仕事が可能である。機能障害は，軽ないし中程度だが，まだ誰にも頼らず一人で生活できる。
Stage IV	重篤な機能障害を有し，自力のみによる生活は困難となるが，まだ支えなしに立つこと，歩くことはどうにか可能である。
Stage V	立つことも不可能で，介助なしにはベッドまたは車いすにつきっきりの生活を強いられる。

［表2］ 障害老人の日常生活自立度（寝たきり度）判定基準

生活自立：ランクJ	何らかの障害等を有するが，日常生活はほぼ自立しており独力で外出する 1．交通機関等を利用して外出する 2．隣近所へなら外出する
準寝たきり：ランクA house-bound	屋内での生活はおおむね自立しているが，介助なしには外出しない 1．介助により外出し，日中はほとんどベッドから離れて生活する 2．外出の頻度が少なく，日中も寝たり起きたりの生活をしている
寝たきり：ランクB chair-bound	屋内での生活は何らかの介助を要し，日中もベッド上での生活が主体であるが，座位を保つ 1．車いすに移乗し，食事，排泄はベッドから離れて行う 2．介助により車いすに移乗する
寝たきり：ランクC bed-bound	1日中ベッド上で過ごし，排泄，食事，着替において介助を要する 1．自力で寝返りをうつ 2．自力では寝返りもうてない

＊判定に当たっては，補装具や自助具等の器具を使用した状態であっても差し支えない。

対象者や家族が気にかけていることも多いので注意を要する。

・固縮（rigidity）：下肢に鉛管様（lead-pipe），上肢，特に手首の伸筋で歯車様（cog-wheel）の固縮がみられやすい。反対側に屈曲・伸展などの運動を命ずると，固縮が顕著になりやすい。また，利き手・利き足側に強いと，日常生活に影響をきたしやすいので必ず左右差の確認を要する。

・無動寡動や動作緩徐・歩行障害：寝返りなどの基本的な動作を設定し，OTの指示により，動作を開始するまでの時間と，動作遂行の時間および過程を測定する（対象者の協力によるビデオ撮影が望ましい）。また，運動器不安定症の診断基準でもある片足立ちやTimed Up and Go test（TUG）★6，上肢の協調・巧緻動作にも障害が出るため，定期的に作業能力や日常生活課題の完成度，簡易上肢機能検査（STEF）などを実施することを推奨する。

　進行に合わせて，各種の「すくみ（思考にもみられる）」や，今まで活用できていた「cueing」★7が困難となることがあるので，外部からセラピストや，対象者自身がつくり出すさまざまなきっかけとなる刺激（cue）への反応を必ず確認する。

　また，同時に2つの動作をする能力「dual-task」★8や，自由にリズムをつくる能力の低下が早期からみられることもあるので，車の運転（安全のため自動車学校への相談を勧める）や，高度な注意力を必要とする職業に関しては，対象者や家族を含めて十分な情報の共有と対策を推奨する。

・姿勢★9・歩行障害：特有の姿勢（前屈前傾・肘軽度屈曲回内・膝軽度屈曲）で，歩行時の腕の振り（arm swing）が少なく，小さな歩幅で，足裏で床をこするように歩く。歩幅が徐々に小さくなり加速（festinating）することや，狭いところや障害物などがあるところで歩行が改善する逆説動作（kinesia paradoxale），歩行開始時（starting hesitation）や方向転換時（通常3〜4歩）あるいは目標に近づいたときに足が地面に張りついて離れなくなる「すくみ足（frozen gait）」がみられることも多い。安全に配慮したうえで，爪先立ちや蹲踞時の安定，特に前後左右への「Pull Test」★10を行い，前後左右の突進現象（pulsion），立ち直り反射や反応，足趾の動きなどを，さまざまな環境条件にて確認することを推奨する。

　また，転倒[15]は，「自分の意志ではなく，地面またはより低い場所に，膝や手などが接触することであって，階段，台，自転車からの転落も転倒に含まれる（転びそうで手をついた，などは転倒である）」ことを基本として，single-taskのみならず，物を持ちながら，思考をしながらのdual-taskにて，24時間の生活のなかで環境を変えて評価をする必要がある。

　時に立位や座位で，特に上半身が斜めになる「斜め徴候」「首下がり」や「腰曲り」などの特有の姿勢異常もみられ，鏡や言語などを用いた補正指導を行っても，改善がみられないこともあるので，注意を要する。

・摂食嚥下障害：脊柱と頭部のアライメントから，「気道確保」の姿勢で摂食や介助をしていないかを確認する。口唇閉鎖・鼻咽腔閉鎖の状態などをpa/ta/ka/naの交互反復動作（diadochokinesis）でチェックする。また，対象者に唾を連続して3回飲んでもらうように指示し，空嚥下に要する時

Key Word

★6 Timed Up and Go test（TUG）
椅子座位から立ち上がり，3m先にあるコーンを回り，椅子に座るまでの時間を，通常と最大の歩行速度で測定する。

Key Word

★7 cueing
視覚的cueとして椅子や床の模様など，体性感覚的cueとして膝を触る・踵を上げる・呼吸方法を調整するなど，聴覚的cueとして音楽・メトロノーム・声掛けなど，認知的cueとしてリラクセーション・連続した一連の移乗動作等を「イチ・ニのサン」といった単純要素に変換する，などがある。

Key Word

★8 dual-task（multi-task）
2つ（複数）の課題を同時に処理することで　認知症や転倒の予防に効果的であることがわかってきている。

One Point

★9 姿勢系と運動系
ヒトは外界状況や意志や情動に基づいて行動する。姿勢系は，四肢・体幹の位置や重心を適切に管理する静的過程で，前皮質脊髄路や網様体脊髄路が立ち直り反射などに関与している。運動系は，四肢・体幹を動かす動的過程で，外側皮質脊髄路や赤核脊髄路がある。適切な運動は，双方の協調・統合により実現する。

> **▶第Ⅰ部 総論──高齢者に対する作業療法**

🔑 Key Word

★10 Pull Test(UPDRS)
対象者に安定した立位をとらせ，対象者のかたわらに立ち，倒れてもよいように準備した後，対象者の肩をすばやく手前に引き，突進現象が何歩出るかを評価する。

🔑 Key Word

★11 ヘッドアップティルト試験
専門医の指導の下，食事性低血圧の影響を除外するため，空腹時または食後2時間以上で行う。10分以上の0°安静臥位の後，30秒でティルトテーブルを60〜80°まで起こし，この位置で10分間，0°に戻して10分間の経過を，血圧・心拍数でモニターする。

💡 One Point

★12 PDと運動制御
通常の運動では，感覚入力が求心性の情報として動作の修正にかかわり，繰り返しにより運動量や運動速度などが熟練する小脳系のフィードバック機構で制御される。すばやい運動は，フィードバック機構では間に合わないため，いわゆるイメージによる運動プログラムを立てる基底核系の運動準備や予測動作にて制御する。PDでは，進行とともに後者の運動制御が困難となるので，指導の際に注意を要する。

間を，甲状軟骨の触診で測定する（1回目で15秒，3回目で30秒以上は注意）。食前食後に口腔内の目視確認や喉頭周囲をステートで聴診し，「残留」や「むせ」を確認，頻回に発熱があるようであれば，ほかの要素も勘案したうえで，模擬食品の摂食嚥下過程をX線透視かつビデオ撮影するVF検査を推奨する。

● **「非運動性徴候」**[9]）の評価：定期的なヘッドアップティルト試験[★11]や日常的な起立性低血圧（5分間の安静臥床時と起立時での血圧変動および回復過程を脈拍とセットで測定し，30mmHg下降で陽性）のチェックを励行し，排尿便（コントロールがうまくいかず意欲低下となりやすい），うつ状態（SDS：Self-rating Depression Scaleや行動観察），睡眠障害（無呼吸症を含めて聴取），疲労状態（中枢性疲労：注意力を要する活動や自発的な活動を開始および継続することが困難な状態，を含む）などのチェックも励行する。

・ 高次脳機能：①発病初期から約30％に認知症を伴わない特有の高次脳機能障害，②中期以降から約30％に精神緩慢（bradyphrenia）を主徴候とする皮質下性認知症，③約30％に日常生活に支障をきたすほどの認知症，がみられる[16]。発病初期から遂行機能（意志・計画の立案・目的ある行動・効果的な行動）が障害され，注意性セット変換，ワーキングメモリ，計画性能力，dual-taskに障害がみられることもあるので，WCST（Wisconsin Card Sorting Test），TMT（Trail Making Test），ハノイの塔，FAB（a Frontal Assessment Battery at bedside），RCPM（Raven's Colored Progressive Matrices），BADS（Behabioural Assessment of the Dysexecutive Syndrome）などを組み合わせて行う。

◉ 進行に合わせた介入

● **H-Y　stageⅠ〜Ⅱ**：この時期は予後を左右する機会に恵まれているが，外来や地域での予防・管理が多く，現状では作業療法指示が少ないことが問題であるが，これからの地域における介護予防などで最も重要と思われる。

特有の姿勢の影響もあり，早期から体幹に運動制限（進行すると拘束性呼吸障害・換気障害になる）や腰痛が出ることや，高齢者が多いことから，フレイルや生活不活発病に陥りやすいことを念頭において，今までの生活リズム・生活習慣・職業・趣味などを作業機能や生活機能として評価し，対象者の活発な日常を維持できるようプログラムを立案する。

また，この時期での運動制御[★12]は，フィードバック機構が期待できるので，目的を明確にした指導を激励とともに行うことを基本として，エアロビクスやスクワットの指導の際に，dual-taskの要素を盛り込んだ活動，併せて転倒練習を積極的に行うことを推奨する。

日常生活は，作業機能や生活機能[★13]を参考にして，「したい・したくない」日常生活を想定したうえで，「している・していない」日常生活を評価する。ADLは薬効時間と環境との兼合いから起こる症状変動を，機能的自立度評価法（Functional Independence Measure：FIM）を用いて見極め，その結果から24時間生活リズムのなかでの「自立」と「自立支援的介助」について主治医を中心としたチームスタッフの一員として勘案し，それに

合わせた「自立」を維持する全身ストレッチなどのホームエクササイズの指導，個別の変動する症状に合わせて参加や活動場面への「自立支援型介護方法」などの療養生活指導を行い，障害老人の日常生活自立度（寝たきり度）判定基準の「ランクJ（何らかの障害はあるが日常生活は自立）」を維持し，屋内歩行可能ではあるが閉じこもりと称される「ランクA（準ねたきり：いわゆるhouse-bound）」に，レベルダウンしないように配慮する。

当初は拒否的になる場合も多いが，介護保険や地域資源を利用したサービスの導入を勧め，豊かな生活による健康維持と症状の進行防止に努める。

●H-Y stageⅢ～Ⅳ：この時期には，フィードバック機構による運動制御が期待できなくなり，姿勢や姿勢反射の障害，dual-taskの障害，方向転換や「すくみ足」などの歩行障害，転倒などが顕著となるので，転ばないような事前管理と，転び始めてからの事後管理の両面が重要となる。

さらには認知症状も徐々に前面に出てくることが多くなり，日常生活の介助方法に過誤があると，椅子に座れるが一日の大半をベッド上で過ごす「ランクB（寝たきり：いわゆるchair-bound）」にレベルダウンしやすいので，wearing-offやon-offなどの症状変動や，ジスキネジアなどの運動合併症に留意し，家族や介護者の協力のもと，家庭内や社会的役割の変更や，環境を調整した「自立法」と「自立支援型介助法」のプログラム変更が肝要である。

●H-Y stageⅤ：拘縮や誤嚥性肺炎（不顕性誤嚥[14]も多い），イレウス，転倒や骨折，薬物療法効果の低下や認知症状などによって，「ランクC（寝たきり：いわゆるbed-bound）」になりやすい。反応が遅くとも認知障害がないことも多いので注意を要する。ベッド上では，①口腔内の清潔や口唇閉鎖の励行，②時間体位変換や各種パッドなどにて特定部位への皮膚圧迫や損傷を避ける。椅子上では，①各種椅子やパッドを用いて座位姿勢の確保，②股関節や脊柱可動域の確保，③食物形態・水分を含めて寝食分離による摂食・嚥下の確認，④椅子の工夫によりさまざまな活動の提供（座位から転落も多い）を行う。立位では，①進行しても立位移動が可能な介助方法（歩行器や重心移動介助）を確認，②チームスタッフが連携して可能な限りの立位時間を心理的な支持を含めて確保する。 （清水兼悦）

(d)呼吸器疾患[17, 18]

呼吸器系はその加齢変化が最も認められる臓器の1つといわれている。高齢者では，呼吸器を形成する組織の粘弾性・収縮力の低下をベースに，低栄養や癌をはじめとする疾患の合併などによるホメオスタシスの低下，易感染性，免疫機能の低下，肺のガス交換能の低下などがみられ，若年者に比べ呼吸器疾患の頻度が高い。肺機能の低下と心機能の低下により，最大酸素摂取量の低下が起こり，咳嗽反射・嚥下反射の低下によって誤嚥が起こりやすくなり，肺炎を発症しやすくなる。

One Point

★13 作業機能と生活機能
作業機能は，作業に関する自己評価改訂版「OSA-Ⅱ」や，その下位項目「有能感，意志，習慣化，遂行」を意識した面接を行う。あるいは生活行為向上マネジメントツールを用いて評価する。生活機能は，ICFの参加や活動，機能・構造，環境・個人因子などを用いて評価する。

Key Word

★14 不顕性誤嚥
通常の顕性誤嚥は，むせや咳嗽にて誤嚥物を喀出しようとする防御機構がはたらく。しかし，むせや咳嗽などの反応が低下している不顕性誤嚥では，誤嚥しているか否かが外見上判断できないため，誤嚥性肺炎のリスクが高くなるので，内部障害としての生活管理が必要である。

日本人の癌死因の第1位は肺がんであり，高齢者に多い。また，近年，喫煙，大気汚染などの影響により，肺気腫，慢性気管支炎などの慢性閉塞性肺疾患（COPD）が増加している。

■──肺炎

肺炎は日本人の死因の第4位であり，65歳以上の高齢者がその92%を占めている。肺炎はさまざまな病原菌の感染で起こる。上気道からの細菌やウイルス感染によっても発症するが，高齢者では誤嚥（嚥下）性肺炎，不顕性肺炎が多い。

発症のメカニズムは，咳嗽反射，嚥下反射の低下のため自身の唾液や消化管内容物を口内細菌とともに慢性的に誤嚥することが多くなる。そして免疫機能低下により，誤嚥性肺炎を発症するに至る。この原因細菌として，多くは歯周病菌であるといわれており，口腔ケアの重要性が明らかになってきた。口内細菌が関与する全身疾患としてこの誤嚥性肺炎に加え，感染性心内膜炎，敗血症，心筋梗塞などもあげられている。特に要介護高齢者は一般高齢者に比べ，寝たきりや嚥下機能の低下により，口内の衛生が保たれにくい。特に寝たきり高齢者では口腔と気管の位置がほぼ水平になるため，不顕性誤嚥を起こしやすい。したがって誤嚥性肺炎は介護高齢者の寝たきり状態を長期化させ，死亡率を高める原因となっている。

肺炎の治療は，推定病原菌に対して薬物治療，嚥下機能評価とリハビリテーション，口腔内を清潔に保つ口腔ケアが行われる。

作業療法では少量，頻回のアプローチを原則に離床の促進と全身耐久力の向上を図るとともに，日常生活動作（ADL）の整容動作としての歯磨き・うがいの指導訓練の実施が望ましい。

訓練は鏡を置き，安定した座位で行う。まず入れ歯を外し，電動歯ブラシの毛先を歯面に対して直角に当てて上下，舌側頬側を磨く（スクラッピング法），頸部・体幹を前傾させ，誤嚥に注意しながらぶくぶくうがいをさせる。これらの一連の動作は5分程度を目安に行う。また口内ケアの重要性を指導する。

■──肺がん

気管・気管支周辺にがんが発生した場合は，咳嗽，血痰などがみられるが，肺末梢に発生した場合は無症候で経過する。外科手術および化学療法の実施により体力の低下，廃用症候群，呼吸機能の低下につながりやすい。脳，脊椎への転移も多くの症例でみられ，片麻痺・高次脳機能障害や脊髄損傷（四肢麻痺，対麻痺）の原因となる。長期の臥床，膀胱直腸障害を含むADLの低下，意欲の低下が起こりQOLの低下を招きやすく，さまざまな身体的・精神的苦痛を伴う症状を呈するうえ，生命予後も楽観視できない疾患である。

作業療法実施中は，胸水貯留による呼吸困難や全身的な体力低下による急変に注意し，バイタルサイン，呼吸状態，倦怠感などを評価する。脊椎への転移がある場合は，医師の指示により座位の制限およびコルセットを使用する。全身倦怠感，易疲労性はどの治療にも伴うが，化学療法実施に伴う食欲

不振，悪心，嘔吐，骨髄抑制による易感染性に注意する。

■──慢性閉塞性肺疾患（COPD）

　日本におけるCOPDの潜在的な有病者は530万人と推計されている。厚生労働省の統計によると2013（平成25）年のCOPDによる死亡者数は1万6443人で，全体としては増加傾向にある。喫煙歴との関連が深い。

　COPDのほとんどを占める肺気腫は長期の喫煙が原因であり，気道閉塞で十分息が吐けない，結果として残気量が増え，肺が過膨張になることによる非可逆性気流制限を特徴としている。重症化すると心不全を合併することもある。症状は労作性呼吸困難，慢性の咳・痰である。一秒量（FEV_1）を努力肺活量（FVC）で割った一秒率★15の値が80％未満のとき，COPDと診断される。COPDの病期は予測一秒量［表3］に基づいて分類される。一秒率が30％を下回ると安静時にも呼吸困難がみられるようになり，人工呼吸療法（非侵襲型陽圧換気，NPPV）を用いる。主な治療法は禁煙，気管支拡張剤，インフルエンザ予防，呼吸リハビリテーション，酸素療法，人工呼吸療法などである。

　COPDの合併症として，うつ状態があげられている。呼吸困難感は不安を

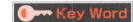

Key Word

★15　一秒率
一秒量（FEV_1）とは最初の1秒間で吐き出せる息の量，努力肺活量（FVC）とは思い切り息を吸ってから強く吐き出したときの息の量，一秒率（$FEV_1\%$）とはFEV_1値をFVC値で割った値，対標準一秒量（$\%FEV_1$）とは性，年齢，身長から求めたFEV_1の標準値に対する割合のこと。

［表3］　COPDの重症度

病期		特徴
Ⅰ期	軽度の気流閉塞	$\%FEV_1 \geq 80\%$
Ⅱ期	中等度の気流閉塞	$50\% \leq \%FEV_1 < 80\%$
Ⅲ期	高度の気流閉塞	$30\% \leq \%FEV_1 < 50\%$
Ⅳ期	極めて高度の気流閉塞	$\%FEV_1 < 30\%$

（日本呼吸器学会COPDガイドライン第4版作成委員会編：COPD（慢性閉塞性肺疾患）診断と治療のためのガイドライン，第4版．メディカルレビュー社，2013．より）

［表4］　包括的呼吸リハビリテーション

プログラム	プログラム内容
薬物療法	気管支拡張剤，去痰剤
吸入療法	エアゾル療法（ネブライザー）
酸素療法	動脈血酸素濃度55Torr以下が適応。在宅酸素療法
人工呼吸療法	急性増悪期：非侵襲的陽圧人工呼吸（NPPV）
呼吸リハビリテーション	リラクセーション，腹式呼吸，呼吸筋筋力強化，体位ドレナージ，上下肢の運動
栄養療法	るいそう・肥満の防止，高カロリー・高たんぱく
心理社会的アプローチ	精神的安定，社会参加の援助，公的サービスの選定
ADL指導	息切れや脈拍の増加が著しい場合はエネルギー効率化の工夫をする，そうでない場合は積極的に行うように指導
教育	喫煙，環境内の大気，室内の温度と湿度，インフルエンザワクチン接種，急性増悪時の連絡先，浮腫のチェック（体重）

[表5] 呼吸困難（息切れ）を評価する修正MRC（mMRC）質問票

グレード分類	あてはまるものにチェックしてください（1つだけ）
0	激しい運動をしたときだけ息切れがある。強い労作で息切れがある。
1	平坦な道を早足で歩く，あるいは穏やかな登坂を歩くときに息切れがある。
2	息切れがあるので同年代の人よりも平坦な道を歩くのが遅い，あるいは平坦な道を自分のペースで歩いているとき，息切れのために立ち止まるときがある。
3	平坦な道を約100m，あるいは数分歩くと息切れのために立ち止まることがある。
4	息切れがひどくて家から出られない，あるいは衣服の着替えをするときにも息切れがある。

（日本呼吸器学会 COPD ガイドライン第4版作成委員会編：COPD（慢性閉塞性肺疾患）診断と治療のためのガイドライン，第4版，p33，メディカルレビュー社，2013．より）

[表6] 修正版Borgスケール（modified Borg Scale）

0	何も感じない
0.5	非常に弱い
1	やや弱い
2	弱い
3	ちょうどよい
4	ややきつい（強い）
5	きつい（強い）
6	
7	かなりきつい（強い）
8	
9	
10	非常にきつい（強い）

（Wilson RC, Jones PW：A comparison of the visual analog scale for the measurement of dyspnoea during exersize. *Clin Sci (lond)* 76：277－282, 1989. より）

増強させ，精神面に大きな影響を与え，労作時の息切れ，息苦しさによる不活発も心身に影響を及ぼしやすい。生活習慣の改善や心理社会的アプローチを含めた包括的呼吸リハビリテーションはCOPD患者の地域社会における個人の自立度と活動レベルをできるだけ高め，また維持することに有効である［表4］。

呼吸困難のリスク管理として，呼吸困難感の評価にはmodified British Medical Research Council（mMRC）の質問票［表5］，VAS（Visual Analog Scale），および修正版Borgスケール［表6］が広く使用されている。そのほか，口すぼめ呼吸や動作の制限の観察，低血圧などに注意が必要である。

在宅酸素療法を処方されている場合は，酸素の濃度，酸素濃縮器は火気・水気・湿気・煙草の煙が厳禁であること，O_2使用時，カニューラは火気厳禁であることなど在宅酸素療法機器のリスク管理が必要である。 （會田玉美）

(e)循環器疾患[18~20)]

心血管系疾患の発症は加齢とともに増加し，65歳以上で著明に増加する。そして心不全は70歳以上の死因の第1位を占め，年齢が高くなるほどその傾向は強まる。またそればかりでなく，廃用症候群を助長しやすく，高齢者のQOLに大きく影響する。

■──心不全

高齢者の循環器疾患であげられるものは，心不全と虚血性心疾患である。血液の経路[★16]のどこかで血流が妨げられる場合をうっ血性心不全といい，障害されている部位により，肺の浮腫による呼吸困難が中心症状である左心不全と，末梢の浮腫や腹水など体静脈系のうっ滞を中心症状とする右心不全に

🔔 One Point

★16 全身の血液

全身の血液は静脈を通り，右心房に入る。この血液は肺動脈弁を通り，肺の血管をめぐって新たな酸素を取り込み，肺静脈を通り左心房に入る。左心房から僧帽弁を経て左心室に入った後に大動脈弁を通過し，全身へ送られる。

分類され，また心機能低下の速度により急性心不全と慢性心不全に分類される。

急性心不全の原因疾患としては，急性心筋梗塞，心筋炎，急性弁閉鎖不全，肺塞栓，心房細動，完全房室ブロックなどの心拍出量の低下があげられる。慢性心不全の原因としては，陳旧性心筋梗塞，狭心症，弁膜症，高血圧心などがある。心不全は心臓自体の疾患のみでなく，高血圧，感染症，代謝性疾患をも含めた全身性の疾患が原因で起こり，その原因疾患に応じて治療が行われる。

■──虚血性心疾患

虚血性心疾患は心筋梗塞，狭心症が代表的疾患であり，心臓の栄養血管である冠動脈が閉塞あるいは狭窄して心臓自体に血液が回らなくなり，筋が虚血状態に陥ることである。脂質異常症（高脂血症），高血圧，糖尿病による動脈硬化が原因とされている。その病態により，手術療法，心臓カテーテル療法，薬物療法が行われる。高齢者でも心臓バイパス手術が適応になる場合も多く，心臓カテーテルを使用した冠動脈形成術では年齢は問題とならなくなった。

■──臨床症状（リスク管理）

心疾患の注意すべき臨床症状は，疲労，動悸，息切れ，狭心症状（胸が締めつけられる）である。特に左心不全では呼吸困難と息切れ，右心不全では浮腫である。虚血性心疾患では胸部痛であるが，高齢者ではほかの疾患と同様，症状は非典型的であり，代表的な前胸部痛だけではなく，歯痛，下顎痛，咽頭痛，心窩部痛，背部痛などの訴えもあり，左肩，左上肢，下顎部への放散痛にも注意を必要とする。また無痛性であったり，呼吸困難，悪心，嘔吐や意識障害の症状で発症することも多い。加えて脳血管障害，認知症，難聴のために病状聴取や訴えが困難な場合もあり，観察，バイタルサインの変化に十分な注意を払う必要がある。

■──原因

心不全の原因が，虚血性心疾患でも，弁膜症でも，現時点では心臓リハビリテーションの実施法はほとんど同一と考えられ，的確な運動療法，動脈硬化危険因子の改善，生活指導およびカウンセリングより構成されており，心疾患患者の運動耐久性向上，QOL向上，心血管疾患死亡や総死亡率の改善に対して行われている。

◉心臓リハビリテーション

高齢心不全患者の運動能力の低下は，心不全由来のものと廃用性筋萎縮が混在しているため，リハビリテーションを実施することで，廃用症候群の改善と並行して運動耐久性の改善，運動・栄養を含めた生活習慣の改善を目的に行うことが重要である。運動は毎日30分，大腿四頭筋の等尺性収縮筋力増強訓練と25m往復平地歩行を設定した運動強度で立ち止まらず1～2回最大歩行することを主体に行われる。その後，心拍数と血圧が運動前に回復する

[表7] 自覚的運動強度（Borgスケール）

20	
19	非常にきつい（very, very hard）
18	
17	かなりきつい（very hard）
16	
15	きつい（hard）
14	
13	ややきつい（somewhat hard）
12	
11	楽である（fairly light）
10	
9	かなり楽である（very light）
8	
7	非常に楽である（very, very light）
6	

(Borg G : Perceptived Exertion and Pulse Rate During Graded Exercise in Various Age Groups. *Acta Med Scand (Suppl)* 472: 194−206, 1964.より)

[表8] 機能訓練施行と循環器症状の注意

A　PT，OTなど行わない
　1　安静時の脈拍120/分以上
　2　拡張期血圧120以上
　3　収縮期血圧200以上
　4　心房細動以外の著しい不整脈
　5　安静時の動悸，息切れあるいは気分不快
　6　明らかな心不全症状
　7　動作時狭心痛しばしば
B　途中で休止し様子をみる
　1　脈拍が，運動前の30%以上増加，または120/分以上
　2　1分間10回以上の期外収縮
　3　動悸，息切れの出現
C　訓練中止
　1　5〜10分間休んで，B症状持続
　2　運動中に脈拍140/分以上
　3　運動中に収縮期血圧上昇40以上または拡張期血圧上昇20以上

(江藤文夫：機能訓練施行と循環器症状の注意. 折茂肇・他編，新老年学，第2版. p1169，東京大学出版会，1999. より)

まで休憩する。有酸素運動は運動中の収縮期血圧の上昇が少なく，高血圧を有する高齢者においても多くは安全に施行できる。

しかし，脳血管障害や大腿骨頸部骨折など運動に制限をもたらす疾患を合併した場合には，心疾患に対するリハビリテーションを行うことが困難になり，廃用症候群が進行してしまう場合も少なくない。そのため，運動に制限のある患者の心臓リハビリテーションについては，その障害に応じた工夫が必要である。

作業療法中の運動強度の設定はそれぞれの対象者が何病日であるか，あるいは病状によって変化するが，患者の状態をモニターするのは，自覚症状，血圧，心拍数である。リスク管理は自覚的運動強度のBorgスケール［表7］11（楽である）〜13程度（ややきつい），心拍数年齢別最大予測心拍数（220−年齢）の75%以内ないしは120/分以下，運動による収縮期血圧の変化が20mmHg以内の上昇，10mmHgの下降などを目安にして実施する。その他，一般的循環器症状と作業療法実施の目安を［表8］にあげた。　　　　（會田玉美）

(f)運動器疾患

人体は複数の組織の集合からなり，それが独自の機能をもつ器官から成り立っている。このような器官の集合を器官系という。器官系のうち，骨格系と筋系を合わせて運動器系という[21]。老年期障害における作業療法の対象疾患で，この運動器系に問題が起こる主な対象疾患として骨折や脊椎障害，その他の骨・関節疾患等があげられる[22]。これらの疾患は加齢による運動器，

特に骨組織の変化に伴う疾患である。以下にほかの多くの運動器疾患に関連する骨粗鬆症と，変形性関節症を取り上げ，その基本的知識を概観する。

■——骨粗鬆症

加齢に伴い，体全体の骨量は徐々に減少していく。「骨量減少と骨微細構造の劣化を特徴とし，その結果として骨の脆弱化と易骨折性を伴った全身性骨疾患」を骨粗鬆症と定義している[23]。

●骨粗鬆症の病態と分類

骨粗鬆症★17は，骨量の減少に関連する因子によって原発性（一次性）骨粗鬆症と続発性（二次性）骨粗鬆症に分類される。原発性骨粗鬆症は，特別な疾患などには関係なく，加齢や閉経による生理的骨量減少によって発症するものである。この原発性骨粗鬆症はさらに閉経後数年から20年程度の女性に好発する閉経後骨粗鬆症と，通常70歳代やそれ以上の高齢者にみられる老人性骨粗鬆症，および突発性骨粗鬆症（妊娠後骨粗鬆症など）に分類され，前者の２つを総称して退行期骨粗鬆症という。一方，続発性骨粗鬆症は内分泌異常や栄養，薬物，不動性など多数の原因が知られており[25]，骨粗鬆症との因果関係が明らかな原疾患に起因するものをいう。

臨床症状は慢性の腰背痛，円背や側彎といった姿勢の異常があげられる。骨量が減少し，脆弱化した骨の状態であるため，骨粗鬆症がほかの運動器疾患，特に骨折の起因になっている。例えば，橈骨遠位端骨折や上腕骨頸部骨折，大腿骨頸部骨折，腰椎圧迫骨折，あるいは変形性関節症などはその発症頻度が高い。つまりこういった過去の骨折経験を確認することはリスク管理上重要となる。また，作業療法場面でも動作訓練時の動作スピードや関節可動域訓練で操作時に加える力の程度等に十分な配慮が必要となる。

■——変形性関節症

変形性関節症は関節の痛みや変形を伴い，関節機能の障害をきたす。それが作業参加や作業適応に大きな影響を及ぼす可能性のある疾患である。中高年の多くが罹患することから，作業療法において高齢者を対象とする場合は，その影響を十分考慮する必要がある。

●変形性関節症の概念

変形性関節症は関節軟骨をはじめとする関節構成体の退行性疾患である。関節軟骨の変性や破壊が起こり，さらに増殖性変化が共存する。関節痛や関節可動域制限，変形などが現れる疾患である。

●変形性関節症の病態と分類

加齢に伴う退行性変化に陥った関節軟骨は，初期変化として水分含有量が増加し軟化がみられる。続いて関節軟骨基質破壊が起こり，その進行に伴って表層が不整となり，線維化や亀裂が認められるようになる。軟骨は厚さを減じ，軟骨消失が起こり，骨が露出する。荷重部では象牙質化が起こり，軟骨細胞が増殖する。また滑膜では変形性関節症の進行とともに二次性の滑膜炎が生じ，滑膜表層細胞に軽度の増生がみられる[26]。

この変形性関節症は，外傷や代謝異常など何らかの明らかな原疾患に続い

💡 One Point

★17 骨粗鬆症

骨は破骨細胞により古い骨が吸収され，骨芽細胞によって新しい骨を形成していくという代謝が常に行われる。この骨の吸収と形成の過程を骨リモデリングという。この骨リモデリングのバランスが保たれることによって，骨量は一定に維持される。しかしこのバランスが崩れ，相対的に骨吸収力優位になると骨の絶対量が減少することになる[24]。

て発症した二次性変形性関節症と，特別な原因はなく発症する一次性変形性関節症に分類される。

臨床症状は，動作開始時の痛みや安静で軽減する疼痛，股関節や膝関節の関節可動域制限，局所の熱感や腫脹などがあげられる。作業療法場面においても，日常生活でさまざまな動作異常がみられたり，関節のアライメントの異常が確認されたり，あるいは対象者からの訴えによって疾患が予測されることも多く，丁寧な情報収集がリスク管理上重要となる。 (鈴木憲雄)

(g) 末梢血管性疾患

酸素や栄養を補給する血液は，動脈が供給を，静脈とリンパ管が還流を担っているが，脳や心臓のみならず末梢で起こることを末梢血管性疾患と呼ぶ。①末梢動脈に狭窄や閉塞（アテローム性動脈硬化によることが多い）が起こるものを末梢動脈疾患（Peripheral Arterial occlusive Diseases：PAD）と呼び，その代表が閉塞性動脈硬化症（Arterio-Sclerosis Obliterans：ASO）やBuerger病で，②静脈に起こるものを深部静脈血栓症（Deep Vein Thrombosis：DVT）や表在静脈瘤と呼ぶ。PADは，高齢化と糖尿病などの生活習慣病の増加に伴い罹患率が急増し，参加制約や活動制限を引き起こし生活の質を低下させるが，脳血管や冠動脈疾患に比較して臨床的重要性の認知度は低い。

■──末梢動脈疾患（PAD）

●PADの特徴と治療

動脈硬化は，糖尿病・喫煙など生活習慣病によって，脳・心・腎のみならず全身の血管を増悪させ，PADはこの一部分とされる（互いに併発・続発する可能性が高い）。診断は，足関節上腕血圧比（ABI：ankle-brachial pressure index）で，0.9以下が指標となる。ABI低値により診断した日本人糖尿病患者におけるPAD有病率は7.6％，65歳未満4.0％に比して65歳以上で12.7％と有意に高い[27]。また，間歇性跛行（IC：intermittent claudication）★18はPADの20％にみられ，PADの75％程度が無症候性といわれているので注意が必要である。

PADは，①突然に動脈還流障害を発症した急性末梢動脈閉塞症，②ICなどを主要徴候とする慢性末梢動脈閉塞症に分けることができる。PADが進行し，重症下肢虚血に陥り，切断や死亡に至る症例は1％程度であるが，ICを呈する患者の5年生存率は70％，10年は50％，15年は20％とされ，その死因は虚血性心疾患が40〜60％，脳血管障害が10〜20％と高率である[28]。

- **急性末梢動脈閉塞症**：疼痛（pain），蒼白（pale），脈拍喪失（pulselessness），知覚障害（paresthesia），運動障害（paralysis），循環虚脱（prostraction）の「6P」を診るとされ，肢切断を迫られる場合もある。一般にはカテーテル血栓融解法やバイパス手術を行い，術後には抗血小板療法（血栓）・抗凝固療法（塞栓）を継続することが多い。

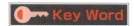

★18 間歇性跛行（IC）
一定の歩行により下肢の痛み・しびれが生じ，休息により改善する症状。この症状が持続的である。

[表9] Fontaine臨床症状分類に応じた治療指針

分類	臨床症状	治療指針
Ⅰ度	無症候	禁煙など生活習慣の改善
Ⅱ度	間歇性跛行	Ⅰ度に加え，経口的薬物療法・運動療法・血管内治療・外科治療
Ⅲ度	安静時疼痛	Ⅰ度に加え，注射的薬物療法・血管内治療・外科治療
Ⅳ度	潰瘍・壊疽	Ⅰ度に加え，注射的薬物療法・局所治療・血管内治療・外科治療

● **慢性末梢動脈閉塞症（特にASO）**：ASOは，Fontaine分類［表9］に基づいた治療法を選択することが一般的で，禁煙・食事・運動などと薬物療法（血小板凝集抑制や血管拡張などを目的）が行われ，外科的にはバイパス術やステント術などが行われる。治療のゴールは，虚血性心疾患の予防など生命予後の改善，ICの改善，潰瘍を予防するなどの生活の質の維持・改善が重要である。

◉ **PADの評価**

日常臨床では，足背動脈・後脛骨動脈の拍動，各種感覚，温度，乾燥，レイノー徴候（蒼白・紫藍・紅潮），傷，筋萎縮などのチェックと，下肢の挙上および下垂試験[29] ★19, 20 を行う。また，歩行可能な対象者には，標準的トレッドミル検査★21で疼痛が出現する跛行出現距離，歩行困難となる最大歩行距離を測定し，疼痛の回復時間や程度を，Visual Analogue Scale（VAS；10cmの線分でチェック）や，Borgスケール★22などを用いて縦断的に評価する。歩行不能な対象者には，爪先立ちでの疼痛を評価する。臥床の対象者には，背臥位で下肢を挙上させたときの色調の変化，および回復過程の左右差をチェックする。

血管性のICは，運動により疼痛★23，だるさ，こむら返り，しびれ感が生じ，安静により10分以内に改善されるのが特徴である。脊柱管狭窄症によるICでは，腰痛および下肢放散痛が主症状で，L5・S1神経根障害が最も多く，神経根領域の坐骨神経痛や知覚異常，排尿障害などを認め，腰椎の前屈や下肢の挙上により，早急に症状が改善したりすることが特徴とされている。

◉ **PADに対するOTの対応**

PADに対するリハビリテーションは，2006（平成18）年4月から監視下運動療法の診療報酬が認められ，OTによる診療報酬は2014（平成26）年4月から認められた。推奨される監視下運動療法[31]は，最大歩行距離の75％を目標として，Borg CR-10スケールの8〜10（かなりきついレベル）まで，監視下で歩行練習を2〜3回繰り返す★24などの報告がある。OTは，専門チームスタッフとともに専門医の指導の下，運動や生活を指導し管理をするが，併発している脳血管障害や末梢神経障害として作業療法管理をすることもある。

American Heart Association（AHA）などが推奨している日常生活上の注意と指導[32]は，作業療法実施の指針となる。それによると，薬物療法に合わせて，①禁煙，②血圧管理，③脂質管理，④身体活動，⑤体重管理，⑥糖

One Point

★19 **下肢挙上試験**
仰臥位で両下肢を挙上して30〜60秒間足趾を屈伸させて足底部の色調を観察する。虚血肢では蒼白になる。

One Point

★20 **下肢下垂試験**
下肢挙上試験に続き，椅子に腰掛けて両下肢を下垂させ，足の色調が回復する時間を観察する。虚血肢での回復は1分以上遅れる。

One Point

★21 **標準的トレッドミル検査[30]**
傾斜12％，速度2.4km/時で歩行距離200mの負荷を与え，安静時のABI，跛行出現距離，最大歩行距離および負荷後の足関節圧の回復時間を測定する。

Key Word

★22 **Borgスケール**
自覚的運動強度（Ratings of Perceived Exertion：RPE）を評価するBorgスケールは「15段階スケール（6〜20まで）」と「CR-10スケール（0〜10まで）」がある。

One Point

★23 **疼痛**
糖尿病・高齢やその他の疾患によりADLが高くない場合は，ICや疼痛が出ないこともあるので注意を要する。疼痛は夜間に多く，不眠の原因となったり，意欲や楽しみなどQOLや，「廃用症候群の悪循環」に影響を与えたりすることもあるので，十分な評価と対応が必要である。

B-1 高齢者の作業療法に必要な医学的知識

One Point

★24 運動療法の目安

入院中に監視下運動療法を行い、退院後は外来で監視下運動療法と、非監視下在宅運動療法を組み合わせて実施する。監視下にて、ICが完全に消失するまで休息をとりながら準備・整理体操含めて90分実施、週3回、1～3か月以上継続、無期限で延長する。

One Point

★25 炭酸泉浴

市販の炭酸入浴剤を、お湯6Lに1錠入れた足浴でも、同様の効果が期待できるとする報告もある。

Key Word

★26 下肢の静脈

深筋膜下層の深部静脈と上層の表在静脈および両者をつなぐ交通枝からなり、ヒラメ筋などの筋ポンプ作用と数cm間隔である静脈弁が静脈還流を調節している。

尿病管理、⑦インフルエンザワクチンをあげている。身体活動は、虚血性心疾患などのハイリスク患者には監視下プログラムをすすめるが、すべての患者に身体活動歴および運動負荷テストを参考にリスクを評価し、できれば毎日きびきび歩くような30～60分の中等度の強さの有酸素運動と、家事やガーデニングなどの日常活動の増加、レジスタンストレーニングを週2回行うことを推奨する、と記している。また、炭酸泉浴[32]は炭酸濃度1000ppm、泉温37℃、10～15分程度の足浴が推奨されている[★25]。

生活習慣病の管理には、禁煙、食習慣改善、疼痛に耐える歩行など、対象者の忍耐や協力が必要なため、SF-36のようなQOL評価も必要となるが、日常的には、「作業に関する自己評価改訂版（OSA-Ⅱ）」や、その下位項目（有能感、意志、習慣化など）を意識した会話で、行動パターンの把握などをすることが有用である（**Column**参照）。

■──末梢静脈疾患

●深部静脈血栓症（DVT）の特徴と治療

深部静脈血栓症（deep vein thrombosis：DVT）の多くは、二次的に静脈壁[★26]に炎症所見を伴うため、血栓性静脈炎ともいわれる。DVTは、脱水や乾燥、60歳以上の女性、術後や脳血管障害などの長期臥床、災害や旅行など狭いところでじっとしている低活動（inactivity）が、筋ポンプ作用の低下を引き起こし、静脈弁基部の静脈洞内に静脈がうっ滞し血栓が形成され、肺塞栓症を併発する「エコノミークラス症候群」として有名である。

左総腸骨静脈と右総腸骨動脈が交差している左下肢、特に分枝が多いヒラメ筋に起こりやすく、症状は、しびれや皮膚色の変化、浮腫などが起こる。臨床評価には、腫脹や浮腫（巻尺測定や指で圧迫）、色調の変化、表在静脈瘤などに加えて、膝伸展・足背屈時の疼痛をチェックする。特に立位や座位で、一側下腿が赤紫色に色調変化したら注意を要する。

DVTの予防や治療は、水分摂取、薬物による抗凝固療法にあわせて、弾性

Column
行動パターン

欧米では、タイプA行動パターン（せっかち、怒りっぽい、競争心が強い、積極的など）を有する人は、有しない人（タイプB行動パターン）に比べて、喫煙、多量飲酒などの不健康な行動や日常ストレスを受けやすい生活をする傾向にあり、虚血性心疾患発症のリスクが高いとされ、「タイプA行動パターン仮説」として広く知られています。しかし、日本人男性では前述の仮説に反して、「タイプB行動パターン」グループで虚血性心疾患発症リスクが1.3倍高く、女性では仮説と同様に、「タイプB行動パターン」グループで有意差はありませんが0.8倍低いという傾向がみられました。生活習慣との関係は、「タイプA行動パターン」グループでは、身体活動量は多いものの、前述の仮説どおりでした。行動パターンの影響が性・文化的背景によって異なることを示す[33]、とされています。

ストッキング（ハイソックス・タイプや弾性包帯が便利）や間歇的空気圧迫法（術後，特に夜間），歩行，ROMなどの運動が行われる。特に歩行は，ヒラメ筋などのポンプ機能を活性化させ，静脈うっ血を減少させる[34]。

●表在静脈瘤の特徴と治療

伏在静脈瘤・側枝静脈瘤・網目状静脈瘤・クモの巣状静脈に分類される。症状は，見た目が悪い・足がだるいなどで，重症化するとDVTや潰瘍を生じることがある。治療は，外科的にはレーザー療法・硬化療法などがあり，日常生活では弾性ストッキングの装用や，長時間の立位を避け適度な運動をすることをすすめる。

(清水兼悦)

(h)廃用症候群・過用症候群

高齢者が疾患管理のため入院した際に起こる二次的障害がある[35]。そのなかで，臥床安静を維持することで起こるものを廃用症候群（disuse syndrome）と呼び[36]，長期臥床などで活動しなかったり，ギプスなどで固定されて動かせなかったことで生ずる合併症といわれ，筋萎縮，関節拘縮，骨萎縮，心肺機能や消化機能の低下などの身体的低下とともに，知的・精神機能の低下なども認められることがある。また運動等が適切になされなかった場合に生ずるものを過用症候群（overuse syndrome），あるいは，誤用症候群（misuse syndrome）と呼ぶ。

●筋萎縮

廃用性筋萎縮は，術後のギプス固定等によって引き起こされる。一般に，筋収縮が1日得られない場合，筋力は約5％低下するといわれている。高齢者の場合，老化による筋力低下と活動量の低下による筋収縮の機会の減少による筋力低下の2つの可能性がある。そのため，老化や障害の程度には，十分に注意する必要がある。

●拘縮

拘縮は，骨および関節軟骨を除く関節構成体（滑膜，関節包，靱帯），筋，腱，皮下組織，皮膚などの短縮による関節可動性の低下と定義されている。拘縮は，筋萎縮による関節運動低下によるものと，脳血管障害等の運動麻痺による場合が主たるものである。脳血管障害による拘縮は，肩関節の後方突出，屈曲内転，肘関節の屈曲，手関節の掌屈，手指の屈曲，股関節の屈曲外転外旋，膝の屈曲，足関節の底屈，足部の内反尖足，足趾の屈曲などがある。

拘縮の回復については，Evansら[37]の正常関節を固定して病理学的観察を行った報告によると，30日以内の関節固定では筋，関節包，関節内の結合組織増殖と癒着が関節可動域制限因子であり，可逆性の変化となる。しかし，60日を超える固定では関節軟骨の線維素形成や潰瘍などを生じ，不可逆性になるといわれている。

●褥瘡

褥瘡は，骨の突出部などが長時間圧迫されるといった過度の持続的圧迫による循環障害により生ずる組織の局所的壊死である。特に褥瘡が発生する部

位は，仙骨部，大腿骨大転子外側部，踵部，肩甲骨後方部などである。発生要因には，皮膚の汚染・不衛生，皮膚炎，浮腫，運動麻痺，知覚麻痺，全身状態の悪化，関節拘縮，貧血，低酸素状態などがあり，その多くは高齢者が占めている[38]。

褥瘡の評価はさまざまなものがあるが，ブレーデンスケール（Braden Scale）[39]は，知覚認知，湿潤，活動性，可動性，栄養状態，摩擦とずれについて評価するものである。摩擦とずれは1点から3点，それ以外は1点から4点で採点される。cut-off値は16〜18点であり，合計点数が低いほど褥瘡発生リスクが高い（日本語版ブレーデンスケール[40]のcut-off値は14点）。

● 骨萎縮

骨萎縮は，長期臥床や関節固定，あるいは，弛緩性麻痺などによって，骨に対する機械的刺激が減少すると，尿中のCa量が増加し，骨量の減少をきたす状態である。短期間の宇宙滞在において，萎縮はすぐに起こるといわれているように[41]，約4〜5日のベッド上安静で廃用性骨萎縮となる。

● 起立性低血圧

起立性低血圧は，臥位から座位や立位への急激な体位変換により生ずる低血圧のことである。長期臥床などにより，起立時に血液の著しい貯留が下肢に生じ，筋緊張の低下による静脈の環流が不完全となり，心拍出量の減少による循環障害が起こる。

● 精神障害

長期臥床などにより運動する機会が損なわれると，あらゆる興味，意欲の低下，依存性，消極性や攻撃性などの精神的変化が生ずる。同時に，高齢者は知能の低下も起こり得る。知能はCattell[42]によると，流動性知能（fluid intelligence）と結晶性知能（crystallized intelligence）に分けられる。前者は新しい学習や環境に適応するための問題解決能力に関連するが，加齢や脳の器質的障害に影響を受けやすく20歳以降に少しずつ低下する。後者は蓄えられた経験に基づき，それを活かすもので，加齢や脳の器質的障害の影響を受けにくく70歳代まで保持されるといわれている。

Column
褥瘡防止対策の義務化

2006（平成18）年の診療報酬改定において，当該医療保険機関における入院基本料の算定要件に褥瘡対策が加えられました。介護保険対象の入院入所施設においても同様の改定がなされ，これにより実質的にすべての病院および介護保険施設で褥瘡防止対策が義務化される形となりました。具体的には，褥瘡対策チーム（メンバーは医師，看護師のほか，栄養士，介護職員，理学療法士，作業療法士などが多い）が設置されていること，個別に褥瘡に関する危険因子の評価と介入を実施すること，体制を整備することなどが定められています。

●過用症候群と誤用症候群

筋力や体力の低下している状態は「過用」による害の起こりやすい状態[43]であるため，通常よりわずかに多い筋力訓練等が実施される場合は配慮が必要である。また，誤った訓練技術の適用によって新しい損傷を起こし，機能障害を悪化させる[43]ことも起こる場合がある。これらのことにより，本来の障害だけではなく，さらなる機能障害の増大を引き起こす可能性があることに注意しなくてはならない。 (竹原敦)

(i)嚥下障害

嚥下障害はさまざまな疾患が原因で起こり，誤嚥，脱水，栄養障害，食べる楽しみの喪失などのさまざまな問題が生じる。また，対応すべき時期も急性期から在宅までと多岐にわたり，それぞれの場に適した検査・評価の後，多くの職種がかかわる嚥下障害のリハビリテーションを実施することになる。ここではそのおおまかな流れを概観する。

●嚥下障害の原因

嚥下障害は概念的に，静的障害（通路の異常による障害）と動的障害（運搬動作の異常による障害）に分けられる[44]。具体的な疾患としては，前者が腫瘍，外傷，口蓋裂などで，後者は脳血管障害，変性疾患などである。嚥下障害を引き起こしている原因疾患について詳しく知ることは，どの段階で嚥下障害が起こっているかを理解するうえで重要である。併せて認知力の低下などの嚥下障害をもたらす可能性がある症状もそれぞれの疾患で異なってくるので，その疾患の特徴や症状を十分理解しておく必要がある。

●問題の発見，検査・評価，リハビリテーション

● **問題の発見**：高齢者の臨床に携わっていると，嚥下機能の低下を疑う患者に会う機会は多い。痰のからんだような咳をしていたり，食後時間が経っても口腔内に食物残渣がみられたりといったことである。では，誰がその患者の嚥下障害を問題として取り上げるかであるが，本人，家族からの訴えのある場合もあるが，そうではない場合も多い。訴えがない場合でも嚥下障害は，加齢という生理的変化に加えて軽度の病的変化で発症することもあるので，患者と接する機会のあるさまざまな職種は，全身状態や呼吸状態，食事中・食後のエピソードなど日常生活の多様な場面で「嚥下障害はないか」と思い患者と接することが重要である。

● **検査・評価**：嚥下障害が疑われる場合は，まずは病歴の聴取や食事動作に関する十分な問診を行うことが重要である。問診による絞り込みは，スクリーニングとしての役割もあり，その後の評価内容や方針を決める一助となる。また，一口量，むせの有無，食事時間や食後の口腔内の様子といった実際の食事場面の観察も重要である。

嚥下障害のスクリーニング検査としては，反復唾液飲みテスト[45,46]，水飲みテスト[47]，改定水飲みテスト[48]，フードテスト[48]，がよく知られている。その他にも，聴診のトレーニングを必要とするが，外から見えない咽

頭の状態を評価する方法として頸部聴診法がある。いずれも場を選ばず，病院での評価が難しい訪問リハビリテーションなどの対象者には有効な方法である。

一方，嚥下造影（VF）や嚥下内視鏡検査（VE）は，誤嚥の有無の確認や，嚥下動態を知るうえで重要であり，一連の嚥下運動のなかで，咀嚼，食塊形成，送り込みなどが，どの段階でどの程度障害されているかを観察することが可能である。また，頸部や体幹の角度を変えることによる誤嚥の防止の確認など，今後のリハビリテーション実施のための情報も多く得ることができる。

●**チームアプローチとリハビリテーション**：嚥下障害の障害部位や程度を評価し，方針を立て，目標を設定したら，チームアプローチによるリハビリテーションが必要になってくる。嚥下障害は，いろいろな問題がからみ合っている場合も多く，訓練で回復を図れないときはその代償法，環境調整なども重要な課題となってくる。これらの複雑な問題に取り組むためには，各専門職が分担して問題の解決を図る必要がある。そして，患者の情報を共有し，同一の目標に向かってリハビリテーションを効果的に行うためにも，病院・施設では関係職種による定期的なカンファレンス，地域では，サービス担当者会議などにおいて情報の共有が重要である。

◉リスク管理

リスク管理の内容は，患者の症状によって異なるが，関連職種の共通理解としてそれぞれの患者の留意点を明確にし，その内容を共有することが望ましい。そのためには，例えばその日のバイタルサイン，毎回の食事摂取量・所要時間，食事時の体幹・頸部の角度，また誤嚥時の対応法などを記入するフォームを作成し，いつでも関連職種が最新の情報を得ることができるように環境を整備することが必要である。

全身状態の悪化や，栄養障害，誤嚥の兆候などを見逃さず，継続したリハビリテーションの実施を心がけたい。

（小林智子）

（j）認知症

団塊の世代が65〜74歳となる2015（平成27）年，わが国は未曾有の超高齢社会となった。それに伴い，認知症をもつ高齢者数は，確実に増加し続け，2026（平成38）年には330万人（有病率10.0%）に達すると推計されている[49]。今後ますます認知症の人に対する社会的ニーズが高まっていくと考えられる。

◉認知症の定義

認知症は，国際疾病分類第10版（ICD-10）[50]やアメリカ精神医学診断統計第5版（DSM-5）[51]によると，注意力，遂行機能（＝実行機能），学習・記憶，言語（会話），日常生活活動，他人の気持ちや考えの理解，といった認知機能のうち，少なくとも1つが以前より低下し日常生活における自立性が下がった状態，ととらえることができる。なお，現在の認知症の定義では，記

憶障害は必須事項ではなくなった[52]。

● 認知症の症状

認知症の症状は，中核症状と周辺症状に分けられる。中核症状は，記憶障害，見当識障害，判断力の障害，実行機能障害，失行・失認・失語などであり，多くの認知症の人に認められる認知機能障害である。一方，それを取り巻くのは，周辺症状または認知症の行動・心理症状（behavioral and psychological symptoms of dementia：BPSD）と呼ばれ[53]，中核症状から二次的に出現するさまざまな精神症状や行動を指す。例えばそれは，幻覚，妄想，睡眠障害，多弁，多動，依存，異食，過食，介護者への抵抗，不潔行為，徘徊，暴言・暴力，抑うつ，焦燥感，不安，取り繕いなどがある。

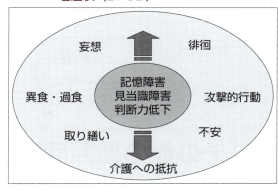

［図5］ 中核症状とそれに伴う認知症の行動・心理症状（BPSD）

BPSDは，認知症の人のQOLを低下させる[54]とともに，最も介護負担と感じる要因[55]の1つといわれている。認知症の症状を理解するためには，中核症状だけではなく，こうしたBPSDに着目することが重要である［図5］。

● 認知症の類型

認知症にはいくつかの類型がある。近年，わが国においてはアルツハイマー型認知症の頻度が高く，その他に，脳血管性認知症，レビー小体型認知症，前頭側頭型認知症などがある。

アルツハイマー型認知症は，緩徐な発症と持続的な知的機能低下を特徴とする。病変は側頭葉から頭頂葉や前頭葉へと広がり，脳の萎縮が進行する。即時記憶や近時記憶の障害が強く，進行すると失行・失認・失語や取り繕いなどもみられる。

脳血管性認知症は脳出血よりも脳梗塞によるものが多く，急激な発症とともに，まだら状の認知機能障害を呈したり，多発性脳梗塞により徐々に認知機能や身体機能の低下が目立ってくる場合がある。アルツハイマー型認知症とは異なり，初期より高次脳機能障害を呈することもある。感情失禁や認知機能における能力（capacity）の減少からもたらされる頑固さや柔軟性の低下が目立ち，混乱しやすいものの，元来の性格を強く引きずるのが特徴である[56]。

レビー小体型認知症は，大脳の広範囲にレビー小体が出現し，パーキンソン症候群を呈する。記憶障害は軽度の場合もあるが，注意や明瞭さの著明な変化を伴う認知機能の変動があり，幻覚，幻視を訴えることがある。特に，「見知らぬ人や動物が現れる」などの幻覚や体系化した妄想等に基づく不安や焦燥感，興奮などがみられることが多い。

前頭側頭型認知症は，主に初老期に前頭葉と側頭葉に限局した萎縮がみられ，緩慢に発症する。性格の変化や社会的対人行動の障害，脱抑制（わが道を行く行動）や常同行動，自発性の低下（無関心）などがみられる。しかし，手続き記憶，エピソード記憶，視空間認知能力は保たれることが多い。

認知症の臨床症状は，対象者によってさまざまなものがある。特に，BPSD

は，その出現の有無や程度が人によって異なるため，生活の場面において詳細な評価をすることが求められる。また，記憶障害や見当識障害などの中核症状によって引き起こされるBPSDは，対象者にとっては，現実的なものである。私たちは，対象者の現実感としての行動を理解し，対応していくことにより，結果として，対象者が不安や困惑を抱かずに，心地よく生活していくことに関与することができると思われる。 　　　　　　　　　　　　（竹原敦）

（3）その他の高齢期におけるリスク管理

（a）脱水

脱水は発汗や排泄などで体外に排出される水分量に対し，摂取した水分が十分でないときに発生する。脱水症は細胞外液の組成によって分類され，電解質（主にナトリウムイオン）の喪失が激しい状態を低張性脱水症，電解質よりも水分の喪失が激しい状態を高張性脱水症という。後者は口渇があり欠尿となるのに対し，前者は口渇がなく欠尿も顕著でない点に特徴がある。

初期の臨床症状としては，微熱，倦怠感，頭痛，めまいなどがある。風邪の症状と似ているが，唾液や発汗量[★27]，尿量の低下に違いがある。症状が進むと見当識障害などの精神症状が出現し悪化するため，認知症の症状と誤解しないよう注意が必要である。さらに進むと意識障害が起こり，発見が遅れて死亡に至ることもある。

高齢者は元々の体液量が少なく，小食であり，のどの渇きに鈍感となりがちなどの理由から脱水のリスクが高い。身体活動や入浴，熱発などで多量の発汗があった場合はもちろんのこと，食欲が減退している，下痢や嘔吐をしているといった場合には，水分摂取量が十分であるか確認する必要がある。ほかに頻尿や尿漏れを気にする高齢者あるいは排泄に介助を要する高齢者のなかには，過度に水分を控える危険な対応をする者がいるため，特に注意が必要である。

対策としては，対象者に水分補給の重要性を説明すること，毎日の水分摂取量を本人あるいは介護者がチェックすることなどがある。脱水の発生が疑われるときは，早めに電解質を含む水分（スポーツドリンクなど）を摂取させる。

（b）低栄養

低栄養のリスクを抱える高齢者は非常に多いと考えられている。介護を必要とする高齢者を対象として1990年代に実施された調査[57]によると，入院中（当時の介護力強化病院）の高齢者の約4割，居宅高齢者（訪問栄養食事相

One Point

★27 発汗量の低下
発汗量の低下は皮膚の乾燥で判断することになる。そのため普段から対象者の皮膚の状態，例えば腋下や手足の湿り具合を把握しておくことが大切である。

談の対象者）の約3割が低栄養状態の中リスク（血清アルブミン値3.5g/dL
以下）に該当していた。また，この調査で対照群とした自立生活をしている
外来通院中の高齢者においても，約1割が該当していた。最近行われた調査[58]
でも，介護施設に入所する要介護4または5の高齢者の2〜4割が中リスク
に該当すると報告されている。このような背景から，2005（平成17）年の介
護保険制度改正で栄養管理や指導，介入が大幅に強化され，「予防給付サービ
ス」や「地域支援事業」の主要項目に位置づけられている（第Ⅰ部B-2「高
齢者の作業療法に必要な福祉の知識」参照）。

高齢者が低栄養状態となる主な原因としては，①食事摂取量★28の低下，②
偏食，③咀嚼，嚥下，消化器官の機能低下が考えられる。したがってリスク
管理もこれらの点に注意する必要がある。男性の一人暮らし，入れ歯が合っ
ていない，うつ，閉じこもり，認知症，あるいは家事の遂行に問題がみられ
る高齢者の場合は特に注意すべきである。

なお介護保険制度では，栄養改善加算の算定対象者とする基準[59]として，①
BMI（Body Mass Index）が18.5未満，②1〜6か月間に3％以上の体重の
減少が認められる，または6か月間に2〜3kgの体重減少がある，③血清ア
ルブミン値が3.5g/dL以下，④食事摂取量が不良（摂取量75％以下），などが
定められている。

（c）骨折

高齢者において骨折が多くなる最大の要因は，老化や骨粗鬆症により骨が
もろくなることにある（第Ⅰ部B-1-（1）「老化」，（2）-（f）「運動器疾
患」参照）。骨粗鬆症が進んだケースでは，介護中に肋骨骨折を起こしたり，
移乗介助中にドスンと椅子に座らせただけで腰椎圧迫骨折を起こすことがあ
る。さらには，くしゃみや階段昇降など，思いもよらない原因で骨折するこ
ともある。転倒による大腿骨頸部骨折や橈骨遠位端骨折も多い。

リスクを減らすには，本人に対しては転倒予防が重要である。介護・介助
者においては，対象者の骨密度を把握しリスクの高さを認識しておくことや，
過去の事例を参考に骨折事故を起こしやすい場面を知っておく必要がある。

（d）転倒

転倒のリスクを高める要因は大きく内的要因と外的要因に分けられる。内
的要因には，バランス障害，歩行障害，下肢筋力低下，認知機能低下，視力
低下，めまい，循環器系の薬剤や睡眠薬の服用などがある。これらのなかで
もバランス障害や下肢筋力低下は特に転倒リスクに対し強い影響があるとい
われている。一方，外的要因には敷居などの段差，濡れた風呂場などの滑り
やすい床，絨毯や敷物，照明不足，がたついた踏み台（板），散らかった部屋
など，さまざまな室内環境があげられる。

One Point

★28　食事の摂取量
食事の摂取量不足は，三度の
食事を残さず食べていても
起こり得る。例えば食べこぼ
しである。できるだけ本人自
身の力で食べていただこう
と支援することはよくある
が，この際，食べこぼしが多
ければ要注意である。その他，
身体活動量も考慮すべきで
ある。徘徊のある高齢者の身
体活動量は，その頻度にもよ
るが意外に高いことがある。
活動による消費エネルギー
も加味したうえで，適当な量
の食事が摂取されるよう心
がけたい。

精神面に関して，転倒に対する恐怖感[60]が高齢者の活動を制限し，それによってさらに参加が制約されたり心身の機能低下を招いたりすることがある。作業療法では，身体機能の向上や環境整備，精神面へのはたらきかけに対応する必要がある。

（e）褥瘡

第Ⅰ部B-1-（2）-（h）「廃用症候群・過用症候群」参照。

（小林法一）

文献

1）厚生労働統計協会：国民衛生の動向2015/2016．p69，2015．
2）厚生労働統計協会：国民衛生の動向2015/2016．p98，2015．
3）Special report from the National Institute of Neurological Disorders and Stroke. Classification of cerebrovascular diseases Ⅲ. Stroke 21：637−667, 1990.
4）日本リハビリテーション医学会診療ガイドライン委員会編：リハビリテーション医療における安全管理・推進のためのガイドライン．pp56−61，医歯薬出版，2006．
5）江藤文夫：リハビリテーション関連の医療事故．Geriatric Medicine46（2）：155−159, 2008.
6）日本整形外科学会，日本骨折治療学会監：大腿骨頚部／転子部骨折診療ガイドライン，改訂第2版．p20，南江堂，2011．
7）江藤文夫：老年者の転倒（原因と予防）．老化と疾患4：1105−1112, 1991.
8）厚生省大臣官房統計情報部保健社会統計課保健統計室監：日本の疾病別総患者数データブック．p59，厚生統計協会，1995．
9）厚生省特定疾患・異常運動疾患調査研究班（班長：豊倉康夫）：異常運動疾患アンケート調査集計結果．全国24施設における病院統計，1979．
10）柳沢信夫：パーキンソン病の病態．理学療法25（11）：1499−1508, 2008.
11）谷口彰・葛原茂樹：神経変性疾患に関する調査研究班：臨床調査個人票 現行の臨床調査個人票の問題点　Parkinson病関連疾患.
http://plaza.umin.ac.jp/neuro/files/inside/workshop/workshop_files/4taniguchi.pdf/
12）日本神経学会監：「パーキンソン病治療ガイドライン」作成委員会編：パーキンソン病治療ガイドライン2011．医学書院，2011．
13）難病情報センター：パーキンソン病.
http://www.nanbyou.or.jp/entry/169/
14）澤本伸克・高橋良輔：進化するパーキンソン病治療 先制医療．PROGRESS IN MEDICINE 34（2）：277−279, 2014.
15）眞野行生：高齢者の転倒とその対策．pp8−12，医歯薬出版，1999．
16）丸山哲弘：パーキンソン病．江藤文夫・他編，高次脳機能障害のリハビリテーションver2．臨床リハ別冊，pp113−118，医歯薬出版，2004．
17）日本呼吸器学会COPDガイドライン第4版作成委員会編：COPD（慢性閉塞性肺疾患）診断と治療のためのガイドライン，第4版．メディカルレビュー社，2013．
18）飯島節・鳥羽研二編：老年学テキスト，南江堂，2006．
19）千野直一・安藤徳彦編：リハビリテーションMOOK，高齢者のリハビリテーション．金原出版，2005．
20）佐藤徳太郎編：内部障害のリハビリテーション，増補版．医歯薬出版，1999．
21）藤田恒太郎：人体解剖学，第31版．pp8−9，南江堂，1982．
22）日本作業療法士協会：作業療法白書2005．作業療法25（特別号）：36−39, 2006.
23）北徹監・村上元庸編：老年学大事典．pp434−439，西村書店，1998．
24）岩本俊彦編：臨牀看護セレクション7，老化と病気の理解．pp165−169，へるす出版，1998．
25）日本老年医学会編：老年医学テキスト，改訂第3版．pp490−497，メジカルビュー社，2008．
26）木村友厚：慢性関節疾患．国分正一・鳥巣岳彦監，中村利孝・他編，標準整形外科学，第10版，pp232−236，医学書院，2008．
27）前田泰孝・他：ABI低値により診断した日本人糖尿病患者における末梢性動脈疾患の有病率──九州動脈硬化研究より．Arterial Stiffness編，臨床血圧脈波研究会15，pp44−45，2009．

28) TASC 2 Working Group，日本脈管学会編訳：下肢閉塞性動脈硬化症の診断・治療指針Ⅱ．メディカルトリビューン，2007.

29) 日本循環器学会：循環器病の診断と治療に関するガイドライン（2005－2008年度合同研究班報告）末梢閉塞性動脈疾患の治療ガイドライン．2009.

30) 杉本昌之・古森公浩：南都伸介・飯田修編，閉塞性動脈硬化症（PAD）診療の実践――間欠性跛行に対するアプローチ，pp22－24，南江堂，2009.

31) 林富貴雄：閉塞性動脈硬化症に対する運動療法プロトコールと効果．循環器科45：542－547，1999.

32) 土田博光：末梢動脈疾患（PAD）：診断と治療の進歩Ⅲ．治療と管理の実際 4．日常生活管理と指導．日本内科学会雑誌97（2）：351－357，2008.

33) 厚生労働省研究班「多目的コホート研究（JPHC研究）」からの成果：タイプA行動パターンと虚血性心疾患発症リスクとの関連．

34) 肺血栓塞栓症/深部静脈血栓症（静脈血栓塞栓症）予防ガイドライン作成委員会．
http://jasper. gr.jp/guideline 2 /01_page.html

35) Hirschberg GG, et al (eds): Rehabilitation. pp12－23, Lippincott, Philadelphia, 1964.

36) 竹内孝仁編：図解・リハビリテーション事典．p155，広川書店，1987.

37) Evans EB, et al: Experimental immobilization and remobilization of rat knee joints. *J Bone Joint Surg* 42A: 737－758, 1960.

38) 大浦武彦・他：本邦における褥瘡患者六五五例の現状と実態．日本医事新報3990：23－30，2000.

39) Bergstrom N, et al: The Braden Scale for predicting pressure sore risk. *Nurs Res* 36: 205－210, 1987.

40) 真田弘美・他：日本語版Braden Scaleの信頼性と妥当性の検討．金大医短紀15：101－105，1991.

41) 大島博・他：宇宙飛行による骨・筋への影響と宇宙飛行士の運動プログラム．リハ医学43：186－194，2006.

42) Cattell RB: Theory of fluid and crystallized intelligence: A critical experiment. *J Educ Psychol* 54: 1－2, 1963.

43) 上田敏：目でみるリハビリテーション医学，第2版．p15，東京大学出版会，1994.

44) 日本嚥下障害臨床研究会編：嚥下障害の臨床――リハビリテーションの考え方と実際，第2版．p15，医歯薬出版，2008.

45) 小口和代・他：機能的嚥下障害スクリーニングテスト「反復唾液嚥下テスト」（the Repetitive Saliva Swallowing Test：RSST）の検討；(1)正常値の検討.リハ医学37(6)：375－382,2000.

46) 小口和代・他：機能的嚥下障害スクリーニングテスト「反復唾液嚥下テスト」（the Repetitive Saliva Swallowing Test：RSST）の検討；(2)妥当性の検討.リハ医学37(6)：383－388,2000.

47) 窪田俊夫・他：脳血管障害における麻痺性嚥下障害――スクリーニングテストとその臨床応用について．総合リハ10（2）：271－276，1982.

48) 戸原玄・他：Videofluorographyを用いない摂食・嚥下評価フローチャート．日摂食・嚥下リハ会誌6（2）：196－206，2002.

49) 大塚俊男：日本における痴呆性老人数の将来推計．平成9年の「将来推計人口」をもとに．日精協誌 20：65－69，2001.

50) World Health Organization: International Classification of Diseases. 10th revision. Geneva: World Health Organization. 1993.

51) 日本精神神経学会監：DSM-5 精神疾患の診断・統計マニュアル．医学書院，2014.

52) 繁田雅弘監，竹原恵子：認知症の脳活性化プログラム・レシピ――すぐできる介護予防・短期集中リハビリテーション．中央法規出版，2014.

53) 日本老年精神医学会監訳：BPSD痴呆の行動と心理症状，pp29－30，アルタ出版，2005.

54) 博野信次：痴呆の行動学的心理学的症候（BPSD）を評価することの重要性．老年精神医学雑誌15：67－71，2004.

55) 池田学：精神科臨床におけるBPSDの今後の課題．老年精神医学雑誌18：1289－1291，2007.

56) 竹原敦・繁田雅弘：脳血管性認知症への作業療法士としての関わり――その文脈性，理論的意義，対象者の役割再獲得．OTジャーナル41：921－927，2007.

57) 小山秀夫・杉山みち子：厚生労働省老人保健事業推進等補助金「高齢者の栄養管理サービスに関する研究」．平成7－10年度報告書（主任研究者：松田朗），1998.

58) 杉山みち子：厚生労働省老人保健事業推進等補助金「施設及び居宅高齢者に対する栄養・食事サービスのマネジメントに関する研究会」．平成16年度報告書――要介護者における低栄養状態を改善するために，2005.

59) 厚生労働省：栄養改善マニュアル（改訂版）（平成21年3月）．
http://www.mhlw.go.jp/topics/2009/05/dl/tp0501-1e.pdf/

60) 近藤敏・他：高齢者における転倒恐怖．総合リハ27：775－780，1999.

B 高齢者に対する作業療法の知識

2. 高齢者の作業療法に必要な福祉の知識

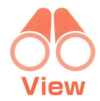

- 従来のわが国の高齢者を支える社会制度は，福祉サービスと保健・医療サービスとが縦割りで分けられ，少子・高齢化社会が進むにつれて問題点が目立ち，対応の限界が表面化し問題視された。
- 旧制度の問題点を鑑み，医療と福祉の総合的対策を講じる公的介護保険制度が創設され，実施された。制度導入後，適宜見直しが行われている。直近の改正では，高齢者が地域で自立した生活を営めるよう，医療・介護・予防・住まい・生活支援サービスが切れ目なく提供される「地域包括ケアシステムの構築」に力点がおかれた改正制度が実施されている。

わが国の社会のなかで「介護」という言葉が広く使用されるようになったのは，1963（昭和38）年に老人福祉法が制定された以降であるといわれている。老人福祉法のなかで，特別養護老人ホーム入所者などの世話を看護者以外の者が行うこと，および，在宅で高齢者の世話を家族や看護職以外の者が行うことが，それぞれ"介護する"と表現された[1]。

わが国の高齢者に対する福祉サービスは，「老人福祉法」の適用がその根幹であった。一方，保健や医療サービスでは，1961（昭和36）年の国民皆保険制度に基づく各種医療保険が，1973（昭和48）年からは老人医療費無料化制度が，そして，1982（昭和57）年からは「老人保健法」による老人診療報酬が制定され，運用されてきた。しかし，1980年代以降の少子・高齢化社会が急速に進み，福祉と医療のサービスの利用手続きや利用者の負担する料金などに格差が生じるなど，従来の2つの縦割り制度による対応の限界が表面化し，問題視されるようになった[2]。高齢社会に向けた社会制度の変遷や主な施策については，第Ⅰ部A「わが国の高齢者の現状」に説明があるので，合わせて確認してほしい。

このような状況を踏まえて，政府は本格的な高齢社会対策に着手し，2000（平成12）年4月から，「介護」を自立支援の理念と位置づけた，医療と福祉の総合的対策を講じた公的介護保険制度が創設され，実施されてきた。介護保険制度はその経緯として，第1期（平成12〜14年度），第2期（平成15〜17年度），第3期（平成18〜20年度），第4期（平成21〜23年度），第5期（平成

[表1]　介護保険制度の経緯

	主要な実施年月	内容
計画期	1997（平成9）年12月	介護保険法成立
第1期	2000（平成12）年4月	介護保険法施行
第2期	2005（平成17）年10月	改正法の一部施行
第3期	2006（平成18）年4月 2008（平成20）年5月	改正法全面施行（介護予防重視） 介護保険法及び老人福祉法の一部改正成立
第4期	2009（平成21）年5月 2011（平成23）年6月	改正法全面施行（業務管理体制の整備） 介護サービス基盤の強化のため改正一部施行
第5期	2012（平成24）年4月 2014（平成26）年6月	改正法全面施行（地域包括ケアシステムの基盤・新サービスの創設） 医療介護総合確保推進法の成立（医療法改正案や介護保険法改正案等の一括法案）
第6期	2015（平成27）年4月 2017（平成29）年	改正法本格的な実施

24〜26年度），第6期（平成27〜29年度）に区分される。初回の改正は第2〜3期の平成17年改正（2006（平成18）年4月施行）であり，「介護予防の重視」などが施行された。第3〜4期の平成20年改正（2009（平成21）年5月施行）では，介護サービス事業者の法令遵守等の「業務管理体制の整備」などが施行された。そして，直近における第4〜6期の平成23〜26年改正（2015（平成27）年4月本格実施）では，高齢者が地域で自立した生活を営めるよう，医療・介護・予防・住まい・生活支援サービスが切れ目なく提供される「地域包括ケアシステムの構築」が掲げられている［表1］。

■──旧制度の問題点とは

●福祉制度

　老人福祉法に基づく「措置」制度には，①利用者がサービスを選択できず，待たされることが多い，②所得調査に対する心理的抵抗感がある，③サービス内容が画一化されている，④中高所得階層に費用の負担が重いなど，利用者本位の制度とはいえないような問題点が生じてきた。このような状況の背景としては，老人福祉法以前の「養老院（貧困化した老人が雨露をしのぐことができ，食事と寝床を提供する施設）」に象徴される福祉政策の手薄さがあったとされている。当時は，高齢者対策と貧困対策とが同義語であったため，提供者の自治体に「〜してあげる」といった姿勢が認められ，住民に「福祉の世話になるのは恥」という観念を強くもたせていたといわれている[3]。

●保健・医療制度

　保健・医療制度には，医療費や生活環境をめぐる問題として，①医療費の自己負担が少ないことや，世間体を気にして手続きの簡易な病院を選択する患者・家族がいるために，社会的入院の一因となること，②しかし病院の生活環境は未整備で，長期療養の場としては不十分であること（寝かせきりの出現），③急性期の治療を必要としない病院への入院は，医療保険財政の面で

の非効率性を生むこと（検査漬けや点滴漬けなどによる医療費の増大）など
が起こっていた[3]。

■——介護保険制度とは

●介護保険制度創設の意義

　従来型の制度での対応の限界が表面化し，問題視されたことを受けて，介
護保険制度創設の意義は大きく4つの点があげられた[2]。

① 老後の最大の不安要因である介護を，社会全体で支える仕組みをつくり
出すこと

② 社会保険方式により給付と負担の関係を明確にし，国民の理解を得られ
やすい仕組みをつくり出すこと

③ 従来の縦割制度を再編し，利用者の選択によって多様なサービス主体か
ら，保健・医療・福祉サービスを総合的に受けられる仕組みを，つくり出
すこと

④ 介護を医療保険から切り離して，社会的入院を解消する条件整備を図る
こと

などであり，社会保障の構造改革の第一歩となる制度を創設するとされた。

●介護保険の目的

　介護保険の目的[4] は，以下の3点がある。

① 介護を必要とするような状態になっても，できる限り，自宅で自立した
日常生活を営めるように，真に必要な介護サービスを総合的・一体的に提
供すること

② 利用者にとって，利用しやすい仕組みをつくること

③ 自己責任の原則と社会的連帯の精神に基づき，40歳以上の全国民で公平
に制度を支えること

●介護保険制度の概要

　介護保険の対象者は，40歳以上のすべての国民である。被保険者は，第1
号被保険者（65歳以上の人）と，第2号被保険者（40歳以上65歳未満の医療
保険加入者）に区分される。第2号被保険者に対する給付は，16種類の加齢
に伴う特定疾患が原因の場合に限られている。利用可能となるためには，市
町村に申請を行い，市区町村の要介護認定・要支援認定で，「要介護状態（1
〜5）」または「要支援状態（1〜2）」との判定を受けた者となっている。
要介護認定等により要介護・要支援と判定されると，これによって受けられ
るサービスの量や内容が決められる。要介護者には介護給付がなされ，要支
援者には予防給付が提供される。

　介護給付は，2000（平成12）年の制定で規定された居宅サービス・居宅介
護支援・施設サービスに，2005（平成17）年や2011（平成23）年の改正で地
域密着型サービスが加えられた。予防給付は，2000（平成12）年の制定での
介護予防サービスと，2005（平成17）年の改正による介護予防支援と地域密
着型介護予防サービスが加えられ，適宜サービスの新設による充実が図られ
ている［図1］。

［図1］ 介護保険サービスの一覧

◀ B-2　高齢者の作業療法に必要な福祉の知識

	予防給付におけるサービス	介護給付におけるサービス
都道府県が指定・監督を行うサービス	◎介護予防サービス 【訪問サービス】 ○介護予防訪問介護*1 ○介護予防訪問入浴介護 ○介護予防訪問看護 ○介護予防訪問リハビリテーション ○介護予防居宅療養管理指導 【通所サービス】 ○介護予防通所介護*1 ○介護予防通所リハビリテーション 【短期入所サービス】 ○介護予防短期入所生活介護 ○介護予防短期入所療養介護 ○介護予防特定施設入居者生活介護 ○介護予防福祉用具貸与 ○特定介護予防福祉用具販売	◎居宅サービス 【訪問サービス】 ○訪問介護 ○訪問入浴介護 ○訪問看護 ○訪問リハビリテーション ○居宅療養管理指導 【通所サービス】 ○通所介護 ○通所リハビリテーション 【短期入所サービス】 ○短期入所生活介護 ○短期入所療養介護 ○特定施設入居者生活介護 ○福祉用具貸与 ○特定福祉用具販売 ◎居宅介護支援*2 ◎施設サービス ○介護老人福祉施設 ○介護老人保健施設 ○介護療養型医療施設*3
市町村が指定・監督を行うサービス	◎介護予防支援 ◎地域密着型介護予防サービス ○介護予防小規模多機能型居宅介護 ○介護予防認知症対応型通所介護 ○介護予防認知症対応型共同生活介護（グループホーム）	◎地域密着型サービス ○定期巡回・随時対応型訪問介護看護 ○夜間対応型訪問介護 ○地域密着型通所介護*4 ○認知症対応型通所介護 ○小規模多機能型居宅介護 ○認知症対応型共同生活介護（グループホーム） ○地域密着型特定施設入居者生活介護 ○地域密着型介護老人福祉施設入所者生活介護 ○看護小規模多機能型居宅介護（複合型サービス）
その他	○住宅改修	○住宅改修
市町村が実施する事業	◎市町村特別給付 ◎地域支援事業 ○介護予防・日常生活支援総合事業 ・第1号訪問事業 ・第1号通所事業 ・第1号生活支援事業 ・第1号介護予防支援事業　等 ○包括的支援事業 ・地域包括支援センターの運営（介護予防ケアマネジメント，総合相談支援業務，権利擁護業務，ケアマネジメント支援，地域ケア会議の充実） ・在宅医療・介護連携推進事業 ・認知症総合支援事業 ・生活支援体制整備事業 ○任意事業	

＊1　2015（平成27）年4月1日より介護予防・日常生活支援総合事業へ移行。2017（平成29）年3月末日までは経過措置あり。
　2　2018（平成30）年4月1日より市町村へ指定権限等を移譲。
　3　2018（平成30）年3月末日廃止。
　4　2016（平成28）年4月1日施行。

（厚生労働省：介護保険制度の概要——介護保険法改正と介護報酬改定．p9，2006．を一部改変）

45

■──介護保険の見直し（介護予防）

●制度の見直し1（平成17年改正（2006（平成18）年4月施行）による介護予防）

　2000（平成12）年の介護保険の導入から5年間にわたって検討された課題が「2015年の高齢介護─高齢者の尊厳を支えるケアの確立に向けて─」としてまとめられた。具体的には，主に4つの課題が報告され，介護保険制度見直しの基本的視点と内容に取り組んだ。

①介護予防とリハビリテーションの充実
②生活の継続性を維持するための新しい介護サービス体系
③認知症高齢者ケアモデルの確立
④サービスの質の確保と向上

　制度見直しの要点は，軽度の者が重度化しないための総合的な介護予防システムを確立すること，認知症ケアや地域ケアの推進のために地域密着型サービスを創設すること，サービスの質の確保や向上に対する地域包括支援センターを整備することなどである。特に介護予防を重視するシステムへの変換が強調され，新たに各地の市町村を責任主体とする取り組み（地域支援事業：要支援・要介護状態になる前から介護予防を推進するとともに，地域における包括的で継続的なマネジメント機能を強化すること）が行われた。

●制度の見直し2（平成23～26年改正（2015（平成27）年本格実施）による地域包括ケアシステムの構築）

　2008（平成20）年，政府は社会保障と税の一体改革の観点から「持続可能な社会保障構築とその安定財源確保に向けた「中期プログラム」」を展開している。社会保障制度面では，社会保障制度改革国民会議報告書を踏まえた医

[図2]　地域包括ケアシステムの概要

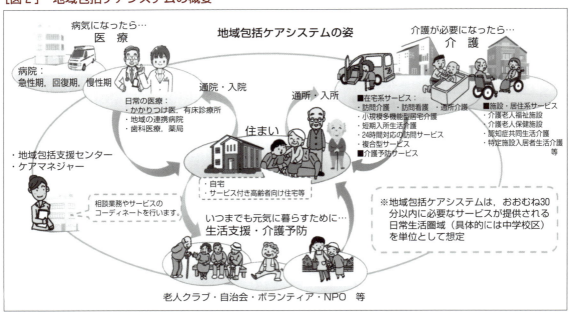

（厚生労働省：社会保障制度改革の全体像．http://www.mhlw.go.jp/seisakunitsuite/bunya/hokabunya/shakaihoshou/dl/260328_01.pdf.）

療・介護分野での方向性が以下の4点にまとめられた[5]。
①団塊の世代が75歳以上となる2025年を目途に，重度な要介護状態になっても住み慣れた地域で，自分らしい暮らしを人生の最後まで続けることができるよう，医療・介護・予防・住まい・生活支援が一体的に提供される"地域包括ケアシステム"を構築すること［図2］
②認知症高齢者の地域での生活を支えるためにも，地域包括ケアシステムの構築が重要であること
③人口が横ばいで75歳以上の人口が急増する大都市部、75歳以上人口の増加は緩やかだが人口は減少する町村部等，高齢化の大きな地域格差への対応
④地域包括ケアシステムは，保険者である市町村や都道府県が，地域の自主性や主体性に基づき，地域の特性に応じてつくり上げていくこと

　また，地域包括ケア研究会からの「地域包括ケアシステムの構築における今後の検討のための論点」とする提言［図3］として，以下の3点があげられた[5]。
①地域包括ケアシステムの構築にあたっては，「介護」「医療」「予防」といった専門的サービスの前提として，「住まい」と「生活支援・福祉」といった分野が重要であること
②自助・共助・互助・公助をつなぎ合わせる（体系化・組織化する）役割の必要性
③都市部での意識的な「互助」の強化

　これらの方向性や提言から，見直しでは，介護給付における「地域密着型サービス」の拡充（定期巡回・随時対応型訪問介護看護，複合型サービスの追加）や地域包括ケアシステムの構築に向けた「地域支援事業」のいっそうの充実（包括的支援事業：在宅医療・介護連携の推進，認知症施策（オレンジプラン）の推進，地域ケア会議の推進，生活支援サービスの体制整備等）へ踏みこみ，地域における医療・介護の総合的な確保の視点が重要視されている。リハビリテーション専門職に対しては，特に地域支援事業への関与を極めて強く求めており，そのための地域リハビリテーション活動支援事業が

[図3] 地域包括ケア研究会「地域包括ケアシステムの構築における今後の検討のための論点」

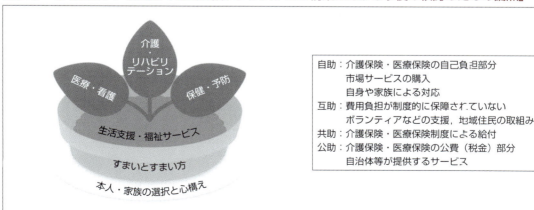

（厚生労働省：社会保障制度改革の全体像．http://www.mhlw.go.jp/seisakunitsuite/bunya/hokabunya/shakaihoshou/dl/260328_01.pdf.）

[図4] 地域リハビリテーション活動支援事業の概要

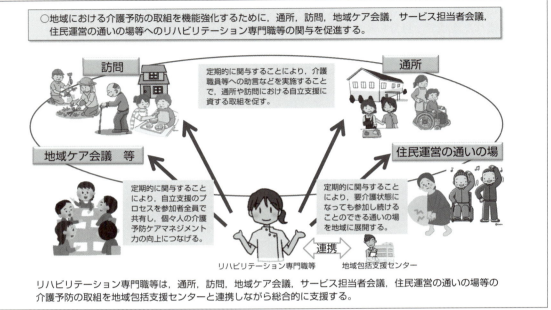

(厚生労働省：介護予防の推進について　http://www.mhlw.go.jp/topics/2014/01/dl/tp0120-09-11d.pdf)

創設されている［図4］。地域包括ケアシステムの構築を含めた新たな介護保険の枠組みは，2015（平成27）年から本格的に実施されている。

（鎌田樹寛）

文献

1) 小西美智子：介護．祖父江逸郎監，長寿科学事典，pp983－984，医学書院，2003．
2) 澤田信子・他：よくわかる介護保険制度 イラストレイテッド，第3版．pp2－7，医歯薬出版，2006．
3) 岡本祐三：高齢者医療と福祉．pp66－96，岩波書店，1996．
4) 厚生省老人保健福祉局介護保険制度施行準備室監：介護保険制度の解説．pp6－7，社会保険研究所，1998．
5) 厚生労働省：社会保障制度改革の全体像
http://www.mhlw.go.jp/seisakunitsuite/bunya/hokabunya/shakaihoshou/dl/260328_01.pdf
6) 厚生労働省：介護予防の推進について
http://www.mhlw.go.jp/topics/2014/01/dl/tp0120-09-11d.pdf

B 高齢者に対する作業療法の知識

3. 高齢者の作業療法に必要な心理・社会学的知識

- 心理学においては，老年期における英知がもたらす利点と，高齢者に対するフロー概念といった内発的動機づけが重要である。
- 社会学においては，象徴的相互作用としての役割理論を通して，高齢者の役割変化によって影響される心身機能の低下に注意する必要がある。
- 文化人類学においては，臨床場面でも役立つフィールドワークの視点と，その人の文脈が高齢者の行動の適応に関与することに着目すべきである。

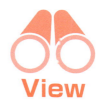

（1）心理学の視点

心理学[1]とは，人間の行動に関する科学と定義される。Wundt（ヴント）によって18世紀の半ばに打ち立てられた心理学は，その前史は哲学であったが，哲学の帰納法的な研究方法ではなく，物理学の手法を用いた演繹法による方法を用いて，人間の行動を明らかにしようとしたものへと変化した。心理学は作業療法の隣接領域の1つであり，人間の極めて広範囲な側面に焦点を当てる学問領域である。ここでは，特に，老年期における英知と動機づけについて焦点を当てる。

■──人生の完結としての老年期と英知

人生は，乳幼児期から老年期までの一連の発達段階ととらえることができる。Erikson（エリクソン）[2]は，老年期を8つの発達段階の最終段階として，自我の統合対絶望の時期と考えていた。ここでいう統合とは，心理・社会的危機が解決されるというよりは，人生が満足と危機の蓄積によって生まれてきたという意味を認識し，それを受け入れ，死に対する恐怖感に立ち向かうという能力を指している。絶望とは，地域や家族，若い人たちとの価値観の相違や，これまでの人生における失敗や失望，また，さまざまなライフイベントにおける変化に対する葛藤を受け入れることが難しいことを示すも

のである。

　老年期では自我が統合されると，「知（wisdom）」が生まれる。知はいわゆる成熟の結果生まれた知恵のことであり，高齢者は，多くの場合，蓄積された知識，成熟した判断力，包括的な理解力をもち合わせている。このことは，いわば，高齢になってもそれほど低下することがない結晶性知能（crystallized intelligence）[3]が保たれていることにより，いわゆる「年の功」としての高い技能をもっていると考えてもよいであろう。しかし，老年期において，いくら知をもち合わせていても，それを活かし，行動していこうとする意志がなければ行動は起こらない。

　Maslow（マズロー）は，こうした意識，すなわち，欲求を5つの段階に分け，人はそれぞれ下位の欲求が満たされると，その上の欲求の充足を目指すという欲求段階説を提唱した。それは，下位から生理的欲求，安全・安定の欲求，帰属の欲求，自我の欲求，自己実現の欲求である。

　生理的欲求は，空気，水，食物，睡眠など，人が生きていくうえで欠かせない生命維持に必要な基本的な欲求のことである。安全・安定の欲求は，外界からの安全確保として生を脅かされないことの欲求で，生理的欲求とともに，生命としての基本的欲求である。帰属の欲求は，会社，家族，国家など，ある集団へ帰属（所属）していたいという社会的な欲求である。自我の欲求は，自己が何らかの遂行を達成した後，他者からの賞賛を求める欲求である。そうした欲求の過程を通して，人は，自己実現の欲求へと到達する。これは，自分にもっともふさわしい，あるべき自分になりたいという欲求である。特に自己実現の欲求は，人から賞賛されたいという欲求を求めるものではなく，ある種の無償性の欲求であることに注意すべきである。

■——動機づけと高齢者の作業療法

　動機づけをとらえる際，行動が何によって引き起こされるかを考えることは重要である。行動療法では，賞賛や罰によって行動が強化され，般化するとされている。対象となる高齢者の外側，すなわち，他者などからほめられたり，注意を受けたりすることによって，外発的に動機づけられ，行動が維持され，技能水準が向上すると考える。

　作業療法の臨床場面においても，高齢者が日常生活を上手に行い，技能の水準が高いとき，作業療法士（OT）がほめることは珍しくない。しかし，多くの場合，対象となる高齢者よりもOTが若く，また，長い人生を歩み，統合と知を得た高齢者に対し，1つの活動に対する賞賛のみによって，その人の作業行動が全体的に強化されることは難しいと思われる。

　行動の強化は，外発的なものだけではない。Csikszentmihalyi（チクセントミハイ）は，内発的動機づけとして，フロー概念を提唱した[4]。フローは，行動を行う人が，明確な目的をもって，作業に集中し，その人の活動能力の水準と難易度とが高い水準でバランスをとっている際に，起こるといわれている。これはいわば，自己の能力よりも少し難しい活動に没頭し，楽しく，継続をしている状態である。こうした行動は，他者から得られる外的な動機づけとは異なり，自己のなかで完結するため，高齢者にとって，適切な活動水

準と難易度が明確であれば，動機づけの維持が得られると思われる。

■──評価法との関連

　高齢者に対する心理学の評価は，認知症の評価から生活満足度などのQOLの評価まで，多岐にわたっている。改訂長谷川式簡易知能評価スケール（HDS-R）は，認知症を簡便にスクリーニングすることを目的とした評価である。また，生活満足度指数-Z（LSI-Z）や老年期うつ尺度（GDS）なども心理学の領域で作成された評価である。OTはどれが心理学的な評価にあたるかを確認して，心理学の評価であることを1つの限界ととらえ作業療法の世界のなかで使用すべきである。

(2)社会学の視点

　社会学は，社会に起こるさまざまな出来事を，その因果関係として追求する学問で，社会を研究する社会科学の一分野である。社会学の強み[5]は，その領域が，人間生活に関連している限り，あらゆる学問領域に用いることができることである。もちろん，作業療法，ことに，高齢者に対する実践においても，それは応用可能であろう。

■──象徴的相互作用と役割理論

　社会学の視点で，特に注目すべき概念は，Blumer（ブルーマー）が提唱した象徴的相互作用論（symbolic interactionism）である。これは，個人はそれぞれ，他人が行っていること，ないし他人が意図していることを確かめることによって，つまり，他人の行為の意味を把握することによって，自己の行為を他人の行為に適合させる[6]ことである。こうした象徴的相互作用論の基本は，役割獲得の過程であるといわれている。

　役割（role）は，もともとは，演劇における仮面（ペルソナ）から生まれたものであり，人がある地位において行う行為のことである。こうした役割の概念を用いて個人と社会の関係を検討する理論を役割理論（role theory）という。

　役割は，人が，あらかじめ用意された台本に基づき，舞台上で演じるようなものといわれている。しかし，個人が単独で役割を担うということはあり得ない。他者，あるいは，まとまりのある他者である社会集団との相互作用のなかで，その人にふさわしい役割遂行が期待され，自己と他者との期待がうまくかみ合ったところで，適切な役割が遂行される。つまり役割とは，類型化された期待に対する類型化された反応[7]であり，人はおおむね，そうした多数の役割を使い分け，担っていることになる。

　しかし，役割が両立困難になったり，自己のパーソナリティと担うべき役割との不釣合が生じると，競合・対立・矛盾する役割期待のために，役割葛藤（role conflict）が生まれ，役割の遂行が困難となる。また，逆に，高齢者

の場合は，これまで担ってきた役割が減少したり，喪失したりするため，役割期待が満たされず，心身機能の低下を引き起こす場合もある。

■——高齢者の作業療法と役割理論

作業療法において，社会学の視点から，最初に役割理論を述べた理論家は，Reilly（ライリー）[8]と思われる。彼女は，作業行動（occupational behavior）を提唱する際に，"Man, thorough the use of his hands as they are energized by mind and will, can influence the state of his own health" と述べた。つまり，人間は，自己の意志をもって作業に没頭することを通して，健康を維持・向上することができるということである。特にまた，作業療法は，クライエントの機能的な障害の回復にのみ焦点を当てたり，人間を要素還元的な視点でとらえるのではなく，どのような障害をもっていようとも，その障害等によって失われたり低下した社会的役割（Reillyは作業役割；occupational roleと述べている）を維持し続け，そのことによって，人間の健康によい影響を及ぼすものであることも強調した。

作業役割の概念について言及したHeard[9]は，役割獲得モデル（role acquisition model）を開発し，役割に焦点を当てた作業療法実践を強調した。このモデルは，クライエントと家族などの環境のニーズにおけるジレンマを解決し，役割獲得をもたらす[10]視点をもつものである。

こうしたReillyの作業行動という考え方を臨床実践モデルとして示したのがKielhofner（キールホフナー）の人間作業モデル（Model of Human Occupation：MOHO）である。MOHOは，相互に作用し合う3つの要素，すなわち，意志（volition），習慣化（habituation），および，遂行能力（performance capacity）から構成されている。MOHOの全般的な説明については，第Ⅰ部C-2-（5）「人間作業モデル（MOHO）」に記述されているとおりである。特に，本稿で論じてきた社会学的な視点としての役割に関しては，MOHOの習慣化のなかで説明されている。

先述のように，高齢者は，一般的に，多くの役割が喪失したり，減少する。今まで担ってきた役割をうまくほかの役割で置き換えるなどができないと，人は，健康を害する場合がある。MOHOでは，役割チェックリスト[11]を用いて，高齢者の過去から現在，そして，将来展望としての役割の有無とその価値について評価する。このことによって，高齢者の役割変化と，将来に向けての役割獲得の可能性を知ることができる。

■——象徴的相互作用とグラウンデッドセオリー

アメリカの社会学者GlaserとStraussは，1967年に，グラウンデッドセオリー（grounded theory）を提唱した。これは，質的研究法の1つで，ある現象におけるデータ収集の分析を通して，理論の生成を行う方法である。看護学において定着したが，最近では，作業療法にも広く用いられている。カリフォルニア大学サンフランシスコ校の看護学部に所属したGlaserとStraussは，看護の現場のなかにおけるアプローチの方法を解明しようと試みた。特に，それは医師にがんの告知を受けた患者に対し，看護師がどのよう

な関与をしながらケアを実践していくかということであった。彼らは，看護師が患者に対して行うケアの現場を参与観察し，さらに，看護師に対し，ケアの方法についてなど構造化された面接を実施して情報を得た。得られた情報は，膨大な逐語録として記録され，そのなかから特徴的な単語をコード化し，コード化されたものをカテゴリー化した。最終的にカテゴリー化したデータは，整理してまとめ上げられ，理論構築がなされた。

　このような方法によって，看護の現場を研究したことが，看護領域に影響を与え，その後，質的研究の方法として，広く用いられるようになった。作業療法においてもグラウンデッドセオリーを用いた質的研究は少しずつ増えている。興味のある人は成書[12, 13]を参考にされたい。

■──語り（ナラティブ）と社会学

　後述するが，語り（ナラティブ）は社会学のなかで重要視されてきた。言葉が世界をつくるという考えは社会学の立場からのものであることはよく知られている（第Ⅰ部C-4「ナラティブ」参照）。

（3）文化人類学の視点

　文化人類学とは，祖父江[14]によると，世界のさまざまな民族がもつ文化や社会について比較研究する学問といわれている。ここでいう文化とは，人間の生活様式全体を指す広範囲で学際的なものであるため，明確に定義することは難しいが，「言語」「技術」「価値」「社会」の4つの側面に大別される場合がある[15]。

　「言語」は，ある特定の音に，意味を与えたある種の記号で，人類は言語の出現によって，過去の経験や知識を後世に伝えることができるようになった。言語を使用することによって，道具の使用などといった「技術」が継承されていき，感情表出のための芸術や社会生活における道徳などの「価値」も生まれ，社会関係についての「社会」文化も形づくられてきた。このように，文化は，言語の出現によって形づくられ，発展し，広く伝えられてきたものといえよう。

■──フィールドワーク

　文化人類学の方法論として，エスノグラフィーと呼ばれるフィールドワーク（実地調査）がある。これは，その地域に在住する人の文化および社会をより具体的，かつ，実証的にとらえて研究するための手法で，それは地域の言語の習得，長期間の観察，参与観察があげられる。フィールドワークを実施する際には，研究者は，情報提供者，すなわちインフォーマント（informant）から，面接を通して地域や文化の情報を得ることになる。つまり，文化人類学とは，机上で情報を収集するのではなく，現地調査が主体の学問である。

　フィールドワークを実施するには，4つの条件[16]がある。第1は，長期間

その地域に滞在することにより，そこでの生活のパターンを得る必要がある。第2に，その地域の言語を習得することで，そこに在住する人の内面の論理を知ることができるということである（これは同じ言語が使われる場合は該当しない）。第3に，その人との信頼関係を得ることによって，質の高い情報を得ることができるということである。第4に，調査者が，そこで何を知りたいのかをしっかり理解したうえで調査することである。

フィールドワークの方法の1つに参与観察があることは先に述べたが，これは，研究者が，研究対象者の外側から観察するのではなく，現場の対象者の生活のなかに入り，現場の人と同じ生活をしながら観察するものである。そこで得られた文化人類学の成果は，エスノグラフィー（民族誌）として発表されることが多い。

フィールドワーク，またはエスノグラフィーは，社会学のグラウンデッドセオリーと同様に，質的研究ととらえられている。

■──高齢者の作業療法と文化人類学

高齢者に対する作業療法実践を行う場合，その人の文脈（context）が重要視される。文脈とはいわば，その人の周辺の状況や背景にあたるもので，それは，文化的（cultural），個人的（personal），時間的（temporal），仮想的（virtual），物理的，（physical），社会的（social）文脈がある。

文化的文脈とは，地域社会における共通の生活の仕方や行動様式のことで，高齢者が属する社会に受け入れられた文化，信念，活動パターン，行動基準，経験を指す。個人的文脈は，健康状態に直接関係するものではないが，年齢，性別，社会経済学的状況，教育水準などを示す。時間的文脈は，主観的な時間の経験のことで，ライフステージ，日々の時間，時間の幅，活動のリズム，その人の歴史を指す。仮想的文脈は，物理的接触なしに起こり得るシミュレーションのことで，電話やメール，掲示板の利用などを指す。物理的文脈は，身体やその他の環境における空間のことで，家屋の状況などを指す。社会的文脈は，自己のアイデンティティと社会制度との関係を指すものである。

高齢者は長い人生を歩むなかで，これまでの生まれ育った生活習慣という文脈に自己を合わせたり，こうした文脈において，自己の生活様式をじっくりと築き上げてきたと考えられる。しかしながら，老化や障害によって，高齢者はこれまで培ってきた生活とは異なった行動を余儀なくされる場合がある。例えば，洋式トイレを使用することになったり，畳に布団からベッドに変化したり，椅子の生活が日常的になったり，また，生まれ育った地域生活とは価値も活動パターンも異なる施設での生活を求められるようになる。

高齢者にとって，これまでの文脈か，新たな文脈か，どちらか一方がよりよいというわけではない。OTは，高齢者のこれまでの文脈を配慮しながら新たな文脈への移行をも検討することが求められる。また，状況によっては，これまでの文脈に近い環境を整備して，高齢者の作業行動を促進する場合もある。いずれにせよ，文脈は，高齢者の行動の適応を促進する重要な要因の1つと考えられる。

高齢者の行動を文化人類学的にフィールドワークの視点から調査すること

は，高齢者が文脈のなかで，どのように行動するかを理解する意味で重要である。参与観察を行うOTは，高齢者の行動の妨げにならないように，その人がもつ文脈をあらかじめ知ることによって，環境にとけ込むことができると思われる。そういった意味においても，OTは，高齢者あるいは当事者の，これまでの人生をしっかりと評価し，知識として蓄えておく必要がある。

(竹原敦・山田孝)

文献

1) 藤永保編：心理学事典，新版. p19, 平凡社, 1981.
2) Erikson EH・Erikson JM, 朝長正徳・朝長梨枝子共訳：老年期——生き生きしたかかわりあい. みすず書房, 1990.
3) 下仲順子編：老年心理学. pp51-61, 培風館, 1997.
4) 繁田雅弘監, 竹原恵子：認知症の脳活性化プログラム・レシピ——すぐできる介護予防・短期集中リハビリテーション. 中央法規出版, 2014.
5) 秋元律郎・他：社会学入門, 新版. 有斐閣, 1990.
6) ロバート・ニスベット, 南博訳：現代社会学入門（1）. 講談社, 1977.
7) バーガー PL, 水野節夫・村山研一訳：社会学への招待. p140, 思索社, 1979.
8) Reilly M: The Eleanor Clarke Slagle Lecture. Occupational Therapy can be one of the great ideas of 20th century medicine. *Am J Occup Ther* 16 : 1-9, 1962.
9) Heard C: Occupational role acquisition : a perspective on the chronically disabled. *Am J Occup Ther* 31 : 243-247, 1977.
10) 竹原敦・他：高齢者に対する作業療法——役割獲得モデルを用いて. 秋田大学医療技術短期大学部紀要 2 : 153-159, 1994.
11) Oakley F, et al: Role Checklist, 山田孝・竹原敦訳：役割チェックリスト——開発と信頼性の経験的評価. 作業行動研究 6（2）: 111-117, 2002.
12) Glaser&Strauss, 木下康仁訳：死のアウェアネス理論と看護——死の認識と終末期ケア. 医学書院, 1988.
13) 木下康仁：ライブ講義 M-GTA——実践的質的研究法 修正版グラウンデッド・セオリー・アプローチのすべて. 弘文堂, 2007.
14) 祖父江孝男：文化人類学入門, 増補改訂版. 中央公論社, 1991.
15) 綾部恒雄・田中真砂子編: 文化人類学と人間——「ひと」の専門家の学問ばなし. 三五館, 1995.
16) 佐藤郁哉：フィールドワーク——書を持って街へ出よう, 増訂版. 新曜社, 2006.

C 高齢者に対する作業療法の過程

1. 作業療法の開始, 評価, 過程

- 作業療法の特徴は, クライエント中心と作業中心であることである。
- 作業療法は, 理論とモデルに基づいた問題解決過程である。
- 作業療法における評価は, あるプロトコルを用いた構成的評価と, 傾聴などから情報を得る非構成的評価がある。
- 作業療法士はクライエントに対して, 適切な作業を用いて, 治療的戦略を選択してプログラムを立てる。

(1) クライエント中心と作業中心

作業療法 (Occupational Therapy) とは, クライエントのもつ問題を解決し, 治療的介入に作業を用いるものである。クライエントのもつ問題とは, クライエント自身が感じていることであるという意味で, クライエントを中心に据えたものである。作業療法では, 作業がうまくできないことを問題の中心に据えるべきである。

作業とは, ①遊びや余暇活動, ②日常生活活動 (activities of daily living: ADL), そして, ③生産的活動 (仕事) の3つである。作業ができないこととは, これらの活動がうまくできないことを指す。作業療法士 (OT) は, 本来的には, こうした作業をうまくできない人を作業療法の対象にするのであって, これらの作業ができる人は対象にはしないと考えられる。OTがクライエントに作業を行ってもらうということは, 生産的活動とADLと遊びや余暇活動を行ってもらうことであり, 高齢者では遊びや余暇活動とADLが中心になることが多い。OTの治療的介入は, 機能訓練よりも, これらの作業を中心に据えたものにする必要がある。

このように, クライエント中心と作業中心であることが, 作業療法の特徴なのである[1]。

(2)問題解決過程としての作業療法

■──問題解決過程

クライエントのもつ問題を解決するための過程は，以下のようになる。

最初に，医師により，クライエントが作業療法に①処方され，OTのもとにやって来る。時には，OTのほうからあのクライエントを担当する必要があると思うと医師に相談することもある。

処方後に，OTがクライエントに最初にすることは，②評価である。これは最初に実施する評価なので初回評価と呼ばれる。カルテを読んでクライエントのもつ問題を予測したり，実際に検査や測定，面接や自己評価をするなどにより，データを収集する。データ収集は検査や測定などを集中的に実施する場合も多いが，暫定的に治療介入を始めながら実施することもある。

そのようにして収集されたデータは分類されて，クライエントの③問題は何かを明らかにする。ここではクライエントの問題点と同時に，クライエントの利点や問題とならない点もあげることが必要である。

問題が明らかになったら，④解決策を検討し，⑤治療介入の目標を設定する。次に，実際に⑥行動計画を練り，⑦介入計画を立案する。適切な計画が練られたかを検討した後，⑧計画を実行に移して，⑨治療介入を実践する。

治療介入の実践のなかで，⑩定期的に再評価を実施し，自分の治療介入を⑪評定する。評定の結果，介入が効果を上げていて目標に到達していれば介入を終了し，効果が不十分ならば介入を続けることになる。この過程はデータの収集と管理および問題解決の実際である［図1］[2)]。

[図1] 問題解決過程としての作業療法

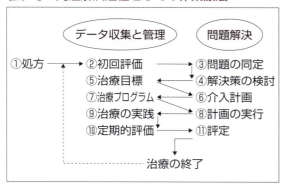

(Hopkins HL・Tiffany EG編，鎌倉矩子訳：問題解決過程としての作業療法．Hopkins HL & Smith HD (eds)，大川博子・他訳，作業療法，改訂第6版，pp119－133，協同医書出版社，1989．より一部改変)

[図2] Line（1969）による臨床的思考の科学的形式としてのケース法

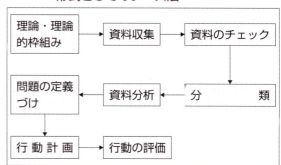

(Line J: Case method as a scientific form of clinical thinking. *Am J Occup Ther* 34：308－313，1969．(山田孝訳：臨床的思想の科学的形式としてのケース法．作業行動研究 6：36－42，2002．)より)

■——作業療法理論と作業療法モデル

　ところで，Lineは，1969年に，この過程の最初に，そのOTがもっている理論や理論的枠組みがあるのではないかと考えた［図2］。理論によっては，収集される資料の種類，つまり評価が決まってくるし，資料のチェック法も，分類法も，問題の定義づけも，介入計画も，再評価も，評定も，すべてが決まってくると考えた[3]。

　例えば，人間作業モデル（Model of Human Occupation：MOHO）をよく知っており，臨床で用いているOTは，MOHOに基づいてデータを収集することになろう。具体的には，興味チェックリスト，役割チェックリスト，作業に関する自己評価，意志質問紙などの評価ツールを用いてデータを収集し，MOHOが指し示すように問題を定義づけ，治療的介入の計画を立て，評定をする。

　また，生体力学モデルを重視するOTは，動作分析や活動分析を実施しようとし，そのために関節可動域や筋力や持久力を測定する。このように，そのOTが重要と考える理論が，評価をはじめ，資料のチェック法や分類法などに強い影響を及ぼすのである。

　従来のOT養成校の身体障害や高齢期障害の作業療法では，生体力学モデルが当然のように重要視されてきたため，動作分析や活動分析を身につけたOTが多い。職場では，先輩から後輩へと生体力学モデルが伝統的に受け継がれてきた。しかし，近年，作業療法では，クライエント中心，作業中心ということが重視されるようになってきたため，そうした視点を取り入れているMOHOを重視する養成校も出てきた。したがって，OTは，自分がもっている理論はどのようなものかを考えてみることは，極めて重要であるといえよう。

（3）作業療法の評価

■——作業療法のモデルと評価

　アメリカのイリノイ大学シカゴ校作業療法学科長であった故Kielhofner（キールホフナー）は，作業療法では，概念的実践モデルと呼ばれる理論があるが，それらがどのような学際的知識に基づいているかによって見方が異なると述べている[4]。それらのモデルは，①どのような作業の側面に焦点を当てており，どのように組み立てられているのか，②問題が起こるとどのようなことが生じるのか，そして，③OTはこれらの問題をどのように軽減できるのかという3つのことに取り組むとしている。

　モデルは，上述のように，それが起こるとどのようなことが生じるのかということや，これらの問題をどのように軽減できるのかということに焦点を当てているので，モデルをそのままでは応用できず，応用のための技術を必

要とする。Kielhofnerは，応用のための技術には，評価のツール，介入の手続き，機器や材料，理論の応用を示す事例などが含まれるとしている。

モデルの実践への応用の1つに，取り組む現象に関するデータの収集と分析がある。この過程は一般に「評価」と呼ばれる。Kielhofnerは，評価の方法には，構成的で標準化された手続きと自然の状態の観察や面接である非構成的で自然主義的な方法という2つの方法があるとする。モデルは評価のために収集された情報を，OTが理解でき，結論を出すことができるような流れを示す必要がある。

■──評価の2つのアプローチ

Kielhofnerが述べた評価の2つのアプローチは，①構成的評価と②非構成的評価と呼ばれる[5]。構成的評価はあるプロトコール（手本や手引）に従って，また非構成的評価はクライエントとの自然に生じる機会を用いて，情報を収集する。

構成的評価には，特定のプロトコールやガイドラインを利用し，収集した情報を記録し採点し報告する形式があるとともに，その評価法の信頼性と妥当性が検討されて，その評価によって収集された情報を解釈する基盤があるといった特徴をもつ。

構成的評価は4種に大別される[5]。第1は観察による測定で，例えば，角度計を見て関節可動域を測定したり，マニュアルを読んで「コミュニケーションと交流技能評価（Assessment of Communication and Interaction Skills：ACIS)」を評定したりすることである。第2は自己報告によるチェックリストや質問紙法といったもので，例えば，興味チェックリストや役割チェックリスト，SF-36などを実施してもらうことである。第3は面接による方法で，例えば，マニュアルに基づき「作業役割遂行歴面接・改訂版」を実施し，評定をすることである。第4は，これらの2つや3つの方法を組み合わせて使う混合的な方法で，例えば，基本的には観察によって評価するが，場合によっては，そのクライエントをよく知っている看護師や家族に尋ねて評価をする方法である。これには，「人間作業モデルスクリーニングツール」という評価がある。

非構成的評価は，特定の適切な構成的評価を用いない方法である。これはクライエントが構成的評価を拒否したり，OTが構成的評価によって収集した情報を補強したいと考えていたり，構成的評価を実施するには多くの時間がかかりすぎるなどの理由で実施される。具体的には，介入を始めながらクライエントと話したり，クライエントを観察したり，クライエントの話を傾聴することで情報を得ることなどがあげられる。

(4)作業療法の過程

■──作業を用いる経路

　実践でモデルを応用することは，介入の戦略を生み出す[4]。例えば，クライエントを身体的にハンドリングするやり方，クライエントと交流するガイドライン，あるいは，クライエントの動機づけをもたらす作業などについてである。さらに，モデルはOTが実践のなかで介入の戦略を選び，用いることに関して良好な決定を下すために役立つ。

　アメリカの南カリフォルニア大学大学院の教授であったReilly（ライリー）は，1961年に，作業療法の本質を「人間は精神と意志によってエネルギーを与えられた両手の使用を通して，自分の健康状態に好ましい影響を与えることができる」[6]と述べた。この言葉は作業療法の本質を示す言葉として，今日においても語り継がれている[7]。

　Reillyの教え子のKielhofnerは，OTはクライエントを健康状態へと導くために，作業を用い，作業に参加させようとするが，その経路は主に4つあるとした［図3］。1つは，クライエントに作業に従事する機会を直接提供することである。2つめは，クライエントに建築上のバリアや社会的バリア（例えば，態度や差別や不公平な政策など）を取り除くことを含めて，作業を遂行する課題や環境を修正することによって，作業に就かせようとすることである。3つめに，制限された能力を拡大したり，失われた能力を代償したりするために，クライエントにスプリントや自助具などの多様な技術的道具の使用を提供することである。最後に，クライエントの作業への参加を促すために，カウンセリングや問題解決を提供することである。これらのことを通して，OTは作業への参加を進めていく[4]。

［図3］　作業療法として作業を用いる経路

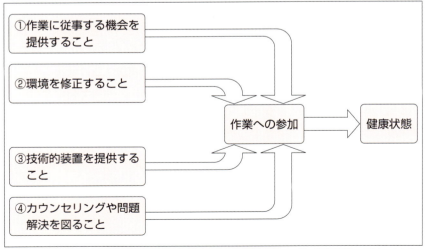

（Kielhofner G，山田孝監訳：作業療法実践の理論，原書第4版．p45，医学書院，2014．より）

［表］　作業療法の治療的戦略

①クライエントの経験や見方に敬意を払うという「妥当にすること」
②クライエントが作業遂行と参加を促進できる個人的手順や環境要因を「明らかにすること」
③クライエントの状況に関するOTの理解を披露する「フィードバックを与えること」
④介入の目標や戦略をクライエントに勧める「助言すること」
⑤クライエントと共通の見方や合意に達するために「交渉すること」
⑥クライエントに選択肢，限度，基本的な決まりなどを提供して「組み立てること」
⑦OTがクライエントに教えたり，手本を示したり，促したり，身体的に促す「指導すること」
⑧クライエントに状況を探索し，危険を冒し，努力を続けるといった「励ますこと」
⑨クライエントがある作業形態を実施するために自分の運動技能を用いられないときに，OTが自分の身体を用いて支援する「身体的支援を提供すること」

（Kielhofner G編著，山田孝監訳：人間作業モデル──理論と応用，改訂第4版．pp204-224，協同医書出版社，2012.）

■──感情移入と信頼

またKielhofnerは，OTとクライエントの関係は，作業療法の成功や失敗の重要な決定要因であり，この関係には感情移入と信頼という2つの要素が不可欠であると述べている[8]。感情移入とは，OTがクライエントの考え，感情，ニーズを理解し，その理解を積極的にクライエントに伝えることである。感情移入のためには，クライエントが自分の生活や経験について語ることを注意深く傾聴し，そのようなクライエントの見方を理解したということを伝えることが必要である。信頼とは，OTが正直さと心を開くことによって，クライエントの信頼を勝ち得ることであり，本質的には協業のことである。

感情移入と信頼をもとに，治療的介入の戦略を選ぶ。治療的戦略とは，クライエントが望む変化を促すために，クライエントの行為，感情，考えに影響を及ぼすOTの行為のことである。それには，［表］の9つがあるとされている[8]。

■──作業療法モデルと事例・プログラム例

モデルの応用は，例によっても示される[4]。最も一般的な例は，事例とプログラムを記したものである。教科書や論文には，そのモデルの概念が実践のなかではどのように用いられるかを示す事例やプログラムが示されている。事例とは理論の概念を特定の患者に移す過程を示すものである。プログラムは，クライエント集団の問題を明らかにし取り組むために，モデルをどのように用いるのかを示すものである。私たちOTは事例やプログラム例を読むことで，モデルを詳しく知ることができると同時に，そのモデルが示すOT過程を知ることができるのである。

（山田孝）

文献

1) Crepeau EB, et al: Occupational Therapy Practice Today. In Willard & Spackman's Occupational Therapy, 10th ed, pp27−30, 2003.
2) Hopkins HL, Tiffany EG, 鎌倉矩子訳:問題解決過程としての作業療法. Hopkins HL & Smith HD（eds）, 大川博子・他訳, 作業療法, 改訂第6版, pp119−133, 協同医書出版社, 1989.
3) Line J: Case method as a scientific form of clinical thinking. *Am J Occup Ther* 34:308−313, 1969.（山田孝訳:臨床的思考の科学的形式としてのケース法. 作業行動研究6:36−42, 2002.）
4) Kielhofner G, 山田孝監訳:作業療法実践の理論, 原書第4版. p45, 医学書院, 2014.
5) Kielhofner G編著, 山田孝監訳:人間作業モデル──理論と応用, 改訂第4版. pp200−206, 協同医書出版社, 2012.
6) Reilly M: Occupational therapy can be one of the great idea of 20th century medicine. *Am J Occup Ther* 16:1−9, 1962.（山田孝訳:作業療法は20世紀医療の偉大な観念の一つになり得る. 作業行動研究3:53−67, 1996.）
7) 鎌倉矩子:作業療法の世界──作業療法を知りたい・考えたい人のために. pp120−121, 三輪書店, 2001.
8) Kielhofner G編著, 山田孝監訳:人間作業モデル──理論と応用, 改訂第4版. pp204−224, 協同医書出版社, 2012.

C 高齢者に対する作業療法の過程

2. 理論とモデル

- 作業療法において作業上の問題を解決するために，理論に基づいて実践モデルが開発されたり，実践モデルから理論が構築されたりしている。
- 作業療法の理論モデルには5モデルがあり，そのなかで主に人間作業モデル（MOHO），感覚統合モデル，認知モデル，意図的対人関係モデルなどが用いられる。
- MOHOは，人の意志，習慣化，遂行能力という要素からなり，作業への総合的な見方を提供するものである。

(1) 理論とモデル

■──理論

　理論とは，ある現象の説明であり，概念と命題から構成される[1]。概念とは，ある実在や性質や過程を説明し定義づけるもので，それが指している現象を見たり考えたりするための特定の方法を提供する。理論は，現実のより大きな固まりを指す一般概念と，一般概念が構成される要素を指す特定概念の両者から構成される。命題とは，概念間の関係に関する判断の声明であって，概念が指す特徴や過程がどのように組織化されているかを主張する[2]。

　ある概念と命題が結びつくと，それらは説明のネットワークを構成する。理論の重要な要素は，何かがどのようにはたらくかをもっともらしく説明することである。このように，理論は，何が仮定されるのか，何が重要かを記述する以上のものである。それは，特定の現象の特性と作用の洞察を与えてくれる[2]。

■──モデル

　モデルとは，ここではKielhofner（キールホフナー）がいう概念的実践モデル[2]を指すものとする。モデルは実践のことを考え，実施する方法であり，

ダイナミックな知識発展の過程を含み，決して完結するものではなく，絶えず洗練され，改善される。モデルは，作業療法実践のなかで，ある現象の説明を提供するために，また作業療法の理論的根拠と方法を提供するために開発される。このように，モデルは一群の現象を説明することと，その現象に関連した実践を導くという2つの目的をもつ。

Kielhofnerによると，うまく開発されたモデルは，以下のような特徴をもつとする[2]。①学際的知識の基盤の上につくられ，②特定の現象を説明するための理論を明瞭に表現し，③治療的応用のための技術をもたらし，④研究を通して検証される。以下に概述する。

①モデルは，学際的な諸概念の影響を受け，また，概念を借用したりする。モデルを開発する人は，説明しようとしている現象に関連する内外の領域から，理論的概念と命題をつくり上げる。

②モデルは，通常は以下の3つの実践的関心に取り組む[2]。❶モデルが焦点を当てる作業の側面（例えば，動機づけ，認知，あるいは，運動）が，通常はどのように組み立てられているのか，❷問題が生じると，何が起こるのか，❸作業療法はこれらの問題をどのように軽減することができるのかということである。

③応用のための技術は，モデルを実践で用いる人がモデルを応用するために必要とされるものである。モデルの技術には，評価と介入のための手続き，器具，材料，そして，実践での理論の応用を示す例（事例）が含まれる。

④研究は，基礎研究と応用研究という両者の目的を含むモデルの理論とその実践的有用性を検証することができる。基礎研究は理論によって提供された説明を検証することを目指し，一方，応用研究は問題を解決するために理論を使う実践的な結果を検討する。

(2)実践モデル

実践のなかで，作業療法士（OT）は広範囲にわたる作業上の問題と障害に出会う。OTが実践で取り組むものは多様であり，そのために作業療法は多くの実践モデルを必要とする。Kielhofner[2]によれば，作業療法における現在の概念的実践モデルは，次の7つがあるという。①人間作業モデル（Model of Human Occupation：MOHO），②機能的集団モデル，③感覚統合モデル，④認知モデル，⑤運動コントロールモデル，⑥生体力学モデル，⑦意図的関係モデルである。

しかし，筆者は作業療法と理学療法をあわせると，これらのモデルは[表]のようになると考える。この［表］での作業療法の実践モデルは，モデルの開発にOTが関与している。例えば，MOHOのKielhofnerやBurke，カナダ作業遂行モデルの

[表]　作業療法と理学療法の主な実践モデル

主に作業療法の実践モデル	主に理学療法の実践モデル
・人間作業モデル(MOHO) ・機能的集団モデル ・感覚統合モデル ・認知モデル ・意図的関係モデル	・運動コントロールモデル ・生体力学モデル

LawやTownsend（タウンゼント），感覚統合モデルのAyres（エアース）やKing，認知モデルのAllen，Abreu，Quintana，TogliaなどのOTが盛んに活躍している。

それに対して，運動コントロールモデルは，ボバース法やブルンストローム法などのように理学療法士（PT）によって開発されたものや，PNFのように主にPTによって開発されたものなどが中心である。また，生体力学モデルは，作業療法でも用いられるが，理学療法のほうがより深く，幅広く研究している。

意図的関係モデルは，臨床心理士でもあるTaylorによって開発されたもので，作業療法でも用いられるようになってきたといわれている。

筆者は，理学療法が身体に特化したものであり，その意味で身体性を重視するのであろうが，作業療法は何に特化するのかと考えてきた。その結果，作業療法は精神に特化したものであり，精神性を重視すると結論づけた。その理由は，まず作業療法は精神科領域にも確立されていること，第2に身体障害においても，歴史的にみて，精神的側面へのアプローチが身体にも好ましい影響を及ぼすことが明らかになっていること，第3に現代においては，MOHOが特に障害者の生活の質に及ぼす影響を明らかにしたことがあげられる[3,4]。MOHOは精神性を重要視している実践モデルである［図］[5]。

したがって，OTはMOHO，認知モデル，感覚統合モデルなどに，より注意を向けて検討する必要がある。なお，各モデルについては紙面の都合上，

[図] MOHOの精神性の重視

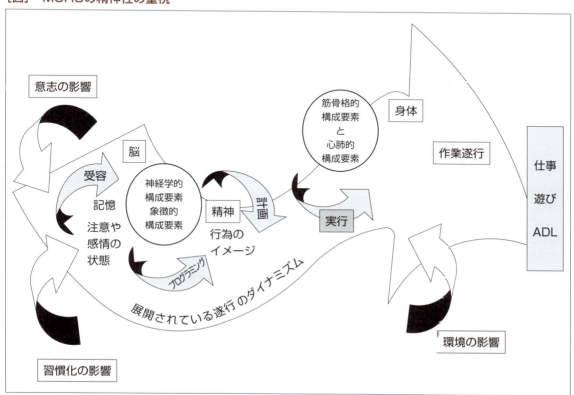

（Kielhofner G編著，山田孝監訳：人間作業モデル——理論と応用，改訂第2版，p83，協同医書出版社，2006．より）

成書[2]を参照されたい。

（3）理論はなぜ必要か

Reed[6]やMillerら[7]によると，理論は専門職を導く羅針盤といわれている。理論がない場合，専門職は大海原を漂流し，どこに行くのかを決められないという状況になる。理論は，①作業療法のユニークな知識体系を確立し，作業療法アプローチの独自性を示す。また，②理論は作業療法の守備範囲を明確にする。作業療法がどこまで対象とするのかを決めることにより，ほかの専門職からいったいOTはどうしたいのかを判断してもらえる。そのように，③理論は実践に妥当性を与え，その手引きとなる。

したがって，④理論は診療報酬を正当化するといえる。日本のリハビリテーションの診療報酬体系のなかで，身体障害では，作業療法診療料がなくなってから久しい。作業療法診療料は正当なものとは思われなくなったようである。これは，厚生労働省の担当部局が，身体障害のリハビリテーションでは，作業療法も理学療法も同じようなことをやっているので，作業療法診療料や理学療法診療料を別々に設けるよりも，リハビリテーション診療料としてまとめてしまい，あとは理学療法士（PT），OT，言語聴覚士（ST）で話し合って単位を分ければよいと考えたと思われる。ここからみても，理論というのは私たちの寄って立つ場を左右しかねないものであることが理解できよう[7]。

（4）理論のレベル

理論にもレベルまたは階層性がある[8]。レベルの最上段にある理論は，①メタ（超）理論（meta theory）で，これは1つの専門職の全体像を述べたもので，専門職の妥当性を裏づける理論である。先に述べたReilly（ライリー）の「人間は精神と意志によってエネルギーを与えられた両手の使用を通して，自分の健康状態に好ましい影響を及ぼす」という考え方から起こった作業行動（occupational behavior）という考え方はまさにこのメタ理論であると思われる。

次のレベルにある理論は，②グランド（全体）理論（grand theory）で，専門職がかかわる現象のすべてのレベルにわたって，主要な目標や概念を述べたものであるが，理論としてはやや一般的であり，抽象的である。OTという専門職がかかわる現象のすべてというのは，精神科OTでも身体障害OTでも，また，高齢期OTでも小児期OTでも，すべての領域において通用する理論ということになる[★1]。

第3のレベルの理論は，③中間理論（middle range theory）である。この理論は扱う現象のレベルは比較的広範であるが，専門職がかかわるすべての

One Point

★1　グランド理論

このような理論は現在のところ，MOHOのみである。MOHOは子どもから高齢者まで，そして，精神科から身体障害までの全領域をカバーしている。カナダモデルは具体的にどのように治療するかということはなく，各セラピストに任せられているという意味で，理論モデルとして異なる。

現象を含まない。例えば，感覚統合は，子どもでも，大人でも，高齢者でも，精神科に属する領域に通用する。しかし，身体障害の領域には，力を発揮することはない。例えば，児童精神科領域の学習障害児や自閉症や注意欠如・多動性症候群のような子どもたち，成人精神科領域の統合失調症のような大人，そして，本書の事例にもあげられている高齢期精神科領域の認知症の高齢者に，感覚統合はかかわる。また，運動コントロールモデルは，感覚統合とは逆に，身体障害領域で威力を発揮する。例えば，ボバース法は脳性麻痺児や成人片麻痺者にかかわるものの，その他の領域にはかかわることはない。

最後のレベルの理論は，④実践理論（practice theory）である。これは特定の，狭い範囲の治療目標と治療方法について述べた理論であり，生体力学モデル，認知モデルが該当する。

（5）人間作業モデル（MOHO）

このように見てくると，全体的な作業療法の理論としてMOHOがあることがわかる。以下にMOHOの概略を示す。

MOHOは，①作業がどのように動機づけられているのか，②行為がどのように再現され，パターン化されているのか，また，③遂行のためのどのような能力を示すのかといった3つのことを説明する[9]。すなわちMOHOは，人が①意志，②習慣化，③遂行能力という3つの相互に関係する構成要素からなるとしている。そうした幅の広い現象を説明することで，人間作業に対する総合的な見方を提供するものである。

また，人間は行為の特定の文脈である物理的・社会的な環境に最も影響を受けているとする。大部分の人々は，一日の経過のなかで，さまざまな環境で操作している。私たちがこれらの異なった流れのなかを動くとき，流れのなかで行われる物理的環境，対象物，人々の集団，物事の種類に出会う。以下でそれらを説明する。

■──意志

私たちは，個人的な有効性や能力を発揮し，自分にとって重要性や価値をもつ物事を行い，自分が物事を行うことに楽しみや満足を経験したいと考えている。この感情や考えの内容が「意志」と呼ばれる。意志には，能力や有効性の自己認識である個人的原因帰属，自分が行うことに見出す重要性や意味である価値，人が行うことに見出す楽しみや満足である興味の3つがある。

意志的な考えや感情は，作業を予測し，選択し，経験し，解釈するにつれて，時間をかけて生まれてくる。「予想」とは行為に対する潜在能力や期待を認知し，反応する過程であり，「活動選択」とは作業活動に出入りするための短時間の熟慮された決定であり，「作業選択」とはある作業役割に入ること，新たな習慣を身につけること，あるいは個人的企画にとりかかるといった熟慮のうえでの約束であり，「経験」とは遂行のまっただなかで創発してくる直

接的な考えや感情であり、「解釈」とは遂行を自分自身や自分の世界に対する意味という点から思い出したり、反省することである。

このように、意志とは、人間が自分の行うことを予測したり、選択したり、経験したり、解釈したりするときに生じる世界のなかでの一人の行為者としての自分に関する考えと感情のパターンであり、変化が生じ、展開されていく過程でもある。

■──習慣化

ところで、私たちが行うことの多くは、当たり前の日常生活の繰り返しの類の事柄である。私たちはこれらのことを考えることなく行い、行うことに慣れ親しみ、当然のこととされる生活のなかに位置づける。「習慣化」とは、こうした半自動的な行動パターンを指し、慣れ親しんでいる時間的、物理的、社会的な居住地とともに組織化される。

習慣化には習慣と役割がある。「習慣」とは、慣れ親しんだ環境や状況のなかで、首尾一貫したやり方で反応したり、遂行するという身につけた傾向を指す。行為の十分な繰り返しと首尾一貫した環境状況があると、習慣は成立する。一日や1週間の経過のなかで行うことのほとんどのことは習慣に関係している。

自分の公的な立場や私的な同一性と結びつけるために学習してきたやり方や行動が「役割」である。私たちは社会化の過程を通して、ある社会的地位から派生する役割を獲得する。役割は私たちの自己感覚を形成し、私たちに何らかの外観や態度をもたらし、一定の行動を喚起する。役割の多くは、社会的に定められた地位からもたらされる。このように、役割とは、社会的および個人的に定義された地位と、態度や行動などの関連する事柄を取り入れることである。

■──遂行

「遂行」とは、根底をなす客観的な身体的・精神的構成要素の状態と、それに対応する主観的経験からもたらされた物事を行う能力のことである。

「主観的経験」とは、生きている身体という概念であり、身体としての自分自身を経験し、自分の身体がどのように自分の一部なのかを経験し、また、どのように遂行できるのかを経験することであるという。疾患や機能障害がどのように体験され、遂行に影響を及ぼすかを理解させてくれる。遂行の状態は、通常は技能によって測定される。

「技能」とは、人が遂行している間に用いる観察できる目標指向的な動作のことである。技能には、自分自身や課題対象物を動かす運動技能、時間のなかで動作を論理的に配列したり、適切な道具や対象物を選択し、使用したり、問題に出会った時に適応する処理技能、そして、意図やニーズを伝達したり、他人と一緒に行為を行うために社会的に協調したりするコミュニケーションと交流技能の3つがある。

■——環境

人間が行うことに最も影響を及ぼす行為の特定の流れで，特定の物理的・社会的な特徴を「環境」という。大部分の人々は一日の経過のなかでさまざまな環境を操作している。私たちがこれらの異なった流れのなかを動くにつれて，「物理的環境」「対象物」「人々の集団」「物事の種類」に出会う。これが環境の4つの側面である。いかなる場面でも，これら要素は私たちが行うために選択したことや，それをどのように進めていくかということに影響する。

■——人間作業モデル（MOHO）を身につける方法

MOHOは，理論的には，ダイナミックシステム理論に基づいてつくられているというが，システム理論を理解できなければ，MOHOが理解できないと考えないほうがよい。理論は他人に説明をするときに必要であり，自分が実践に用いるには必ずしも理論を完全に理解しなくともよいように思われる。

MOHOを理解するためには，事例を検討することである。自分の働いている領域のクライエントを選び，その事例を読み込む。すると，そのような方法で，MOHOを使うことができるのではないかという気持ちになる。

次に，その事例で使われた評価に移る。テキストには，評価とそのクライエントへの応用法が書かれているので，それを読んでいく。そうすると評価の使い方がわかり，その評価を実践に移す。その後，初めて理論はどうなっているかを検討すればよい。意志，習慣化，遂行などはこの時点で理解できればよい[9]。

本書には，MOHOに基づく事例が示されているので，読者はそれらの事例を読んでMOHOの理解を深めていただきたい。

（山田孝）

文献

1）Mosey AC: Applied scientific inquiry in the health professions: An epistemological orientation. Rockville, The American Occupational Therapy Association, 1992.
2）Kielhofner G, 山田孝監訳：作業療法実践の理論，原書第4版．医学書院，2014.
3）谷村厚子・山田孝：地域在住の精神障害者に対する集団作業療法プログラムの開発と有効性：実験群と対照群の比較．作業療法28：134－149，2009.
4）川又寛徳・山田孝：基本的日常生活活動が自立している虚弱な高齢者に対する人間作業モデルに基づく予防的・健康増進プログラムの効果に関する研究．作業療法28：189－196，2009.
5）Kielhofner G編著，山田孝監訳：人間作業モデル——理論と応用，改訂第2版．p83，協同医書出版社，1999.
6）Reed KL: Theory and frame of reference. In Neistadt ME & Crepeau EB（eds），Willard and Spackman's Occupational Therapy, 9 th ed, pp521－524, JB Lippincott, New York, 1998.
7）Miller RJ, et al, 岩崎テル子監訳：作業療法実践のための6つの理論——理論の形成と発展．pp10－15，協同医書出版社，1995.
8）岩崎テル子：わが国にもたらされた作業療法理論の変遷．矢谷令子編，作業療法学概論，第2版，pp93－95，協同医書出版社，1999.
9）Kielhofner G編著，山田孝監訳：人間作業モデル——理論と応用，改訂第4版．協同医書出版社，2012.

C 高齢者に対する作業療法の過程

3. クリニカル・リーズニング

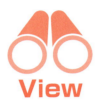

- 作業療法におけるクリニカル・リーズニングとは，クライエントの命題や問題を判断し，その解決のための推理を行うことである。
- 作業療法実践の特性は，クライエントを病気をもつ人間としてだけではなく，疾病のために自尊心や尊厳性を脅かされている人間とみることであり，その解決には，哲学，価値，倫理を通した視点が必要である。
- 作業療法のクリニカル・リーズニングの分類には，科学的・手続き的・診断的リーズニングがあり，それに加えて，論理的・相互交流的・ナラティブ・リーズニングなどがあげられる。

　ほかの臨床の職業に就く人は自分の実践をどのように考えているだろうか。特に医療の場のリーダーである医師の考え方は作業療法に大きな影響を及ぼしてきたが，医学におけるクリニカル・リーズニングの最大の焦点は「診断」にあてられる[1]。疾病の特性を知り，効果的な診断を進めるために，医学研究は疾病の原因や特性を明らかにすることに焦点を当てている。

　その際に用いられるのは主に演繹法である。演繹法は統計的検定による有意差や相関の有意性といった確率（probability）に依存している[2]。一方，1事例からの仮説形成である帰納法は新たな疾患や治療の発見に威力を発揮する。疾病の原因が明らかにされたら，原因を除去するために薬物の投与，手術，精神療法などが実施される。治療効果を検討するためにも主に演繹法が用いられる。

　このように，医学では，生物―心理―社会的背景をもつ人とか，患者の機能的自立といったことよりも，疾病と治療の一般性や通常性に焦点が当てられる[3]。

(1) クリニカル・リーズニングの意味

　リーズニング（reasoning，推理）とは，「既知の情報や仮定である前提か

ら，新たな情報や結論を導き出す思考の働き，またはその過程」[4]である。ある概念と別の概念の関係に関する判断は命題や仮説と呼ばれる。命題は研究命題とも呼ばれ，一般に，ある情報や仮定が真か，偽かのいずれかの文章の形で表現される。例えば，「動機が遂行に影響する」という命題は，①動機という概念と②遂行という概念の関係を，影響すると判断したものである。一方，推理は，判断と判断の関係を扱うものである。clinicalという言葉があるので，作業療法の臨床上の判断と判断との関係ということになる（Column参照）。

（2）合理的な理由に関する論理

命題や推理などの判断をする必要がある思考にあたっては，論理学の方法が使われる。この方法には，演繹法，帰納法，類推法，そして，仮説演繹法などがある[4]。

演繹法とは，普遍的な命題から個別的な命題を導く方法である。物理学のような厳密な科学では，この方法が好んで用いられる。例えば，ある研究命題（仮説）を多数のデータから検証し，次にその検証された仮説を個々の例にあてはめるという方法である。

帰納法とは，それとは逆に，個別的な命題から普遍的な命題を導く方法である。体験した1例からある仮説を立て，その仮説を次の例にも，その次の例にもあてはめていくといった方法である。

類推法とは，個別から個別を導く方法で，論理的妥当性は必ずしも保証されてはいないものの，発見のための推理に重要な役割を果たす。後で，

Column
クリニカル・リーズニングの訳語

1993（平成5）年に筆者が翻訳したKielhofner（キールホフナー）の『作業療法の理論』[5]のなかで，また，1994（平成6）年の第28回日本作業療法学会長講演の論文[6]のなかで，筆者はclinical reasoningを「臨床の論理」と翻訳していました。その後，ある方から「reasoningには，『論理』という意味はないのではないか」という意見をいただきました。実は，1991（平成3）年に来日したKielhofnerの講演の時に作成した配布物のなかで，筆者は「臨床的推論」と訳していたのですが，その後，『作業療法の理論』の翻訳

にあたり，「推論」という言葉が理解しにくいと感じたので，いろいろと考えた結果，「理論」という訳語をあてはめました。しかし，事典や辞書を調べると，reasoningには理論という訳語はありません。平凡社の心理学事典[4]では，reasoningは「推理」と訳されており，Piaget（ピアジェ）の発達論では，reasoningを子どもの「推理」と訳されていました。したがって，その後はあえて訳さず，「クリニカル・リーズニング」と呼ぶようにしています。

NewellとSimon[7]の3種の問題解決法で言及するが，発見的探索という概念もこれに類似した概念である。

　仮説演繹法とは，帰納法の妥当性を追求した結果として生まれた方法であり，個々の事例から普遍的な法則を予想する帰納法の過程と，その予想を検証する過程をもつ。

(3)作業療法におけるクリニカル・リーズニングの始まり

　このように見てくると，クリニカル・リーズニングとは，臨床で働く作業療法士（OT）が自分のクライエントについて何らかの問題を判断することと，そのクライエントの介入をどのように進めるかを判断することである。例えば，作業療法では，「患者の達成や役割を考えなければならない」という判断は，前節で述べたように，作業療法の成立時点から主張されてきた[8]し，こうした概念は，その後，Reilly（ライリー）[9]によって現代化され，作業行動という理論的枠組みになり，さらに人間作業モデル（Model of Human Occupation：MOHO）へと発展してきた[10]。

　Rogersは，1983年[1]，クリニカル・リーズニングを作業療法で最初に取り上げた。それを契機に，作業療法にとっては重要な概念であるということになり，翌1984年には米国作業療法協会（American Occupational Therapy Association：AOTA）★1教育部は倫理学者Schönを招聘して勉強会を開催した。その後，AOTAとアメリカ作業療法財団（AOTF）が合同プロジェクトを発足させた。その研究の多くは，文化人類学のエスノグラフィー（第Ⅰ部 B-3-（3）「文化人類学の視点」参照）という方法を用いて，臨床のOTを参加観察（参与観察ともいう）によって調査したもので，その結果はAJOTに論文として掲載された[11]。また，アメリカの代表的な教科書『Willard & Spackmanの作業療法』の第7版まではクリニカル・リーズニングは章立てされなかったが，第8版からは章立てになり，Flemingが15頁にわたって執筆している[12]。

　アメリカのOTは，なぜクリニカル・リーズニングを問題にしたのか。その背景には，アメリカのOTのリーダーらは，同じ病院という場で働いていても，OTは医師と同じように患者をみているわけではないということを明らかにしたいと考えていたことがあげられる[1]。つまり，これまで専門的合理性や科学的方法が前提としてきたこと，Schönの言葉を借りるなら「高地の堅固な地盤」[13]に挑戦することだった。

　医学は，研究に基づいてデータを収集し，分析し，仮説を検証し，方法を確立し，理論を築くという演繹的方法を用いる[1]。その方法に従わなければ，論文は雑誌には受理されない。Schönのいう「高地の堅固な地盤」である。しかし，作業療法は，部分的にはあるだろうが，臨床場面にはマニュアルはない。なぜならば，OTは個々のクライエントを一人の人間として治療したいと思っており，そして，同じ患者はいないからである。作業療法の現場は，

★1　米国作業療法協会：AOTA

世界作業療法士連盟（WFOT）の規定で，各国は作業療法士協会を結成することとなっているため，世界各国は作業療法士協会となっている。ところが，アメリカだけは作業療法協会となっている。これはアメリカでは，作業療法士だけではなく，認定作業療法助手（Certified OT Assistant：COTA）も会員になれるからである。COTAは2年の短大卒業生で，主に手工芸などの種目とROMやMMTのような基本的な評価を学んでおり，評価と介入はできるが，目標設定やプログラム立案はOTのすることであり，COTAにはできないとされている。

Schönのいう「高地の堅固な地盤」ではなく、「技術的な解決が困難で混沌とした場」であり、「低地のじめじめとした湿地帯」のような場なのである[13]。もがいても、なかなか高地には這い上がれない場なのである。そこに医学的な方法をもち込むことはできない。したがって、実践を新たな視点でみる必要性が生まれたのである[5,6,11,12]。

（4）作業療法の臨床の特性

　作業療法の臨床実践の特性[14]は、まず、クライエントを、「病気をもつ人間」としてではなく、「疾病の結果、機能が低下し、改善を望んでいる人間」とみる。人間は自尊心や尊厳性をもつが、病気はそうしたことも脅かす。つまり、生物学的な損傷をもつだけでなく、自分に対する脅威をもちながらも、家族とともに暮らして地域のなかで生きる人とみる。このように全体的にとらえるということが作業療法の特性である。

　次に、作業療法は疾病そのものではなく、疾病の結果である「作業機能障害」に焦点を当てる。作業機能障害とは、日常生活活動、遊び、そして、仕事をうまく遂行することができない状態である。さらに、OTはクライエントが自立するように援助する。自立[★2]のために、個々の患者に個別的な作業療法を実施する。OTが「患者を治療する（治す）」という場合、病気を治すのではなく、機能障害を軽減し、自立を援助するというケアを指す。また、OTはクライエントが病院から地域へと転換するために働いているといえる。

　このようにみると、科学は哲学、価値、倫理とは無縁であると考えられている[8]が、作業療法の実践は哲学、価値、倫理に導かれているといえよう[★3]。

　また、OTが実践でクライエントを全体的にとらえるということは、①患者の作業機能状態と作業機能障害状態に注目し、②全体的な人間として対処し、③個別的な治療計画を立て、④作業への参加を求め、⑤自己認識や自分の価値を再獲得させ、⑥問題解決技能を養うなどとされている[12]。作業療法の実践上、クライエントの参加は重要なテーマである。クライエント自らが他動的にではなく、能動的・自発的に作業療法に参加するためには、クライエントの動機づけが重要になるであろう。作業療法の実施には、クライエントの作業への参加と協力は不可欠なのである。

Key Word

★2　自立（independent）
自立は、アメリカ人と日本人で概念は大きく異なる。例えば、アメリカでは、18歳になると子どもは自立する。大学生が親から仕送りをしてもらうのは日本の習慣であるが、アメリカでは、大学生はアルバイトをしたり、奨学金をもらったり、銀行で学生用ローンを組んだりして、親に頼らない。親に頼っている学生は仲間からbaby（赤ちゃん）と呼ばれ、さげすまれる。また、逆に、子どもは年老いた親の世話をしない。親の自立を損ねると考えるためである。日本のOTも自立に価値をおいているが、その根本的な意味はアメリカなどの欧米諸国とは違っているといえよう。

One Point

★3　作業療法の哲学
アメリカの最初の作業療法の学術雑誌『Archives of Occupational Therapy』の第1巻第1号の1頁からの巻頭論文は、Meyer Aの「The Philosophy of Occupational Therapy」（作業療法の哲学）という論文であった[8]。このことは、作業療法はその最初から哲学を重要視していたことを示しているように思われる。

（5）作業療法のクリニカル・リーズニングの分類

■──科学的・手続き的・診断的リーズニング

作業療法のリーズニングは，臨床的特性を反映し，クライエントの機能状態を重視する。臨床実習中の作業療法学生（Occupational Therapy Student：OTS）や就職したてのOTなどは，テキストに沿った手続きを教えられ，それに従っている。こうしたリーズニングを，Rogersは科学的リーズニング[1]，Flemingは手続き的リーズニング[12]，RogersとHolmは診断的リーズニング[15]と呼んだ。

Rogers[1]は科学的リーズニングを，実践を導く思考であり，臨床の心臓部であるとする。それは特定のクライエントの最善の利益のために行う治療を決定するもので，そのためにOTは，①このクライエントの作業役割遂行の状態はどのようなものか，②この人の遂行を高めるためには何を行うべきか，③この人の作業能力を高めるためには何をすべきかを考えるとしていた。これが手続き的リーズニングと呼ばれるのは，特定の臨床的問題の分析と解決のために特定の専門知識を手続き的に用いるからである。

具体的には，評価，問題の同定，目標設定，治療の選択という科学的な手続きに従う[12]。このように，科学的方法が示す合理的なモデルに基づくもので，一般には，医学などのほかの領域の理論に基づくことが多い。この方法は，組織的なデータ収集法の開発，対立仮説の形成，そして，作業療法の有効性に関する仮説検証などを必要とする。

これは，作業療法が体系的であるという印象を与え，作業療法を専門化する1つの方法であろう。その意味では，作業療法の専門性を高めるために貢献してきた。しかし，整形外科疾患などを対象とする場合のROMやMMTなどで威力を発揮する科学的モデルは，高齢者や小児，精神障害などの複雑な臨床実践を説明するには必ずしも十分ではない。ROMやMMTは整形外科学の方法である。

■──質的研究の導入

作業療法でのクリニカル・リーズニングの研究で用いられた方法は，エスノグラフィーという手法であった[6,16]。これは作業療法でもほかの領域でも一般に用いられている量的研究とは異なり，質的研究の1種である。この研究方法は研究対象者を参加者と呼び，その参加者が自分を見たり，理解したりするのと同じように，研究者もその人々を理解するという目標をもつ。質的研究は，仮説を検討するという点から出発するのではなく，むしろ，仮説を形成するために出発する。この方法はまた，研究者の観察や解釈の論議に，参加者も含めるという特徴をもっている。

■——論理的・相互交流的・ナラティブ・リーズニング

　質的研究の結果，作業療法の臨床の特性やOTが用いるリーズニングが明らかになってきた。OTは科学的・手続き的・診断的リーズニングのほかに，Rogersのいう論理的リーズニング[1]，Flemingのいう相互交流的リーズニング[12]，Mattinglyのいうナラティブ・リーズニング[17]，Polanyiのいう暗黙の知[18]などをもつことが明らかになった。科学的・手続き的・診断的リーズニングは，ROMやMMTなどの医学に関連した評価と治療に取り組む際に有効であるが，OTが実際に考えていることの一部でしかないと考えられるようになった。OTはクライエントと会話をするが，その目的は，クライエントの視点から障害体験を理解すること，クライエントを人間としてより深く理解すること，またクライエントが作業療法をどう考えているのかをOTに知らせること，そして，クライエントの好みやニードに合わせて作業療法を実施することであるという[12,16]。

　Mattingly[17]は，作業療法がうまくいくかどうかはクライエントの治療への参加によるとし，その治療への参加と協業を促すために，OTはクライエントと一緒に行い，選択を求め，個別的に実施し，物語を語り，一緒に問題解決をする。これがOTと患者との相互交流である。相互交流は，クライエントを治療に参加させるという理由以外に，患者の緊張を和らげ，患者を1人の人として理解し，患者の視点から障害を理解し，治療目標と「この人に対するやり方」とを対応させ，受容，信頼，希望などについて話し，行為と意味に対して共通する視点を築き，そして，治療が成功していることを知るためといった目的がある[17]。

　Langthaler[19]は治療場面をVTRに収録し，OTの相互交流を分析した結果，①直接的な言語的手がかりや声の要素といった言語的交流，②身体を向けたり，眼球運動を用いたりするなどの非言語的交流，そして，③活動の実施という3つがあることを明らかにした。また，支援，励まし，挑戦，再保証などのメッセージを伝達していることもわかった。

　「クライエントを1人の人間として理解する」には，このクライエントは物事にどのような意味づけをしているのか，つまり，この人は障害をもつ自分，自分の生活，家族，環境などをどのように見ているのかという現象学的見方が含まれる。この点では，語り（ナラティブ）が重要であるという理由で，ナラティブ・リーズニングと呼ばれるようになった。

　作業療法を行うには，実際に，患者の動機，価値，興味といった人間的な事柄に注目する必要があるため，クライエントとともに行い，クライエントの視点から文脈的で即興的に問題を読み取り，行為に移すことが必要である。このリーズニングは，①クライエントにとっての障害の意味を知ること，②クライエントの遂行に及ぼす動機に取り組むこと，③クライエントの経験の流れに注目すること，④治療会議や記録などの形式的で科学的な報告よりも，非形式的な論議を重視すること，という特徴をもつ[12,16,17]。

　また，患者が発する手がかりを認識し，治療に用いるパターン認識という方法も用いられている。Newell & Simon[7]は問題解決には，認識，仮説形

成，発見的探索という3種類があるとする。認識はパターン認識とも呼ばれ，ある現象を観察し，意味のある特徴を明らかにし，手がかり間の関係を決定し，観察とこれまでの分類とを比較する能力がかかわるという。この［観察→手がかりの同定→パターンの決定→タイプの比較］という流れは，実際には経験のあるOTによって用いられる方法なのである[20]。

■——実際的リーズニング

このほかに，リーズニングという精神活動の生じる文脈を考える必要があるとして，実際的リーズニングが提案されている。ある文脈で生じる学習は，ほかの文脈に転移される必要はないとする考え方である。この考え方を進めると，人は自分の知っていることしか行っていないし，行えないということになり，また職場の環境に影響されるという[1, 11]。例えば，予算がないからクライエントへのアプローチに制限が生じたり，また別の実践モデルを使って介入をしようとしたが，職場の上司から必要ないと却下されてしまったといったことなども実際的リーズニングである。最近，このリーズニングが実際にはかなりのウエイトを占めているとされている。

■——倫理的リーズニング

倫理的リーズニングとは，作業療法介入にかかわるリスク管理，治療の優先順位，対象者を差別しないこと，対象者とOTとの目標の相違をどのように乗り切るかなどの道徳的条件を考慮したリーズニングである。

以上，作業療法におけるクリニカル・リーズニングについて検討した。作業行動という考え方やその臨床モデルであるMOHOでは，クライエントの作業に取り組む動機を重視するため，ナラティブ・リーズニングを重視する。実践にあたっては，クライエントの有能感，価値観，興味などと，役割や習慣や技能との対応を考慮する。そのためには対象者の声に耳を傾け，語りを傾聴し，尋ねるという交流が必要になる。MOHOでは，こうしたリーズニングへと導くための評価法が作成されている。こうしたリーズニングを知り，学び，そして，クライエントのために生かしていただきたいと思っている[21, 22]。

(山田孝)

文献

1) Rogers JC: Eleanor Clarke Slagle Lectureship 1982; Clinical reasoning: the ethics, science, and art. *Am J Occup Ther* 37: 601−616, 1983.
2) 市原清志：バイオサイエンスの統計学——正しく活用するための実践理論．南江堂，1990.
3) Meehl, PE: Clinical versus statistical prediction. Minneapolis; University of Minnesota Press, 1954.
4) 藤永保編：心理学事典，新版．平凡社，1981.
5) Kielhofner G, 山田孝・小西紀一訳：作業療法の理論．三輪書店，1993.
6) 山田孝：作業療法の理論と臨床の論理——ある症例を通して．作業療法 13：292−300, 1994.
7) Newell A & Simon H: Human problem solving. Englewood Cliffs, NJ, Prentice Hall, 1972.
8) Meyer A: The philosophy of occupational therapy. *Archives of Occupational*

Therapy 1：1－10, 1922.

9）Deusen JV, 山田孝訳：マリー・ライリー作業行動理論．Miller BRJ, et al共著，岩崎テル子監訳，作業療法実践のための6つの理論──理論の形成と発展，pp159－185，協同医書出版社，1995.

10）Kielhofner G編著，山田孝監訳：人間作業モデル──理論と応用，改訂第4版．協同医書出版社，2012.

11）Gillette N & Mattingly C: Clinical reasoning in Occupational Therapy. *Am J Occup Ther* 41: 399－400, 1987.

12）Fleming MH: Aspects of clinical reasoning in occupational therapy. H Hopkins & H Smith（eds）, Willard and Spackman's Occupational Therapy eighth ed, pp867－881, JB Lippincott Co, 1993.

13）Schön DA: The reflective practitioner, How professionals think in action. New York, Basic Books, 1983.

14）Mattingly C, Gillette N: Anthropology, occupational therapy, and action research. *Am J Occup Ther* 45: 972－978, 1991.

15）Rogers JC, Holm MB: Occupational therapy diagnostic reasoning: a component of clinical reasoning. *Am J Occup Ther* 45: 1045－1053, 1991.

16）Mattingly C: What is clinical reasoning? *Am J Occup Ther* 45: 979－986, 1991.

17）Mattingly C: The narrative nature of clinical reasoning. *Am J Occup Ther* 45: 998－1005, 1991.

18）Polanyi M: The tacit dimension. New York, Doubleday, 1967.

19）Langthaler M: The components of therapeutic relationship in occupational therapy. Unpublished Master's thesis, Tufts University, Medford, MA, 1990.

20）Fleming MH: The therapist with the three-track mind. *Am J Occup Ther* 45: 1007－1014, 1991.

21）長谷龍太郎・山田孝：作業療法におけるクリニカルリーズニング概念の活用に関する文献的研究．日保学誌9：256－267, 2007.

22）長谷龍太郎・山田孝：脳性マヒ児に対する作業療法におけるクリニカルリーズニング区分の研究．日保学誌10：101－114, 2007.

C 高齢者に対する作業療法の過程

4. ナラティブ

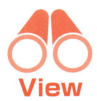

- 高齢者の作業療法の主な対象となる慢性疾患や機能障害をもつ人を理解するための1つの方法として，生物学的な病気とクライエントがもつ主観的な側面の病いに分ける考え方がある。その主観的な側面に理解・介入することをナラティブ・アプローチと呼ぶ。
- 例えば家族療法では，クライエントの内在化されている問題を外在化することにより解決を図る方法がある。
- ナラティブ・アプローチを理解するためには，傾聴・共感的なかかわり，ソーシャル的な視点，現実に対する見方やかかわり方，姿勢を考えることが重要である。

近年，ナラティブ（narrative，物語，語り）という言葉が頻繁に聞かれるようになった。これは人文・社会科学から医学に至るまでの幅広い領域で使われており，脳卒中の維持期などの慢性障害をもつクライエントの作業療法にあたって，ナラティブを重視する背景を知ることは大いに参考になるはずである。

(1) 言葉は世界をつくる

ナラティブ・アプローチとは，ナラティブという概念をキーワードにするアプローチの総称である。そのなかで，家族療法を中心に発展したものが，社会構成主義に基づくナラティブ・アプローチである。社会構成主義では，現実は日常のコミュニケーションのなかで，言語によって絶えず構成され，つくり直されると考える。つまり，世界は相互交流を通して，語りによってつくられると考えるのである。

この考え方の基本は「言葉が世界をつくる（Words create the world）」ということである。これは現象学的社会学から始まったもので，一般的常識とはかなり異なる。一般的常識は，まず世界があり，世界を言葉が表現しているとする。ここにある物があり，それを机と呼ぶという具合に，まず世界

があってそれを言葉が表現しているというのが一般的な了解である。

　しかし，それとは逆に言葉が世界をつくっているのだと考えるのが社会構成主義である。例をあげると，インフォームド・コンセントという言葉は今や誰もが知っているが，20年前はほとんどの人が知らない言葉であった。しかし，インフォームド・コンセントと呼ばれることは存在しなかったのかというと，存在したのだが，それに対応する言葉がなかった。インフォームド・コンセントがあっても，それを何と呼ぶのかわからなかったため，それ以上の議論ができなかった。言葉がないと議論ができないし，何が起こったかもわからない。そうすると，結局はうやむやになり，被害者は泣き寝入りするしかなかった。しかし，インフォームド・コンセントという言葉が与えられると，はっきりと見えるようになったといえる。そういう意味で，「言葉が世界をつくる」のである[1]。

　このように考えると，私たちが思う以上に，世界を認識する際に言葉は重要な役割を果たしているということになる。また，単に認識することにとどまらず，私たちの行為や行動を方向づけたり，禁止したりするという非常に強い力をもっていることになる。この「言葉が世界をつくる」というのが社会構成主義の基本である[2]。

(2) 社会現象としての病い

　次に，ナラティブでは，社会現象としての病い[★1]を考える。基本的には，病気というのは生物学的に定義できるというのが常識である。しかし，それを2つに分けて，生物学的に定義できる状態をdisease（疾病）とし，そして，クライエント本人がその病気をどう受け止め，どう考えているかという主観的な側面をillness（病い）という。これは医療社会学や医療人類学では基本的な用語である。病気に関するもう1つの言葉にsicknessがあるが，これはこの両方を含めた言葉として使われる。おおざっぱに「病気」と言うときはsicknessが用いられる。「病い」がどのように成り立っているのかを次に検討する。

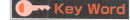 Key Word

★1　病い
「病い」には送り仮名がついている。国語辞典には「い」はついていない。最近，この言い方が増えているのは，病という字だと，「びょう」と読んでしまう人がいるが，「い」をつけておけば，「やまい」と読んでくれるからである。

──病いの4つの意味

　Kleinman（クラインマン）は，1988年の『Illness Narrative』において，病いには表面的，文化的，個人的，説明的という4つの意味があるとしている[3]。

　第1は表面的意味で，症状自体がもつ表面的な意味である。例えば，食欲がないという症状はさまざまな原因があるが，すでにある意味をもつという。食欲がないとは「何か心配事がある」ということを意味し，心配事と結びつけられる。Kleinmanは，これは世界共通の意味で，文化を超えて表面的な意味がつけられているという。人間は生物学的な疾病を生物学的だけで理解しているのではないということになる。

第2は，文化的意味で，ある時代のある社会に独特の意味が負わされている病気を考えてみるとよい。現代日本では，例えば「がん」があげられる。がんと聞くと，思わず人々の反応が変わる。「○○さん，がんなんだって」という話には，思わず声をひそめたり，ほかの病気とは違う独特の反応を引き起こす。がんという言葉それ自体が重い意味をもっているのである。

　第3は，個人的意味で，クライエントが病気になったときに，その病気に個人的につけている意味である。一般には，「なぜ自分がこんなことになったのか（Why me question）」という問いである。「なぜほかの誰かではなく，私がこんな目にあわなければならないのか」というどうしようもない思いは，自分の予想を超えた困難に直面したときに現れる問いである。この「なぜ私が」という問いにはなかなか答えが出ない。慢性疾患をもって生きるということは，この問いを抱えながら生きるということである。その「なぜ私が」の問いに答えるためには，自分なりに意味づけをする必要がある。

　最後が，説明的意味で，個人的意味と類似しているが，違いは，個人的意味はあくまでも自分のなかで自分の過去と今をつなげていくという意味である。例えば，医師から医学的な説明を聞き，自分で医学の本を読み，インターネットで情報を集めて，自分のなかでこれはこういうことだという説明を築き上げていくという意味である。したがって，これは人によって個人差が生じるものである。

　Kleinmanの「病いの意味」とは，この4つの異なる意味であり，これらの意味を自分なりに組み合わせて総合して，病いの物語をつくり，その物語を生きているのである。

■───物語としての病い

　Kleinmanは「病いはちょうどスポンジのように，世界から個人的，社会的意味を吸収する」という。スポンジが水を吸うように，病いはあちらこちらからさまざまな意味を吸収し，1つの物語ができ上がっていく。病いがなければそんなことはなかったのに，病いがあることで，さまざまなことを病いと結びつけざるを得なくなる。このように，病いは物語の形で存在している。

　例えば，闘病記があげられる。闘病記は，まさに病いと自分がどう闘ってきたかを綴ったもので，誰が見ても「物語としての病い」がそこにはある。闘病記を書いていない人も，病いの物語を生きていることになる。その中核に，このWhy me question があるのである。

■───ナラティブ・アプローチの基本的な考え方

　まず言葉が世界をつくるから始まり，言葉というのは単語レベルだけでなく，長い文章が連なってできる物語という形をとり，それが病いを理解するうえで重要な意味をもつということになる。病いという主観的な世界は物語の形をとる。このように，病いは物語の形で存在しているというのがナラティブ・アプローチの基本的な考え方である。

（3）ナラティブ・アプローチに基づく家族療法

■──問題の外在化

　WhiteとEpstonというオーストラリアとニュージーランドの家族療法家の「スニーキー・プー」という事例で用いられた家族療法の方法に，問題の外在化があるので説明しよう[1]。

　「スニーキー・プー」は訳すと「ずるがしこいウンチ」となる。Nickという6歳の男の子は「遺糞症」と診断された。遺糞症というのは，ウンチをもてあそぶという病気で，自分のウンチを部屋中に塗りたくったり，引き出しの中にしまったりする症状を示し，いくら叱ってもやめられない。Nickの両親はあちこちに相談に行くが，いっこうによくならない。最後に，当時全く無名のソーシャルワーカーであるWhiteとEpstonのところに回されてきた。

　WhiteとEpstonは，まず，今起こっている問題に「遺糞症」という診断名ではなく，6歳のNickが呼びやすい「スニーキー・プー」という名前をつけた。そして，この問題がNickや家族にどのように影響したかを質問し，問題を明らかにしていった。「この問題の影響は何か」という疑問を立てたのである。この方法の優れた点は，問題に名前をつけて，問題を「外在化」したことである。つまり，プーという困った問題がやってきて，家族全員がさまざまなひどい影響を受けているということに焦点を当てた。これを「問題の外在化」と呼んだ。

　普通，問題は「内在化」される。例えば，問題はNick自身にあるとされ，Nickの発達の遅れが疑われたり原因はNickの脳や心の中にあるとされる。あるいは，母親に向けられ，母親の育て方が悪いとか母親にはパーソナリティ障害があるなどと考えられ，問題が母親に内在化される。ほかに，問題は夫婦関係にあるとされる。システム論的見方では，夫婦関係の葛藤が子どもに現れているとされるが，この場合も問題は夫婦関係に内在化され，夫婦関係を直さなければならないとされる。

　しかし，外在化はそのどれとも異なる。問題は，どこからかやってきたと考え，それ以上は詮索しない。外からプーという悪いやつが来て，家中をめちゃくちゃにしている。そのせいで家族はこんなになってしまった，どれだけ影響を受けたのかを明らかにしてみようというものである。

　このように問題に名前をつけ外在化することで，「問題」と「影響」が分離され，次に「ユニークな結果」を見つける。例えば今まで確かに問題に振り回されてきたが，振り回されていなかった瞬間はないだろうかと考えてみる。その結果，問題に振り回されていなかった時間が明らかになり，そういう瞬間が増えていけば楽になるというように，今までの生活を見直してみる新しい視点が生まれる。

　2週間後のセッションでは，Nickは，この間，たった1度だけ小さな失敗をしただけで，いかにしてプーの罠から逃れたかといったことや，2度とや

つの手には乗らないといったことを語り，状況が改善され，めでたくこの話は終わりになる。

さまざまなところに相談に行ってもよくならなかった理由は，問題を「内在化」していたからである。なぜ内在化するのかというと，専門家の実践モデルは内在化するようにできている。医学モデルをはじめ，心理学モデルも，内在化する実践モデルに頼っている。そうすると，うまくいかないどころか，むしろ余計にこじれてしまうことがある。なぜなら内在化すると家族がお互い敵になってしまう。「おまえが悪い」「いや，あなたが悪い」というおなじみの水掛け論になり，責任のなすりつけあいになる。

それに対して，外在化すると，家族はお互いが味方になる。外にいる敵に対してみんなで一致団結して闘おうという関係になる。自分たちは悪くない，むしろ被害者である。この敵の言いなりにならないようにみんなで協力しようと，お互いが味方になる。それだけで家族関係がよくなる。もともと問題によってこじれていた家族関係が，これだけで改善することになる。

■──ドミナント・ストーリー

これがなぜ「ナラティブ」なのか。

前述した内在化するストーリーは「ドミナント・ストーリー」（支配的な物語）と呼ばれる。この物語が支配しているがゆえに，問題がこじれることになる。ドミナント・ストーリーとは違う代替ストーリーをつくることができれば，そこから脱出でき，新しい世界が開けてくる。したがって，今まで自分たちを縛っていたストーリーを明らかにし，それとは違うストーリーをつくっていくという点で，ナラティブ・アプローチといえる。スニーキー・プーの例では，「どこに原因があるのか，どうしたらそれを取り除けるのか」という物語ではなく，「スニーキー・プーという外敵に対して家族一丸となって闘っていく」という物語が生まれたことになり，物語が変わったという点でナラティブ・アプローチなのである。

外在化というのは，ナラティブ・アプローチの１つであって，何でも外在化すればうまくいくというわけではない。重要なことは，「問題」にはその問題を支えている物語があるということ，その物語が変われば「問題」のありようも変わってくるということである。そのドミナント・ストーリーを変える１つの有効な方法が「外在化」ということになる。問題を外在化できれば，そのストーリーは変わることがある。

(4) 3つの問い

ナラティブ・アプローチを理解するためには，以下の３つの問いかけが重要である。この３つの問いは，医学，看護，OT，あるいはソーシャルワーカーなど，臨床的な援助をするすべての専門職で大切だとされている[4]。

■──傾聴と共感はどうしたらできるのか

　傾聴と共感は人とかかわる仕事に就く人にとって基本とされ，テキストでは基本的な態度であるとされている。しかし，どうしたらそういう態度がとれるのか，どうしたら傾聴できるのか，共感したといえるのかというと曖昧である。セラピストが今，傾聴しました，共感しましたなどと言えば，傾聴や共感であるかというと，おそらく異なるであろう。どういう状態を傾聴できたというのか，どうすれば傾聴できたかというのは，きちんとした定義はないようである。にもかかわらず，これは重要であるとされている。

■──バイオ・サイコ・ソーシャルということ

　WHOの「健康」の定義は「bio-psycho-socialに良好な状態」と定義されていた。数年前にWHOの定義が修正され，これに「スピリチュアル」が加わって，4つの点から定義された。ここでいう「ソーシャルに健康」とはどういうことだろうか。バイオロジカルな健康は定義しやすい。サイコロジカルだと少し怪しくなるが，それでも定義できる。しかし，ソーシャルになると定義しにくいにもかかわらず，バイオ・サイコ・ソーシャルといわれると，みんな納得してしまう。

　そもそも医学，看護学，作業療法学などの医療系の教育で，ソーシャルな部分の教育は少ない。おそらく，作業療法学の教育では，医学や看護学よりも，ソーシャルな部分に重点はおかれているが，それでも少ない。それにもかかわらず，3つの側面からみるといわれても，実践できない。テキストには，ほとんどがバイオロジーの知識が書かれているので，その知識を身につけると，クライエントに接したときにバイオロジカルに診るのは当然のことになる。

　しかし，人間は社会的存在である。人をソーシャルにみるということは，人を何十年かの歴史を背負った存在としてみるということなのである。ソーシャルにとらえるときの1つの重要な視点が「ナラティブ」なのである。

■──精神論と技術論

　第3に，精神論と技術論で，臨床のあらゆる職種に関係する問題である。よりよいケアとは何かと考えたとき，専門家は当然のこととして技術が重要だという。しかし一方で，技術だけでは人のケアはできない。重要なのはその人がもつ精神であり，真心であり，熱意であり，それらがないとケアはできないという。精神論と技術論のどちらも重要だといいながら，個々の場面ではどちらかに偏っていて，都合がいいようにこの2つを使い分けているようである。技術論でうまくいかないときは精神論に逃げ，精神論でうまくいかないときは技術論に逃げるというご都合主義があるのではないか。

　ここで，これらのどちらが重要かということを問うのではなく，どうしてこの2つしかないのか，ほかに考え方はないのかを問う。「精神論と技術論」以外に何があるかというと，野口は「姿勢」だという[4]。現実に対する姿勢，現実をどうみるかという視点である。この姿勢を大事にするというのが，語

りから得られたその人の物語を大切にするナラティブ・アプローチである。技術ならマニュアル化できるが，ナラティブ・アプローチは技術や技法ではなく，現実に対する見方，かかわり方，姿勢であるため，マニュアル化はできない。

(5)作業療法にとってのナラティブ

高齢者の作業療法においてはナラティブは重要であることがわかるだろう。

人間作業モデル（Model of Human Occupation：MOHO）では，評価法の1つに作業遂行歴面接・改訂版（OPHI-II）がある。これはクライエントにインタビュー（面接）を実施し，作業役割，日課，作業行動場面，活動選択と作業選択，人生の重大な出来事に関する語り（ナラティブ）から，作業有能性，作業同一性，環境（作業遂行場面）を評価するものである。この評価では，人生の重大な出来事などの語りから，ナラティブスロープと呼ばれる図を作成する。

その例については，第Ⅱ部C-1「健常高齢者に対する予防的作業療法」の事例で説明しているので，参照されたい。　　　　　　　　　　　　　　（山田孝）

文献

1）野口裕二：物語としてのケア──ナラティヴ・アプローチの世界へ．医学書院，2002.
2）野口裕二：ナラティヴの臨床社会学．勁草書房，2005.
3）Kleinman A, 江口重幸・他訳：病いの語り──慢性の病いをめぐる臨床人類学．誠信書房，1996.
4）野口裕二：ナラティヴ・アプローチとは何か．作業行動研究 9：1-10, 2006.

D 高齢期作業療法の評価ツール

1. 作業療法以外の領域の評価法

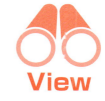

- 高齢期の自己評価には，老研式活動能力指標，生活満足度指標（LSI-Z），老年期うつ尺度（GDS）短縮版，CESうつ尺度（CES-D），一般性自己効力感尺度（GSES），SF-36，WHOQOL26などがある。
- 観察に基づく評価には，パラチェック老人行動尺度（PGS）がある。
- 質問紙による評価には，改訂長谷川式簡易知能評価スケール（HDS-R），MMSEなど認知症の評価スケールがある。

高齢期の評価は，心理学，社会学，医学などの分野で開発された評価を用いることが多い。ここでは，それらの評価法について簡単に説明し，第Ⅰ部D-2「作業療法の評価」では作業療法領域で開発された評価法について説明する。

(1) 自己評価

以下の評価は，クライエントが自分で評価するチェックリスト方式の評価である。

①老研式活動能力指標

老研式活動能力指標[表1]は高齢者の生活機能の自立性を評価★1する試みとして作成されたものである[1]。特に，日常生活活動（activities of daily living：ADL）の尺度ではとらえられない高次の生活能力を評価するために開発された。高次の生活機能の存在を初めて体系的に示したのはLawton[2]で，生活機能の自立性を規定するものとして，「活動能力」という概念的な検討を行い，活動能力には「生命維持」「機能的健康度」「知覚―認知」「身体的自立」「手段的自立」「状況対応」「社会的役割」という階層性をなす7つの水準があるとした。一般に，ADLの尺度はLawtonの体系で「身体的自立」のレベルの活動能力を測定するとされる。ADLの評価によってはとらえられない高次の生活機能を評価するために，「身体的自立」よりも上位のレベルの

> **One Point**
>
> ★1 高齢者の評価
> 高齢者の評価の代表的なものとして，老年医学的総合評価（CGA）があり，日常生活機能として，基本的ADL，手段的日常生活活動（instrumental ADL：IADL），転倒・バランス，視力，聴力，言語機能，栄養状態，服薬管理があげられ，精神的機能として，認知（認知症），情緒（抑うつ，モラール，QOL）があり，さらに社会的評価として居住生活環境，経済状態，家族構成，介護者・介護負担，高齢者虐待などがその領域となっている。

[表１] ▶ 老研式活動能力指標

●毎日の生活についてうかがいます．以下の質問のそれぞれに，「はい」「いいえ」のいずれかに○をつけて，お答えください．質問は多いですが，ご面倒でも全部の質問にお答えください．		
１．バスや電車を使い，１人で外出できますか	はい	いいえ
２．日用品の買い物ができますか	はい	いいえ
３．自分で食事の用意ができますか	はい	いいえ
４．請求書の支払いができますか	はい	いいえ
５．銀行預金，郵便貯金の出し入れが自分でできますか	はい	いいえ
６．年金などの書類が書けますか	はい	いいえ
７．新聞を読んでいますか	はい	いいえ
８．本を読んでいますか	はい	いいえ
９．健康についての記事や番組に関心がありますか	はい	いいえ
10．友達の家をたずねることはありますか	はい	いいえ
11．家族や友達の相談にのることはありますか	はい	いいえ
12．病人を見舞うことができますか	はい	いいえ
13．若い人に自分から話しかけることはありますか	はい	いいえ

注：各項目の「はい」が１点，「いいえ」を０点とし，13点満点として生活での自立を評価する．
（古谷野亘・他：地域老人における活動能力の測定——老研式活動能力指標の開発．日本公衆衛生学会誌34：109−114，1987．より）

活動能力を測定することが必要である．そのために，老研式活動能力指標は開発された．

「手段的自立」のレベルの活動能力は，一般にIADLと呼ばれ，食事の支度，買い物，交通機関の利用，預貯金の出入れなどの金銭の管理の活動によって個人が社会的環境に適応する能力である．「手段的自立」のレベルよりも上位の「状況対応」とは，テレビの鑑賞や書物・雑誌への関心などの質問であり，知的能動性とされている．最後のレベルは社会的役割といった生活に関する活動能力の質問で構成されている．老研式活動能力指標は高い信頼性と妥当性が示された評価で[3]，医療や福祉の現場では幅広く使用されている．回答は，質問に「はい」か「いいえ」の二者択一式で選択し，「はい」には１点が与えられる．満点は13点である．

②生活満足度指標（LSI-Z）

アメリカで，1950年代に盛んになった老年期への適応に関する心理学と社会学のアプローチの成果を基礎として，1960年代に老化への適応過程について２つの主な理論が提起された．１つは離脱理論（disengagement theory），もう１つは活動理論（activity theory）と呼ばれるものであった．

離脱理論は，高齢者は典型的に興味や心のエネルギーが外の世界よりも心のなかの世界へ振り向けられるようになっていくと考える．この心理的な内向化が，社会的な役割からの引退や活動からの自然で正常なひきこもりを生じさせ，病気や死への過度の関心といった自己へのとらわれを増し，他者とのかかわりを減少させる．つまり，社会的な離脱は活動を止めることを高齢

者が望んだり，受け入れることによると考えられる。

　これに対して，活動理論は，老年期になっても，心理的，社会的なニーズは本質的には変わらず，高齢者では避けることのできない生物学的老化や病気による変化は別にして，活動的であり続けることが適応的であると考えるものである[4]。

　この活動理論の研究のなかから生まれたのが生活満足度尺度（Life Satisfaction Scale）である。この代表的な指標は，Neugartenら[5]によってつくられた生活満足度指標（Life Satisfaction Index：LSI）である。彼女らは，生活での満足感の要素として次の5つの次元を想定している。①興味・関心対無気力，②決断と不屈さ，③望んでいる目標と目標達成の一致，④自己概念，⑤気分状態。この指標で高得点の生活満足度の高い人は，毎日を熱意と喜びをもって生活し，生きることに意味を見出し，人生の目標を達成したと感じており，自分を肯定的にみることができ，肯定的な感情をもつ人である。1969年には，Woodら[6]によって，このLSIの13項目の短縮版LSI-Z［表2］がつくられ，頻繁に用いられるようになった。LSI-Zの得点範囲は0点から26点である。

［表2］　生活満足度指標（LSI-Z）

1．年をとることは若いときに考えていたよりもよいことだと思いますか	**そう思う**	そうは思わない	どちらとも言えない
2．あなたの人生は，ほかの人と比べて恵まれていたと思いますか	**そう思う**	そうは思わない	どちらとも言えない
3．あなたの人生で，今が一番嫌なときだと思いますか	そう思う	**そうは思わない**	どちらとも言えない
4．あなたは，若いときと同じように幸福だと思いますか	**そう思う**	そうは思わない	どちらとも言えない
5．これまでの人生で，今が一番幸せなときだと思いますか	**そう思う**	そうは思わない	どちらとも言えない
6．あなたがしていることは，退屈なことばかりだと思いますか	そう思う	**そうは思わない**	どちらとも言えない
7．あなたがしていることは，面白いことばかりと思いますか	**そう思う**	そうは思わない	どちらとも言えない
8．あなたの人生を振り返って，満足できますか	**そう思う**	そうは思わない	どちらとも言えない
9．1か月先，1年先の計画がありますか	**そう思う**	そうは思わない	どちらとも言えない
10．人生を振り返ってみて，あなたは，求めていた大事なことのほとんどを実現し損なったと思いますか	そう思う	**そうは思わない**	どちらとも言えない
11．ほかの人とくらべて，ゆううつになることが多いと思いますか	そう思う	**そうは思わない**	どちらとも言えない
12．これまでの人生で，あなたは，求めていたことのほとんどを実現できたと思いますか	**そう思う**	そうは思わない	どちらとも言えない
13．たいていの人の生活は悪くなる一方だと思いますか	そう思う	**そうは思わない**	どちらとも言えない

＊ゴチック体は2点，どちらとも言えないは1点とする。
（Wood V, et al: An analysis of a short self-report measure of life satisfaction: correlation with rater judgements. *J Gerontol* 24: 465－469, 1969.より）

③老年期うつ尺度（GDS）短縮版

Blinkら[7]は，老人のためのうつ症状の評価として，身体的なうつ症状の項目を含まない30項目の老人用うつ尺度を開発した。その後，SheikhとYesavage[8]は，30項目のなかから，過去の研究でうつ症状と最も相関の高い15項目を選び，短縮版を作成した［表3］。老年期うつ尺度（Geriatric Depression Scale：GDS）は，反応を「はい」と「いいえ」の2件法で求めるため，回答しやすいという特徴がある[★2]。

④CESうつ尺度（CES-D）

うつ病のスクリーニングを目的にした尺度は，Beckの抑うつインベントリー（Beck Depression Inventory）[10]やZungの自己評価抑うつ尺度（Zung Self-Raring Depression Scale）[11]があり，日本版もつくられているが，精神科の領域の評価である。一般的な精神健康の測定のためには，CESうつ尺度（Center for Epidemiologic Study Depression Scale：CES-D）[12]のほうが適しているとされている［表4］。これは，特に現在の抑うつ症状の頻度を査定するためにつくられたものであり，抑うつの感情や気分を強調している。20項目からなり，ここ2週間の状態について4段階で評定するようになっている。その結果，得点範囲は0〜80点である。

One Point

★2　GDSの有用性

矢冨[9]は，1992（平成4）年の都内の200地点から，55歳以上の3000人を対象とした訪問調査から，GDSの項目の回答が有効であった65歳以上の1010人（平均年齢71.8歳，SD5.6）を対象に，分析している。その結果，GDS短縮版は一次元構造を仮定したモデルに適合していること，内部一貫性係数も良好であったことを示している。

［表3］　老年期うつ尺度（GDS）短縮版

1．毎日の生活に満足していますか	はい	いいえ
2．毎日の活動力や周囲に対する興味が低下したと思いますか	はい	いいえ
3．生活が空虚だ，と思いますか	はい	いいえ
4．毎日が退屈だ，と思うことが多いですか	はい	いいえ
5．大抵は機嫌よく過ごすことが多いですか	はい	いいえ
6．将来のばくぜんとした不安にかられることが多いですか	はい	いいえ
7．多くの場合は，自分が幸福だ，と思いますか	はい	いいえ
8．自分が無力だなぁ，と思うことが多いですか	はい	いいえ
9．外出したり何か新しいことをするよりも，家にいたいと思いますか	はい	いいえ
10．なによりもまず，物忘れが気になりますか	はい	いいえ
11．いま生きていることが素晴らしいと思いますか	はい	いいえ
12．生きていても仕方がないと思う気持ちになることがありますか	はい	いいえ
13．自分が活気にあふれていると思いますか	はい	いいえ
14．希望がないと思うことがありますか	はい	いいえ
15．周りの人があなたより幸せそうにみえますか	はい	いいえ

（矢冨直美：日本老人における老人用うつスケール（GDS）短縮版の因子構造と項目特性の検討．老年社会科学16：29−36，1994．より）

[表4] CESうつ尺度（CES-D）

●この1週間，次のように感じたことや行動したことが，どのくらいあったか，答えてください。
●この1週間に　0：ほとんどなかった（ぜんぜん）
　　　　　　　　1：少しはあった（1−2日）
　　　　　　　　2：時々あった（3−4日）
　　　　　　　　3：たいていそうだった（5−7日）

項目	
1．ふだんは気にならないことが，気になった	
2．食欲がなかった	
3．家族や友人の支えがあっても，ゆううつな気分を振り払えないように感じた	
4．私はほかの人と同じように，よい状態だった	R
5．今やっていることに集中することが難しかった	
6．ゆううつだった	
7．何をするのにも骨がおれた	
8．将来に希望があると感じた	R
9．自分の人生は失敗だと思った	
10．「こわい」と感じることがあった	
11．よく眠れなかった	
12．幸福だった	R
13．いつもより口数が少なかった	
14．さびしいと感じた	
15．周りの人が不親切だと感じた	
16．生活を楽しんでいると感じた	R
17．泣きたいような気分だった	
18．悲しいと感じた	
19．周りの人が自分を嫌っているように感じた	
20．このまま行けそうもないように感じた	

＊Rの項目は，0を4点，3を1点に変換される。ほかの項目は，0を1点，1を2点，2を3点，3を4点に変換される。

⑤一般性自己効力感尺度（GSES）

　一般性自己効力感尺度（General Self-Efficacy Scale：GSES）は，何らかの行動をきちんと遂行できるかどうかという予期のことであるセルフ・エフィカシーの認知の高低を測定するために，坂野ら[13, 14]によって開発された質問紙である。GSESは，研究によって十分な臨床的妥当性と高い信頼性が認められている。GSESは一般的なセルフ・エフィカシーの程度を測定するための，16の質問項目から構成されている。回答は，「はい」または「いいえ」の2件法であり，得点範囲は0〜16点である。高得点者ほどセルフ・エフィカシーが高いとされる。学生，成人男性，成人女性の各カテゴリーで，平均が50で標準偏差が10の標準化得点に換算することが可能である。また，合計得点により「1＝非常に低い」「2＝低い傾向にある」「3＝普通」「4＝高い傾向にある」「5＝非常に高い」を分けることができる。検査は5分以内で回答できる。実施形態は個別，集団のいずれも可能であり，18歳以上高齢者ま

で幅広く利用可能である。

⑥SF-36

SF-36（MOS 36 -Item Short-Form Health Survey）は，36の質問項目からなり，身体機能，身体に関する日常役割機能，身体の痛み，全体的健康感，活力，社会生活機能，精神に関する日常役割機能，心の健康の8つを評価することができる。また，国民標準値がマニュアルに算出されているため，クライエントの状態を比較することが可能である[15]。詳しくは成書を参照されたい。

⑦WHOQOL26

WHOQOL26は，高い内的整合性や弁別妥当性，テスト—再テスト信頼性が検証されている評価である[16]。WHOQOL26は，26項目の質問に対して5段階のリカード尺度で回答を求めるもので，身体的領域・心理的領域・社会的関係・環境的領域の4領域と全体的なQOLの測定が可能である。結果は各領域ごとに平均値として算出することができ，マニュアルには各年代層の平均値が掲載されているため，クライエントと標準平均値を比較することが可能である。詳しくは成書を参照されたい。

⑧EQ-5D-5L

EQ-5D-5Lは，医療経済における対費用効果分析の効果指標に用いられる質調整生存年（Quality-Adjusted Life Year：QALY）★3の算出に用いるためのQOL値を得られる点に特徴がある。QALYを指標とする効果研究においては，世界的に頻繁に使用される評価法である[17]。質問項目は「移動の程度」「身の回りの管理」「ふだんの活動」「痛み／不快感」「不安／ふさぎ込み」の5項目の健康状態で構成されており，クライエントはそれらに5段階で回答する。

⑨Frenchay Activities Index（FAI）

FAIは日常生活における応用的活動の実践状況を定量的に評価するものである。15の評価項目（食事の用意，食事の後片づけ，洗濯，掃除や整頓，力仕事，買物，外出，屋外歩行，趣味，交通手段の利用，旅行，庭仕事，家や車の手入れ，読書，勤労）についての実践頻度を「時々している」「週に1回以上」など4段階でそれぞれチェックする。評価は面接で行うが，蜂須賀ら[18]によって自己記入式の改訂版FAI自己評価表が作成されたことで，疫学的調査でも幅広く活用されている。生活行為向上マネジメントの開発事業でも効果指標として使用されるなど，地域生活者の活動・参加レベルの評価として有用である。

Key Word

★3　質調整生存年（QALY）
医療技術の代表的な効果指標は生存年（率）であるが，近年では生存中の生活の質（QOL）も重視されている。特に社会経済的な効果を分析しようとする際には，生存年とQOLを統合したQALYを用いるのが一般的となっている。その値は，死亡を0点，完全な健康を1点とする比例尺度で表される。

（2）観察に基づく評価

以下の評価は，OTがクライエントを観察して記入する評価法である。

■──パラチェック老人行動評定尺度（PGS）

高齢者に対する評価には，パラチェック老人行動評定尺度（Paracheck Geriatric Scale：PGS）［表5，6］[19]が用いられる。この尺度は身体機能（3領域），身辺処理（4領域），そして社会的行動（3領域）という3つの領域に区分された合計10からなる尺度である。各項目は1点（最も低い機能）から5点（最も高い機能）の段階で評定され，合計点は10点から50点の範囲になる。PGSの得点グループ別の患者に対するアプローチが考えられている。

（3）質問紙による評価

以下の評価は，クライエントに質問をして，その答えに従って採点をする評価である。それには，改訂長谷川式簡易知能評価スケール（HDS-R），国立精研式認知症スクリーニングテスト，N式精神機能検査，Mini-Mental State Examination（MMSE），Mental Status Questionnaire（MSQ），Alzheimer's Disease Assessment Scale（ADAS）がある。これらの認知症の評価は，すでに成書[20]があるので，参考にしてほしい。

なお，認知症の評価には，ほかにも観察式の尺度があるが，これも成書にまとめられているので，参考にしてほしい。柄澤式「老人知能の臨床的判定基準」，Functional Assessment Staging（FAST），Clinical Dementia Rating（CDR），GBSスケール，N式老年者用精神状態尺度（NMスケール）があげられている。

最近では，認知症アセスメントツール（DASC-21）が，軽度認知症の生活機能障害を検出しやすいことから急速に普及している[21]。DASCとはDementia Assessment Sheet in Community-based Integrated Care System（地域包括ケアシステムにおける認知症アセスメントシート）の頭文字であり，その名のとおり地域での利用を意図している。評価は，簡単な研修を受けた専門職が家族など対象者をよく知る人に様子をうかがいながら実施する。全21項目の質問により，「認知機能障害」と「生活機能障害」の両方を評価できる。

（山田孝・小林法一）

［表5］　パラチェック老人行動評定尺度（PGS）（日本・老人病院版）

評定の仕方：最近の患者さんの行動を観察し，以下のAからJまでの10項目について，1から5までの該当する項目を○で囲んでください。

患者氏名＿＿＿＿＿＿＿＿＿＿＿＿＿＿＿　　　　年齢＿＿＿＿＿＿＿＿　　　評定者名＿＿＿＿＿＿＿＿＿＿＿＿＿＿＿

領域Ⅰ　身体機能

A．移動
　1．脳卒中等の疾患，加齢による筋力低下，外傷などにより，移動できず，寝たきりである。
　2．いす（車いす）の上まで，介助されれば移ることができ（車いすの操作は無関係），短時間であれば座位姿勢を保ったままでいることができる。
　3．車いすを自分で操作して移動する。あるいは，介助されれば短距離の歩行ができる。
　4．自力歩行で移動できるが，病室からトイレやロビーまで程度の距離に限られる。杖，歩行器，手すりなどの使用は問わない。
　5．完全に自立歩行できる。散歩や外出ができる。
B．視覚
　1．全盲
　2．明暗の判断ができるだけである。
　3．視力低下のため，日常生活（移動や食事など）上に支障をきたすことが多い。
　4．読書，手仕事などの細かいこと以外の日常生活上には支障がないくらいに見える。
　5．読書や手仕事ができるくらい，よく見える。
C．聴覚
　1．全聾
　2．補聴器を使用してもあまりよく聞こえない。
　3．補聴器を使用すれば，あるいは，大声で話しかければ，聞こえる。
　4．やや耳が遠いようである。
　5．よく聞こえている。

領域Ⅱ　身辺処理

D．排泄
　1．大便，小便ともに便意なく，失禁してしまう（いわゆるたれ流しの状態である）。
　2．便意はあるが，合図ができず，失禁してしまう。
　3．便意はあり，合図はするが，時々失禁してしまうことがある。
　4．いつも便意を合図し，介助されれば失敗しない。
　5．自分でトイレに行くか，便器・尿器等を使用し，失敗がない。
E．食事
　1．全面的に介助されなければ食べることができず，しかも，飲み込みも悪く，食べ終わるまでに時間がかかる。
　2．全面的に介助を必要とするが，飲み込みは自分でできる。
　3．一部介助されるだけで，自分で食べることができる。
　4．食器類の扱いも自分で行い，最小の監視だけで独りで食べることができる。
　5．難なくきちんと食べられる。
F．入浴
　1．ストレッチャー上で，全面介助による入浴である（いわゆる寝たきり浴）。
　2．一部介助されれば，入浴できるが，浴槽への出入りはできない。
　3．一部介助されれば，入浴（浴槽への出入りも）できる。
　4．最小の監視により，独りで入浴できる。
　5．自分で入浴でき，身体を洗うこともできる。
G．身辺処理（整容，更衣）
　1．全介助されないとできない。
　2．一部介助されればできるが，時間がかかる。
　3．一部の介助だけで，スムースにできる。
　4．最小の監視だけで，独りでできる。
　5．普通に独りでできる。

領域Ⅲ　社会的行動

H．病棟内の活動（趣味活動，身体運動，病棟・病院行事，クラブ活動，ベッドづくり，他の患者の食事の世話）
　　＊上記の（　）内のチェックした活動を○で囲む。他のものであれば余白に記入。
　1．身体的に不可能である。
　2．その気がなく，寝ていることが多く，できない。
　3．促されれば活動することがたまにある。
　4．促されればいつも活動できる。
　5．自分で自発的に活動できる。
Ｉ．二者間の交流
　1．介助者（付添い婦）の注意にまったく反応しない。
　2．介助者の注意にほとんど反応がないか，反応しても不適切である。
　3．介助者の注意に適切に反応ができる（言語的あるいは非言語的に）。
　4．特定の人（ほかの患者や職員など）と親しい関係がもてる。
　5．他人との会話ができ，しかも，適切である。
J．集団交流
　1．何がおこっているのか，まったく認識できない。あるいは，身体的に交流できない。
　2．できない。その気がない。
　3．言葉をかけて促されれば，交流することがたまにある。
　4．会話や計画には参加するが，意見やアイディアは（あっても）出さない。
　5．自発的に参加し，すぐに意見やアイディアを出す。

＊コメント：評定しにくい項目，選びにくい選択肢などを書き出してください。

（梅原茂樹・山田孝：日本老人病院版パラチェック老人行動評定尺度の紹介．作業療法10：270-274，1991．より）

[表6] パラチェック老人行動評定尺度（PGS）（改訂版）累積経過記録

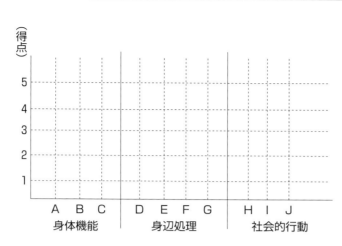

●合計得点を下の表に記録すること。また，以下の点についても記録しておくこと。
1．表に示されていない機能障害は？

2．表に示されていない特殊な能力は？

3．その他のコメントおよび観察

患者氏名：　　　　　　　　　　　　　　　　　　　　　　　　　　　男・女
生年月日：　　　　　　　　年　　　　　　月　　　　　　日

基礎得点：チェック日　　　年　　　月　　　日　　　色：黒　　　得点

経　　過：①チェック日　　年　　　月　　　日　　　色：　　　　得点

　　　　　②チェック日　　年　　　月　　　日　　　色：　　　　得点

　　　　　③チェック日　　年　　　月　　　日　　　色：　　　　得点

　　　　　④チェック日　　年　　　月　　　日　　　色：　　　　得点

　　　　　⑤チェック日　　年　　　月　　　日　　　色：　　　　得点

●特別注意事項（高次脳機能障害，日本語が話せないなど）

引用文献

1 ）古谷野亘・柴田博・中里克治・他：地域老人における活動能力の測定——老研式活動能力指標の開発．日本公衆衛生学会誌 34：109－114，1987．

2 ）Lawton MP: Assessing the competence of older people. In Kent DP, Kastenbaum R, Sherwood S, Research Planning and Action for the Elderly: The Power and Potential of Social Science, New York, Behavioral Publications, pp122－143, 1972.

3 ）古谷野亘・他：地域老人の生活機能——老研式活動能力指標による測定値の分布．日本公衆衛生学会誌 40：468－473，1993．

4 ）中里克治：心理学からのQOLへのアプローチ．看護研究 25：193－202，1992．

5 ）Neugarten BL, Havighurst RJ and Tobin SS: The measurement of life satisfaction. *Journal of Gerontology* 16: 134－143, 1961.

6 ）Wood V, Wylie ML and Sheafer B: An analysis of a short self-report measure of life satisfaction: correlation with rater judgement. *Journal of Gerontology* 24: 465 － 469, 1969.

7 ）Blink TL, Yesavage JA, Lum O, et al: Screening test for geriatric depression. *Clinical Gerontology* 10: 37－44, 1982.

8 ）Sheikh JI & Yesavage JA: Geriatric Depression Scale (GDS); Recent evidence and development of a shorter version. *Clinical Gerontology* 56: 509－513, 1986.

9 ）矢冨直美：日本老人における老人用うつスケール（GDS）短縮版の因子構造と項目特性の検討．老年社会科学 16：29－36，1994．

10）Beck AT: Depression; Causes and treatment. University of Pennsylvania Press, Philadelphia, 1967.

11）Zung WWK: A self-rating depression scale. *Archives of General Psychology* 12: 63－70, 1965.

12）Radloff LS: The CES-D scale; A self-report depression scale for research in the general population. *Applied Psychological Measurement* 1：385－401, 1977.

13）坂野雄二・東條光彦：一般性セルフ・エフィカシー尺度の作成の試み．行動療法研究12：73－98，1986．

14）坂野雄二：一般性セルフ・エフィカシー尺度の妥当性の検討．早稲田大学人間科学研究 2：91－98，1989．

15）福原俊一・鈴鴨よしみ：SF-36v 2 日本語版マニュアル．NPO健康医療評価研究機構，2004．

16）田崎美弥子・仲根允文：WHOQOL26手引き改訂版．pp 3 －19，金子書房，2007．

17）池田俊也・白岩健・五十嵐中・他：日本語版EQ-5D-5Lにおけるスコアリング法の開発．保健医療科学64：47－55，2015．

18）蜂須賀研二・千坂洋巳・河津隆三・他：応用的日常生活動作と無作為抽出法を用いて定めた在宅中高年齢者のFrenchay Activities Index標準値．リハ医学38：287－295，2001．

19）梅原茂樹・山田孝：日本老人病院版パラチェック老人行動評定尺度の紹介．作業療法10（ 3 ）：270－274，1991．

20）大塚俊男・本間昭編著：高齢者のための知的機能検査の手引き．ワールドプランニング，1996．

21）粟田主一編著：認知症初期集中支援チーム実践テキストブック——DASCによる認知症アセスメントと初期支援．中央法規出版，2015．

参考文献

1 ）Fukuhara S, Bito S, Green J, et al: Translation, adaptation, and validation of the SF-36 Health Survey for use in Japan. *Journal of Clinical Epidemiology* 51（11）：1037－1044, 1998.

2 ）Fukuhara S, Ware JE, Kosinski M, et al: Psychometric and clinical tests of validity of the Japanese SF-36 Health Survey, *Journal of Clinical Epidemiology* 51（11）：1045－1053, 1998.

D 高齢期作業療法の評価ツール

2. 作業療法の評価

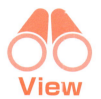

- 自己評価には，作業に関する自己評価（OSAⅡ），興味チェックリスト，役割チェックリスト，作業質問紙（OQ）などがある。
- 観察の評価には，意志質問紙（VQ），運動と処理技能評価（AMPS），コミュニケーションと交流技能評価（ACIS）などがある。
- 面接による評価には，カナダ作業遂行測定（COPM），作業遂行歴面接（OPHI-Ⅱ）がある。
- 収集法を結びつけた評価には，作業機能状態評価法・協業版（AOF-CV），人間作業モデルスクリーニングツール（MOHOST），絵カード評価法などがある。

　評価法を概観する。ここで紹介する評価法以外にも，高齢者の評価として用いることができる評価法はある。すべての評価法を網羅することはできないため，ここでは以上の評価法にとどめたい。例えば，ここでは人間作業モデル（Model of Human Occupation：MOHO）を中心にしたが，ほかに多くの評価法があるので，参考にしてほしい[1]。

（1）自己評価

　以下の評価は，クライエントに自己記入してもらうものである。しかし，視力低下や利き手の麻痺があるなどの場合は，作業療法士（OT）との面接を通して評価することが可能である。以下の評価の理論的背景はMOHOにある。

①作業に関する自己評価・改訂版（OSAⅡ）

　作業に関する自己評価・改訂版（Occupational Self Assessment ver.2.1：OSAⅡ）は，クライエントが作業機能状態，および，作業機能状態に対する環境の影響に関する自己認識をとらえるための評価である[2]。OSAⅡは，毎日の物事（第1部）や環境（第2部）に関する質問（例：課題に集中するこ

とができる）に対して，4件法（非常によい，よい，やや問題あり，非常に問題あり）で回答してもらうことで，質問項目に対する作業有能性[★1]を評定することができる。さらに，どれくらい重要と感じているのかを4件法（非常に大事，大事，やや大事でない，非常に大事でない）で同じ質問項目に回答することで，質問項目の作業同一性[★2]を評定することができる。OSAⅡを評定することで，クライエントは作業に関する自己評価をすることができ，また，OTは作業機能の問題（その人と作業を取り巻くさまざまな問題）に関する情報を収集することができる［表1］。

②興味チェックリスト

　Matsutsuyuによって開発されたNPI興味チェックリスト［表2］[3]，ScaffaとKielhofner（キールホフナー）によって改訂された改訂版興味チェックリスト［表3］[4]，および，山田らによってつくられた日本高齢者版興味チェックリスト［表4］[5]がある。

　NPI興味チェックリストは80項目の活動を興味が強い，普通，なしの3件法によってチェックするものである。もともとMatsutsuyuは，手工芸，身体的スポーツ，文化的活動などに分けられるとしたが，因子分析による研究の結果は，この分類には疑問がもたれている。改訂版興味チェックリストは，過去10年間とこの1年間の興味のレベルを，同じく3件法によってチェックする。また，その活動を現在しているかどうか，将来してみたいかどうかについても答える。日本老人版興味チェックリストは29の活動について，同じく3件法で興味をチェックするものである。あげられた興味のほかに，自由に自分の興味をあげてもらうスペースがつくられている。

③役割チェックリスト

　役割チェックリスト[6]は，毎日の生活のなかでどのような役割を担っているか明らかにするために，事前にあげた10の役割からチェックするものである。第1部では，「学生」「勤労者」「家庭維持者」など10の役割を，「過去」に担っていたのか，「現在」担っているのか，「将来」担いたいかをチェックしてもらい，さらに，第2部では同じ10の役割の価値を「非常に価値がある」「少しは価値がある」「全く価値がない」の3件法により，知ることができる［表5］。役割チェックリストの反応パターンを検討することで，価値をおく作業に役割がないこと，役割の重要性を弁別することが難しいこと，などを解釈できるとしている。

④作業質問紙（OQ）

　作業質問紙（Occupational Questionnaire：OQ）[7]は，対象者が目覚めている時間に実施した稼働を30分ごとにあげてもらうことで習慣パターンや作業参加に関する情報を収集することができ，また，対象者が実施した活動に対する能力の自己認識，価値，興味を明らかにできるものである［表6］[4]。30分ごとにあげた作業が「仕事・日常生活活動（activities of daily living：ADL）・遊び・休息」のどれに該当するか，さらにその作業に対する「遂行

Key Word

★1　作業有能性
時間の経過に伴って，クライエントは自分の作業同一性を反映する作業参加のパターンをどの範囲まで維持したのかということである。

Key Word

★2　作業同一性
クライエントの自分が何者だったのか，今は何者なのか，将来は作業的存在としてどのような人になりたいかという認識はどんなものなのかということである。

度（どのくらいうまくやれたか）」「価値（どのくらい重要か）」「興味（どのくらい楽しんだか）」を5段階のリカード尺度で回答を求める。結果から，作業内容や時間の使用といった作業バランスの状態を評価できる。

（2）観察に基づく評価

以下の評価は観察に基づく評価である。

①意志質問紙（VQ）

意志質問紙（Vocational Questionnaire：VQ）[8]は，認知や言語の能力に制限をもつクライエントの意志を評価するために開発された観察による評価である。OTは，意志を評価するためにMOHOの意志サブシステムに基づく14項目の観点から観察し，受身的から自発的までの4件法で採点する［表7］。

②運動と処理技能評価（AMPS）

運動と処理技能評価（Assessment of Motor and Process Skills：AMPS）は，対象者の作業遂行能力を16の運動技能と20の処理技能で評価する。AMPSは作業の問題を作業のなかでとらえることができる評価であり，介入計画も運動技能と処理技能の評価結果から立案することができる[9]。評価は，セルフケアやIADLの85課題からクライエントの生活に関連し，適度な難易度をもつ2〜3の課題を実施してもらって，その様子を観察する。評価結果は，運動技能と処理技能の能力値が表示されるグラフィックレポートとして表示され，介入時にはグラフィックレポートを解釈することで介入を行い，地域で生活する作業遂行能力を判断する。AMPSはコンピュータ診断である。

③コミュニケーションと交流技能評価（ACIS）

コミュニケーションと交流技能評価（Assessment of Communication and Interaction Skills：ACIS）は，社会的集団のなかで，何らかの作業形態に対する個人の遂行を測るようにつくられた観察の評価で，クライエントのコミュニケーションと交流技能の長所と短所を明らかにする評価である[10]。ACISは，AMPSのように，その人が観察されている社会的集団のタイプや課題によって得点を調節することはなく，クライエントが他人と作業を遂行している際に評定される。作業遂行時のコミュニケーションと交流に関する技能を，身体性，情報の交換，関係性の3領域の20項目に従って採点する［表8］。ACISはクライエントのコミュニケーションと交流に対して最も肯定的な影響をもつ社会的環境を明らかにするために実施される。

[表1] 作業に関する自己評価・改訂版（OSAⅡ）

あなたの氏名　　　　　　年齢　　　今日の日付　　　年　　　月　　　日　担当セラピスト名

摘要

●このチェックリストはあなたが作業療法で取り組むことができる問題領域を確かめるためのものです。それらの領域には，自分の身の回りの事柄，個人的な興味と価値，習慣，技能，そして環境に関する項目が含まれています。ステップにそって実施説明が示されていますので，よく読んで，該当する欄に○をつけてください。

ステップ1：下にはあなたが毎日の生活で行う物事に関する文章が書かれています。書かれているそれぞれのことについて，あなたがどのくらいよくやっているのか，該当する欄に○印をつけてください。
　その項目が自分には当てはまらないと思う場合には，その項目に×印をつけて，次に進んでください。

ステップ2：次に，それぞれの文章が，自分にとってどのくらい重要か（大事か）を考えてみて，いずれかに○印をつけてください。

ステップ3：あなたが自分自身について変えたい項目を，4つ選んでください。それらのうち，最も重要なものに1を，2番目に重要なものに2を，3番目に重要なものに3を，4番目のものに4をつけてください。

自分について	これをするには多くの問題がある	これをするにはやや問題がある	これはよくやっている	これは非常によくやっている	これは私には全く大事ではありません	これは私にはそれほど大事ではありません	これは私には大事です	これは私には非常に大事です	変えたいことに順番をつけてください	この欄にはそれぞれの文章に対する考えを自由にお書きください
1．自分の課題に集中する	問題あり	やや問題	よい	非常によい	大事でない	やや大事でない	大事	非常に大事		
2．体を使ってしなければならないことをする	問題あり	やや問題	よい	非常によい	大事でない	やや大事でない	大事	非常に大事		
3．生活している所を片づける	問題あり	やや問題	よい	非常によい	大事でない	やや大事でない	大事	非常に大事		
4．身体に気をつける	問題あり	やや問題	よい	非常によい	大事でない	やや大事でない	大事	非常に大事		
5．めんどうみなければならない人をみる	問題あり	やや問題	よい	非常によい	大事でない	やや大事でない	大事	非常に大事		
6．行かなければならない所に行く	問題あり	やや問題	よい	非常によい	大事でない	やや大事でない	大事	非常に大事		
7．金銭の管理をする	問題あり	やや問題	よい	非常によい	大事でない	やや大事でない	大事	非常に大事		
8．基本的に必要なこと（食事，服薬）を行う	問題あり	やや問題	よい	非常によい	大事でない	やや大事でない	大事	非常に大事		
9．他人に自分を表現する	問題あり	やや問題	よい	非常によい	大事でない	やや大事でない	大事	非常に大事		
10．他人とうまくやっている	問題あり	やや問題	よい	非常によい	大事でない	やや大事でない	大事	非常に大事		
11．問題をはっきりと認めて解決する	問題あり	やや問題	よい	非常によい	大事でない	やや大事でない	大事	非常に大事		
12．くつろいだり楽しんだりする	問題あり	やや問題	よい	非常によい	大事でない	やや大事でない	大事	非常に大事		
13．やらなければならないことを片づける	問題あり	やや問題	よい	非常によい	大事でない	やや大事でない	大事	非常に大事		
14．満足できる日課がある	問題あり	やや問題	よい	非常によい	大事でない	やや大事でない	大事	非常に大事		
15．自分の責任をきちんと果たす	問題あり	やや問題	よい	非常によい	大事でない	やや大事でない	大事	非常に大事		

表 1 つづき

16. 学生, 勤労者, ボランティア, 家族の一員などの役割にかかわる	問題あり	やや問題	よい	非常によい	大事でない	やや大事でない	大事	非常に大事		
17. 自分の好きな活動を行う	問題あり	やや問題	よい	非常によい	大事でない	やや大事でない	大事	非常に大事		
18. 自分の目標に向かってはげむ	問題あり	やや問題	よい	非常によい	大事でない	やや大事でない	大事	非常に大事		
19. 自分が重要だと思うことに基づいて決めている	問題あり	やや問題	よい	非常によい	大事でない	やや大事でない	大事	非常に大事		
20. やろうと決めたことをやり遂げている	問題あり	やや問題	よい	非常によい	大事でない	やや大事でない	大事	非常に大事		
21. 自分の能力をうまく発揮している	問題あり	やや問題	よい	非常によい	大事でない	やや大事でない	大事	非常に大事		

ステップ1：下にはあなたの環境(あなたが住み, 働き, 学校に行くなどの場所)に関する文章が書かれています。書かれているそれぞれのことについて, あなたにとって該当する欄に○印をつけてください。
　その項目が自分には当てはまらないと思う場合には, その項目に×印をつけて, 次に進んでください。

ステップ2：次に, それぞれの文章が, 自分にとってどのくらい重要か (大事か)を考えてみて, いずれかに○印をつけてください。

ステップ3：あなたが自分自身について変えたい項目を, 2つ選んでください。それらのうち, 最も重要なものに1, 2番目に重要なものに2と書き込んでください。

自分の環境について	これにはたくさんの問題がある	これにはやや問題がある	これはよい	これは非常によい	これは私には全く大事ではありません	これは私にはそれほど大事ではありません	これは私にはやや大事です	これは私には非常に大事です	変えたいことに順番をつけてください	この欄にはそれぞれの文章に対する考えを自由にお書きください
1. 自分が生活して体を休ませる場所	問題あり	やや問題	よい	非常によい	大事でない	やや大事でない	大事	非常に大事		
2. 自分が生産的(仕事・勉強・ボランティア)になる場所	問題あり	やや問題	よい	非常によい	大事でない	やや大事でない	大事	非常に大事		
3. 自分が生活して体を休ませるために必要な物	問題あり	やや問題	よい	非常によい	大事でない	やや大事でない	大事	非常に大事		
4. 自分が生産的になるために必要な物	問題あり	やや問題	よい	非常によい	大事でない	やや大事でない	大事	非常に大事		
5. 自分を支えて励ましてくれる人	問題あり	やや問題	よい	非常によい	大事でない	やや大事でない	大事	非常に大事		
6. 自分と一緒にやってくれる人	問題あり	やや問題	よい	非常によい	大事でない	やや大事でない	大事	非常に大事		
7. 自分が大事にしたり好きなことをする機会	問題あり	やや問題	よい	非常によい	大事でない	やや大事でない	大事	非常に大事		
8. 自分が行けて楽しめる場所	問題あり	やや問題	よい	非常によい	大事でない	やや大事でない	大事	非常に大事		

(日本作業行動学会. Kielhofner G：Department of Occupational Therapy, University of Illinois at Chicago)

▶ [表2]　NPI興味チェックリスト

氏名＿＿＿＿＿＿＿＿＿＿＿　男・女　　年齢＿＿＿＿＿　職業＿＿＿＿＿＿＿＿＿＿

日付＿＿＿＿年＿＿＿＿月＿＿＿＿日

＊下記の活動のうちで，あなたが興味のあるものはどれですか。興味の強さに従って，各項目のあてはまるところにチェック（○）してください。

活動名	興味			活動名	興味		
	強い	普通	なし		強い	普通	なし
1．園芸				41．体操			
2．裁縫				42．バレーボール			
3．トランプ				43．木工			
4．外国語				44．ビリヤード			
5．クラブ活動				45．ドライブ			
6．ラジオ				46．掃除			
7．将棋				47．彫金			
8．自動車修理				48．テニス			
9．作文				49．料理			
10．舞踊				50．バスケットボール			
11．刺繍（ししゅう）				51．ギター			
12．ゴルフ				52．歴史			
13．フットボール				53．科学			
14．流行歌				54．収集			
15．パズル				55．卓球			
16．休日				56．皮革細工			
17．占い				57．買物			
18．映画				58．写真			
19．講演				59．絵画			
20．水泳				60．テレビ			
21．ボウリング				61．演奏会			
22．訪問				62．陶芸			
23．修繕				63．キャンプ			
24．囲碁				64．洗濯			
25．バーベキュー				65．デート			
26．読書				66．モザイク			
27．旅行				67．政治			
28．手工芸				68．落書き			
29．パーティ				69．飾りつけ			
30．演劇				70．数学			
31．スケート				71．ボランティア			
32．アイロンかけ				72．ピアノ			
33．社会科学				73．スカウト活動			
34．クラシック				74．遊び			
35．床みがき				75．衣服			
36．プラモデル				76．編物			
37．野球				77．髪型			
38．麻雀				78．宗教			
39．歌う				79．ドラム			
40．家屋修理				80．おしゃべり			

＊あなたの興味・趣味について説明してください。＿＿＿＿＿＿＿＿＿＿＿＿＿＿＿＿＿＿

＊あなたの中学時代からこれまでの自由時間の過ごし方を説明してください。＿＿＿＿＿＿

＊一番好きなことと一番嫌いなことは何ですか。＿＿＿＿＿＿＿＿＿＿＿＿＿＿＿＿＿＿＿

（目白大学大学院リハビリテーション学研究科山田研究室．Kielhofner G：Department of Occupational Therapy, University of Illinois at Chicago）

[表3] 改訂版興味チェックリスト

特定の活動への興味のレベル

氏名_____ 男・女　年齢_____ 職業_____

日付_____年_____月_____日

*やり方：以下に記載されているそれぞれの活動に対して，その特定の活動に対するあなたの興味のレベルを示す欄にチェック（✓）してください。

活動名	興味のレベルはどれですか						今これをやっていますか		将来これをやりたいですか	
	過去10年間			昨年1年間			はい	いいえ	はい	いいえ
	強い	少し	なし	強い	少し	なし				
1．園芸										
2．裁縫										
3．トランプ										
4．外国語										
5．教会の活動										
6．ラジオ										
7．散歩										
8．自動車修理										
9．作文										
10．ダンス										
11．ゴルフ										
12．フットボール										
13．流行歌を聞く										
14．パズル										
15．休日の活動										
16．ペットや家畜										
17．映画										
18．クラシックを聞く										
19．スピーチや講演										
20．水泳										
21．ボウリング										
22．訪問										
23．修繕										
24．囲碁・将棋										
25．バーベキュー										
26．読書										
27．旅行										
28．パーティ（宴会）										
29．レスリング										
30．家の掃除										
31．プラモデル										
32．テレビ										
33．コンサート										
34．陶芸										

Adopted from Matsutsuyu(1967) by Scaffa(1982)

Modified by Kielhofner & Neville(1983) NIH O.T.1983

（目白大学大学院リハビリテーション学研究科山田研究室．Kielhofner G：Department of Occupational Therapy, University of Illinois at Chicago）

▶ 表3 つづき

| 活動名 | 興味のレベルはどれですか | | | | | | 今これをやっていますか | | 将来これをやりたいですか | |
| | 過去10年間 | | | 昨年1年間 | | | | | | |
	強い	少し	なし	強い	少し	なし	はい	いいえ	はい	いいえ
35. キャンプ										
36. 洗濯・アイロン										
37. 政治										
38. 麻雀										
39. 家の飾りつけ										
40. クラブ・支部会										
41. 歌うこと										
42. スカウト活動										
43. 服装										
44. 手工芸										
45. ヘアスタイル										
46. サイクリング										
47. 遊びに出かける										
48. バードウォッチ										
49. デート										
50. オートレース										
51. 家の修理										
52. 体操										
53. 狩										
54. 木工										
55. ビリヤード（プール）										
56. ドライブ										
57. 子どもの世話										
58. テニス										
59. 料理										
60. バスケットボール										
61. 歴史										
62. 収集										
63. 釣り										
64. 科学										
65. 皮革細工										
66. ショッピング										
67. 写真										
68. 絵画										

特定の活動への興味のレベル（続き）

＊やり方：以下に記載されているそれぞれの活動に対して，その特定の活動に対するあなたの興味のレベルを示す欄にチェック（✓）してください。

Adopted from Matsutsuyu(1967) by Scaffa(1982)
Modified by Kielhofner & Neville(1983) NIH O.T.1983

（目白大学大学院リハビリテーション学研究科山田研究室．Kielhofner G：Department of Occupational Therapy, University of Illinois at Chicago）

[表4]　日本高齢者版興味チェックリスト

特定の活動への興味(高齢者版)

氏名＿＿＿＿＿＿＿＿＿＿＿　男・女　年齢＿＿＿　以前の職業＿＿＿＿＿＿＿＿＿＿＿＿

日付＿＿＿＿＿年＿＿＿月＿＿＿＿日

やり方：以下に書かれている活動について，あなたがその活動に興味がある場合は空欄に○を付けてください。

活動名	興味あり		興味なし
	強い	少し	
1．園芸・野菜づくり			
2．裁縫			
3．ラジオ			
4．散歩			
5．俳句・川柳			
6．踊り			
7．歌を聴く			
8．歌を歌う			
9．ペットや家畜			
10．講演会			
11．テレビ・映画			
12．知人を訪問			
13．読書			
14．旅行			
15．宴会			

活動名	興味あり		興味なし
	強い	少し	
16．相撲			
17．掃除・洗濯			
18．政治			
19．婦人会・老人会			
20．服装・髪型・化粧			
21．山菜・キノコとり			
22．異性とのつき合い			
23．ドライブ			
24．ゲートボール			
25．料理			
26．収集			
27．釣り			
28．買い物			
29．グランドゴルフ			

＊上に書かれていること以外のことで興味があることを下の欄に記入してください。

1．
2．
3．
4．
5．

6．
7．
8．
9．
10．

（山田孝・他：高齢者版興味チェックリストの作成．作業行動研究6（1）：25－35，2002．）

[表5] 役割チェックリスト

> ＊このチェックリストの目的は，あなたの生活の主要な役割を明らかにすることです。
> ＊このチェックリストは2部に分かれており，それぞれ10の役割とその意味が示されています。それぞれ
>   のページの指示に従って，該当する欄にチェックしてください。

氏名＿＿＿＿＿＿＿　　年齢＿＿＿＿　　日付＿＿＿＿＿＿＿＿

性別：＿男性＿　＿女性＿　　あなたは退職していますか：＿はい＿　＿いいえ＿

婚姻状態：＿独身＿　＿既婚＿　＿別居＿　＿離婚＿　＿死別＿

第1部

＊それぞれの役割の適切な欄にチェックすることで，その役割を過去に行っていたか，現在行っているか，将来行うだろうと思っているかを示してください。それぞれの役割に1つ以上がチェックされる場合もあります。例えば，過去にボランティアをしており，現在はボランティアではないが，将来ボランティアになりたいと思っていれば，過去と未来の欄にチェックすることになります。過去とは，直前の週までの時間を，現在とは，これに記入している日と前の7日間を，将来とは，明日以降を意味しています。

第2部

＊下には，第1部と同じ役割が書かれています。それぞれの役割の欄の次には，あなたにとって，その役割の価値・重要さを示す欄があります。それぞれの役割について該当する欄にチェックしてください。これまでやったことのない役割や将来もやらないだろうと思う役割にも，すべての役割にチェックしてください。

役割		第1部			第2部		
		過去	現在	将来	全く価値がない	少しは価値がある	非常に価値がある
学生・生徒	パートタイムやフルタイムで学校に通学する。						
勤労者	パートや常勤で賃金が支払われる仕事に就く。						
ボランティア	病院，学校，地域，政治活動などに対して，少なくとも週1回はサービスを無料提供する。						
養育者	子ども，配偶者，親戚，友人などの他人の養育に少なくとも週に1回は責任をもつ。						
家庭維持者	家の掃除や庭仕事といった家庭をきれいに保つことに，少なくとも週1回は責任をもつ。						
友人	少なくとも週1回は，友達と何かをやったり，一緒に時間を過ごす。						
家族の一員	少なくとも週1回は配偶者，子ども，親などの家族と一緒に何かをやったり，時間を過ごす。						
宗教への参加者	自分の信仰に伴う宗教活動や団体に，少なくとも週1回は参加する。						
趣味人／愛好家	裁縫，楽器演奏，木工，スポーツ，観劇，クラブやチームへの参加など，趣味やアマチュアとしての活動に，少なくとも週1回は参加する。						
組織への参加者	生活協同組合，農業協同組合などの組織に，少なくとも週1回は参加する。						
その他：＿＿＿＿＿＿＿＿＿＿＿＿＿＿＿＿＿＿＿上にあげられていない役割で，あなたがやってきたことや現在やっているもの，あるいは，将来やりたいことを線上に書いて，該当欄にチェックしてください。							

（山田孝・他：役割チェックリスト──日本版の検討．作業行動研究6：52−70，2002．より）

［表6］ 作業質問紙（OQ）

記入日　　　　　年　　　月　　　　日

あなたの氏名　　　　　　　　　　　　　　　　　生年月日　　　　　年　　　月　　　　日

代表的な活動名 / この時間から30分間	質問1　この活動は次のどれだと思いますか。				質問2　自分ではこの活動を					質問3　この活動は自分にとって					質問4　この活動をどのくらい楽しみましたか？				
	仕事	日常生活活動	レクリエーション	休憩	非常によくやった	よくやった	ほぼ普通にやった	よくやらなかった	非常によくやらなかった	非常に重要だ	重要だ	残しておくほうがよい	ないよりまし程度だと思う	時間の浪費だと思う	非常に楽しんだ	楽しくも嫌でもなかった	楽しんだ	嫌だった	非常に嫌だった
5：00 朝	仕	日	レ	休	非良	良	普	不良	非不良	非重	重	残	な	浪	非楽	楽	?	嫌	非嫌
5：30	仕	日	レ	休	非良	良	普	不良	非不良	非重	重	残	な	浪	非楽	楽	?	嫌	非嫌
6：00	仕	日	レ	休	非良	良	普	不良	非不良	非重	重	残	な	浪	非楽	楽	?	嫌	非嫌
6：30	仕	日	レ	休	非良	良	普	不良	非不良	非重	重	残	な	浪	非楽	楽	?	嫌	非嫌
7：00	仕	日	レ	休	非良	良	普	不良	非不良	非重	重	残	な	浪	非楽	楽	?	嫌	非嫌
7：30	仕	日	レ	休	非良	良	普	不良	非不良	非重	重	残	な	浪	非楽	楽	?	嫌	非嫌
8：00	仕	日	レ	休	非良	良	普	不良	非不良	非重	重	残	な	浪	非楽	楽	?	嫌	非嫌
8：30	仕	日	レ	休	非良	良	普	不良	非不良	非重	重	残	な	浪	非楽	楽	?	嫌	非嫌
9：00	仕	日	レ	休	非良	良	普	不良	非不良	非重	重	残	な	浪	非楽	楽	?	嫌	非嫌
9：30	仕	日	レ	休	非良	良	普	不良	非不良	非重	重	残	な	浪	非楽	楽	?	嫌	非嫌
10：00	仕	日	レ	休	非良	良	普	不良	非不良	非重	重	残	な	浪	非楽	楽	?	嫌	非嫌
10：30	仕	日	レ	休	非良	良	普	不良	非不良	非重	重	残	な	浪	非楽	楽	?	嫌	非嫌
11：00	仕	日	レ	休	非良	良	普	不良	非不良	非重	重	残	な	浪	非楽	楽	?	嫌	非嫌
11：30	仕	日	レ	休	非良	良	普	不良	非不良	非重	重	残	な	浪	非楽	楽	?	嫌	非嫌
12：00 昼	仕	日	レ	休	非良	良	普	不良	非不良	非重	重	残	な	浪	非楽	楽	?	嫌	非嫌
12：30	仕	日	レ	休	非良	良	普	不良	非不良	非重	重	残	な	浪	非楽	楽	?	嫌	非嫌
1：00	仕	日	レ	休	非良	良	普	不良	非不良	非重	重	残	な	浪	非楽	楽	?	嫌	非嫌
1：30	仕	日	レ	休	非良	良	普	不良	非不良	非重	重	残	な	浪	非楽	楽	?	嫌	非嫌
2：00	仕	日	レ	休	非良	良	普	不良	非不良	非重	重	残	な	浪	非楽	楽	?	嫌	非嫌
2：30	仕	日	レ	休	非良	良	普	不良	非不良	非重	重	残	な	浪	非楽	楽	?	嫌	非嫌
3：00	仕	日	レ	休	非良	良	普	不良	非不良	非重	重	残	な	浪	非楽	楽	?	嫌	非嫌
3：30	仕	日	レ	休	非良	良	普	不良	非不良	非重	重	残	な	浪	非楽	楽	?	嫌	非嫌
4：00	仕	日	レ	休	非良	良	普	不良	非不良	非重	重	残	な	浪	非楽	楽	?	嫌	非嫌
4：30	仕	日	レ	休	非良	良	普	不良	非不良	非重	重	残	な	浪	非楽	楽	?	嫌	非嫌
5：00	仕	日	レ	休	非良	良	普	不良	非不良	非重	重	残	な	浪	非楽	楽	?	嫌	非嫌
5：30	仕	日	レ	休	非良	良	普	不良	非不良	非重	重	残	な	浪	非楽	楽	?	嫌	非嫌
6：00 夕	仕	日	レ	休	非良	良	普	不良	非不良	非重	重	残	な	浪	非楽	楽	?	嫌	非嫌
6：30	仕	日	レ	休	非良	良	普	不良	非不良	非重	重	残	な	浪	非楽	楽	?	嫌	非嫌
7：00	仕	日	レ	休	非良	良	普	不良	非不良	非重	重	残	な	浪	非楽	楽	?	嫌	非嫌
7：30	仕	日	レ	休	非良	良	普	不良	非不良	非重	重	残	な	浪	非楽	楽	?	嫌	非嫌
8：00 夜	仕	日	レ	休	非良	良	普	不良	非不良	非重	重	残	な	浪	非楽	楽	?	嫌	非嫌
8：30	仕	日	レ	休	非良	良	普	不良	非不良	非重	重	残	な	浪	非楽	楽	?	嫌	非嫌
9：00	仕	日	レ	休	非良	良	普	不良	非不良	非重	重	残	な	浪	非楽	楽	?	嫌	非嫌
9：30	仕	日	レ	休	非良	良	普	不良	非不良	非重	重	残	な	浪	非楽	楽	?	嫌	非嫌
10：00	仕	日	レ	休	非良	良	普	不良	非不良	非重	重	残	な	浪	非楽	楽	?	嫌	非嫌
10：30	仕	日	レ	休	非良	良	普	不良	非不良	非重	重	残	な	浪	非楽	楽	?	嫌	非嫌
11：00	仕	日	レ	休	非良	良	普	不良	非不良	非重	重	残	な	浪	非楽	楽	?	嫌	非嫌
11：30	仕	日	レ	休	非良	良	普	不良	非不良	非重	重	残	な	浪	非楽	楽	?	嫌	非嫌

G. KielhofnerとJ. Hawkins Wattsの協力を得て，N. Riopel Smithによって開発された．（1986）

（山田孝・石橋裕：作業質問紙使用者手引き．日本作業行動学会，2015. より）

[表7] 意志質問紙様式（VQ）（多面的観察）

クライエント氏名	施設名
年齢	検者名
診断名	評価年月日　　　　年　　　　月　　　　日

評価領域	評定尺度　P＝受身的　H＝躊躇的　I＝参加的　S＝自発的																			
セッション	セッション1 月　　日				セッション2 月　　日				セッション3 月　　日				セッション4 月　　日				セッション5 月　　日			
1．好奇心を示す	P	H	I	S	P	H	I	S	P	H	I	S	P	H	I	S	P	H	I	S
2．行為や課題を始める	P	H	I	S	P	H	I	S	P	H	I	S	P	H	I	S	P	H	I	S
3．新しい物事を試みる	P	H	I	S	P	H	I	S	P	H	I	S	P	H	I	S	P	H	I	S
4．誇りを示す	P	H	I	S	P	H	I	S	P	H	I	S	P	H	I	S	P	H	I	S
5．挑戦を求める	P	H	I	S	P	H	I	S	P	H	I	S	P	H	I	S	P	H	I	S
6．もっと責任を求める	P	H	I	S	P	H	I	S	P	H	I	S	P	H	I	S	P	H	I	S
7．誤りや失敗を訂正しようとする	P	H	I	S	P	H	I	S	P	H	I	S	P	H	I	S	P	H	I	S
8．問題を解決しようとする	P	H	I	S	P	H	I	S	P	H	I	S	P	H	I	S	P	H	I	S
9．好みを示す	P	H	I	S	P	H	I	S	P	H	I	S	P	H	I	S	P	H	I	S
10．完成や達成のために活動を続ける	P	H	I	S	P	H	I	S	P	H	I	S	P	H	I	S	P	H	I	S
11．活動に就いたままである	P	H	I	S	P	H	I	S	P	H	I	S	P	H	I	S	P	H	I	S
12．もっとエネルギー，感情，注意を向ける	P	H	I	S	P	H	I	S	P	H	I	S	P	H	I	S	P	H	I	S
13．目標を示す	P	H	I	S	P	H	I	S	P	H	I	S	P	H	I	S	P	H	I	S
14．ある活動が特別であるとか意味があることを示す	P	H	I	S	P	H	I	S	P	H	I	S	P	H	I	S	P	H	I	S

P＝1　H＝2　I＝3　S＝4

コメント_____

（de las Heras C, et al, 山田孝訳：意志質問紙（VQ）改訂第4版使用者用手引書. 日本作業行動学会, 2003.）

[表8] コミュニケーションと交流技能評価（ACIS）採点用紙

クライエント氏名：				検者名：			
観察場面							
年齢：		性別：		診断名：			
使用機器：				入院：		外来：	
人種	白人		黒人	ヒスパニック	アジア系		先住民族

良好（4）： コミュニケーションと交流を支持し，個人間あるいは集団の良好な結果をもたらす有能な遂行。検者は障害の事実を全く観察しなかった。

問題（3）： コミュニケーションと交流を危険にさらし，不確実な個人間あるいは集団の結果をもたらす問題のある遂行。検者は障害の存在に疑問を抱く。

不十分（2）：コミュニケーションと交流を妨げ，好ましくない個人間あるいは集団の結果をもたらす不十分な遂行。検者は軽度から中度の障害を観察する。

障害（1）： コミュニケーションと交流をじゃまし，受け入れられない集団の結果をもたらす障害のある遂行。検者は重度な障害（損傷，危険，怒らせること，個人間の関係を壊す危険性）を観察する。

身体性					コメント
接触する	1	2	3	4	
見つめる	1	2	3	4	
ゼスチャーをする	1	2	3	4	
位置を変える	1	2	3	4	
正しく向く	1	2	3	4	
姿勢をとる	1	2	3	4	
情報の交換					**コメント**
はっきりと発音する	1	2	3	4	
主張する	1	2	3	4	
尋ねる	1	2	3	4	
かみ合う	1	2	3	4	
表現する	1	2	3	4	
声の調子を変える	1	2	3	4	
披露する	1	2	3	4	
話す	1	2	3	4	
持続する	1	2	3	4	
関係性					**コメント**
協業する	1	2	3	4	
従う	1	2	3	4	
焦点を当てる	1	2	3	4	
関係をとる	1	2	3	4	
尊重する	1	2	3	4	

コメント： _____

_____

_____

_____

（Forsyth K, et al, 山田孝訳：コミュニケーションと交流技能評価使用者手引，第4版．日本作業行動学会，2007.）

(3)面接による評価

以下の評価は面接によって実施される。

①カナダ作業遂行測定（COPM）

カナダ作業遂行測定（Canadian Occupational Performance Measure：COPM）[11]は，作業遂行に対するクライエントのとらえ方の変化を測定する評価として使用される。COPMの理論的背景はカナダ作業遂行モデル（Canadian Model of Occupational Performance）である。クライエントに，セルフケア，生産活動，レジャーごとに該当する作業を選んでもらい，その遂行度と満足度を評価，および作業の優先順位をクライエントに評定してもらう。COPMは，役割期待や環境からの要求による問題を，クライエント自身が特定するものである[11]。吉川によると，OTはCOPMによってクライエントの意思を知ることができ，誰のための作業療法であるかを常に明確にできるとしている[11, 12]。

②作業遂行歴面接・改訂版（OPHI-Ⅱ）

作業遂行歴面接・改訂版（Occupational Performance History Interview ver.2.0：OPHI-Ⅱ）[13]は，クライエントの作業生活史を探る半構成的面接，クライエントの作業同一性，作業有能性，および作業行動場面の影響を測定する評定尺度，作業生活史の顕著な質的特徴をとらえるための生活史の叙述の3部からなる評価である。OPHI-Ⅱの理論的背景はMOHOで，面接は作業役割，日課，作業行動場面，活動選択と作業選択（254頁参照），重大な人生の出来事というテーマを尋ねる。OPHI-Ⅱは45～60分を要する面接を実施し，合計29項目からなる評定尺度に4件法で採点し［表9］，そして，ナラティブスロープを描くという3部からなる。

(4)収集法を結びつけた評価法

以下の評価は，例えば，面接でも自己評価でもよいというように，収集法を結びつけて評価するという方法で作成されたものである。

①作業機能状態評価法・協業版（AOF-CV）

作業機能状態評価法・協業版（Assessment of Occupational Functioning-Collaborative Version：AOF-CV）[14]は，もともとは長期入院施設場面で用いるために開発されたが，後にはさまざまな文脈にふさわしいように一般的な版に改訂されたものである。クライエントの作業参加について報告する半構成的評価法で，面接としても，自己評価としても実施できるようになって

いる。価値，個人的原因帰属，興味，役割，習慣，技能に関するクライエントの利点と欠点に関する質的情報と評定のプロフィールをもたらすものである［表10］。AOF-CVはスクリーニングのための評価であり，より徹底した評価を必要とするクライエントの作業機能状態の領域を明らかにするものである。

②人間作業モデルスクリーニングツール（MOHOST）

人間作業モデルスクリーニングツール（MOHOスクリーニングツール，Model of Human Occupation Screening Tool：MOHOST）[15] は，OTがクライエントの作業機能状態の概要を得るために，MOHOの大多数の概念を含んだ評価として開発されたものである。情報はOTが治療計画と退院計画を立て，さらに必要な評価法や介入領域を明らかにし，また，作業療法への処方の適切性を決定するために用いられる。MOHOSTは，より時間のかかる複雑な初回評価が適切ではないとしたイギリスのOTによってつくられたもので，柔軟で，より素早くつけることができるようにつくられている。MOHOSTは，意志，習慣化，技能を代表する20項目を評価するもので，各項目は4件法で評定される［表11］。評価をつけるための情報は，一般にクライエントの非公式的観察から得られるが，クライエント，病棟や居住施設のスタッフ，家族や親戚などとの話し合いを通して得られたり，補足されたりする。OTは十分な情報をもったら，評定尺度をつける。

③認知症高齢者の絵カード評価法（APCD）

APCD（Assessment by the Picture Cards for the Elderly with Dementia）は認知症高齢者が自分にとって意味のある作業を明確に述べることができ，OTとの対話を促すことを意図した評価法である[16]。APCDで使用する絵カード（B6サイズ，70枚）には，「食事をする」「トイレをする」などの日常生活活動，「部屋の片づけや掃除をする」「洗濯物をたたむ」などの家事活動，「俳句や川柳をつくる」「手芸をする」「水墨画を描く」などの趣味活動，「畑仕事をする」「孫やひ孫と遊ぶ」などの社会参加や役割活動が，視認性を考慮した線画で描かれている。信頼性・妥当性はHDS-R10点までを対象とした研究で確認されており，より高度の認知症高齢者への効果的な使用例も報告されている[17]。第Ⅱ部A－4にはHDS-R8点でBPSDが顕著な人への活用例があるので参照してほしい。

（山田孝・小林法一）

[表9] 作業遂行歴面接・改訂版（OPHI-Ⅱ資料要約シート）

日付＿＿＿＿＿＿＿＿＿＿＿＿＿＿＿＿＿

検者名：＿＿＿＿＿＿＿＿＿＿＿＿＿＿

クライエント名：＿＿＿＿＿＿＿＿＿＿

●説明と同意の状態
　□説明と同意が得られ，添付
　□説明と同意が得られ，カルテに添付
　□クライエントの資料収集の１部として面接が実施
　　され，二次的な分析がなされる

●翻訳が　□不必要　□必要(以下に)
　□中国語　　　　　□ドイツ語
　□デンマーク語　　□アイスランド語
　□オランダ語　　　□日本語
　□フィンランド語　□ポルトガル語
　□フランダース語　□スペイン語
　□フランス語　　　□スウェーデン語

●年齢：＿＿＿＿＿＿＿＿＿

●性別：　□男性　　　□女性
●人種：
　□コーカサス系(白人)
　□アフリカ系
　□アジア系
　□アメリカン・インディアンまたは
　　アラスカ先住民族系
　□ヒスパニック系
　□複合系
　□その他＿＿＿＿＿＿＿＿＿＿＿

　□不明

●診断／ICD- 9コード
主診断名＿＿＿＿＿＿＿＿＿＿＿＿＿＿＿

副診断名＿＿＿＿＿＿＿＿＿＿＿＿＿＿＿

●就労状態
　□就職　　　　　□ボランティア
　□学生　　　　　□引退
　□家庭維持者　　□失業
　□養育者

●住居状態
　□独居
　□援助者が同居
　□施設(例：老人ホーム，6カ月以上)
　□家族と同居
　□友人やルームメイトと同居
　□その他＿＿＿＿＿＿＿＿＿＿＿

●教育年数＿＿＿＿＿＿＿＿＿＿＿
　　　　　　＿＿＿＿＿＿＿＿＿＿＿

●卒業資格＿＿＿＿＿＿＿＿＿＿＿

●作業行動の自立度
　□自立
　□援助が必要
　□全面的に依存

作業同一性尺度	1	2	3	4
1．個人的目標と計画をもっている				
2．望ましい作業的生活様式を明らかにする				
3．成功を期待する				
4．責任を受け入れる				
5．能力と限界を評価する				
6．約束と価値をもっている				
7．同一性と義務を認識する				
8．興味をもっている				
9．有効感をもつ（過去）				
10．生活様式に意味と満足を見いだした（過去）				
11．作業選択を行った（過去）				

作業有能性尺度	1	2	3	4
1．満足すべき生活様式の維持				
2．役割期待を満たす				
3．目標に向かって働く				
4．個人的遂行基準を満たす				
5．責任に対して時間を組織化する				
6．興味への参加				
7．役割を果たした（過去）				
8．習慣を維持した（過去）				
9．満足を達成した（過去）				

作業行動場面尺度	1	2	3	4
1．家庭－生活：作業形態				
2．主たる生産的役割：作業形態				
3．レジャー：作業形態				
4．家庭－生活：社会的集団				
5．主要な生産的役割：社会的集団				
6．レジャー：社会的集団				
7．家庭－生活：物理的空間，対象物，および資源				
8．主要な生産的役割：物理的空間，対象物，および資源				
9．レジャー：物理的空間，対象物，および資源				

Key：4＝きわめて有能な作業機能　　3＝適切で満足すべき作業機能
　　　2＝やや作業機能障害　　　　　1＝非常に作業機能障害的

(Kielhofner G, et al, 山田孝・他訳：作業遂行歴面接，第2版使用者用手引OPHI-Ⅱ．pp 1－94，日本作業行動学会，2003.)

[表10] 作業機能状態評価法・協業版（AOF-CV）

意志サブシステム	5	4	3	2	1
■価値(V) 　1．この人は，明瞭で意味がある活動の選択を通して，自分の価値を示していますか。 　2．この人は，個人的目標の選択を通して，自分の価値を示していますか。 　3．この人は，日常活動の実施のための個人的基準の選択を通して，社会的にみて適切な価値を示していますか。 　4．この人は，時間がどのように使われなければならないかについて，現在・過去・未来の出来事と信念の表明された認識を通して，時間的方向づけを示していますか。					
■個人的原因帰属（PC) 　1．この人は，内的統制における信念を表現することを通して，個人的原因帰属を示していますか。 　2．この人は，自分がある技能の範囲をもつという確信を表現することによって，個人的原因帰属を示していますか。 　3．この人は，個人的に関連した課題で自分の技能能力に信頼を表現することによって，個人的原因帰属を示していますか。 　4．この人は，将来の努力における成功に有望な期待を表明することによって，個人的原因帰属を示していますか。					
■興味（I) 　1．この人は，興味の程度を明らかに弁別していますか。 　2．この人は，興味の範囲を明確に，明らかにしていますか。 　3．この人は，通常，自分の興味を追求していますか。					
習慣化サブシステム	5	4	3	2	1
■役割（R) 　1．この人は，生活上の役割（家族の一員，学生，勤労者，趣味人，友人など）の適切な配列を示していますか。 　2．この人は，自分の生活役割の要求の現実的な概念と社会的義務をもっていますか。 　3．この人は，自分の主たる生活役割に，快適さや安心を表明していますか。					
■習慣（H) 　1．この人は，よく組織化された時間の使用を通して，習慣パターンを示しますか。 　2．この人は，その人の習慣が社会的に受け入れられるものと報告していますか。 　3．この人は，自分の習慣に適切な柔軟性を示しますか。					
作業遂行技能(S)	5	4	3	2	1
1．この人は，自分自身を動かしたり，対象物を操作したりするのに必要な十分な運動技能をもっていますか。 　2．この人は，さまざまなタイプの出来事，過程，状況を管理するために適切な技能をもっていますか。 　3．この人は，人々と交流するために必要なコミュニケーション技能をもっていますか。					
コメント：					

（Kielhofner G編著，山田孝監訳：人間作業モデル──理論と応用，改訂第3版．pp237－238，協同医書出版社，2007.）

[表11] MOHOスクリーニングツール（MOHOST）評定様式（日本版）

クライエント氏名：＿＿＿＿＿＿＿＿＿＿ 年齢：＿＿＿ 生年月日：＿＿＿＿＿／＿＿／＿＿ IDコード：＿＿＿＿＿＿＿＿＿＿ 民族： 日本人 □ 韓国系 □ 中国系 □ その他：＿＿＿＿＿＿＿＿＿＿ 健康状態：＿＿＿＿＿＿＿＿＿＿	評価者氏名：＿＿＿＿＿＿＿＿＿＿ 名称：＿＿＿＿＿＿＿＿＿＿ サイン：＿＿＿＿＿＿＿＿＿＿ 初回面接日：＿＿＿＿＿／＿＿／＿＿ 評価日：＿＿＿＿＿／＿＿／＿＿ 治療場面：＿＿＿＿＿＿＿＿＿＿

評定尺度	F：作業参加を促進する A：作業参加を認める I：作業参加を抑制する R：作業参加を制限する

利点と限界の分析

＿＿＿＿＿＿＿＿＿＿＿＿＿＿＿＿＿＿＿＿＿＿
＿＿＿＿＿＿＿＿＿＿＿＿＿＿＿＿＿＿＿＿＿＿
＿＿＿＿＿＿＿＿＿＿＿＿＿＿＿＿＿＿＿＿＿＿
＿＿＿＿＿＿＿＿＿＿＿＿＿＿＿＿＿＿＿＿＿＿
＿＿＿＿＿＿＿＿＿＿＿＿＿＿＿＿＿＿＿＿＿＿

評定要約

作業への動機				作業のパターン				コミュニケーションと交流技能				処理技能				運動技能				環境：＿＿＿			
能力の評価	成功への期待	興味	選択	日課	適応性	役割	責任	非言語的技能	会話	音声的表現	関係性	知識	タイミング	組織化	問題解決	姿勢と可動性	協応性	力と努力	エネルギー	物理的空間	物的資源	社会集団	作業要求
F	F	F	F	F	F	F	F	F	F	F	F	F	F	F	F	F	F	F	F	F	F	F	F
A	A	A	A	A	A	A	A	A	A	A	A	A	A	A	A	A	A	A	A	A	A	A	A
I	I	I	I	I	I	I	I	I	I	I	I	I	I	I	I	I	I	I	I	I	I	I	I
R	R	R	R	R	R	R	R	R	R	R	R	R	R	R	R	R	R	R	R	R	R	R	R

（Parkinson S, et al, 山田孝監訳：人間作業モデルスクリーニングツール使用者手引書. 日本作業行動学会, 2008.）

文献

1）Kielhofner G編著, 山田孝監訳：人間作業モデル——理論と応用, 改訂第3版. pp212−306, 協同医書出版社, 2007.

2）Baron K, et al, 山田孝・他訳：作業に関する自己評価使用者用手引・改訂第2版（2.1）. pp6−52, 日本作業行動学会, 2004.

3）山田孝：NPI興味チェックリスト. 理・作・療法16（6）：391−397, 1982.

4）Kielhofner G編著, 山田孝監訳：人間作業モデル——理論と応用, 改訂第3版. pp237−238, 協同医書出版社, 2007.

5）山田孝・他：高齢者版興味チェックリストの作成. 作業行動研究6（1）：25−35, 2002.

6）山田孝・他：役割チェックリスト——日本版の検討. 作業行動研究6：52−70, 2002.

7）Kielhofner G編著, 山田孝監訳：人間作業モデル——理論と応用, 改訂第3版. pp238−244, 協同医書出版社, 2007.

8）de las Heras C, et al, 山田孝訳：意志質問紙（VQ）改訂第4版使用者用手引書. 日本作業行動学会, 2003.

9）Kielhofner G編著, 山田孝監訳：人間作業モデル——理論と応用, 改訂第3版. pp213−219, 協同医書出版社, 2007.

10）Forsyth K, et al, 山田孝訳：コミュニケーションと交流技能評価使用者手引, 第4版. 日本作業行動学会, 2007.

11）Law M, et al, 吉川ひろみ訳：COPM（カナダ作業遂行測定）, 第4版. pp13−39, 大学教育出版, 2007.

12）吉川ひろみ：作業療法がわかるCOPM・AMPSスターティングガイド. pp3−46, 医学書院, 2008.

13）Kielhofner G, et al, 山田孝・他訳：作業遂行歴面接, 第2版使用者用手引OPHI-Ⅱ. pp1−94, 日本作業行動学会, 2003.

14）Watts JH, et al, 山田孝・他訳：作業機能状態評価法, 協業版マニュアル. 日本作業行動学会, 2008.

15）Parkinson S, et al, 山田孝監訳：人間作業モデルスクリーニングツール使用者手引書. 日本作業行動学会, 2008.

16）山田孝監, 井口知也・小林法一：認知症高齢者の絵カード評価法（APCD）使用者手引書. 日本作業行動学会, 2014.

17）井口知也・山田孝・小林法一：認知症高齢者の絵カード評価法を用いた2事例の報告——認知症高齢者に対するクライエント中心の考え方と作業に焦点を当てた作業療法実践を目指して. 作業行動研究17：75−87, 2013.

E 場の特性と高齢者の作業療法

1. 急性期病院と作業療法

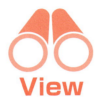

- 急性期病院では，高齢患者の運動機能障害だけでなく認知機能障害や内部障害に対しても，超早期から少量頻回なサービスを提供する短期集中型作業療法が重要になる。
- 急性期作業療法とは，救命救急病棟や集中治療室，あるいは一般病棟で，患者が臥床状態からベッドサイドで開始し，離床可能となり，作業療法室で作業療法を施行するまでをいう。
- 急性期では，さまざまな医療機器の使用目的や禁忌について学習する必要があり，リスク管理が大切である。
- 点滴や医療機器，検査データや画像所見を重視するだけでなく，包括的に患者の作業に焦点を当てて，作業基盤で患者の作業やADL，認知機能をよくする。

（1）急性期病棟の特性

■——法的環境[1]

　2014（平成26）年の診療報酬改定で心大血管疾患リハビリテーションに作業療法士（OT）が従事できるようになり，内部障害への取り組みがますます必要とされている。また，一定の条件を満たす急性期病棟に，専従OT等を配置すれば，疾患別リハビリテーションの時間制限にとらわれずに，短時間で何度も作業療法を提供できる「ADL維持向上等体制加算」が新設された。このように，急性期は内部障害を含む多彩な障害に対して，より早期から少量頻回な短期集中型作業療法への移行が政策的に誘導されている。また，地域連携パスなどを利用した後方連携や回復期を経由せず，直接地域へ復帰する軽症患者が利用する，地域包括ケアシステムにも精通しなければならない。

■——物理的環境［図］

　急性期ではさまざまな医療機器を用いての治療や薬物療法と並行して，リ

スク管理をしながらER（救命救急室）やICU（集中治療室），一般病棟のベッドサイドから作業療法を開始することが多いため，医療機器の特徴や使用目的，使用中の薬物の効用と副作用，感染予防などについて学ぶ必要がある。

● ドレーン★1とカテーテル

点滴の留置針が末梢静脈や中心静脈に挿入され，輸液・シリンジポンプで量と速度を調節する場合と，点滴ボトルを直接，点滴棒に懸架する場合とがある[2,3]。また，輸液が長期に及んだ場合や，末梢血管の確保が困難な場合，中心静脈カテーテル（CVカテーテル）が留置される場合がある。中心静脈は心臓に最も近く，直接心臓に流入する血管であり，強く引っ張ったりしてチューブが損傷しないように注意する。さらに，連続的に血圧測定をするために，橈骨動脈などに動脈ライン（Aライン）のルートが入っている場合は，穿刺部の手関節周囲を動かすことは出血の可能性があり，禁忌である。

尿は膀胱留置カテーテルを通じてベッド柵にかけた採尿バッグへ集められる。脳外科手術後は，脳室ドレーンやスパイナルドレーンが，胸腹部術後は，胸部，腹部ドレーンが肺などの臓器や腹腔に挿入されていることがある。

これらの管がベッドで相互に交差し，布団や患者の身体の下になっていることもあるため，寝返りや起き上がりで張力がかからないように配慮する。

腎機能が低下している患者の場合，血液透析（HD）用の腕に埋め込まれ

Key Word

★1 ドレーン
ドレーンとは手術的，経皮的（画像診断装置を用いた非手術的穿刺手技）に体腔内（胸腔など）や管腔内（消化管など）などの体に直接挿入されている管であり，血管内や尿道，膀胱に挿入されるカテーテルとは区別される[2]。

[図] 急性期作業療法の環境とチームアプローチ

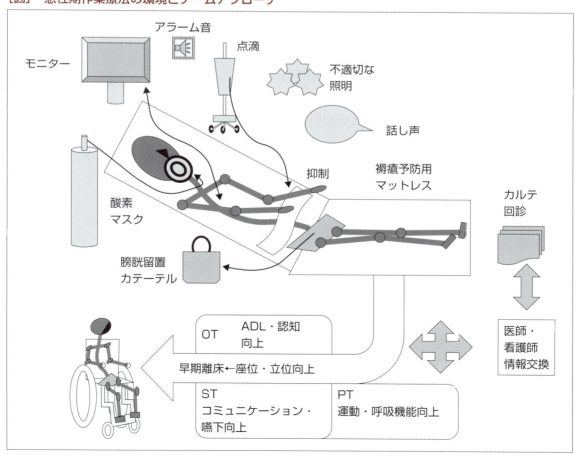

たシャントが造設されていないかを確認する。血圧測定のためにカフで加圧してしまうとシャントを潰すことになるので測定は厳禁である。また，腹膜透析（PD）用に鼠径部（ダグラス窩）に留置されたカテーテルも位置がずれると出血，感染につながるので，下肢の運動の可否については主治医に確認する。

●褥瘡予防用マットレス

臥位で体位変換が困難な患者の褥瘡発生を予防するために，体圧分散のエアマットレスや低反発ウレタンのマットレスを使用する。これらは柔らかく，座位の安定性を下げ，立ち上がりや移乗動作を阻害する環境因子となるので，エアマットレスで，空気圧をやや高くして座面を少しでも硬めにすることが可能な場合は設定を変更する。

●酸素供給装置・パルスオキシメーター

呼吸障害のある患者に対しては酸素療法が行われるので，酸素流量と濃度を確認する。また，車いすで携帯用酸素ボンベを使用する場合は使用前に酸素残量が十分にあるかを確認する。鼻カニューレは鼻腔に挿入され，酸素マスクやリザーバマスクも圧迫による不快感があり，患者は無意識に外そうとするので，注意する。重度の場合は，人工呼吸器を使用するが，経口挿管の場合，挿管チューブが軟口蓋まで達するため，発声は困難である。気管切開の場合は，スピーチカニューレを使用することで発声可能である。

パルスオキシメーターはPaO_2を予測するのに用いられるが，末梢循環障害があり測定が困難な場合は，反対側の手指や足趾で測定するなどの工夫が必要である。

●ERやICUの過剰／低刺激環境と身体拘束

ERやICUは常に話し声や騒音，モニターや輸液ポンプのアラーム音，持続的な照明といった過剰刺激環境と，臥床状態の継続による拘禁状況，感覚遮断による低刺激環境にあり，時間感覚が弱くなる。その影響で，患者はせん妄などのICU症候群に陥ることがある。そのため，自己抜管や抜針を防ぐためにやむを得ず，手指を覆うミトンを装着したり，体幹ベルトで固定する場合があり，感覚遮断を助長する可能性がある。ミトン内で手指が正しい位置にあるかに注意し，痛みや関節拘縮を予防する。また，ベッドの高さを可能な限り低くする，あるいはベッド柵の隙間をボードや枕で埋めることで転倒転落を予防している場合は，患者は低く狭い範囲でしか視覚的認知が行えなくなる。これらも低刺激環境の一因となり得るので注意する。

●感染症の標準予防策（スタンダードプリコーション）

MRSAやノロウイルス等の感染症対策としてマスクや手袋，ガウンの着用と作業療法前後の手洗いなどが必要であり，予防方法に習熟し間違えないようにする。急性期のOTはさまざまな病棟を巡回するので患者がOTを通じて二次感染しないように注意を払う。

(2)チームアプローチの進め方

　高齢期障害者は心疾患や糖尿病などの合併症をもっている場合が多く，病態が複雑なため，医師，看護師，理学療法士（PT），言語聴覚士（ST），家族と協力して，臥床状態からリスク管理を行いつつ，廃用症候群の予防と早期離床を目指すことが大切となる。

◉SOAP★2で記録

　作業療法経過は，医療職共通の記録方式であるSOAPでカルテに記載することが望ましい。電子カルテであれば，この記録を他職種が確認しやすいため，有効な情報提供となる。作業療法への期待やどんな作業に従事する必要があるのかといったことには，患者自身のこれまでの人生や考え方，信条が関係するので，SOAPの「S」には患者の語りを詳細に記載する。

◉セラピスト間でのミニカンファレンスの実施と病棟回診での医師，看護師とのディスカッション

　OT，PT，ST間では，カルテ入力中や治療と治療の間の「すきま時間」を利用して情報交換を行うことが現実的である。医師の病棟回診があれば，セラピストの代表者を派遣し，主治医に経過を報告し討議することが望ましい。総合病院では研修医が大勢いるため，積極的な作業療法の啓発活動も必要である。予後予測を行って，急性期から直接地域に退院可能か，転院が必要なのかをプロフェッショナルリーズニングし，いかに早く見極めることができるかが重要となる。

◉医師や看護師の記録などを毎日確認する

　前日の作業療法の施行後の病態やADLの変化を把握するために，医師や看護師の記録や各種検査結果を確認する。特に土日にリハビリテーションを施行していない場合は，作業遂行が低下している可能性もあるので，月曜日の確認は必須である。離床の可能性がある場合は，その是非について必ず主治医に口頭で確認し，進めていく。

(3)作業療法士の役割

　作業療法にはADLや意味のある作業と認知機能の改善というハイブリットな役割がある。理学療法は呼吸・運動機能の改善を，言語聴覚療法はコミュニケーションと嚥下の改善を図ることで，役割分担し，チームアプローチをすることが有効である。さらに，各職種が協業して，ギャッチアップから座位や立位の練習を行う［図］。

◉入院前の興味，作業役割や作業遂行，環境の評価

　患者にとって意味のある作業や環境を評価し，急性期からトップダウンアプローチで目標を定めることが必要である。入院前の興味や，やりたいこと，

Key Word

★2　SOAP
SOAPは，S：主観的情報，O：客観的情報，A：評価，P：プランを意味し，問題志向型診療記録として1964年に開発された[4]。

役割，典型的な一日の生活パターンとその内容，職歴に関しても，急性期で必ず評価する。患者とのコミュニケーションが困難な場合は，家族に面接を行って，情報を得るようにするとよい。それらに加えて，画像診断や血液生化学検査データ，薬物療法は確認し，障害特性に応じたADL評価や機能評価を行っていく。初期評価はベッドサイドで行うことが多いので机上の評価は困難であり，観察型ADL・作業基盤評価★3で情報を得る。その際，信頼性と妥当性がある標準化された評価法をできるだけ選択する。

◉ADLの向上

意識障害があっても開眼していれば，患者の手を誘導し，顔を触る，手櫛で整髪する，濡れティッシュで手や顔の清拭などを行う。また，可能であれば唇を湿らすことで，整容動作や飲水の準備を開始する。状態が安定すれば，座位や立位の練習に合わせて，食事や移乗の練習，意味のある作業への従事などを行う。

◉意識・認知機能の向上

意識障害には，リスク管理を行いながら，味覚，嗅覚，温冷覚刺激，言語聴覚や視覚刺激を慎重に入力していく。また，記銘力，見当識の低下が生じる場合があるため，カレンダーで日付を確認したり，新聞やテレビ，ラジオで時事ニュースの確認などを頻繁に行う。

高齢期障害者は環境の変化からも不穏状態やせん妄になることがあり，慣れ親しんでいる作業を提供することはOTの大切な役割である。

◉座位・立位動作の向上

体温や血圧や脈拍の変動，不整脈の有無，呼吸パターンの乱れ，神経症状や意識障害の進行，SpO_2などを測定・観察してリスク管理を行いながら，ギャッチアップを行い，端座位や立位作業などの離床練習へ進めていくが，離床の中止と中断基準★4に合わせて決定する[3]。これらの基準は個々人で異なるため，必ず主治医に確認する。起立性低血圧や倦怠感が強い場合などは標準型の車いすではなく，ティルトリクライニング車いすの使用が患者の状態に合わせて姿勢を変化できるので有効である。ティルト機能がないリクライニング車いすの場合は前すべり座りになり褥瘡のリスクが高まるため，頻回な姿勢調整を心がける。

(西川拡志)

One Point

★3 急性期で有用な観察型ADL・作業基盤評価法

・意志：The Volitional Questionnaire (VQ)[5]（MOHOに基づいたモチベーションの評価）

・意識障害：The Wessex Head Injury Matrix (WHIM)[6]（外傷性脳損傷に対する行動観察評価；脳卒中に応用可能）

・高次脳機能障害とADL：The Árnadóttir OT-ADL Neurobehavioral Evaluation (A-ONE)[7]（セルフケアを観察し，ADL自立度とそれに影響している神経行動学的障害や脳局在・脳処理経路を画像診断を交えて推論する評価）

One Point

★4 離床の中止と中断の基準[3]

・離床の中止：強い倦怠感を伴う38度以上の発熱，安静時心拍数50回/分以下または140回/分以上，安静時収縮期血圧（SBP）200mmHg以上または拡張期血圧（DBP）120mmHg以上

・離床中断：HR120回/分以上，SBP30±10mmHg以上の上昇あるいは低下，経皮的酸素飽和度（SpO_2）90%以下，ボルグスケール7以上

参考文献

1）杉本恵申：診療点数早見表2014年4月版〔医科〕. 医学通信社，2014.

2）窪田啓一編：最新ナースのための全科ドレーン管理マニュアル. 照林社，2005.

3）曷川元編：実践！早期離床完全マニュアル. 慧文社，2007.

4）Kettenbach G，柳澤健訳：理学療法・作業療法のSOAPノートマニュアル，第2版. 協同医書出版社，2000.

5）Kielhofner G，山田孝監訳：人間作業モデル〔理論と応用〕改訂第4版. 協同医書出版社，2012.

6）Shiel A et al.: *WHIM The Wessex Head Injury Matrix : Manual*. Harcourt Assessment，2000.

7）Gillen G，清水一・他訳：脳卒中のリハビリテーション──生活機能に基づくアプローチ，原著第3版. 三輪書店，2015.

Column
「作業は翻訳せよ」

　急性期の患者や家族は，その意識が病気やけがの治癒や回復に集中しているため，作業療法の「作業」という単語には違和感をもちやすいといえます。そのため，開始時に「作業療法をやります」と説明しても，患者は「なぜ，急に手芸や木工をするの？」となり，作業療法への参加を断られることにもなりかねません。そこで，「作業」という単語をアレンジする必要があります。「家に帰ってやる必要がある活動は何ですか？　家での役割は？　している活動は？　それを早くできるよう，お手伝いします」「今，やれるとしたら，何をやりたいですか？」などの導入も効果的です。高齢期障害者が最初に遭遇する急性期のOTの作業の説明責任は重大なのです。

E 場の特性と高齢者の作業療法

2. 回復期リハビリテーション病院（病棟）と作業療法

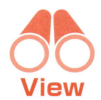

- 回復期リハビリテーション病院（病棟）では在宅復帰の機能がより求められている。
- 作業療法士はリハビリテーションチームの一員として多職種と協働することが必要である。
- 作業療法士は医学的視点と作業的視点をクライエントの在宅復帰に向けたアプローチに活かし，そのリーズニングを明示していく必要がある。

　回復期リハビリテーション病院（病棟）は，急性期病院における治療後のクライエントに対して，リハビリテーション（以下，リハ）を専門に提供する病院（病棟）である。回復期リハ病棟では，身体機能，精神機能，生活機能（技能），環境の各側面へのアプローチを行い，在宅復帰を目指している。ここでは，回復期リハ病棟の制度を説明し，チームアプローチ，作業療法士（OT）の役割について説明する。

（1）回復期リハビリテーション病棟の変遷[1〜8]

　2000（平成12）年度に回復期リハ病棟が新設され，この間，リハ医療を取り巻く環境は，診療報酬改定に伴い変化し続けている。まず，回復期リハに関連する制度とその変遷を説明する。

■──制度の変遷

　診療報酬に関しては2年ごとに見直されていることは既知の事実である。2000（平成12）年度に新設された回復期リハ病棟の制度では，病棟に専従の医師1名，理学療法士（PT）2名，OT1名を常勤で配置した。また，リハプログラムの作成に関しても，医師，看護師，PT，OTなどが協働して作成とされていた。当時はリハ総合実施計画書の制度はなく，このような対応となっていた。

[表] 回復期リハ病棟入院料と関連診療報酬[1~8]

年度	2000	2002	2004	2006	2008	2010	2012	2014
入院料*1	1700	1680	1680	1680				
入院料1*1					1690	1720	1911	2025
入院料1（生活療養）*1					1676	1706	1897	2011
入院料2*1					1595	1600	1761	1811
入院料2（生活療養）*1					1581	1586	1747	1796
入院料3*1							1611	1657
入院料3（生活療養）*1							1597	1642
リハ総合計画評価料		480*2	480*2	480*2	300*3	300*3	300*3	300*3
重症患者回復病棟加算*1						50		
休日リハ提供体制加算*1						60	60	60
リハ充実加算*1						40	40	40
体制強化加算*1								200

＊1：1日当たりの報酬，＊2：算定は初月・2月・3月・6月に1回，＊3：算定は月に1回

　2006（平成18）年度の改定で，回復期リハ病棟でのリハプログラム作成において言語聴覚士（ST），社会福祉士（SW）などが加えられた。2008（平成20）年度改定から入院料が2施設，2012（平成24）年度では3施設に分類され，最も入院料の高い基準においては，専任のSW1名以上の常勤配置を行うとされた。

　2014（平成26）年度の改定ではさらに，3年以上の経験を有する専従の常勤医師1名，3年以上の退院調整の経験を有するSW1名以上を病棟配置した場合は，体制強化加算が算定できるとし，在宅復帰機能のいっそうの強化が示された。

　新設された2000（平成12）年度から比べると，現在の制度は参加職種も増加し，制度もより複雑になってきている。自身が従事する環境にどのような変化があるのかを知ることで，今後の変化に対応できるような準備が必要である。

　現在までの回復期リハ病棟にかかわる診療点数を［表］にまとめる。近年の改定においては，疾患別リハ料は微増微減のなかで推移している。しかし，回復期リハに関してみると入院料だけみても期待されていることがうかがえる。

■──作業療法士の診療と回復期リハビリテーション

　2000（平成12）年度の改定では，心疾患リハ料は規定されていたが，ほかの疾患は職種と施設基準によって報酬が決められ，OTは1日480分の診療が認められていた。

　2002（平成14）年度には単位制が導入され，OT1名当たりの診療時間は360分となった。2006（平成18）年度に疾患別リハ料が導入され，理学療法，作業療法，言語聴覚療法の枠が取り払われた。クライアント1人当たりの単位数が決められ，セラピスト1日当たりの単位数18単位を標準として24単位を上限，週108単位を限度と規定された。以降はこの単位数が継続している。

作業療法として大きく変化したことは，集団での算定ができなくなったことである。2008（平成20）年度の改定でSTは集団コミュニケーション療法が算定できるようになったが，OTはいまだに認められていない。

作業療法は人の生活の営み（作業遂行）を支援する専門職である。人の暮らしは独力では営めないことは誰もが知り得る事実である。OTはクライエントとその周囲の人を含めた環境も評価しながらアプローチしている。このことが診療報酬上，反映されていないことは残念に思う。

厚生労働省は地域包括ケアシステムを示し，医療と介護のつながりをより深めようとしている。回復期リハ病棟では，在宅復帰を目指すことが重要な役割となっている。地域とのつながり，医療と介護のつながりを実感できる場である回復期リハでは，地域包括ケアシステムにおいて，クライエントへの途切れのない作業療法サービスを提供していく出発地の1つといえる。

(2)チームアプローチ [9,10]

Key Word

★1　連携 [9,10]
コミュニケーション不足や専門用語の違い，職種間の力関係などから連携がとれないことも多い。連携は専門職として成熟した人間関係が基盤となるとされている。専門性を高めることと他職種を理解することが同時に行われなくてはならない。

Key Word

★2　カンファレンス
多職種で目標や方向性を設定・確認するためにカンファレンスが開かれる。カンファレンスでは，OTとして評価結果から導いた予後予測などを他職種とともに報告し，その内容をチーム内で合議していく。この場で治療方針が決定されるので，OTとして考えを端的に報告する必要がある。また，作業の必要性の根拠を他職種が理解できるように説明することで，OTに対する理解も促進される。

リハはチーム医療といわれ続けている。そのなかでも回復期リハにおいては，OTが病棟に所属することも珍しくない。他職種とのコミュニケーションはまさに異文化コミュニケーションに近いといってよい。職種が異なれば常識が異なる。ここではチーム内連携に関して説明する。

■──連携を推進するために

多職種が働く回復期リハ病棟では，リハチーム［図］の運営が円滑であることは欠かせない。すなわち専門職連携である。連携★1を推進するためにはコミュニケーションスキルが必要なことは周知されている。他職種とコミュニケーションを図るためには，その職種の役割だけでなく，その職種の○○さんはどのような特徴があるかを知ることが必要である。また，専門職は専門用語を扱うが，OTの専門用語はほかの専門職が知らないことが多い。これらを補うためにもコミュニケーションが不可欠である。

■──連携・コミュニケーションをとることの意味

職種間での連携はリハサービスの質を向上させるために必須である。さまざまな課題を抱えるクライエントに対し，在宅復帰を目標にアプローチしている回復期リハ病棟での連携は当然のことである。多くの課題を1つの職種で解決できないからこそ，多くの職種が存在し，その役割を担っている。OT以外の職種が何を考え，何にアプローチしているのか，カンファレンス★2で知り得ることも可能であるが，時間が限られるなかでの会議である。やはり日常的なコミュニケーションのなかで情報共有し，重複する領域，役割分担する領域を確認にしていくことで，自職種と他職種の違いを明確化できる。連携をとることは，自己の専門性を認識するうえでも重要な要素である。

［図］では，OTが直接連携をとっていることは実線で，点線はほかの職種

[図] OTの視点からみたリハチーム連携のイメージ

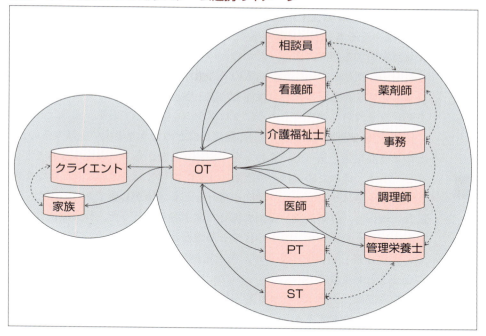

間の連携をイメージしている。ほかの職種がOTの位置にくると実線で連携関係が示される。イメージではOTから12の矢印が出ているが，クライエント，家族，ほかの職種を中心とした際も12の矢印が出ているといえる。連携は非常に複雑な状況で成り立っていると理解できる。

(3) 作業療法士の特徴と役割

クライエントが疾病を発症し，病状が安定した後に回復期リハ病棟に入院する。その入院期間は機能回復の時期である。その間，クライエントにどのような作業療法を提供するかは，OT一人ひとりに任されているのが現状である。ここでは，作業療法の特徴とOTの役割を説明する。

■──作業療法の特徴

OTは診療報酬下で従事し，医学を担う職種の一員であることはいうまでもない。作業療法教育では，医学と作業療法学を学ぶ。この課程で，作業療法は医学の領域（自然科学）と作業療法の背景や理論（社会科学）が混合された学問であると示されているのである。つまり，人の生活（作業）がどのように営まれているのかを社会科学的な視点でとらえながら，その根拠に自然科学を用いて説明できる職種であるといえる。

■──作業療法士の役割

OTはクライエントの目標立案で，国際生活機能分類（ICF）の活動と参加に焦点を当てる傾向にある。だからといって心身機能をおろそかにするわけではない。機能回復の時期であるので，当然ながら機能回復訓練を実施していくことも求められる。心身機能と活動と参加のそれぞれで獲得すべき目標を掲げ，それらを達成するようにプログラムを立案していく。

機能回復に時間を割く場合でも，退院後にどのような場所で生活するのか，どのような生活を送っていくのかをイメージしながらアプローチすることが必要である。そのためには，機能面の評価★3だけではなく，クライエントの入院前の生活スケジュール，趣味や嗜好なども評価が必要である。また，退院後に獲得した作業活動，役割も併せて聞き取りを行うと，作業療法目標を立案するうえでクライエントへ作業を基盤とした内容を提示できる。今ここでの獲得は難しい目標もあるが，先を見据えて設定を行い，次の担当OTへつなぐことも重要である。

回復期では，クライエントが現実検討を行う場面が少なくない。受け入れがたい現実に直面するクライエントも多いであろう。その際，精神領域を学んでいるOTは積極的にメンタルフォローを実施する役割を担える。

作業療法プログラム実施では理学療法プログラムと重複することがある。これは，OT自身が困惑する要因の1つであるが，プログラムのリーズニングを表すことで，作業療法の専門性を明確に示すことができるであろう。

OTは社会科学と自然科学の両方の視点を持ち合わせた特色ある職種である。クライエントの生活課題に，根拠あるアプローチを行うことが役割であろう。その特色がゆえに理解されづらい点もあるが，裏返せばどの分野にも通じるものがあるということである。この特徴を活かし，連携では職種間をつなぐ役割も担えると考える。

（下岡隆之）

Key Word

★3 評価
作業療法評価には，情報収集・調査・面接・観察・検査測定がある。クライエントの病前の生活や趣味などは会話や面接のなかで聞き取る。人間作業モデルなど作業療法理論を背景とした評価と医学モデルの評価を併用することで，医学的視点だけでなく作業的視点からもクライエントを理解できる。その結果，作業療法の目標を明確に立案できると考える。

文献

1）杉本恵申編集協力：診療点数早見表［平成12年4月版（13年2月増補）］．医学通信社，2001．
2）杉本恵申編集協力：診療点数早見表［平成14年4月版］．医学通信社，2002．
3）杉本恵申編集協力：診療点数早見表［平成16年4月版（17年4月増補）］．医学通信社，2005．
4）杉本恵申編集協力：診療点数早見表［2006年4月版］．医学通信社，2006．
5）厚生労働省：平成20年厚生労働省告示第59号
6）杉本恵申編集協力：診療点数早見表［2010年4月／2011年4月増補版］．医学通信社，2011．
7）厚生労働省：平成24年度診療報酬改定について．
http://www.mhlw.go.jp/stf/seisakunitsuite/bunya/kenkou_iryou/iryouhoken/iryouhoken15/index.html?PHPSESSID=914656edj9b1bbve0obo2l82i3/
8）杉本恵申編集協力：診療点数早見表［2014年4月版］．医学通信社，2014．
9）池川清子・田村由美・工藤桂子：今，世界が向かうインタープロフェッショナル・ワークとは ──21世紀型ヘルスケアのための専門職種間連携への道　第1部：Inter-professionalとは何か──用語の定義および英国における発展過程．Quality Nursing 4（11）：965−972，1998．
10）田村由美・工藤桂子・池川清子：今，世界が向かうインタープロフェッショナル・ワークとは ──21世紀型ヘルスケアのための専門職種間連携への道　第1部：Inter-professionalとは何か──Rawson,D.の概念モデル．Quality Nursing 4（12）：1032−1040，1998．

E 場の特性と高齢者の作業療法

3. 療養病床と作業療法

- 介護療養病棟は，長期間療養を必要とする者に対して，介護や機能訓練などのサービスを提供して，各人の能力に応じて自立した日常生活を送ることを目的とした病棟である。
- 作業療法士は，介護療養病棟において廃用症候群や認知症の予防を目的に，病棟スタッフと連携しながら，環境整備や余暇活動も含め，日常生活に活かされるようなリハビリテーションを提供している。
- その一例として，予防的健康増進プログラムは，患者の認知機能やQOLを維持，向上させるアプローチとして有効である。

(1) 介護療養病棟の法的な位置づけと機能

　介護療養病棟は，長期にわたる療養を必要とする要介護者に対し，施設サービス計画に基づいて，療養上の管理，看護，医学的管理の下における介護および機能訓練を行うことにより，彼らがその有する能力に応じ自立した日常生活を営み得ることを目的とした病棟とされている[1]。

　介護療養病棟★1で行われている作業療法の流れは以下のとおりである。①主治医から作業療法指示箋が出される。②作業療法担当者および実施回数が決められる。介護療養病棟では1人の患者につき，理学療法，作業療法，言語聴覚療法が併せて1日4回までとなっている[1]★2。③作業療法士（OT）は病棟スタッフと協議しながら，リハビリテーション（以下，リハ）実施計画書を作成する。この際に，作業療法の初期評価，ゴール，訓練プログラム等を実施計画書に記載する。なお，実施計画書では本人もしくは家族の同意を得る。④OTは個別訓練を継続し，さらに，病棟スタッフと連携しながら，3か月ごとにリハカンファレンスを行う。この際に，再評価に基づいてプログラムの見直しを行い，前回からの変化点等を考慮しながら訓練を継続する。

One Point

★1 介護療養病棟
愛全病院は1969（昭和44）年に開設され，病床数は554床である。OTは40人ほど在籍している。介護療養病棟は2000（平成12）年に介護保険制度が始まった時点で開設された。現在は2病棟で構成され，病床数は125床となっている。介護療養病棟にはOT 2人がそれぞれの病棟に専従で配属されている。その他の職員は他の病棟との兼任で作業療法を提供している。

125

(2)作業療法士の役割と連携

One Point

★2　1回の作業療法
1人の患者に対して，個別訓練を20分以上提供した場合である。療法別，期間別に介護報酬が設定されている。

介護療養病棟では，OTと病棟スタッフが連携し，廃用症候群や認知症の予防を目的とした維持期リハを提供している。ここでは，OTが行う個別訓練のみをリハととらえるのではなく，1日24時間の生活のなかで廃用症候群，認知症を予防する取組みが病棟全体で行われている。例えば，病棟スタッフとOTが連携して立案，実践している維持期リハには以下のものがある。

①日々の寝かせきりにさせない工夫として，車いす座位保持，体位変換等を行う。

②集団体操や音楽療法といった活動を定期的に行う。

③季節の特色を生かした行事を定期的に行う。

このように，OTに求められる役割は，個別リハの提供にとどまらず，個別評価に基づく病棟スタッフへの指導，アドバイス等を実践していくことにある。

(3)認知症予防の作業療法について

■——作業療法の算定基準

作業療法の算定基準を［表1］に示す[2]。とりわけ認知症予防に関しては，入院から3か月以内に，医師が認知症と判断した患者に対して集中的に行われる認知症短期集中リハがある。訓練プログラムは日常生活活動（activities of daily living：ADL），記憶，見当識などの訓練を組み合わせたものが望ましいとされている。

以下に介護療養病棟において認知症予防を目的とした作業療法プログラムを紹介する。

■——作業療法の訓練プログラム——予防的健康増進プログラム

Clarkらは，60歳以上の健常者に予防的健康増進プログラムを9か月間実施し，身体・精神的に向上したと報告している[3]。筆者らは介護療養病棟に入院中の高齢者の認知機能やQOLの維持と向上を目的に，上記プログラムを応用した予防的健康増進作業療法を提供している[4,5]。

●対象と方法

対象者は介護療養病棟に入院しており，Mini-Mental State Examination（MMSE）が18点以上の患者である。

個別での活動とグループ形式の活動が，半年間で1クールとして行われている。患者数と同数のOTが参加し，平日の約40分間，毎日同じ時間に，グループ形式の活動を行う。患者とOTは半年間，同じメンバーである。患者

[表1] 作業療法の算定基準

項目	概要
作業療法 （1回につき20分以上 実施）　123単位	別に厚生労働大臣が定める施設基準に適合しているものとして都道府県知事に届け出た指定介護療養型医療施設において，入院患者等に対して作業療法を個別に行った場合に，所定単位数を算定する。
作業療法機能強化加算 1回につき35単位加算	指定介護療養型医療施設等において，専従する常勤の作業療法士を2人以上配置して作業療法を行った場合に，1回につき35単位を所定単位数に加算する。
短期集中リハビリテーション （1日につき1回。20分以上実施）　240単位	指定介護療養型医療施設において，入院患者に対して，医師または医師の指示を受けた理学療法士，作業療法士または言語聴覚士が，その入院した日から起算して3月以内の期間に集中的に理学療法，作業療法，言語聴覚療法または摂食機能療法を行った場合に，所定単位数を算定する。ただし，理学療法，作業療法，言語聴覚療法または摂食機能療法を算定する場合は，算定しない。
認知症短期集中リハビリテーション （1日につき1回。20分以上実施）　240単位	指定介護療養型医療施設において，入院患者のうち，認知症であると医師が判断した者であって，リハビリテーションによって生活機能の改善が見込まれると判断されたものに対して，医師または医師の指示を受けた理学療法士，作業療法士もしくは言語聴覚士が，その入院した日から起算して3月以内の期間に集中的なリハビリテーションを個別に行った場合に，1週に3日を限度として所定単位数を算定する。 訓練内容としては，見当識の訓練，記憶の訓練，日常生活活動の訓練等を組み合わせたものが望ましい。

（厚生労働省：全国介護保険・高齢者保健福祉担当課長会議資料. http://www.mhlw.go.jp/topics/kaigo/index.htmlより一部改変）

同士がなじみの関係をつくれるように毎回座席を同じにしている。リラックスできる雰囲気づくりのため，クラシックなどの音楽を流し，お茶やコーヒーを毎回提供している。OTは1人が司会，1人が書記を担当し，その他のOTは患者が自分で考え，話し合い，活動を計画し，実行し，振り返ることができるようにサポート役を務めている。

　活動の流れは，①日付の確認，②全身体操，③前日の復習，④グループセッションとなっている。①日付の確認は大きなカレンダーを見ながら，参加者全員で日付を読む。そして「今日は何の日？」かをOTがフィードバックする。②全身体操は音楽に合わせて行っている。③前日の復習は，前日の活動内容を記載した資料を患者に提供し，読み合わせをしている。④グループセッションでは，日々の生活に関係のあるテーマがそれぞれ設定されている。まず各セッションのテーマに関係した質問が患者に提示される。患者は各自でその質問の答えを考え記述する。書字が苦手な患者や，できない患者はOTが代筆する。次に，各患者は答えを参加者の前で順番に発表し，それについて全員で意見交換する。さらに意見交換の内容を参考にしながら，テーマに即した活動を実際に経験する。なおグループセッションの具体的な内容については，[表2]にその一部を記載する。

［表2］　予防的健康増進プログラムの具体例

テーマ－作業，健康，および加齢	●グループセッションの質問内容 ・あなたの子どもの頃の作業はどのようなものがありましたか？ ・あなたが毎日行う作業にはどんなことがありますか？ ●テーマに即した活動 ・加齢クイズ，高齢者用興味チェックリスト，1日の自分のスケジュールの見直し
作業としての食事	●グループセッションの質問内容 ・あなたの好きな食べ物は何ですか？ ・ひとりで食べることと他人と食べることの違いは何ですか？どちらが好きですか？ ●テーマに即した活動 ・調理実習（野菜入り卵焼き，ジンギスカン，カレーライスなど）
時間と作業	●グループセッションの質問内容 ・あなたの生活における節目，あるいは特別な出来事は何ですか？ ・あなたは年間を通して，どのような出来事や祝日にお祝いをしますか？ ●テーマに即した活動 ・生活史の作成（出生～現在まで10代ごとに出来事を発表）
修了式	・参加者全員で記念撮影，色紙に寄せ書き，歌を歌うなどを行う。

●**参加時の患者の様子，感想**

　プログラム開始当初は，見知らぬ患者同士が集まり，緊張した様子である。しかしグループがclosedということもあり，すぐに顔なじみになる。顔なじみの関係になってからは，患者同士が積極的にコミュニケーションを図り，協力しながら活動を行う。例えば，調理実習のときは，役割分担を患者同士で決め，材料を切ったり，炒めたりする。また生活史の発表のときには，同世代のためともにわかり合うことができ，活発な意見交換が行われる。

　終了後に患者全員に満足度などについてのアンケートを実施した。その結果，全員が「大いに満足」または「満足」と答えていた。また「予防的健康増進プログラムに参加するようになって，これからも頑張って生きていこうという気持ちになった」「参加することが毎日の日課になり楽しみになった」という感想も聞かれた。

●**結果・考察**

　認知機能やQOLの評価として，MMSE，Clinical Dementia Rating(CDR)，SF-36を実施前後で比較した。その結果，MMSE，CDRともに維持または向上した患者がほとんどであった。さらにSF-36では向上した患者が多くみられた。なお予防的健康増進プログラムを行う際の留意点は，OTはグループ形式の活動を行ううえで，Clarkらの研究と同様にグループセッションでの患者同士のコミュニケーションを大切にすることである。そのために司会者は最低でも1人1回は発言するように調整する。また患者がテーマからはずれ

た話をしても，司会者は否定せず話を聴き，テーマに沿った話に修正していく必要がある。

（梅原茂樹・斉藤佑弥）

文献

1）介護報酬の解釈，平成24年6月版2（指定基準編）．pp905－906，社会保険研究所，2012．
2）厚生労働省：全国介護保険・高齢者保健福祉担当課長会議資料．
http://www.mhlw.go.jp/topics/kaigo/index.html
3）齋藤さわ子：予防的作業療法――南カルフォルニア大学ライフスタイル再構築プログラムの紹介．OTジャーナル 37（10）：1003－1006，2003．
4）松村朋佳・他：予防的健康増進プログラムの有効性――一症例の検討から．第42回日本作業療法学会プログラム，p106，2008．
5）斉藤佑弥・他：当院入院患者に対する予防的健康増進プログラムの予備的研究．第42回日本作業療法学会プログラム，p106，2008．

E 場の特性と高齢者の作業療法

4. 介護老人保健施設と作業療法

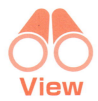

- 介護老人保健施設は，介護保険制度のなかでリハビリテーションを重視する施設である。それは，医療機関で行われているサービスと区別するため維持期（生活）リハビリテーションと呼ばれる。
- 生活リハビリテーションは，疾患の治療を主眼とする「部分への焦点化」から「人として全体」へかかわることを意味するため，作業療法の中核的な価値観とフィットし，活躍が期待される領域である。
- ここでの作業療法の実践は，対象者への直接的なアプローチばかりでなく，施設全体への組織づくりや仕組みづくりも重要となり，実践のための有用な概念（理論やアプローチの視点・キーワード）がある。

（1）介護老人保健施設の特性

　「介護老人保健施設（以下，老健）」と呼ばれる介護保険施設は，介護保険制度での施設介護サービスのなかで「リハビリテーション（以下，リハ）」を重視する施設と位置づけられている。老健で行われるリハサービスは，医療機関で行われているサービスと区別する意味で「生活リハ」と呼ばれる。それは，対象者の「急性期や回復期のリハ（医学モデル：cure）」への対応ではなく，「維持期リハ（生活モデル：care）」と位置づけられている。具体的には，「高齢者一人ひとりの残存機能に着目し，その能力に見合った自立を進めることによって，家庭復帰（在宅支援）を図るものであり，同時に，社会性の回復・維持のための生きがい，生活の楽しみや意欲の向上を目的とする」[1]とされている。

●創設からの軌跡

　1985（昭和60）年1月に社会保障制度審議会は，少子・高齢化社会に対応する「老人福祉のあり方について」[2]という建議を提出した。さらに同年4月に「中間施設に関する懇談会」[2]が設置され，これらの報告を受けて1986（昭和61）年12月に老人保健法が改正されて，「老人保健施設」が創設された。老健は，制度創設当時「中間施設」と呼ばれていた。これは，①医療（治療

機能をもつ病院と福祉（生活）機能をもつ特別養護老人ホームとの間の中間的な施設であることと，②施設と家庭の間の中間的な施設であるという2つの意味をもつとされたためである。その後，2000（平成12）年4月には，介護保険制度が施行されたことに伴って「介護老人保健施設」となり，現在に至っている。

● 介護老人保健施設の役割[3]

老健には，以下の5つの役割がある。①利用者の意思を尊重し，望ましい在宅または施設生活が過ごせるよう利用者に応じた目標と支援計画を立て，必要な医療，看護や介護，リハをチームで提供するという包括ケアサービス施設，②体力や基本動作能力の獲得，活動や参加の促進，家庭環境の調節など生活機能向上を目的に，集中的な維時期リハを行うリハ施設，③脳卒中，廃用症候群，認知症などによる個々の状態像に応じて，多職種からなるチームケアを行い，早期の在宅復帰に努める在宅復帰施設，④自立した在宅生活が継続できるよう，介護予防に努め，入所や通所・訪問リハなどのサービスを提供するとともに，ほかのサービス機関と連携して総合的に支援し，家族の介護負担の軽減に努める在宅生活支援施設，⑤家族や地域住民と交流し情報提供を行い，さまざまなケアの相談に対応する。市町村自治体や各種事業者，保健・医療・福祉機関などと連携し，地域と一体となったケアを積極的に担う。また，評価・情報公開を積極的に行い，サービスの向上に努める地域に根ざした施設である。

● 職員構成

職員は，医師，正・准看護師(NS)，介護福祉士・介護員などの介護職員(CW)，作業療法士（OT）・理学療法士（PT）または言語聴覚士（ST）などのリハ専門職員，介護支援専門員（CM），社会福祉士・社会福祉主事などの支援相談員（SW），そして，栄養士，調理員，事務員などから構成されている。リハ専門職員の配置基準は，常勤換算方法で，入所者の数を100で除して得た数以上置かなければならないとされている。

● サービス内容

①入所サービス，②通所リハ（デイケア），③ショートステイ，④訪問リハ，⑤（認知症）短期集中リハがある。

（2）介護老人保健施設での作業療法

■──介護老人保健施設での作業療法士の位置づけ ──生活リハビリテーションの概念と作業療法士

生活リハでは，医学モデル（cure）から生活モデル（care）への視点の転換が強調されている[1]。それは，疾患の治療や機能の回復に主眼をおく「部分への焦点化」から，人としての「生物─心理─社会的存在という全体」へとかかわることを意味している。もともと作業療法の教育プログラム[4]は，対

One Point

★1 全体像評価

対象者の全体像評価を求めるという中核的な価値観の起源とは，Keilhofner（キールホフナー）によれば「作業療法士の基本的展望は，環境との相互作用において，身体と精神を使用することによって，機能する能力を生み出すダイナミックな力としての作業であった。この焦点を当てた見方は，全体論であり，ダイナミックなものであった」[5]という，道徳療法から受けついだ初期の作業療法（作業パラダイム）が，個人を全体的な人間（身体と精神）とみていたことに由来する。

象者の全体像評価[★1]を行い，具体的な作業を用いて「その人らしく主体的に生きること」を援助するために考えられているため，生活リハを実践するために用いられる基礎的な知識は，他職種に比べても遜色のないものになっている。老健の生活リハは，OTにとってまさに"水を得た魚"の領域である。したがって，老健におけるOTは，施設のなかで指導的な役割を担うことが期待されている。ただし，経験の浅いOTには重荷となることもある。目の前の対象者や他職種には，1つひとつ誠実で正確な対応を心がけ，信頼を得ることが必要である。

■——介護老人保健施設での作業療法実践とは —— 生活リハビリテーションを実践するための有用な概念

生活リハの実践[6]は，個々の対象者に対する身体機能への回復アプローチ，環境適応的アプローチ，そして，予防アプローチなど，直接対象者に対して行うことはもちろんである。

しかしもう一方のはたらきとして，生活リハでは，他職種との連携を通した施設全体のリハシステムの構築（組織的な仕組みづくり）という管理マネジメントレベルが必要であると考えられる。このレベルでの一貫した施設の根幹業務に位置づけられてこそ，作業療法は効果的な成果が期待できる。

筆者は，老健での生活リハに，その立上げから約10年間従事して実践してきた。そこで役立った理論や有用な概念，アプローチの視点とキーワードおよび，そこから生じた効果について，以下に考えてみた。

●施設の紹介

施設は，函館市の郊外に位置する病院併設型だった。定員は入所100人，通所65人の規模であり，1993（平成5）年8月より運営が開始された。

●アプローチの視点とキーワード

当施設の生活リハは，その理論的根拠を作業行動理論[7]，人間作業モデル（Model of Human Occupation：MOHO）[8]に求めて実践された。それは，「生活リズムとバランスづくり」「役割」「達成」「環境との交流」などといったキーワードと概念からなる。これらのキーワードから，当施設のOTの取り組むべき課題として，対象者個々の価値観や意志の尊重に基づく「機会の

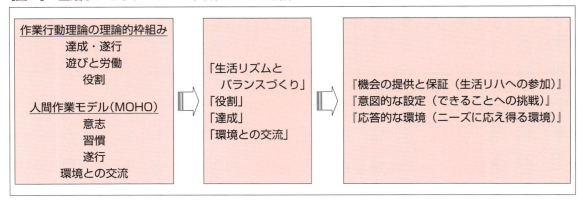

[図1] 生活リハビリテーション実践のための理論・キーワード・課題（下位キーワード）

提供と保証（生活リハへの参加）」「意図的な設定（できることへの挑戦）」「応答的な環境（ニーズに応え得る環境）」が，生活リハを行うための施設全体の組織的な仕組みを形成した［図1］。

● リハビリテーション体制の構築過程

組織づくりの過程は，大きく分けて3期に区分された。①混沌期：開設から約1年間で，特に組織的なかかわりを必要と感じなかった時期。リハ部門スタッフはOT1名と助手1名であった。②制度構築期：2〜5年目で，生活リハを行うために，リハ部門だけでは十分なかかわりができないという認識に立ち，他職種との連携を模索し，基本的な仕組みを制度化した時期。OT2名と助手1名であった。③組織化期：6年目以降で，生活リハを施設の根幹業務として，全体で取り組める体制が確立した時期。OT2名とST1名，助手1名であった。

● 課題への取組み

OTが取り組んだ課題は，制度構築期に，他職種も加わった「日中の生活時間の質の検討委員会」を設置したことだった。これにより，勉強会や各種の会議を通して他職種との連携が図られた［図2］。

委員会を中心に，当施設の生活リハの5つの柱を完成して実行した［図3］。

この柱を円滑に実行するために，OTから他職種へのはたらきかけとして，①利用者への職員の対応の統一化，②利用者に関する情報の共有化，③職員間の連携のための調整などが行われた。このようなはたらきかけは，例えば，他職種とOTがアプローチ場面に一緒に入ることにより，対象者の「できることへの挑戦（段階づけ）」という価値への共通理解をもたらすことになった。つまり，全職員が同じ認識や視点をもって「対象者の生活」を考えることができるようになった。

一方，利用者の生活へのはたらきかけは，①参加の機会を保証することによる習慣の再獲得，②参加することによる役割と意志（自発性）の再獲得，

［図2］ 施設でのはたらきかけ──組織づくりの過程

| 『日中の生活時間の質の検討』委員会の設立（平成6年）NS・CW・SW・栄養士・リハ助手・OT
・1回/月の開催
・学習をする機会（勉強会）
・それぞれの役割に根ざした情報提供（カンファレンス・会議）
・他職種間との連携
⇩
「OTは施設全体で取り組むためのリーダーシップをもつ」 | 〈勉強会のキーワード〉
「離床」
「できるADLとしているADLの一致」
「遊びリテーション」
「社会性」 | 《勉強会でのOTの役割分担》
・レクリエーションや遊び
・グループダイナミックス
・基礎的運動学
・リアリティオリエンテーション
・作業行動
・人間作業モデル
・フロー理論
・嚥下指導
・シーティング
・福祉用具（住宅改修）など |

[図3] 施設の「生活リハ」の5つの柱

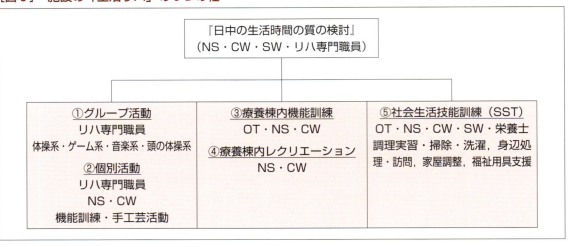

③これを繰り返すことによる遂行（技能）の質の向上などを期待したものであった。これらのはたらきかけのうち，OTが対象者に対する環境調整として直接的に行った主な実践例には，対象者のレベルを考慮したグループづくりやリハ室・療養棟内でのリハの実施（OT・ST・NS・CW），療養棟でのスケジュール表の掲示，音楽の利用，掲示板の活用，出席カード作成などがあげられる［図4］。

●効果の考察

　開設当初から継続された生活リハの効果は，特に中等度認知症のグループ活動では，HDS-R得点の上昇，身体機能のレベル維持，社会性の向上といった効果が認められ，心理面の効果は予測以上のものがあることが明らかになった[9]。さらに数値に現れないものの実感できる効果には，個人の尊重を前提にした「機会の提供と保証」や「意図的な設定」を通して，他者との交流ができる機会を保証し，人とのつながりから生じる役割の獲得や自発性（自信）が出現し，さらに「～がしたい」という自己主張できる好循環が出現したことであった。つまり，「何もすることがない」役割や「何かをしてもらうことしかない生活」を送る人という役割から，試行錯誤ができる環境を保証することにより，「自分にも何かできる」とか「意味のある作業を遂行する」人という役割を利用者自身が獲得していったことであった。

　また，「応答的環境」［図5］を提供するということは，入所者の安心感が居場所を広げ，探索行動を促すことや，生活リズムやバランスが安定することから，自信の獲得により活動的で自立的になること，そして，役割獲得の支援や保証をすることによって，OTとの治療的協業関係を生み出すこと，さらに，内発的動機づけを育むことができることであった。それは，要介護者である対象者でも，施設内という限界はもちろんあるが，生活者となることを可能にさせるものであった。

●おわりに

　対象者を「生活者として」みるための基礎的知識は，"勉強会"という形で他職種に伝え討議された。その後に生じた対象者の成果を他職種との会話か

[図4] 作業療法士の取り組み―意志，習慣化，遂行，環境

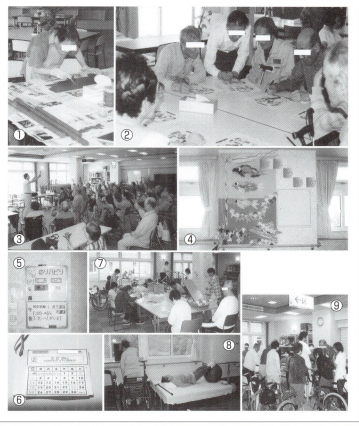

①②③④「グループ分け」「リハ室・療養棟内での実施（OT・ST・NS・CW）⑤「掲示板」⑥「出席カード」⑦〜⑨個別機能訓練など

[図5] 環境が応答的であるということの意味

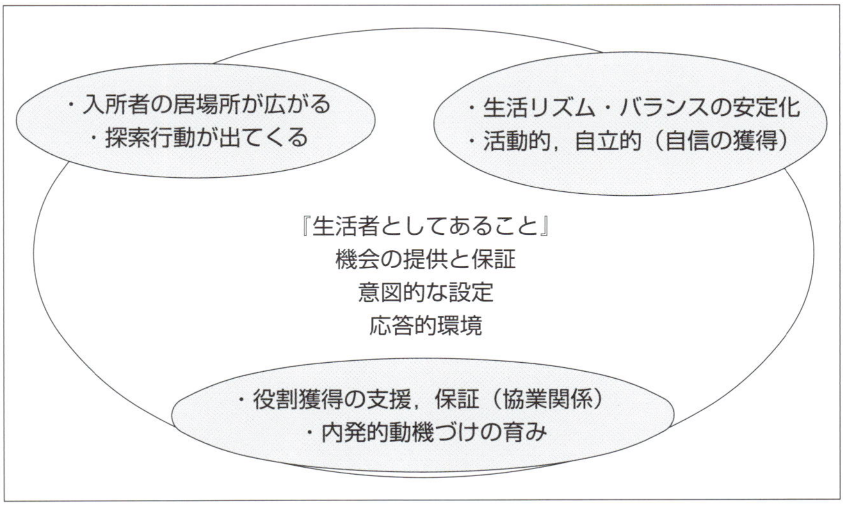

- ・入所者の居場所が広がる
- ・探索行動が出てくる

- ・生活リズム・バランスの安定化
- ・活動的，自立的（自信の獲得）

『生活者としてあること』
機会の提供と保証
意図的な設定
応答的環境

- ・役割獲得の支援，保証（協業関係）
- ・内発的動機づけの育み

E-4 介護老人保健施設と作業療法

ら共有できたとき，頭のなかに"なんとなくある"ことを言語化することの意義を，強く思い知った。それは情報の共有化による多職種との連携（チームケア）の重要性ということであった。

（鎌田樹寛）

文献

1）全国老人保健施設協会編：改訂版介護老人保健施設リハビリテーションマニュアル．pp60－69，厚生科学研究所，2000．
2）村田正子：老人保健施設実践マニュアル──開設理念から運営まで．pp12－25，中央法規出版，1992．
3）全国老人保健施設協会編：平成20年版介護白書．p2，TAC出版，2008．
4）日本作業療法士協会─教育部：第2部，作業療法教育プログラム．作業療法士教育の最低基準，pp37－48，2003．
5）Kielhofner G，山田孝監訳：作業療法の理論，原書第3版．pp27－61，2008．
6）鎌田樹寛・他：介護老人保健施設の生活リハビリテーション．OTジャーナル40（2）：111－114，2006．
7）日本作業療法士協会編著：作業──その治療的応用．pp106－113，協同医書出版社，1985．
8）Kielhofner G編著，山田孝監訳：人間作業モデル──理論と応用，改訂第3版．pp1－177，協同医書出版社，2007．
9）籔脇健司・他：痴呆性老人に対する集団作業療法の効果．北海道作業療法15（2）：35－41，1998．

E 場の特性と高齢者の作業療法

5. 介護老人福祉施設（特別養護老人ホーム）と作業療法

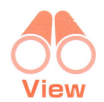

- 特別養護老人ホームでは，人員基準上作業療法士の配置義務はないが，機能訓練を行うという施設機能をもつため，機能訓練指導員として特養ではたらく作業療法士が増えている。
- 特別養護老人ホームでは，対象者に対する作業療法実践だけではなく，チーム内で情報を共有するためのカンファレンスや介護方法の指導など，他職種に対して作業療法を発信し，協働してケアを進めていくことが求められる。
- 地域における特別養護老人ホームの役割を理解し，地域福祉のなかで作業療法を展開していく広い視点が求められている。

（1）介護老人福祉施設の特性

　特別養護老人ホーム（以下，特養）は，介護老人保健施設（以下，老健），介護療養型医療施設（以下，療養型）と並ぶ3つの介護保険施設の1つとして位置づけられる。それぞれの介護保険施設の入所対象者は要介護認定を受けている者であるが，入所対象者が必要とする医療の程度によって，入所する施設が分かれている。老健と療養型が医学的な管理やリハビリテーション（以下，リハ）を重視した医療系の施設であるのに対して，特養は生活施設であるといわれている[1]。

　特養への入所要件はこれまでは要介護1以上の要介護認定を受けていることが条件であったが，平成27年度の介護保険法改正より新たに入所する人は原則要介護3以上に限定され，特養は居宅における生活の継続が困難である中重度の要介護高齢者を支える施設としての機能に重点化が図られている。

■──特別養護老人ホームの法的背景と役割

　特養は老人福祉法と介護保険法の2つの法的背景をもって運営される。1つは老人福祉法に基づいた老人福祉施設に分類される「特別養護老人ホーム」であり，もう1つは介護保険法に基づいた介護保険施設に分類される「介護

Key Word

★1　機能訓練
機能訓練は，機能訓練室における機能訓練に限るものではなく，日常生活のなかでの機能訓練，レクリエーションや行事の実施等による機能訓練を含むものであり，これらについても十分に配慮しなければならない。

Key Word

★2　地域密着型サービス
認知症高齢者や要介護高齢者等ができる限り住み慣れ

▶第Ⅰ部　総論──高齢者に対する作業療法

た地域での生活が継続できるように，2006（平成18）年4月の介護保険制度改正により創設されたサービス体系。内容は以下のとおり。
・定期巡回・随時対応型訪問介護看護
・夜間対応型訪問介護
・認知症対応型通所介護
・小規模多機能型居宅介護
・認知症対応型共同生活介護（グループホーム）
・地域密着型特定施設入居者生活介護
・地域密着型介護老人福祉施設入所者生活介護
・複合型サービス

Key Word

★3　機能訓練指導員
機能訓練指導員は，理学療法士，OT，言語聴覚士，看護職員，柔道整復師またはあん摩マッサージ指圧師の資格を有する者となっている。ただし，入所者の日常生活やレクリエーション，行事等を通じて行う機能訓練指導については，その施設の生活相談員や介護職員が兼務して行っても差し支えないとされている。

Key Word

★4　個別機能訓練加算
従来では，機能訓練指導員を配置することで評価していた体制加算から，機能訓練指導員，看護職員，介護職員，生活相談員その他の職種の者が共同して，入所者ごとに個別機能訓練計画を作成し，その計画に基づいて，計画的に機能訓練を行っている場合や，個別に計画を立てて機能訓練を行うことも評価することになった。

老人福祉施設」である。

　介護保険法における介護老人福祉施設とは，「老人福祉法に規定する特別養護老人ホームであって，当該特別養護老人ホームに入所する要介護者に対し，施設サービス計画に基づいて，入浴，排せつ，食事等の介護その他の日常生活上の世話，機能訓練★1，健康管理及び療養上の世話を行うことを目的とする施設」として定められている。また，「可能な限り居宅における生活への復帰を目指す」と示されているが，実際には終身入所している人が多いのが実状である。このような状況からも，入居者の尊厳ある生活を保障するために特養の生活環境を重視した個別ケアの実現が推進されており，その実現のための手法として，「個室」「ユニットケア」を導入する施設が増えている。現在は，特養における終末期ケアについても，看取り介護加算として報酬化されている。

　一方，運営にあたっては，地域住民との連携や交流を図ることと示されており，特養は地域との連携の拠点となる役割を担っている。特養では，通所介護事業所や居宅介護支援事業所，地域包括支援センターなどを併設していることも多い。また，平成18年度から導入された地域密着型サービス★2の1つとしての地域密着型特別養護老人ホームも増えてきている。これらの事業は現在推進されている地域包括ケアシステムのなかで，介護の必要な人に対するサービスの提供だけではなく，地域の社会資源の1つとして重要な役割を担うことになる。特養に勤務するOTは，施設に入所している要介護者に対するリハの担い手としてだけではなく，地域や在宅生活者に対する支援を行うことができる専門職として活躍できることが期待される。

●特別養護老人ホームにおけるリハビリテーションの位置づけ

　特養の役割として「入所者に対し，その心身の状況等に応じて，日常生活を営むのに必要な機能を改善し，又はその減退を防止するための訓練を行わなければならない」と機能訓練の必要性が示され，人員基準として機能訓練指導員★3を1名以上配置するように規定されている。

　2006（平成18）年の介護報酬改定において，これまで人員配置のみで評価されていた部分が，個別機能訓練加算★4に変更され，入所者ごとに個別の機能訓練計画書の作成と説明が義務づけられた。同年の診療報酬の改定では医療保険でのリハが制限され，介護保険施設でのリハの実施が求められるようになってきているものの，機能訓練指導員はリハ専門職に限定されていないため，実際に特養に勤務しているOTは少ないのが現状である。

　しかし，平成27年度の介護保険改正に伴い，特養に併設されることも多い通所介護，短期入所生活介護の個別機能訓練に対する加算算定要件が見直された。個別機能訓練を行うにあたっては，利用者の居宅を訪問し家庭内での環境はもちろん，ADL，IADLの状況，役割や興味・関心，生活史などを評価して計画を作成し，機能訓練の内容も心身機能の向上を目指した訓練だけではなく，活動や参加，生きがいまでを視野に入れたものが求められるようになった。ニーズ把握については，生活行為向上マネジメントで使用している「興味・関心チェックシート」を参考にするように明記されており，まさにOTの専門性を求められている分野であることがわかる。これらのことか

らも，今後の特養におけるOTの需要は大きく広がることが予測される。

（2）チームアプローチと作業療法士の位置づけ

　特養に勤務するOTは，機能訓練指導員として施設に配置されることが多く，施設の介護支援専門員（施設ケアマネジャー）を中心に計画される施設サービス計画（施設ケアプラン）に基づき，入居者の機能訓練に関連する評価，計画，介入を行うことになる。個別機能訓練計画書は，看護師や介護職員，相談員など多職種が協働で作成すると定められており，機能訓練指導員としてほかの職種と情報を共有するプロセスが必要になる。

　また，実際に介護に携わる職員に対し，入居者の残存能力を活かした介護や訓練の方法などを指導する役割を担うこともある。カンファレンスなどの公的な場面だけではなく，実際の介護場面で介護にあたる職員と直接情報交換を行うなど，チーム内で円滑な連携が図れるように対応を検討することが求められる。

　特養には，病院や老健のように常勤医師の配置義務がないため，機能訓練を行ううえでのリスク管理については，看護師と協力し検討する必要がある。また，1つの特養に複数人数のOTが配置されている施設は少ないため，他職種と連携を図りながら，OTの専門性を発揮することが必要とされる。

（3）作業療法士の役割

　特養に入居している対象者の多くは後期高齢者であり，多岐にわたる疾患を抱えていることが多い。入居期間の長期化や介護の重度化に伴い，寝たきり状態で重度の廃用症候群を引き起こしていたり，経管栄養や酸素療法を行ったりしているケースも少なくない。拘縮や褥瘡を予防する良肢位保持のためのポジショニング指導や，離床した際のシーティングの指導，適切な福祉用具を選択することなどを，他職種と協業して実施する機会も多い。また，特定疾病★5をもつ第2号被保険者や重度の認知症の人も多く，特養に勤務するOTには医療や疾患についての基本的な知識が広く必要とされる。

　また，特養はターミナルケアを実践する場でもある。ターミナルケアは，提供する医療の技術の問題だけに限らず，生活全体の支援，精神的（スピリチュアル）なケア，死生観，宗教などを含んだ広がりとしてとらえ，「望ましい老い方とは，死に方とは」という大きな視野に立ってとらえていく必要があるといわれている[2]。対象者中心のターミナルケアの中核は，「すべての人々は作業への基本的動機またはニーズをもっている」「人が作業に参加することで健康を支援していく」「対象者を作業的存在として理解する」という作業療法の根底にある考えに共通していると思われる。

Key Word

★5　特定疾病

介護保険における第2号被保険者（40歳以上65歳未満）は要介護（要支援）状態が特定疾病（以下16種類）によって生じた場合，介護保険の適用を受けることができる。

①末期癌
②関節リウマチ
③筋萎縮性側索硬化症（ALS）
④後縦靱帯骨化症
⑤骨折を伴う骨粗鬆症
⑥初老期における認知症
⑦パーキンソン病関連疾患
⑧脊髄小脳変性症
⑨脊柱管狭窄症
⑩早老症（ウェルナー症候群）
⑪多系統萎縮症
⑫糖尿病性神経障害，糖尿病性腎症および糖尿病性網膜症
⑬脳血管疾患
⑭閉塞性動脈硬化症
⑮慢性閉塞性肺疾患
⑯両側の膝関節または股関節の著しい変形を伴う変形性関節症

Key Word

★6　ソーシャル・キャピタル

ソーシャル・キャピタルとは，「信頼」「規範」「ネットワーク」といった，目に見えない人々の関係の価値を意味するもの。
地域の問題解決力，地域力の源泉として，ソーシャル・キャピタルの形成に向けた政策も進められている。

OTが，入居者の死に直面した場合には，感情移入や同情の念だけにとらわれるのではなく，専門職として真に共感する姿勢が求められる。同時に，OT自身も対象者の死に接し，見送り，弔うという一連の作業の当事者の1人であるということも認識すべきことである。死生観などを含めた広い知識をもつことなどを通して，死に向き合う現場にいる専門職としての感性を高めていくことが求められる。

特養では制度上，機能訓練という名称を用いているために，特養における作業療法が訓練室内で行う運動療法等の機能回復訓練などのイメージと混同されることも多い。前述したように特養は入居者にとっては「終の棲家」として人生の終焉を迎える環境でもある。作業療法は単に心身機能の回復のための訓練や日常生活活動（activities of daily living：ADL）などの活動向上訓練のみに終始したものではなく，入居者それぞれの生活史やニーズを含めた生活を支援する実践が求められる。これらはまさに作業療法そのもので，前述したように生活行為向上マネジメントの取組み等が通所介護，短期入所生活介護ですでに求められている現状からも，今後はよりOTが特養で専門性を発揮し，活躍ができることが求められるだろう。

特養におけるOT実践においては，実際には看護職や介護職などのほかの職種の業務と重なり合う部分もある。広井は，『ケア学』のなかで，「これからのケアは異なる分野（医療と福祉など）がクロスオーバーしていく時代であり，各々の職種が基本的な拠点とする分野を明確にしたうえで，その分野に狭く閉じこもるのではなく他のモデルを積極的に取り込み，積極的に越境していくことが重要だ」[2]と述べている。また，近年はソーシャル・キャピタル★6という概念が注目されている。特養は地域の社会資源（施設資源）であり，そこで働くOTも，地域の人材という社会資源（人的資源）である。今後はOTが施設入居者のみを対象とした施設内でのOT実践にとどまることなく，「地域との連携」という特養の機能を作業療法の視点で具現化していくことも期待されている役割の1つである。

OTが基本とする拠点は，「作業」である。人と環境，作業の関係を重視し，環境と作業が相互に影響していることを前提とする作業療法の知識や技術が，地域福祉のなかで重要な役割を担っていくものと考える。作業療法は，鎌倉がいう「生きることは作業をすることである」という命題[3]を追究し，対象者がよりよい作業的存在として，その人にふさわしい作業を営むことを支援[3]する専門職である。このような作業療法の本質的な専門性がチームアプローチのなかで発揮されることで，よりよいケアにつながっていくものと思われる。

（竹原恵子）

引用文献

1）社会福祉士養成講座編集委員会：新・社会福祉士養成講座13，高齢者に対する支援と介護保険制度，第5版．pp200-201，中央法規出版，2016.
2）広井良典：ケア学——越境するケアへ．p138，p143，医学書院，2000.
3）鎌倉矩子・他編：作業療法の世界——作業療法を知りたい・考えたい人のために，第2版．p1，p111，三輪書店，2004.

参考文献

1）森美博：特養ホームの今とこれから──介護保険後の素顔紹介．あけび書房，2001．
2）社会福祉法規研究会編：社会福祉六法平成20年版．新日本法規出版版，2007．
3）金子勝・他：知識・技能が身につく実践・高齢者介護，第1巻，検証！改正後の介護保険．ぎょうせい，2008．
4）吉川ひろみ：「作業」って何だろう──作業科学入門．医歯薬出版，2008．
5）Zemke R編著，佐藤剛監訳：作業科学──作業的存在としての人間の研究．三輪書店，1999．
6）Law M編著，宮前珠子・他監訳：クライエント中心の作業療法──カナダ作業療法の展開．協同医書出版社，2000．
7）Sumsion T編著，田端幸枝・他共訳：「クライエント中心」作業療法の実践──多様な集団への展開．協同医書出版社，2001．
8）Kielhofner G，山田孝監訳：作業療法の理論，原書第3版．医学書院，2008．
9）古谷野亘・他編著：改訂・新社会老年学──シニアライフのゆくえ．ワールドプランニング，2008．
10）日本介護支援専門員協会：介護支援専門員必携テキスト第3巻──主任介護支援専門員の役割と視点．コミュニティーソーシャルワーク，2008．
11）内閣府経済社会総合研究所編：コミュニティ機能再生とソーシャル・キャピタルに関する研究調査報告書．2005．

E 場の特性と高齢者の作業療法

6. 通所リハビリテーションと作業療法

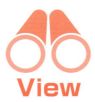
View

- 通所リハビリテーションでは，利用者主体の生活の実現を目指し，「活動」と「参加」に焦点を当てた支援がなされる。
- 生活行為に着目した目標設定や，多職種での目標共有，計画的なリハビリテーションの推進等を効果的に進めるために，リハビリテーションマネジメントを踏まえた多職種協働でサービスを展開する必要がある。
- 作業療法士は，利用者の生活行為に対し専門的な観点でかかわり，包括的な視点で多職種協働に加わる。

(1) 通所リハビリテーションの特性

■──制度上の位置づけと機能

　介護保険法において通所リハビリテーション（以下，リハ（デイケア））は，「居宅要介護者（主治の医師がその治療の必要の程度につき厚生労働省令で定める基準に適合していると認めたものに限る。）について，介護老人保健施設，病院，診療所その他の厚生労働省令で定める施設に通わせ，当該施設において，その心身の機能の維持回復を図り，日常生活の自立を助けるために行われる理学療法，作業療法その他必要なリハビリテーション」と定義される。提供されているサービス内容は，事業所やサービス提供時間よってばらつきがあるが，食事や入浴などの日常生活上の支援，生活機能向上を目指したプログラム，口腔機能向上サービスなどがある。これらのサービスでは，介護予防や自立支援の観点から，家庭や社会への参加を促し，一人ひとりの生きがいや自己実現のために行われる。

　通所リハの実態調査[1]によると，利用者の現有疾患は，脳血管疾患，関節疾患，心疾患，認知症などの慢性疾患が多い。利用者が通所リハを継続する理由としては，身体機能の改善の希望が多いが，「食事や排泄，入浴動作ができるようになりたい」「なじみの仲間などに会いたい」「社会的活動をできる

ようになりたい」などの生活機能や社会参加についての希望も少なくない。ところが，提供されているプログラムは，筋力増強訓練，歩行訓練，関節可動域訓練，筋緊張緩和（ストレッチ）などの身体機能に偏っており，生活機能全般を高めるためのプログラムがあまり実施されていないことが指摘された。さらに，通所リハを提供する専門職の7割以上が，リハ終了後の利用者の具体的な生活イメージをもっておらず，訓練そのものが目的化している現状も指摘された。

こうした背景により，2015（平成27）年度の介護報酬改定では通所リハの運用が大きく見直され，利用者の活動と参加に焦点を当てたサービス提供を促進するための加算が新設された★1。その結果，「心身機能」「活動」「参加」にバランスよくはたらきかけ，利用者の生活行為を支援する場として強調されるようになった。

■——通所リハビリテーションの特徴

通所リハにおけるプログラムは，基本的に事業所の中で実施される。そのため，利用者が生活している環境とは異なる空間で，自立支援に資するプログラムが提供される必要がある。例えば，排泄動作に焦点を当てたプログラムの場合，通所リハでは排泄動作に必要な心身機能を高める基本的プログラムや，自宅の環境を想定した模擬的な練習等が実施されるだろう。また，生活の場で排泄できるように，家族やほかの介護サービス従事者と情報を共有しながらかかわることが重要となる。

作業療法士（OT）はもともと，対象者主体の生活を支援してきた。しかし，通所リハの環境的な特徴も踏まえると，日々の生活行為を効果的に支援するためにはOTだけのかかわりでは限界がある。必要に応じて，個別リハのほかに，利用者同士の交流や集団プログラムの活用，また対象者・支援者との協働が重要となる。

(2)チームアプローチと作業療法士の位置づけ

通所リハは，医師，看護師，介護福祉士，理学療法士（PT），OT，言語聴覚士（ST）等の専門職により構成される。事業所の中での密な連携は当然必要であるが，通所リハの実践においては，リハビリテーションマネジメント★2を踏まえた多職種協働が基本となる。リハマネジメントの考え方は，利用者主体の日常生活に着目した目標設定や，多職種での目標共有，計画的なリハの推進等を目的に，2006（平成18）年度の介護報酬改定で導入された。さらに2015（平成27）年度の介護報酬改定では，それまでのリハマネジメントを強化し，具体的なアプローチとしてSPDCAサイクルが構築された[図]。

このアプローチにおいてOTは，Survey（初回評価），Plan（計画），Do（サービス提供），Check（評価），Action（見直し）のすべてにかかわる。そして，利用者の日常生活に即した目標を達成するために，事業所での直接

🔑 **Key Word**

★1 2015（平成27）年度に新設された加算

通所リハにおいて，リハビリテーションマネジメント加算（I），リハビリテーションマネジメント加算（II），認知症短期集中リハビリテーション実施加算（II），生活行為向上リハビリテーション実施加算，社会参加支援加算が新設された。これらの加算は，活動と参加に焦点を当てた質の高いリハの提供およびその促進，認知症高齢者の状態に合わせた効果的なリハの促進を目的とする。

🔑 **Key Word**

★2 リハビリテーションマネジメント

調査（Survey），計画（Plan），実行（Do），評価（Check），見直し（Action）のサイクルの構築を通じて，心身機能，活動および参加について，バランスよくアプローチするリハが提供できているかを継続的に管理することによって，質の高いリハの提供

[図] リハビリテーションマネジメントの流れ図

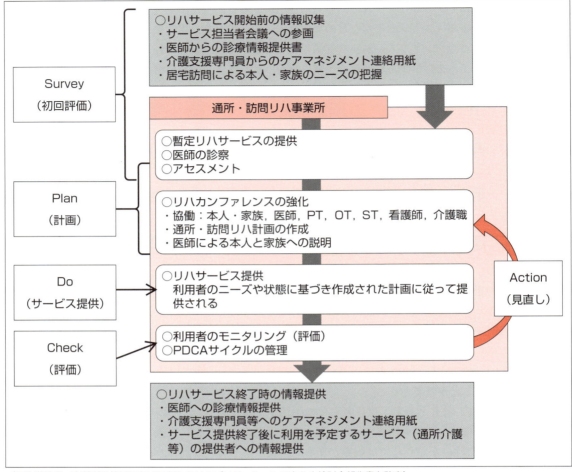

(厚生労働省:高齢者の地域における新たなリハビリテーションの在り方検討会報告書を改変)

を目指すものである[2]。リハビリテーションマネジメント加算（Ⅱ）を取得する場合は管理票による行程管理が必須であるが，リハビリテーションマネジメント加算（Ⅰ）においても実施したほうが望ましい。

的アプローチのみならず，家族，介護支援専門員，福祉用具貸与事業者，その他の介護サービス従事者，そして時には近隣住民など，さまざまな人々と協働する。具体的には，各プロセスのなかで，情報提供や生活支援のアドバイスを積極的に行う。また，通所リハ終了後にどのような生活をするのか，それにはどのような支援が必要なのかを予測し，支援を引き継いでいく。

(3)作業療法士の役割

さて，これまで述べたように，「心身機能」だけでなく「活動」「参加」に焦点を当てたサービス提供が必要であるが，単に活動量が多いとか生活空間が広いということに終始してはいけない。OTは，Survey（初回評価）の段階で，対象者にとってどのような意味・価値をもつ生活行為にニーズがあるのかという観点でかかわる必要がある。また，居宅で開催されるサービス担

当者会議に参画する機会等があれば，作業遂行を評価すべきである。Plan（計画）では，リハ計画やリハ会議に加わり，生活行為の意味・価値を踏まえた実施計画が検討されるよう発言し，協働する支援者に示す。同時に，生活行為を支援するうえで各支援者に求められる具体的な支援方法も提案する。そして，Do（サービス提供）においては計画に従ってアプローチしつつ，対象者の話を聞き，状況に応じた支援方法を選択していく。Check（評価）やAction（見直し）では，生活行為の状況，そしてそれらが利用者の心理やQOLにどのような影響を与えているかも含めて検討する。このように，通所リハにおいてOTは，生活行為に対し専門的な観点でかかわり，包括的な視点で多職種協働に加わることが求められる。　　　　　　　　　　（石代敏拓）

文献

1) 厚生労働省：平成24年度介護保険報酬改定の効果検証及び調査研究に係る調査（平成25年度調査）生活期リハビリテーションに関する実態調査報告書．
http://www.mhlw.go.jp/file/05-Shingikai-12601000-Seisakutoukatsukan-Sanjikanshitsu_Shakaihoshoutantou/0000051903.pdf
2) リハビリテーションマネジメント加算等に関する基本的な考え方並びにリハビリテーション計画書等の事務処理手順及び様式例の提示について（平成27年3月27日老老発0327第3号）

Column
リハビリテーション計画書

　通所リハにおけるリハマネジメントの強化に伴い，リハ計画書の様式も変化しました。様式の特徴としては，利用者個々の「活動」と「参加」の状況や，目標とする生活行為の達成のために，誰が，どのように支援するのかを具体的に記載できるようになりました。そのため，利用者や家族はもちろん，協働する支援者とサービスの方針を共有できるツールとして活用できます。
　一方で，リハ計画の立案にあたっては細かなア

セスメントが求められるため，多忙な業務のなかでは，計画の立案や，計画書の記載そのものの目的化が懸念されます。リハ計画書の作成は，通所リハのすべての専門職が取り組む重要な業務です。特に生活行為を支援する専門家であるOTには，利用者や協働者が生活行為の支援をイメージしやすいよう，リハ計画書を有効に活用する姿勢が求められます。

E 場の特性と高齢者の作業療法

7. 訪問リハビリテーションと作業療法

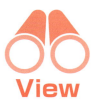

- 在宅ケアの領域は，クライエントの生活を包括的な視点でとらえ支援するのが特徴である作業療法士が，その力を十分に発揮できる場である。
- 病院や施設とは違った在宅における作業療法の特性や役割を整理する。

（1）訪問リハビリテーションの特性

　近年の高齢者を取り巻く社会情勢の変化や制度の改革は，在宅ケアや自立支援を推進する方向にあり，高齢者が住み慣れた地域で自分らしい生活を送ることができるような体制，いわゆる「地域包括ケアシステム」の構築が進められている。「地域包括ケアシステム」は医療・介護・予防・住まい・生活支援を一体的に提供する取組みであり，重度化予防と自立支援，生きがいや役割をもって地域で生活していけるよう高齢者にはたらきかけることが求められる。2014（平成26）年には「高齢者の地域における新たなリハビリテーションの在り方検討会」が設置され，「高齢者の地域における新たなリハビリテーションの在り方検討会報告書」が2015（平成27）年4月にまとめられた。この報告書では，生活期リハビリテーションマネジメントの再構築や生活機能に焦点をあてたアプローチの強化が提案されている[1]。この流れを受け，2015（平成27）年度の介護報酬改定では，「活動」「参加」に焦点をあてた新たな報酬体系が導入された。

　作業療法は元来，クライエントの生活を包括的な視点でとらえて「活動」や「参加」を支援するのが特徴であるため，直接クライエントの生活の場に訪れて支援を行う訪問リハビリテーション（以下，リハ）は，作業療法士（OT）がその力を十分に発揮できる場である。訪問リハは先述した情勢と相まって需要と重要性がますます高くなると考えられる。

　一口に訪問リハといっても，さまざまな形態がある。その形態は，実施主体（医療施設，訪問看護ステーション）と法制度（医療保険制度，介護保険

[表１]　訪問リハビリテーションの分類

	訪問看護ステーション	病院・診療所・老健
医療保険	OT・理学療法士（PT）の訪問看護	在宅訪問リハビリテーション指導管理
介護保険	（介護予防）訪問看護Ⅰ５	（介護予防）訪問リハビリテーション

制度）によって，大きく４つに分類することができる［表１］★1。これら制度や関連法規の詳細に関しては成書に譲るが，それぞれ報酬や時間などに違いはみられるものの，この項ではこれらをまとめて訪問リハとする。

● 訪問リハビリテーションの特徴

さて，病院や施設でのリハと訪問リハの違いを考えてみると，最初に考えられるのは，サービスをクライエントの自宅で提供する点である。信頼関係を維持するために，訪問時間の厳守はもちろんであるが，身だしなみや挨拶などについては病院・施設での振る舞い以上に気をつける必要がある。訪問時は血圧計や体温計などバイタル測定機器のほかに，福祉用具など，その日に訪問するクライエントによって持ち物が異なる場合が多い。余裕をもって訪問するために，クライエントごとに必要物品のチェックリストを作成しておくのもよいだろう。訪問リハは基本的に単独で訪問するが，クライエントと１対１という密室的な場になることもあるため，より倫理観が問われる場である。また，バイタルサインの確認やリスク管理も重要となる。自己研鑽の観点からは，ほかのOTや他職種から助言や援助を受けることが困難であり，上司や先輩の目がある病院や施設に比べるとより積極的に学ぶ姿勢が求められる場でもある。このような，単独で訪問するというマイナスの側面を補うために，クライエントの状態や，それをどう評価して介入し，どのような結果となったのかを，上司や同僚に客観的に報告し相談する工夫が必要である。

単独で訪問することや，多様な知識や技術が必要とされるという点に目を向けると訪問リハに対して二の足を踏んでしまうが，一方で連携が密になされるというプラスの側面がある。病院や施設とは違って，各専門職種が利用者を毎日訪問できるわけではないため，ほかの専門領域をカバーしながら自らの専門性を発揮するために，また，チームでの支援を効果的なものにするために，連携が必要不可欠である。

以上のように，単独で訪問するというマイナスの側面を補うために，多職種連携というプラスの側面を効果的に行うという場の特性を理解すれば，訪問リハは，作業療法の専門性をより発揮できる分野であるといえる。

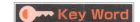

★１　訪問看護Ⅰ５について

名目上は訪問看護となっているが，訪問看護Ⅰ５は訪問看護ステーションからのPTやOTの訪問によるリハビリテーションサービスを指している。介護予防訪問看護Ⅰ５も同様である。

(2)チームアプローチと作業療法士の位置づけ

在宅で生活するクライエントには，家族，医師，看護師，PT，介護職，介護支援専門員（ケアマネジャー），そして，近所の人々といった非常に多くの人々が関与している。OTもその一員である。先に述べた2015（平成27）年度の介護報酬改定では，リハマネジメントが強化され，リハ会議が評価される仕組みになった。したがってOTを含めたリハ専門職には，リハの観点からチームをマネジメントする役割が求められている。また，訪問サービスの特性として，すべての職種が毎日直接的な支援を提供するわけではないため，法で認められる範囲内で，どの職種にも専門性を超えた支援が求められる。だからといって各専門職種の専門性が否定されるわけではない。

重要なのは，自身の専門性を発揮しながらも，ほかの職種の専門性を学び，さらにそこで学んだことを自分の専門性の向上に活かしていくという循環をつくり出すことであろう。そのためには，自分の専門性を発信しなければならない。このような位置づけのなかで，OTはどのような専門性や役割を果たすべきかを，以下に説明する。

(3)作業療法士の役割

「平成24年度介護保険報酬改定の効果検証及び調査研究に係る調査」[2]によると，訪問リハ利用者の現有疾患で最も多いのは，脳血管疾患（42.8%）で，関節疾患（27.7%），心疾患（17.0%），認知症（14.5%）と多岐にわたる。この調査は介護保険に関するものであり，医療保険の訪問リハに関する情報は含まれていないが，筋萎縮性側索硬化症，パーキンソン病，脊髄小脳変性症等，神経難病のクライエントに出会うことも多い。

要介護度の分布［表2］は，軽度（要支援1・2）が11.5%，中度（要介護1・2）が36.8%である。重度（要介護3・4・5）が48.2%であり，通所リハ（22.9%）や通所介護（23.5%）と比べて重度の利用者の割合が多いのが特徴である。

[表2] サービス別の利用者の要介護度

	合計	要支援1	要支援2	要介護1	要介護2	要介護3	要介護4	要介護5	無回答
全体	7,843	4.9%	11.2%	19.2%	23.0%	18.2%	13.2%	7.8%	2.5%
訪問リハ	1,438	2.9%	8.6%	14.5%	22.3%	16.8%	16.7%	14.7%	3.5%
通所リハ	2,260	8.0%	18.1%	24.3%	25.3%	13.5%	6.9%	2.5%	1.5%
通所介護	1,815	8.4%	16.5%	26.0%	24.0%	12.3%	8.2%	3.0%	1.6%

（厚生労働省：平成24年度介護保険報酬改定の効果検証及び調査研究に係る調査（平成25年度調査）生活期リハビリテーションに関する実態調査報告書．修正）

次に，どのような目的で介入しているのかについて，同調査の「サービス別にみた短期目標の目的」によると，歩行機能の向上（21.7％）や筋力の向上（16.0％）など身体機能の向上を図るものが多く，ほかにトイレや入浴などADLの維持向上を図る目的が散見される。社会参加の維持・促進（2.3％）と参加へのアプローチが少ない。

以上の目的のもとでどのようなサービスを提供しているのかについて，同調査によると関節可動域訓練（83.2％）が最も多く，筋力増強訓練（78.4％），歩行訓練（69.3％），筋緊張緩和（64.7％），起居・立位動作練習（62.0％）など機能訓練が多く，IADL訓練（4.2％）や趣味活動（2.4％）は少ないことがわかる［図］。参加へのアプローチが少ないのが現状であるが，これは先に示したように，通所リハなどほかのサービスに比べ，より重度な利用者が多いことが影響しているのかもしれない。繰り返しになるが，身体機能に偏向したサービスを提供するだけではなく，「活動」「参加」に焦点を当てたサービスを提供することが今後さらに重要となる。

より軽度のクライエントに関しては，福祉用具の活用を含めて屋内外での移動やADLの安全性へアプローチしながら，通所リハや地域へのさまざまな活動につなげる役割が求められている。そして，より重度のクライエントに関しては，自立度を高め，重度化を予防するための機能訓練はもちろん重要

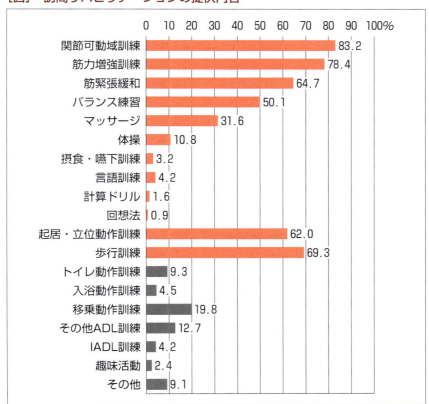

［図］ 訪問リハビリテーションの提供内容

（厚生労働省：平成24年度介護保険報酬改定の効果検証及び調査研究に係る調査（平成25年度調査）生活期リハビリテーションに関する実態調査報告書．修正）

であるが，通所介護や短期入所などへの参加を促し在宅生活を継続できるよう多職種で連携してクライエントやその介護者を支える役割が求められる。

「活動」と「参加」の支援にあたり，これらの支援の土台は，クライエントにとって意味があり，価値のある作業となるように支援するという視点である。この専門的視点に立って，ほかの専門職と協働して，クライエントのニードに取り組むことが必要である。そのために，クライエントの能力の自己認識や価値や興味，習慣や役割，遂行能力，そして環境などの人間作業モデルの側面を包括的にとらえ，それを作業療法に活かすだけでなく，その情報をほかの専門職とも共有し，連携して，クライエントのニードを達成することができるよう支援することが求められている。 (川又寛徳)

文献

1）厚生労働省：高齢者の地域における新たなリハビリテーションのあり方検討会報告書.
http://www.mhlw.go.jp/file/05-Shingikai-12301000-Roukenkyoku-Soumuka/0000081900.pdf
2）厚生労働省：平成24年度介護保険報酬改定の効果検証及び調査研究に係る調査（平成25年度調査）生活期リハビリテーションに関する実態調査報告書.
http://www.mhlw.go.jp/file/05-Shingikai-12601000-Seisakutoukatsukan-Sanjikanshitsu_Shakaihoshoutantou/0000051903.pdf

E 場の特性と高齢者の作業療法

8. 短期集中リハビリテーションと作業療法

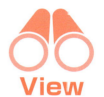

- 短期集中リハビリテーションは，クライエントが退院後間もない時期に日常生活への移行が円滑にできるために，本人の状態に応じて行う個別的支援である。
- 介護老人保健施設，通所リハビリテーション，訪問リハビリテーションに制度が設けられている。
- 作業療法士はクライエントが入院モデルから生活モデルへの移行ができるように，医学的知識に基づく観察をしながらの重症化予防の視点をもつと同時に，自立心を引き出すアプローチを行うべきである。

(1) 法的な位置づけ

　短期集中リハビリテーション（以下，リハ，リハビリ）とは，退院（所）後間もない者に対して日常生活への復帰を速やかに行えるようにするために，クライエントの状態に応じて基本的動作能力および応用的動作能力を向上させ，身体機能の回復を目的とした短期集中リハを個別に実施するものであることとされている。

　これは制度としては，介護老人保健施設（以下，老健），通所リハ，訪問リハに設けられている。このうち，老健では在宅復帰支援機能の強化がより強調されている。一方，通所リハ，訪問リハでは，従前の短期集中リハビリテーション加算と個別リハビリテーション実施加算とが統合されて，2015（平成27）年度から短期集中個別リハビリテーション実施加算として見直されることになった。加算取得のためにリハビリテーションマネジメント加算（Ⅰ）または（Ⅱ）を算定していることが条件である。いずれも算定日から起算して3か月以内に算定できる。

　この制度では，老健では在宅復帰支援を想定した身体機能の回復が求められている。一方，通所リハ，訪問リハでは，「退院（所）後間もない者に対する身体機能の回復を目的とし，早期かつ集中的な介入によって効果を上げる」ことが求められるとされる。ただし，作業療法の視点では，単に身体機能だ

151

けに目を向けるのでなく，この時期に積極的介入をする意味をクライエントの生活の改善として考える必要がある。

また2015（平成27）年度の介護報酬改定で，通所リハにおいては生活行為向上リハビリテーション実施加算が新設されている。これは「ADL・IADL，社会参加などの生活行為の向上に焦点をあてたもので，居宅などの実際の生活場面において具体的な指導などを行う」ことが報酬体系に位置づけられたものである。この加算も期間を限定した集中での取組みが想定されている（開始から3か月を超えると減算となる）が，短期集中個別リハビリテーション実施加算とは併用できないことになっている。

これらの制度を，対象者への作業療法の特色を活かした支援サービスにどのように活かすかが求められる。クライエントは，入院リハにおいて機能回復を最優先する考え方を意識づけられがちであり，現実的な条件を考慮しながら生活再構築に取り組むことへの移行が必要である。そのためには，クライエントがどんな生活を送れるようになりたいのかを自分の言葉で語ってもらえるように支援することが必要となる。

(2)どのような環境にあるのか

多くの場合に，回復期リハで1日9単位までの濃密なリハが実施され，内容的に機能訓練を行っている割合が非常に多いため，クライエントはリハ＝機能訓練と意識づけられやすい。そして，短期集中リハはそうしたクライエントの意識を変えることなく，個別訓練＝機能訓練として実施されていることが多い。しかし，これではなかなか先に述べたような「移行」を図ることはできず，むしろ「リハビリ漬け」の状態をつくってしまうリスクがある。このため，クライエントは自宅退院以降も，入院中に行っていたような機能訓練に励むことが生活のなかで第一（もしくは唯一）の目標になってしまう。臼田・藤原は，「機能訓練中心のリハはひとつの過程であって，ゴールではない。それが目標であってはならない。目標は，その人が自分の力で生活ができること，なるべく楽な方法で，安全に安心してできるようになること」と述べている[1]。

短期集中リハを実施する時期，つまり退院（所）直後から3か月の期間は，「移行」という意味で非常に重要な期間である。老健へ入所，あるいは自宅（有料老人ホーム等を含む）へ退院して，入院中とは全く異なる自分の生活を開始して，軌道に乗せていかなくてはならない。このときにクライエントは生活の変化に強いストレスを感じ，失敗体験を繰り返してしまいやすい。脳血管障害者が地域生活に移行し，継続するうえでの心身状態の変化を研究している太田[2]は，退院後に元気が出ない7つの理由をまとめている [表1]。

また，回復期リハでは，患者や家族が自分たちの意向ではなく，医療者側の意向によって退院が決められがちで，本人たちは十分な準備ができないままに退院（所）を強いられる現状があるとされる[3]。このことからも，短期

[表1]　中途障害者が退院後に元気を失っていく理由

7つの理由	援助方針
生活感覚の戸惑い	・1日のなかで行うことや生活の流れがイメージできるようにし，自分で行うこと（薬の自己管理等）を決めて取り組む ・生活に本人の意思を反映させる
社会的孤立と孤独感	・本人・家族ともにピアと交流する機会をつくる ・継続して支援する支援者とのつながりをつくる ・地域で行われている交流活動への参加を促す
獲得された無力感	・今後に取り組む課題を共有する ・長い目でみてしっかりしてくることを伝えて支える
役割の変化と混乱	・これまでの役割功績を認める ・人的環境に気を配り，本人のできる役割を見つけて支援し，実感してもらう ・リハ教室などの一員になるよう促す
目標の変更ないしは喪失	・今後に達成できる計画（退院後に続けられることを探す・リハ教室に通う），励みとなる楽しい計画（小旅行）を立てる支援をする
可能性がわからない	・本人の能力から達成できる課題を見つけ，挑戦してもらう ・先輩ピアの活躍の様子を紹介する ・先輩ピアと話す機会をもつ。外出や旅行に挑戦する（準備も含む）支援をする
障害の悪化や再発の不安	・体調異常の訴えにすぐ対応し安心してもらう ・健康管理のための留意点を説明し，体調を本人・家族でチェックしてもらう

（太田仁史：地域リハビリテーション原論ver.5．，pp51-55，医歯薬出版，2013．をもとに筆者が作成）

集中リハでは退院（所）後の生活への移行をサポートすることが重要である。

（3）何を行うのか

　今後，短期集中リハ以降の生活をつくる（準備していく）ことを目的に，OTはクライエントおよび家族がどんな生活ができそうかをアセスメントし，そこに向けて重点的に取り組む。そのために介入初期の状態を明らかにする。ここでは機能に偏った評価よりも，クライエントおよび家族との面接を行い，これから作業療法援助を行うことの説明や，今後の生活でのニードを明らかにすることのほうが重要である。この面接は，クライエントとの信頼関係づくりであり，目標づくりであり，そして目標の共有となるのである。

　このことをICFで表すと，個人因子と環境因子を把握するということである。OTは［図1］に示す項目を意識してクライエントおよび家族の語り（ナラティブ）を少しずつ聞き取って，クライエントがどんな人生を送ってきた人なのかを明らかにするのである。筆者[4]の作成した「本人らしさ回復のためのシート」［図2］，「人生物語作成シート」［図3］を使用してクライエントの理解を深めることもできる。

①チームアプローチ

　チームアプローチのなかで，チームで共有できる目標に向けて支援を行う

[図1] 個人因子, 環境因子

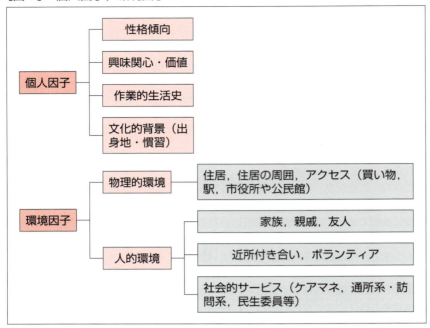

[図2] 本人らしさ回復のためのシート

本人らしさ回復のためのシートver.1.1　　ID_____　　年齢____　記入日　　年　　月　　日　記入者_____
このシートは, クライアントが過去との連続性を回復し, 主観的回復感を実感できるように援助するために使用します。 本人自身の語り, 周囲の人々（家族など）の語り, 本人について得た情報などを書き入れてください。 現在入院中の場合は, 入院からこれまでを「入院中」に記入します。将来を含めて, 本人のそれぞれの枠に対するイメージを書くようにしてください。

	病前	入院中	現在	将来
(1)資本となる身体を維持する（自身の身体状態や身体を動かすことへの習慣や考え, 健康観に関する情報）				
(2)支えとなる家族や知人（家族や知人との関係・交流の状況, どのような存在であるか）				
(3)仕事や意味ある作業への参加（仕事や行っている〈いた〉活動の状況, 入院中の作業療法での経験。それらへの思いと価値観）				
(4)自分の役割をやり遂げる意志（自分自身の役割への認識や意志。現在の枠に, 本人が自分自身を支えるために持っている信条（言葉）があれば書いてください）			信条：	

本人が回復させようとしているイメージと回復プロセス状況のまとめ：

援助方針	向き合い受け止める関わりの姿勢：
	実際的で計画された作業経験の提供：
	心身の回復を引き出す技術：

本シートの無断での転載, 内容の改変などを禁じます（2015.2., Koji Kobayashi）

［図3］ 人生物語作成シート

人生物語作成シートver.1.1

ID ＿＿＿＿＿＿＿　　年齢＿＿＿＿　記入日＿＿＿年＿＿月＿＿日　記入者＿＿＿＿＿＿＿

クライアントの心理社会的援助を行うには，そのライフストーリーを通じた共感的理解が有用です。
これまでの人生のストーリーから今後の生活イメージをクライアントとできるだけ豊かにシェアできることを目指します。本人の語り，重要な他者の語り，得ている情報などを総動員して，クライアントの人生物語を作成します。最良のポジティブな物語になるようにしてください。

第1部：病前の生活
記入する内容例：①対象者の方のこれまでの人生・生き方・生活信条，②障害を持つ以前の生活習慣，③行っていた作業・役割，④家族・人付き合い，⑤人柄やその人らしさ

第2部：現在の生活
記入する内容例：①普段どんなことを考えて過ごしているか，②リハ・OTへの取り組み，③自らの障害に対する思い，④対人交流の状況

第3部：将来の生活
記入する内容例：①将来の生活のイメージ，②どんな生活をするようになって欲しいと考えるか

備考（記入して気づいたこと，今後の援助で考えたこと等）

本シートの無断での転載，内容の改変などを禁じます（2015.2.，Koji Kobayashi）

ために，OTはチームの誰が・何を・どこで・どのくらいの期間や頻度で・どのように・支援を担当するかを調整・把握し協働して取り組む。

　日本作業療法士協会が作成した生活行為向上マネジメントは[5]，こうした視点を重視した手法である。この手法は3か月程度で実現可能と判断した具体的な生活行為目標に向けてかかわる点でも，短期集中リハでの活用に適している。これを用いると，OTがクライアントや家族から，彼らの生活のなかで，今後できるようになりたい，より上達したい，できる必要があるなどの生活行為目標を聞き取り，それに基づいてアセスメントを行って，チーム内の人材や関連する社会資源を活用することも可能である。OT自身も含めて，他職種にどのようなプログラムを担当してもらうことが必要か，クライエント本人や家族にはどのようなことに取り組んでもらうかを検討し，ディスカッションすることにつながるのである。

②作業療法士の役割

筆者の考えから，ここでのOTの役割にかかわりのあるポイントをまとめておこう。

●うちに秘めた力を引き出すのか，埋もれさせておくのか

OTは，クライエントが能力としてもっている活動（できる活動）を実際に行っている活動（している活動）にすることによって，クライエントの可能性がみえるように介入する。このためにはできる自信を高める，習慣化を図る，実施できる環境を整備するといった方法が考えられる。そうしていると，クライエントにはいずれできるようになる活動（する活動）もみえてくるようになる。

●入院モデルから生活モデルへの移行

OTにはクライエントの生活が軌道に乗ってきた，借り物でない本人の生活になってきた，と感じられることがある。そうした際にはクライエントの何がどう変わったのだろうか。いくつか要因があるのだろうが,その1つに,筆者[6]はクライエントが経験のなかから自分自身を支える言葉を見出すようになることを示した。これを「経験から生まれた信条」と名づけている。この実例には，「よくなりたいと思わないとよくならない」「他人と比較して優劣を意識しない」などがある。

●クライエントの自立心をくすぐるアプローチ

クライエントの自立とは何かと考えてみると，一般的には，トイレに一人で行けるなどを指すことが多い。しかし，これはICFの活動レベルに限った話である。参加レベルの自立を考えなくてはならない。次の①～④のようなOTのかかわりによって，クライエントが参加レベルの自立へと意識を高めることにつながると考えられる。

①生活史を明らかにする：OTはクライエントが元気だったときに，支援しようとする生活行為をどのようにやっていたかを聞く。その人なりの流儀，価値観，行っていた環境を知るようにする。

②役割支援を行う：これまで担ってきた役割は，ほかの役割（本人にとって意味の類似した）で置き換えることができないと，心身機能の低下を生じ得る[6]。患者,被介護者といったマイナスな役割しかもっていない場合は，特にそのリスクが高まる。このため, OTは役割チェックリストを用いる等して本人のこれまでの役割をアセスメントして役割再獲得への支援を行う。

③「できることは自分でする」を支える：筆者の調査[7]からも，高齢者や障害者は，できることは自分でやりたいと考えており，今後も最低限の自分のことは自分で行い続けたいと考えていることがわかっている。例えば認知機能の低下によって活動の企画や準備，活動中の周囲への配慮ができなくなった場合でも，その部分を補ってあげることで自分で取り組む経験はできるのである。

④自己統制という自律を促す：活動レベルの能力としての自立ができなくなっても，自己統制という自律のあり方がある。自己統制とは，自分のことを自分でコントロールし続けることをいう。佐川[8]は当初，デイサービ

[表2] 在宅生活でみられる廃用が進むおそれのある要因の例

全般的健康状態	・体調悪化による体力の低下（例：風邪をひいた） ・転倒や転落を起こした，不定愁訴が多くなった
個人因子	・不安や依存が強くなってきた，家族に不幸があった
環境因子	・動きにくい・危ない環境（段差，照明，手すりがない） ・手伝う人がいない，理解したり支える人がいない
心身機能・構造	・関節などの痛みの訴え，ふらつきが目立ってきた
活動	・身の回りの動作等をやらなくなった ・睡眠のリズムが崩れてきた
参加	・外出しなくなった

スでただ寝て過ごしていた重度の記憶障害をもつクライエントに対して，本人にとって仕事となる作業を見つけ出し，作業に取り組んでいる時間を自分らしくいられるように支援した。

◉ 重症化予防の視点をもつ

短期集中リハを行うということは，現状よりも重症化するのを予防することが第一義であろう。そのために，老健入所直後などに生活環境が大きく変化することによって生活機能の低下を生じやすい移行期に短期集中的にリハを行うのである。OTにはクライエントのもつ疾患や障害が一般的にどのような予後を生じやすいかに関する医学的な知識も必要である。[表2] に在宅生活でみられる高齢者での廃用が進むおそれのある要因の例を示した。このような医学的知識に基づく子細なポイントの観察が求められる。澤ら[9]は，地域在住の脳血管障害者への継続的な調査から，低いQOLの状態が退院以降も続いていることを明らかにした。つまり，重症化予防のためには，機能訓練だけでは全く不十分なのである。クライエントの動機づけによい影響を生じさせるように，チームアプローチによる包括的なリハが求められる。この視点は作業療法に非常に馴染みがあるものである。　　　　　　　（小林幸治）

文献

1）臼田喜久江・藤原茂：なんでもできる片まひの生活──くらしが変わる知恵袋．p142，青海社，2003．

2）太田仁史：地域リハビリテーション原論ver.5．pp51−55，医歯薬出版，2013．

3）梶谷みゆき・大湯好子：脳血管障害後遺症を持つ男性患者と配偶者の心理と関係性の分析．家族看護2：134−139，2004．

4）小林幸治：心理社会的援助メソッドの構成．OTジャーナル（49）：327−336，2015．

5）日本作業療法士協会：作業療法マニュアル57，生活行為向上マネジメント．日本作業療法士協会，2014．

6）Kielhofner G編，山田孝監訳：人間作業モデル──理論と応用，改訂第3版．pp83−85，協同医書出版社，2007．

7）小林幸治：脳血管障害者が病前との連続性を回復するプロセス．OTジャーナル（49）：221−228，2015．

8）佐川佳南枝：リハビリテーションにおける自立．庄司洋子・菅沼隆・河東田博・河野哲也編，自立と福祉──制度・臨床への学際的アプローチ．現代書館，2013．

9）澤俊二・磯博康・伊左地隆・大仲功一・安岡利一・他：慢性脳血管障害者における心身の障害特性に関する経時的研究──リハビリテーション病院の入院・退院時比較．日本公衆衛生雑誌50：325−338，2003．

E 場の特性と高齢者の作業療法

9. 地域支援事業と作業療法：介護予防

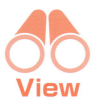

- 地域支援事業とは介護予防を主目的とする事業であり，作業療法士はその専門職の一員である。
- 作業療法士は，高齢者の介護予防のために，高齢者の生活行為の課題に焦点をあてた支援計画を立案する。
- 地域ケア会議における作業療法士の責務は，高齢者が生活行為に従事できていない問題を地域の課題として取り上げ，解決策を提示することである。

　地域支援事業は，2006（平成18）年4月の介護保険法の改正で創設された介護予防のための事業である。2015（平成27）年4月に大幅な再編が行われ，要支援者への支援の一部が介護予防給付から地域支援事業に移行されるなど，これまでにない再編が行われた。地域支援事業は今後も統合と再編が繰り返されるだろうが，高齢者の介護予防と悪化の防止の方向性に変更はないであろう。筆者は2007（平成19）年より複数の自治体の地域支援事業にかかわっており，ここでは地域支援事業で作業療法士（OT）に期待される介護予防とは何かを中心に述べる。

（1）地域支援事業における作業療法士

　地域支援事業では，要支援認定を受けた高齢者と介護保険非該当であった高齢者を対象に，介護予防・日常生活支援総合事業（以下，総合事業），包括的支援事業，任意事業が実施されている。主にOTのかかわる事業として，総合事業の通所型サービスや訪問型サービス，包括的支援事業の地域ケア会議があり，多職種と連携して事業を実施している。
　2013（平成25）年の国民生活基礎調査[1]によると，要支援者の介護が必要となった原因の上位3位は，関節疾患，高齢による虚弱，骨折・転倒であったが，介護時間の6〜7割は必要なときに手を貸す程度と報告されている。
　地域支援事業では作業療法の名目の事業は存在せず，作業療法の専門性を

> **One Point**
>
> ★1　生活行為と作業
> 日本作業療法士協会（2010）によると，生活行為とは，人が生きていくうえで営まれる生活全般の行為と定義される。生活全般の行為には，

明示しなければ存在意義がなくなってしまう。2015（平成27）年の地域支援事業の改正では，心身機能だけでなく活動と参加の支援が重要であることが強調された。作業療法の強みは，人の生活行為★1の問題点を評価し，人（心身機能，習慣など），課題（課題のもつ特徴や難度など），遂行環境（物理的・社会的）の相互関係からその問題を包括的に解釈できる点にある2)。したがって，地域支援事業では，OTによる生活行為の課題の明確化と支援計画立案がいっそう求められる。

このように，OTとして地域支援事業にかかわるのであれば，生活行為の問題を成果指標とし，プログラムは生活行為の問題の解決を優先したほうがよい。

セルフケアを維持していくための日常生活活動（ADL）のほか，生活を維持する手段的日常生活活動（IADL），仕事や趣味，余暇活動などの行為すべてと定義されている。地域支援事業では生活行為という言葉が多職種間で広く使用されているため，本稿では作業という言葉をできるだけ使用せず，生活行為という言葉を使用した。

（2）地域ケア会議と作業療法士の役割

地域ケア会議は，高齢者個人に対する支援の充実とそれを支える社会基盤の整備とを同時に進めていく，地域包括ケアシステムの実現に向けた会議のことであり，地域包括支援センターが中心となり企画運営されている。地域ケア会議にはさまざまな専門職や自治体の職員が参加し，個別事例の課題と地域課題を結びつけながら解決案が検討されている。地域ケア会議に参加するときに，OTは生活行為の個別問題と地域課題を結びつけることが期待される。以下に，OTが地域ケア会議で必要なスキルを述べる。

①事例の生活行為の問題を特定する

地域ケア会議では，医療，介護等の多職種が協働して高齢者の個別課題の解決を図るとともに，介護支援専門員の自立支援に資するケアマネジメントの実践力を高めることが期待されている。検討事例を提示する介護支援専門員は，アセスメントシートを用いて網羅的に情報を聴取し，事例の問題点を包括的に検討することを得意としている。一方，OTは，生活行為を中心に問題点を課題志向的に検討することを得意としている。そこで，個別事例を検討する個別会議では，与えられた情報から生活行為の問題を特定すること，また，どのような追加情報で生活行為の問題がさらに明確になるのか言及することが期待される。

②多職種の意見を集約し，活動と参加（生活行為）の課題としてまとめる

個別事例を検討する地域ケア会議では，紹介された事例について各専門職の視点から意見し，核となっている問題点の整理と今後の支援策が話し合われる。参加する専門職は，例えば心身機能と身体構造が専門であったり，あるいは環境因子が専門であったりするため，ICFの縦断的な側面の議論になる傾向がある。また，医療施設からの参加者が多い場合と福祉施設からの参加者が多い場合では，取り上げられる問題点が心身機能に偏ったり，物理的・

社会的環境に偏ったりすることがある。しかし，OTはICFの各側面に精通しているため，ICFの側面を横断的に検討することができる。

筆者の経験では，生活行為の話題を中心にすることで心身機能や環境の問題もバランスよく検討できることが多かった。このように，OTは地域ケア会議において，多職種の意見を集約し，活動と参加の課題をまとめることが期待される。

③地域課題に関する情報を網羅的に収集する

Fisher[2]は，作業療法介入プロセスモデル（以下，OTIPM）において，作業遂行の問題を支援する際の第1段階に，クライエント中心の遂行文脈の確立を位置づけている。クライエント中心の遂行文脈を確立するには，社会的，社会制度的，環境的，役割的，動機的，適応的，心身機能的，時間的，課題的，文化的側面の情報を集約することが大切である。さらに，これらの側面は人間作業モデルの構成概念とも重複している。

このように，OTは地域課題を検討する際に既存の作業療法理論を用いながら，地域の問題を検討する必要がある。

（3）個別事例と地域課題の円環

[表]は，地域ケア会議で検討された事例である。地域ケア会議で取り上げられた高齢者が要支援者である場合，国民生活基礎調査のとおり関節疾患があるか高齢による虚弱であることが多いため，運動器，閉じこもり，そして栄養問題のいずれか，もしくはその複数を有していることが多い。特に，一人暮らしもしくは高齢世帯であり，かつ，運動（移動）に制限があると，偏食傾向に陥ることが多い。

[表]のような糖尿病があるにもかかわらずコンビニ食やインスタント食品

[表]　地域ケア会議で検討された事例

| [事業所からの情報]
・食事はほとんどコンビニですましている
・移動は近距離に限られる
・料理はしたことがない
[管理栄養士からの助言]
・一日の摂取カロリー
・塩分量の上限
・摂取が推奨される食物
・コンビニ食は好ましくない
[ケアマネジャーからの情報]
・現状報告
[作業療法士以外の総意]
・自炊が望ましい | [作業療法士からの確認・意見]
・これまで料理をつくったことがないのに，自炊は無理ではないか

・（管理栄養士に対して）コンビニもさまざまな食材や出来合いの食べ物があるので，どのようなコンビニ食をどれだけの量を食べてよいのか，検討してほしい

・ホームヘルパーと買い物に行っているのであれば，食事に関する情報を共有し，管理してもらうことはできないか |

ばかりをとっている事例は珍しくない。このような事例に対し，管理栄養士から一日の摂取カロリーの上限，塩分量の上限，摂取が推奨される食物，コンビニ食は好ましくなく，自炊を奨励するなどの意見が出ることがある。しかし，事例の生活行為を中心に検討すると，現在の食事はやむを得ない結果であり，これから自炊を習慣化するのは，より困難であるとも予測できる。

　この食事の問題に対してOTは，自炊が困難なこと，どのようなコンビニ食やインスタント食品をどれだけ食べてよいのか管理栄養士から事例に示してほしいこと，ホームヘルパーに対して，買い物に行くときは管理栄養士の情報を参考にアドバイスをしてほしいことなどが提案できるであろう。このように，OTは，さまざまな事案の制限を明確にするよりも，使用可能な資源を明確にすることのほうに力を注ぐ必要がある。

（4）今後の課題

　地域支援事業でOTが期待される介護予防とは何か，それは対象者の生活行為に焦点を当てた支援を計画立案することと考えられる。OTの介護予防には生活行為や作業に関する知識が不可欠なため，人間作業モデルや生活行為向上マネジメントなど，作業療法の理論や枠組みを用いることになるだろう。

　しかし一方で，わかりづらい言葉を会議で使用しても，多職種の多くは理解できないとも考えられる。地域支援事業では多職種と連携しなければ介護予防は進まないため，ふだんよりできるだけ平易な表現を使用するよう努め，多職種に合わせた説明ができるようになることが求められる。

　地域支援事業の対象者は，生活行為の問題を有しているにもかかわらず，地域支援事業に従事するOTの従事者数は少ない。今後，ますます発展が望まれる領域である。

（石橋裕）

文献

1）厚生労働省：平成25年度国民生活基礎調査.
　http://www.mhlw.go.jp/toukei/list/20-21kekka.html.
2）Fisher AG：Assessment of Motor and Process Skills volume1. Seventh edition revised, Three Star Press, Inc, 2012.

E 場の特性と高齢者の作業療法

10. 地域支援事業における作業療法：認知症初期集中支援チーム

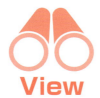

- 認知症の症状を有する人が激増しており，地域で生活していくための支援体制の構築が必要とされている。
- 認知症初期集中支援チームは，認知症の人とその家族の住み慣れた地域での生活を支えるサービスの1つである。
- 作業療法士は，認知症初期集中支援チームに参加し，認知症の人やその家族の充実した生活を支援できる。

(1) 認知症初期集中支援チーム

　近年，高齢化が進み，認知症の症状を有する人が激増している。厚生労働省は「認知症になっても本人の意思が尊重され，できる限り住み慣れた地域のよい環境で暮らし続けることができる社会」を目指し，認知症初期集中支援チーム［図1］，認知症地域支援推進員，認知症ケアパスの作成など，認知症状に合った医療・介護サービスを適切に受けるための仕組みを構築し，地域での生活を支える方策を展開している[1]。

　介護者である家族からは「認知症初期集中支援チームに期待している。認知症の早期の段階で家族もそれほど大変ではないときから相談でき力になってくれて，さまざまな症状が出てきても一人で立ち向かうのでなく一緒に考えてくれる人や体制，場所があることが重要だと思います」との声が聞かれ，

［図1］ 認知症初期集中支援チーム

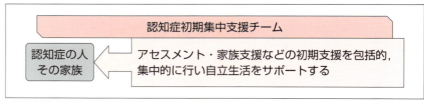

（厚生労働省：認知症施策検討プロジェクトチーム「今後の認知症施策の方向性について」．http://www.mhlw.go.jp/topics/kaigo/dementia/dl/houkousei-01.pdf）

その活躍が期待されている[2]。

● 創設

厚生労働省は、今後目指すべき認知症のケアのあり方［図2］を示し、認知症の早期診断・早期治療を実現するため認知症初期集中支援チームを策定した[1,3,4]。

2013（平成25）年度はモデル事業として認知症初期集中支援チームを14市町村が、2014（平成26）年度は41市町村が設置している。その後、認知症施策推進総合戦略（新オレンジプラン）では認知症初期集中支援チームを2018（平成30）年度にはすべての市区町村に設置すると目標を掲げている[5]。

● 設置場所

地域包括支援センター、診療所、病院、認知症疾患医療センター、市町村の本庁などである。

● チーム員構成★1

認知症初期集中支援チームには医療と介護の専門職（保健師、看護師、准看護師、作業療法士、社会福祉士、介護福祉士、歯科衛生士、精神保健福祉士等、3年以上の実務経験者等）2名以上と5年以上の実務経験のある認知症サポート医1名以上が必要とされている。チーム員は、認知症初期集中支援チーム専属か他業務兼任かどうかは問われない。

● サービス内容

［図3］に示す支援対象者やその家族に、複数の専門職により初期からの個別の訪問支援（対象者への支援、家族の支援や教育、権利擁護★2の支援など）を行う[4]［図4］。

対象者のなかには、認知症の早期で症状が軽度の人だけではなく、これまで医療・介護サービスにつながることができなかった重度で困難な人も多数含まれている。

> **One Point**
> ★1　チーム員構成
> チーム員の要件は緩和傾向にある。（例）国が定める研修を終了した者がチーム員となる→研修を終了したものがチーム内にいればよい。

> **One Point**
> ★2　権利擁護
> 認知症の症状により、周囲のルールを守れずトラブルになることもある。不安が強まりごみを溜め込んでしまったり、財産の管理がうまくできないこともある。

[図2] 今後目指すべきケアのあり方

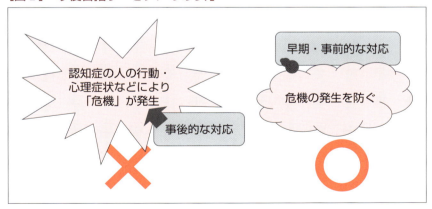

[図3] 認知症初期集中支援チームの支援対象

40歳以上で在宅で生活しており，かつ認知症が疑われる人，または認知症の人

医療サービス・介護サービスを受けていない，または中断している人で以下のいずれかに該当する人
・認知症疾患の臨床診断を受けていない人
・継続的な医療サービスを受けていない人
・適切な介護サービスに結びついていない人
・介護サービスが中断している人

医療サービス・介護サービスを受けているが，認知症の行動・心理症状が顕著なため，対応に苦慮している人

[図4] 認知症初期集中支援チームの支援の流れ

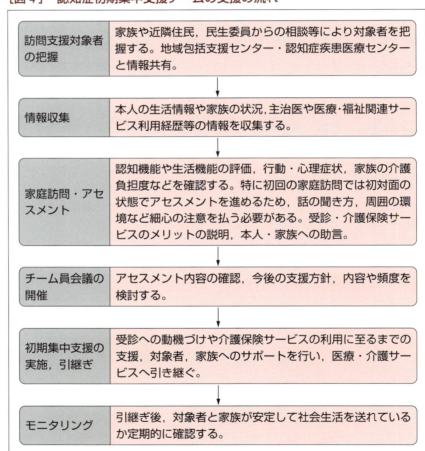

訪問支援対象者の把握	家族や近隣住民，民生委員からの相談等により対象者を把握する。地域包括支援センター・認知症疾患医療センターと情報共有。
情報収集	本人の生活情報や家族の状況，主治医や医療・福祉関連サービス利用経歴等の情報を収集する。
家庭訪問・アセスメント	認知機能や生活機能の評価，行動・心理症状，家族の介護負担度などを確認する。特に初回の家庭訪問では初対面の状態でアセスメントを進めるため，話の聞き方，周囲の環境など細心の注意を払う必要がある。受診・介護保険サービスのメリットの説明，本人・家族への助言。
チーム員会議の開催	アセスメント内容の確認，今後の支援方針，内容や頻度を検討する。
初期集中支援の実施，引継ぎ	受診への動機づけや介護保険サービスの利用に至るまでの支援，対象者，家族へのサポートを行い，医療・介護サービスへ引き継ぐ。
モニタリング	引継ぎ後，対象者と家族が安定して社会生活を送れているか定期的に確認する。

（2）チームアプローチと作業療法士の位置づけ

　OTは他職種と連携しながら，独自の視点を活かして評価と介入を進めていくことが求められる。介入方針を決定していく際には，対象者や家族にかかわるさまざまな人々との意見交換や調整が必要となる。

　対象者や家族が精神疾患を有する場合や権利擁護（ごみ屋敷問題や，後見人問題など）の問題を抱える場合もあり，主治医やケアマネジャー，地域包括支援センター職員，高齢・福祉関連課以外の建築課や防犯課などの行政職との調整が必要となる。

　また，支援対象者の把握や，実際の支援の際には地域住民や社会福祉協議会などあらゆる人の協力が不可欠であり，連携することが必要である。医療と福祉の両方の視点をもつOTは，必要な情報を適切な相手に適切な表現で伝えていくことができる。

　2013（平成25）年度のモデル事業では14市町村が認知症初期集中支援チームを設置し，計19名のOTが参加している★3。今後もより多くのOTがチームに参加し，他職種と協力し，よいサービスを提供することが期待される。

> **One Point**
>
> ★3　支援施策
> 認知症初期集中支援チームを含むさまざまな施策は市町村の介護・高齢福祉関連の行政職が，地域の実情に合わせて計画，遂行，統括している。

（3）作業療法士の役割

　OTは「認知機能と身体機能の両方をみることができる，興味や関心・生活歴などを聞き出し，本人のやりたいことやできることもアセスメントできる」といわれている[6]。必要に応じて初回訪問者として評価に携わり，チーム員会議で専門家としての立場から意見を述べ，介入方針決定後には方針に従い，実際に作業を通じたかかわりを行っていく。日本作業療法士協会でも作業療法士の役割を［表1］のようにあげている[7]。

　そして例えば，具体的には［表2］のような支援が考えられる。

　このように，OTは多岐にわたる支援を提供できる。それらの支援を通じて，対象者とその家族が，住み慣れた地域で充実した生活を続けられるよう支援していくことが作業療法の役割であると考える。　　　　　　（安永雅美）

［表1］　作業療法士の役割

・脳機能に由来する生活行動の障害や日常生活遂行困難に対する評価と支援
・「できること」「していること」を切り口とした生活行為の支援
・住環境の確認提案
・福祉用具の提案
・家族支援

（前橋市介護高齢課地域支援係前橋市認知症初期集中支援チーム：前橋市初期集中支援チーム
H25年度設置促進モデル事業実施報告書運営・実施マニュアル（http://www.city.maebashi.
gunma.jp/kurashi/42/104/122/p012927_d/fil/maebashi1_0.pdf））

［表2］　具体的な支援

●記憶障害により仏壇のろうそくの管理ができず，仏間の暗がりで転倒する。	→自動で点灯する室内灯や仏壇のろうそく電灯の提案，転倒しやすい場所の手すり，立ち上がりしやすい安定した椅子などの紹介。
●仏壇の管理は覚えているが，自分の食事をしたかどうか忘れてしまう。	→仏壇の世話と食事を続けて行い，記憶の糸口としてみる。

文献

1）厚生労働省：認知症施策検討プロジェクトチーム「今後の認知症施策の方向性について」．
　http://www.mhlw.go.jp/topics/kaigo/dementia/dl/houkousei-02.pdf
2）田部井康夫：インタビュー認知症家族と本人に早期支援が絶対必要．老健1：32−35, 2015.
3）厚生労働省：認知症施策推進5か年計画（オレンジプラン）．
　http://www.mhlw.go.jp/stf/houdou/2r9852000002j8dh-att/2r9852000002j8ey.pdf
4）厚生労働省：社会保障審議会介護保険部会資料「認知症施策の推進について（第47回）」．
　http://www.mhlw.go.jp/stf/shingi/0000020995.html
5）厚生労働省：「認知症施策推進総合戦略〜認知症高齢者等にやさしい地域づくりに向けて〜（新オレンジプラン）」について．
　http://www.mhlw.go.jp/stf/houdou/0000072246.html
6）社会保健研究所：レポート包括・主治医等との連携を重視 モデル事業に参加した前橋市の取り組み．介護保険情報170：8−12, 2014.
7）萩原喜茂・香山明美：日本作業療法士協会の認知症への取り組み．日本作業療法士協会誌35：11, 2015.

E 場の特性と高齢者の作業療法

11. 高齢者向け専用住宅の作業療法

- 「高齢者向け専用住宅」とは，一定の基準を満たした安否確認と相談援助サービスを提供する高齢者専用の住居施設である。
- 作業療法士は，機能訓練指導員として高齢者向け専用住宅に配置されることがあるが，機能のみに目を向けず日課やスケジュールに焦点をあてた介入を行うことが重要である。
- ライフスタイルの再構築がスムーズに行われるよう，対象者にとって意味ある作業は何かを聞き取り「その人らしい生活」をつくり上げるために作業療法は貢献できる。

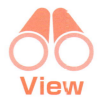
View

（1）法的な位置づけ・機能

　高齢者に対するわが国の基本的方針は，住み慣れた地域で「在宅」を基本とした生活の継続を目指すことである。この方針を支える1つの柱といえるのが「高齢者向け専用住宅」である。これは，その名のとおり高齢者が生活しやすい住宅で，元々，このような住宅にはさまざまな種類があった★1が，その差がわかりにくかったため，現在は「サービス付き高齢者向け住宅（一般に「サ高住」と呼ばれる。以下，サ高住）の登録制」へと一本化された★2。また，同じようなサービス提供をしている住居施設として，「有料老人ホーム」★3があるが，これも届け出が義務づけられている。

　さまざまなタイプの高齢者向け専用住宅があるが，ここでは，高齢者向け専用住宅を「高齢者が入居するバリアフリー設備の整った安否確認と相談援助サービスを利用できる住居施設」と考え，筆者が所属する有料老人ホームを基盤にして作業療法の実際を紹介する。

Key Word

★1 「高齢者向け専用住宅」の種類
2011（平成23）年の高齢者住まい法の改正で，①高齢者円滑入居賃貸住宅（高円賃），②高齢者専用賃貸住宅（高専賃），③高齢者向け優良賃貸住宅（高優賃）の3種類の賃貸住宅が「サービス付き高齢者向け住宅」に一本化された。また，住宅施策と高齢者という側面から，施策の管轄については国土交通省と厚生労働省の共管となった。

167

（2）環境

高齢者向け専用住宅は、個人の居室がいくつか集まった集合住宅である。居室にはトイレと洗面設備が完備されているが、浴室や台所は共有スペースに設けていることが多い。安否確認のサービスが提供されるため、ナースコールなどの設備や対応する職員が常駐している[★4]。

（3）高齢者向け専用住宅における作業療法

前述したとおり、基本的にサ高住などの高齢者向け住居施設には、作業療法士（OT）などのリハビリテーション職種の配置義務はない。しかし、このような施設のなかでも特定施設入居者生活介護[★5]サービスを提供している施設では、機能訓練指導員として1人以上の訓練員を配置することが定められており、OTはこの事業の「機能訓練指導員」として配置される場合がある。また、近年、高齢者向け専用住宅が増加しているなか、他施設との差別化を図るために、OTなどのリハビリテーション職種を設置基準によらず配置する施設も増えてきた。では、このような住居施設のなかで、OTはどのような役割を担い作業療法の独自性を発揮すべきなのか。

■──ライフスタイルの再構築

このような高齢者向け専用住宅は、一般に、それまで長年住んでいた家や地域から離れ、移り住む人がほとんどである。子どもが親を呼び寄せて近くの住居施設に入居する場合も多く、高齢者はそれまで慣れ親しんできた環境から離れ、新しいライフスタイルを再構築することを余儀なくされるが、それがスムーズにいかず、閉じこもりや活動性の低下、ひいては認知症や廃用症候群に陥る可能性も高い。

高齢者向け住居施設の作業療法では、作業の遂行能力のみに目を向けず、入居者が「その人らしい生活」をスムーズに再構築できるように、日課やスケジュールに焦点を当てた取組みが求められる。ただし、施設の決まったスケジュールに合わせるだけでは「その人らしい生活」はつくられない。OTは、入居者にとって意味ある作業をしっかりと聞き、それを行う機会をつくったり、その代わりになるような施設でできる作業は何かを考え環境を整えるなど、対象者がこれまで選んできた作業と連続性をもつような作業を今の生活に散りばめることを意識して、日課やスケジュールに介入すべきである。

■──入居者同士の人間関係

例えば入居後間もないAさんは、他入居者とのちょっとしたトラブルに巻き込まれ集団で行われる施設活動の参加を拒むようになっていた。しかし、

🔔 One Point

★2　登録基準

バリアフリーやサービス以外にも、長期入院を理由に事業者から一方的に解約できないこととする、前払い金に関しての入居者保護（初期償却の制限、工事完了前の受領禁止、保全措置・返還ルールの明示を義務づけ）など契約内容についても基準が定められている。

🔔 One Point

★3　有料老人ホーム

老人福祉法において規定されている高齢者を対象とした住居施設。介護が必要になった場合は退居することが前提の「健康型有料老人ホーム」や外部から在宅サービスを受けることで介護が必要になっても生活できる「住宅型有料老人ホーム」、施設自体が介護サービスを提供する「介護付有料老人ホーム」の3種類がある。

ある集団活動で同席した車いすの高齢女性Bさんの世話をするようになり，集団活動に参加するようになった。Aさんは，入院中に自分を支えてくれた看護師のケアに感謝して「お返しをするつもりではないけれど，Bさんを見ているとさみしいだろうな，と思って（自分がしてもらったように声をかけている）」と語り，自分自身のためにBさんの世話をしている，という。

　高齢者向け専用住宅では，職員が介入しない共有スペースでのやりとりなどで入居者同士の些細な行き違いから人間関係のトラブルが起きることもある。しかしその一方で，入居者同士の人間関係がきっかけや支えになり，施設生活での作業参加が拡大する場合も多い。

　転居後の自分らしい生活を再構築していく過程を調査した研究[1]では，施設活動と自分にとって意味のある作業との折合いをつけていく経過が明らかになり，その基盤には入居者同士の人間関係が支えになっていることが浮彫りになった。作業療法では，対象者の作業歴や価値観を考慮して，活動場面の座席や時間を設定したり移動の補助をするなど，作業を通した人間関係構築の手助けも可能である。

■──これからの高齢者向け専用住宅

　一般に，高齢者向け専用住宅では，安全や安心を得ることのできる支援サービスや環境を備えてはいるが，それだけで高齢者自身が自然に「自分らしい生活」を再構築することは容易ではない。上述したような作業療法独自のアプローチを展開することで，単なる安全な住居施設ではなく「その人らしい生活」を送るための専用住居として，作業療法士はこれからの高齢者向け専用住宅に新しい付加価値を提供できると考える。　　　　　　　（酒井陽子）

引用文献
1）坂上真理・他：ケアハウスに入居する高齢女性の転居後の自分らしさ発現過程．作業療法29（5）：587−595，2010．

参考文献
1）田中元：サービス付き高齢者向け住宅開設・運営ガイド．自由国民社，2012．

One Point

★4　人員基準

サ高住は安否確認と相談援助サービスを提供するために1人以上の担当者が常駐しているが夜間においては通報装置で対応する。担当者は運営する事業主によって示されている基準は違うが，一定の有資格者（医師・看護師・介護福祉士・社会福祉士・ケアマネジャー・ヘルパー2級取得者，介護職員初任者研修修了者）と定められている。

One Point

★5　特定施設入居者生活介護

「特定施設」有料老人ホームやケアハウスなどのうち，基準を満たし指定を受けた施設）に入居している要介護者について，計画に基づいて行われる入浴，排せつ，食事の介護等，機能訓練および療養上の世話」と介護保険法で定められている介護サービス。

第II部

各論

—高齢者に対する作業療法の実践事例—

第II部

A 疾患・障害別作業療法の展開

1. 重度の麻痺と失語症となった脳卒中生活期の高齢者

View

- 脳卒中を発症した高齢者は，片側の運動麻痺や感覚障害および失語症などの障害を示す。
- これらの障害は発症から6か月を過ぎた生活期になると残存する可能性があり，作業機能の低下をもたらす原因となる。
- 作業機能の低下を改善するためには，意志，習慣化，遂行能力，環境のつながりをアプローチに反映できる人間作業モデル（MOHO）を用いることが有効である。

（1）脳卒中の高齢障害者に対する作業療法の作業と適応

Key Word

★1 生活機能
国際生活機能分類（International Classification of Functioning, Disability and Health：ICF）では，生活機能を，心身機能・身体構造，活動と参加を包括する用語であって，個人とその人の背景となる因子（個人因子と環境因子）との相互作用のうちの肯定的側面を表すものであると定義している。

Key Word

★2 寝たきり
日常の大半をベッドの上で過ごす状態のことである。

脳卒中は，生活機能[1]★1の低下をもたらす原因疾患の1つであるとともに，要介護者となる原因疾患の1位を占めている[2]。特に要介護4以上の要介護者の原因疾患の1位を占めており[2]，寝たきり[3]★2となる原因の1位ともいわれている。脳卒中発症後の経過は，急性期，回復期，生活期という以下の3つに分けることができる[4,5]。

①急性期：発症後間もない心身機能の不安定な時期。
②回復期：医療的なかかわりによって，障害の改善が期待できる時期。
③生活期：疾病や障害が安定した時期。

これらの時期の違いによって，作業療法士（OT）が提供する作業の内容は異なる。急性期や回復期の作業療法は主として，入院医療機関である急性期病院や回復期リハビリテーション（以下，リハ）病院で行われている。

急性期では，生命を維持し，二次的合併症[6]★3を予防するための医学的治療とともに，心身機能の改善を中心とした作業が提供されている。例えば，運動機能へのアプローチなどである。回復期では，疾病の自然回復や症状の改善とともに，心身機能や活動の改善を中心とした作業が提供されている。例えば，日常生活活動（activities of daily living：ADL）へのアプローチなどである。また，入院医療機関から自宅退院するクライエントには，自宅環

境の整備という支援が行われている。回復期の作業療法は医療機関で行われることが多いが，対象者によっては，訪問リハや介護老人保健施設（以下，老健）などの介護・福祉施設等によって行われることもある。

生活期の作業療法は，老健や訪問リハなどのさまざまな領域で提供されている。生活期では，障害の回復が安定するため，改善できなかった障害が残存する。したがって，安定した心身機能や活動を維持し，参加を高めることを中心とした作業が提供されている。例えば，運動機能やADLへのアプローチ，それに余暇活動や趣味的活動への参加を高める作業などである。また，入院医療機関から退院し自宅で生活しているクライエントもいれば，老健などの施設に入所しているクライエントもいるように，維持期のクライエントの生活環境はさまざまである。したがって，維持期では，それぞれのクライエントの異なる生活環境に適応するための環境を整備する支援が行われている。

以上に示した作業を提供するためには，**クライエントの作業機能について理解することが必要不可欠**である。**人間作業モデル**[7]（Model of Human Occupation：MOHO）は，**人の作業機能を評価し，作業療法を計画し，提供するための実践的なツール**である（67頁参照）。以下に示すように，MOHOの観点を活用する。

> **Key Word**
> ★3　二次的合併症
> 脳卒中そのものにより生じるのではなく，不適切なリハ，あるいはリハの不足により生じる合併症のことである。

（2）重度の運動麻痺や失語症となった 脳卒中生活期の高齢障害者の特徴

脳卒中の障害としては，片側の運動麻痺や感覚障害[8]★4を主症状とし，脳の病変部位によっては，失語症や失行症などの高次脳機能障害[9]★5を示す[3]。こうした障害の機能回復が起こるのは通常発症後6か月程度であり，それ以降になると回復はプラトー[9]★6に達するといわれている[3]。したがって，**6か月以降では，これらの障害が残存する可能性があり**，作業機能の低下をもたらす。この作業機能の低下を，MOHOの意志，習慣化，遂行能力という3つの構成要素と環境の観点から説明すると，以下のようになる。

● 意志

興味があり，価値をおいていた作業，例えば，**病前の趣味的活動**や家庭で担っていた家事などの**役割活動**に取り組むことができなくなる。**興味や価値を喪失することが，個人的原因帰属（能力の自己認識）の低下につながる**。重度の失語症となった場合は，興味や価値といった意志そのものを表出することが困難となる。

● 習慣化

ADLに介助を必要とする要介護者としての生活習慣が定着する。家族の介護困難によっては，自宅で生活できなくなり，老健などの医療保健機関の入所を余儀なくされ，そこでの生活習慣が定着する。また，趣味的活動に取り組むことや家族との生活ができなくなることで，**「趣味人」**や**「家族の一員」**などの役割を喪失する。

> **Key Word**
> ★4　感覚障害
> 感覚が全くなくなる感覚脱失，感覚が鈍くなる感覚鈍麻，感じ方が強くなる感覚過敏，異常な感覚が感じられる感覚異常がある。

> **Key Word**
> ★5　失語症や失行症などの高次脳機能障害
> 高次脳機能とは知覚，認知，行動のプランニングとプログラミング，言語，記憶，注意などの統合的な機能をいう。この機能が障害されると言語表象の理解や表出に障害をきたした状態である失語症や，随意的，合目的的，象徴的な熟練を要する運動行為ができない状態である失行症などをきたす。

173

> 第Ⅱ部　各論——高齢者に対する作業療法の実践事例

Key Word

★6　プラトー
それ以上の改善が，望めない状態をいう。

Key Word

★7　廃用症候群（生活不活発病）
過度の安静・日常生活の不活発に伴って起こってくる身体的・精神的諸症状の総称である。廃用症候群の種類には，廃用性筋萎縮，関節拘縮などがある。

●遂行

　運動麻痺や感覚障害によって心身機能が低下し，ADLに介助が必要となる。四肢の運動や起き上がり，そして，離床に介助が必要となった場合は，寝たきりや廃用症候群[6)]★7を引き起こす可能性が高まる。また，重度の失語症がある場合では，コミュニケーションや交流の技能が低下し，他者との意思疎通が困難となる。

●環境

　日常生活を営むために，家族や医療関連スタッフの介護・支援が必要となる。そのために，自らで活動できる範囲が制限される。老健などの医療保健機関に入所しているクライエントでは，施設内での活動が中心となる。介助者の介護力が不足すると，適度の離床も困難となり，ベッドで過ごす時間が増える。

（3）重度の運動麻痺や失語症となった脳卒中高齢障害者に対する作業療法の流れ

■——重度の運動麻痺や失語症となった脳卒中高齢障害者の評価

　意志，習慣化，遂行，および，環境の各々と，これらのつながりを評価し，作業機能を包括的に理解することが重要になる。

Key Word

★8　興味チェックリスト
興味チェックリストは，80の活動に対する対象者の興味を「強い」「普通」「なし」の3段階で調べる評価法である。

●意志

　現在の興味や価値を反映した作業活動の取組みは，日常生活の観察と，クライエント，家族，および，医療関連スタッフに対する情報収集によって評価できる。興味の評価では，自己報告評価である**「興味チェックリスト」**[7)]★8（96頁参照）が利用できる。また，作業歴を聴取することでも，クライエントの興味や価値を評価できる。

　作業歴の聴取や興味チェックリストなどの自己報告評価の実施は，クライエント自身に直接聴取するか，それが困難なときは，家族などのクライエントの一番身近な代理人に行うことも可能である。ただし，家族などがクライエントの代理人になるように求められたときには，非公式的評価と考えることが最善である[7)]。また，代理人から聴取したクライエントの情報は，クライエント自身が構成する作業機能や作業歴と異なる可能性があるという点にも留意が必要である。

Key Word

★9　VQ
物理的，社会的環境条件が異なる場面で，個人的原因帰属，興味，価値，動機づけを示す14項目を「自発的：4点」「参加的：3点」「躊躇的：2点」「受身的：1点」の4点法で評定する評価法である。

　意志の評価には，観察による評価法である**「意志質問紙**[7)]（Vocational Questionnaire：VQ）」**★9（97頁参照）が利用できる。

●習慣化

　作業歴の聴取は，病前の習慣や役割を評価することにも利用できる。現在の習慣や役割は，日常生活の観察や医療関連スタッフからの情報収集によって評価する。また，役割の評価には，自己報告評価である**「役割チェックリ**

Key Word

★10　役割チェックリスト
役割チェックリストは10の役割に対して，対象者の「過去」「現在」「将来」の役割と役割に対する価値を調べる評価法である。

スト」[7] ★10（96頁参照）が利用できる。

● 遂行

現在の心身機能や活動の水準の運動技能，処理技能，コミュニケーションと交流技能をとらえるために，運動麻痺の回復[10] ★11，関節可動域（ROM）やADLなどを評価する。失語症などで意思疎通が困難なクライエントでは，観察による評価を行い，医療関連スタッフや家族からの情報も活用する。コミュニケーションと交流の技能では，観察による評価法である「コミュニケーションと交流技能評価[7]（Assessment of Communication and Interaction Skills：ACIS）」★12（97頁参照）が利用できる。

● 環境

福祉機器の適用や住環境の現状といった物理的環境を評価する。また，クライエントを取り巻く人的環境や福祉サービスの利用状況などの社会的環境も評価する。これらの環境は，日常生活の観察，家族や医療関連スタッフからの情報収集によって，評価することができる。

■──目標設定

作業機能の現状とクライエントや家族のニーズを理解したうえで，**クライエントとOTが協業して達成できるクライエント中心**の最終目標，長期目標，短期目標を設定する。また，**意志，習慣化，遂行と環境のつながりを理解したうえで，作業機能を包括的に変化させる目標**を設定する★13。

■──アプローチ

意志，習慣化，遂行と環境の各々にアプローチするとともに，3つの要素と環境のつながりをアプローチに反映させて，作業機能全体の変化を目指すことが原則である。

● 意志

クライエントの興味や価値を作業に反映させることが重要である。アプローチでは，クライエントの残存機能を用い，クライエントが主体的に活動に参加できる環境をつくり出す。また，クライエントができない作業はOTが支援するとともに，クライエントとOTが協業して作業に取り組むことが必要である。

● 習慣化

興味や価値とともに，役割を反映した作業に取り組む機会を定期的に提供し，その取組みを習慣化する。作業に取り組む機会を離床する機会として提供し，遂行の低下を予防する。

● 遂行

寝たきりや廃用症候群の進行の原因となる関節拘縮や筋力低下を予防し，ADLや活動・参加を維持することが必要となる。このために，関節可動域訓練や適度な離床を促して，**クライエントが参加できる作業**を提供する。また，重度の失語症によって口頭による意志疎通が困難となったクライエントの場合には，残存機能を活用して，**コミュニケーションや対人交流の機会**を提供することも必要である。

★11 運動麻痺の評価

・ブルンストロームのテスト：弛緩状態から痙性の高まりとともに共同運動が出現し，回復が進むにつれて共同運動から分離した動作へと移行し，痙性の減少とともに徐々に正常な動作へと近づいていくという一連の回復過程を6段階にまとめた検査である。

・12グレード片麻痺機能テスト：ブルンストロームのテストを基本に，上田らが改良を加えた11のサブテストと1この予備テストからなる検査である。

★12 ACIS

ACISは，身体性，情報交換，関係性の3領域20項目の技能を「良好：4点」「問題：3点」「不十分：2点」「障害：1点」の4点法で評定する評価法である。

★13 目標設定の具体例

・意志：興味をもち，価値をおく活動（趣味活動，役割活動など）に取り組めるようになる。
能力の自己認識（自己効力感の低下など）を変化させる。

・習慣化：失った役割（家族の一員，友人，趣味人としての役割など）を再獲得する。
病前の生活習慣を再構築する。

・遂行：運動技能やコミュニケーション能力を維持・改善する。

・環境：物理的（段差，福祉機器など）および社会的環境（人的支援など）を変えて，環境に適応できるようになる。

●環境

福祉機器の適用や住宅改修などによって物理的環境を整備し，家族が担う
ADLの介助量の軽減を図る。また，**家族や医療関連スタッフとの連携**を図り，
日常生活を支援する社会的環境を整備する。

(4)アプローチの実際

■───事例紹介

　本事例Ａさんは，脳梗塞を発症して，右片麻痺と失語症になった84歳の女
性である[11]。発症前は，他界した夫，Ａさん，それにキーパーソンである長
女夫婦とが同居し，孫も近くに住んでいた。

■───情報収集

　脳梗塞発症後は，急性期と回復期の病院で，座位保持訓練，嚥下訓練など
が実施された。入院から約１年間リハが継続された後，老健に入所となった。
家族は将来的に，Ａさんを自宅で介護しようと検討していた。家族からは，
可能ならば１日に午前と午後の２回，Ａさんが車いすに乗車するなど，離床
を促してほしいとの希望があげられた。

■───作業療法評価

◎意志と習慣化

●VQ

　VQを「ベッドサイドでOTが話しかけている場面（セッション１）」と「リ
ハ室でティルトリクライニング車いす（コンフォート）に乗車して，OTが話
しかけている場面（セッション２）」で実施した。その結果，セッション１
と２ともに，「好奇心を示す」が２点，それ以外の全項目は１点と計17点であっ
た。

●興味チェックリストと役割チェックリスト

　Ａさんの過去の興味や役割を最も理解している長女に，Ａさんに代わって
興味チェックリストと役割チェックリストを実施してもらった。その結果，
特に強かった過去の興味として，旅行（中国，ネパール），流行歌（童謡，
クラシック），料理・食事（ロシア料理），折り紙，おしゃれ（化粧，洋服）
などがあげられた。過去の役割には，「組織への参加者」以外のすべての項
目が，現在の役割には「家族の一員」が，将来の役割には「友人」「家族の
一員」「（できる範囲での）趣味人」があげられた。これらの将来の役割は，
価値をおく役割でもあった。

●生活歴

　Ａさんのこれまでの生活歴を長女から詳しく聴取した。生活歴を概観する
と，Ａさんはロシアの近隣であった満州で生まれたため，ロシア料理などの
ロシア文化にふれる機会が多かった。夫とも満州で知り合い，結婚した。長
女を妊娠中に終戦をむかえて帰国し，長女を出産した。夫が結核で官庁の仕

事を一時停職している間，長女を養育し，家族の生活を支えるために，教諭として働いた。夫の復職後は，勤めを辞めて主婦業に専念した。夫が役所を定年後は，長女の家族が同居した。家族で旅行や外食などの活動をすることが多く，家族関係は良好であった。数年前に夫が他界した後も，家族を中心とした生活を営んできた。

◎遂行
●運動技能とADL
　右上下肢の運動麻痺の回復は弛緩期6)★14で，麻痺は重篤であった。健側の左上下肢のROMに制限はなく，自動運動はできるが，OTの指示に基づくコントロールされた動作は不可能であった。ADLは，食事，排泄，起居，整容，更衣，入浴のすべてに介助を必要とした。

●コミュニケーション能力
　コミュニケーション能力は，OTが話しかけても言語的返答はなく，非言語的な反応も，時々OTの目を見つめるといった程度であった。

●ACIS
　また，実施場面をVQと同じにして，ACISを実施した。その結果，セッション1では「見つめる」と「正しく向く」が2点，それ以外の全項目は1点と合計22点であった。セッション2では，「接触する」「見つめる」「正しく向く」が2点，それ以外の全項目は1点と合計24点であった。

◎環境
●離床時の環境
　家族の希望であった午前と午後の各1回の離床を図るために，シート型のリクライニング車いすに乗車してもらって評価した。その結果，車いす乗車が40分以上になると，姿勢の崩れがみられた。また，午前と午後に約1時間半から2時間，車いす乗車することで，臥床時間は減少したが，疲労をきたしている様子であった。

●自宅の環境
　自宅には，Aさんにとって必要な福祉機器は整備されていなかった。しかし，自宅での介護は，長女夫婦だけでなく，孫の支援も受けられるという情報を聴取できた。

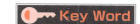 Key Word

★14 弛緩期
運動麻痺の回復の初期で，随意運動のない時期である。

■──作業療法の方針および計画
　「作業療法の目標」は，以下のとおりとした。
［最終目標］
　自宅退所する
［長期目標］
　①コミュニケーション能力と意志表示の改善
　②自宅退所に向けた生活習慣の再構築と環境整備
［短期目標］
　①遂行能力のレベルを維持すること
　②事例にとって最適な離床を促し，過去に興味をもっていた活動に習慣的に取り組むこと
　③自宅訪問を行うとともに，福祉機器の利用を検討し，家族にその使用方法を指導すること
　「作業療法のプログラム」は，以下のとおりとした。

[図] 作業療法実施前の作業機能と自宅退所後に想定される作業機能

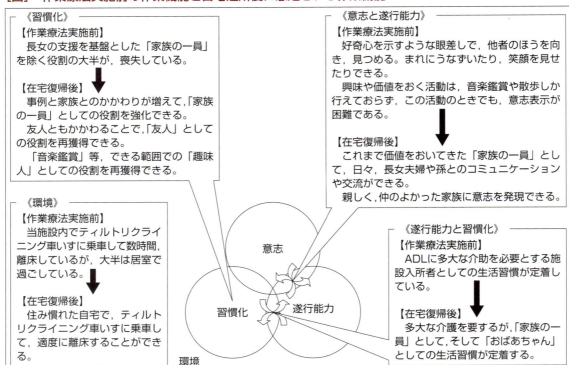

① 事例が家族と海外旅行(ネパールや中国)に行ったときの拡大写真を見せて，その話題を話しかける
② 屋外を散歩して，花を摘んで見せたり，OTが話しかけたりする
③ OTが折り紙を折る様子を見せて，孫に教えたことなどを話しかける
④ OTが事例に化粧を施して，化粧した事例の顔を鏡で見せて話しかける
⑤ 事例が過去に興味を示して，聴いていた童謡やクラシックなどの音楽鑑賞をする
⑥ リラクセーションと関節可動域訓練を実施する

　これらの種目は，低反発クッションを装備したティルトリクライニング車いすに乗車してもらって実施した。また，車いす乗車による疲労を考慮して，1日に1回乗車することを家族に提案し，承諾を得た。
　また，MOHOを利用した作業療法実施前の作業機能と自宅退所後に想定される作業機能状態を[図]に示した。

■──経過
◎作業療法の実施

　作業療法の実施に必要な道具（Aさんと家族とが旅行に行ったときの拡大写真，過去に好んで聴いた数種類の音楽CD，化粧品）は，家族の積極的な協力で準備が整った。また，ティルトリクライニング車いすに乗車した結果，姿勢の崩れが予防でき，最大で約2時間の車いす乗車が可能となった。これによって，作業療法では，屋外散歩後に屋内で音楽鑑賞をするなどの2つ以上の作業を，適度に組み合わせて実施することが可能となった。

「作業療法のプログラム」を提供した経過は，以下のとおりである。

●**作業療法のプログラム①**：本事例Aさんが幼少期に住んでいた天津へ，長女家族や孫と旅行したときの写真などを見せて，写真の内容をOTが想像しながら，話しかけた。Aさんの反応は，よく覚醒しているときと覚醒が悪いときとで大きく違った。覚醒のよいときには，天津での写真を見せながら「これは中国に旅行に行ったときの写真ですか」などと尋ねると，しっかりと首を縦に振ってうなずいていた。Aさんと長女と孫が一緒に写った写真を見せて「仲がよかったのですね。楽しそうですね」と尋ねると，微笑んだ。覚醒の悪いときには，頸部を左側にうなだれたままで，反応がないことが多かった。

●**作業療法のプログラム②**：OTが植物を摘んで，Aさんに見せることを頻繁に実施した。野イチゴを摘んで見せながら，「私が小さい頃は，食べたんですよ」と話しかけると微笑んで，「（摘んだ花を）お部屋に帰って飾りましょう」と伝えるとうなずき，居室までの移動の間，花を左指でつまんでいることができた。面識のない職員から「外に行くの。よかったね」と話しかけられたときも，しっかり首を縦に振ってうなずいた。

●**作業療法のプログラム③**：OTらが鶴や風船をつくって見せた。話しかけるときは，左（非麻痺）側から耳の近くで大きな声で話しかけた。「鶴をつくりますね」などと話すたびに，うなずいた。鶴をつくる過程を部分的に見せて，「お孫さんとよくつくったことを聞きましたよ」「鶴，わかりますか」と話しかけると，うなずき，完成品を見せたときは微笑んだ。

●**作業療法のプログラム④**：OTらと自宅退所後にAさんを担当する介護支援専門員（ケアマネジャー）が協力して，Aさんに化粧を施した。ファンデーション，口紅を塗るなどの工程が進むたびに，Aさんの顔を鏡に映して話しかけた。「きれいになりましたね」とか「化粧は久しぶりでしょう」と話すと，そのたびにうなずいたが，笑顔は見られなかった。

●**作業療法のプログラム⑤**：Aさんが好んで聴いていた種類の曲を流し，OTが話しかけた。このプログラムのAさんの反応も，よく覚醒しているときと覚醒が悪いときとで大きく異なった。よく覚醒しているときに，「いい曲ですね」などと話しかけると，うなずいたり微笑んだりしたが，覚醒が悪いときには，反応が乏しかった。

以上の反応を総括すると，覚醒のよいときは，OTの話しかける回数に対して，最大で8割程度うなずいたり，微笑んだり，瞬きをしたりという反応がみられた。一方，覚醒の悪いときには，これらの反応が全くみられない日はなかったが，その頻度は覚醒のよいときに比べて激減した。

◎在宅復帰のための試験外泊と自宅訪問

●試験外泊

自宅退所のための試験外泊に向けて，OTがティルトリクライニング車いすの操作と介助者2人による移乗の介助方法の指導を，看護師が胃瘻の装着方法を，介護職員がおむつの着脱，体位変換の方法を，数回にわたって指導を行った。試験外泊後，長女から「問題はなく，母親（Aさん）と有意義な時間が過ごせた」との感想を得た。

●リフトの導入

人力による移乗介助の負担と事故のリスクを解消するために，据付け型のリフトの導入を検討した。家族には，OTがAさんをリフトで吊り上げる様子の見学とリフトの操作，リフトで吊られることなどを経験してもらい，リフ

▶第Ⅱ部　各論──高齢者に対する作業療法の実践事例

🔑 Key Word

★15　ケアマネジャー

介護支援専門員。要介護・要支援者とその家族の希望などを聴取して，介護サービスの種類や内容などの計画書を作成し，その計画書に基づいて介護サービスを提供するために，サービス業者との連絡や調整を行う職種である。

🔑 Key Word

★16　ショートステイ

介護老人保健施設などの施設に短期間入所し，その施設で看護・医療的管理の下に介護やリハなどの必要な医療や日常生活の支援を受けることである。

トへの好印象と安全性への理解を得て，導入が決定した。その後も，家族やAさんを担当する在宅訪問介護士へ，リフトの操作を複数回，指導した。

● 自宅訪問

　自宅訪問はケアマネジャー[12]★15とともに2回実施し，物理的環境の整備を行った。電動ベッドやリフトが自宅に設置された様子を確認し，公道から自家用車に乗り込むためのスロープの活用方法を長女夫婦に指導した。長女には，Aさんが自宅退所後に「（できる範囲での）趣味人」という役割を再獲得するために，作業療法で実施してきた音楽鑑賞や家族旅行の写真を見せて，話しかけることなどを，家族とのかかわりを通じて行うことを勧めた。

● 自宅退所

　3回目の試験外泊の終了後，作業療法開始から約4か月で自宅退所となった。自宅退所後は，月に約2週間，当施設のショートステイ[13]★16を利用することになった。ショートステイの利用日が不定期であるため，定期的にフォローアップを行うことは困難であるが，利用時にはできる限り前述したような作業療法を提供した。

　長女は，Aさんの自宅での生活の様子を熱心に記録して，ショートステイ利用時にその情報を提供してくれた。この記録には，Aさんの毎日の生活スケジュールや介護に関する感想などが書かれていた。それによると，日中は，ティルトリクライニング車いすに乗車し，ビデオや音楽鑑賞をして過ごしたり，家族や訪ねてきた友人に話しかけられたり，散歩をしたりなどして過ごしていることがわかった。

■───最終評価

◎意志と習慣化

● VQ

　VQを実施した結果，セッション1と2はともに，「帰りたい」や「疲れた」という問いかけにうなずいたことから，「好みを示す」が2点となり，計18点となった。

● 意志の表出

　覚醒のよいときはOTの話しかける回数に対して，最大で8割程度はうなずいたり，微笑んだりといった反応が示され，意志の表出に変化が認められた。

● 興味と役割

　適度な離床を促すとともに，Aさんが過去に興味をもち，価値をおく音楽鑑賞などの趣味的活動に取り組む習慣を構築することができた。また，家族の支援によって，自宅の生活でもこの習慣が定着していることを確認できた。役割については，前述した趣味的活動に取り組む「趣味人」としての役割，自宅退所して家族と過ごす「家族の一員」としての役割，訪ねてきた友人と交流できる「友人」としての役割を再獲得できた。

◎遂行と環境

● 運動技能とADL

　ROMなどの運動技能には変化はなかった。ADLも食事や排泄，移乗動作などすべてに介助を必要とすることには変化がなかった。

● コミュニケーション能力

　ACISを実施した結果，セッション1では，「大丈夫」や「疲れた」という問いかけに，うなずきや微笑みがみられたことから，「表現する」が2点と

なり，合計23点であった。セッション2では，作業療法開始時の結果と著変がなく，合計24点であった。

●自宅の環境

ティルトリクライニング車いす，電動ベッド，リフトを貸与して物理的環境の整備を行った。また，胃瘻やおむつ交換などの介助方法や福祉機器の活用方法を，看護師，介護職員，OTが連携して家族に指導し，介助技術の獲得を図った。さらに，ケアマネジャーの計画したケアプランに基づき，自宅退所後も当施設のショートステイを利用して家族の介護負担を軽減するとともに，作業療法を継続して提供できる環境を整備した。

■——考察

発症より約1年が経過し，事例Aさんの重度の運動麻痺などの運動技能を改善することには限界があると思われた。そこで，Aさんの興味，役割，コミュニケーション能力，意志の表出をとらえて，Aさんの過去の生活物語に反映された興味，価値をおく活動，そして，役割を取り入れた作業療法を提供した。**MOHOを用いることで，興味，価値，コミュニケーション能力，意志の表出に注目することができた。**また，興味チェックリストをはじめとした**MOHOの評価ツールを用いることで，口頭での意思疎通ができない事例の興味，意志，役割，コミュニケーション能力を評価し，作業療法を計画し，作業療法実施前と実施後の事例の変化を検討できた。**

ACISとVQの合計点はともに，作業療法開始時と最終評価の間に，1点ではあるが，増加していた。覚醒のよいときに，家族旅行の写真や折り紙を折って見せると，最大で8割程度，うなずいたり微笑んだりするなどの変化が認められた。

このアプローチは，Aさんの過去の価値や役割にかかわる活動を回想させ，うなずきや微笑みなどの反応を引き出す効果があった。また，このアプローチによって，退所後の自宅での生活で，長女が未来の役割としてあげた「家族の一員」「友人」「趣味人」の役割の獲得につなぐことができた。

早期自宅退所に向けて，リフトなどの福祉機器を導入したうえで，家族指導を充実させた。この環境に注目したアプローチは，事例と家族が生活する「自宅」という環境に位置づけられた物理的バリアや，家族が抱える介護負担の問題を解消することに有用であった。また，このアプローチを通して，住み慣れた自宅でティルトリクライニング車いすに乗車し，適度な離床を促す習慣の獲得を図ることができた。

さらに，Aさんを自宅退所させるためには，**看護師，介護職員，ケアマネジャーらの関連スタッフだけでなく，家族との連携が必要不可欠**であった。このことから，重度の運動麻痺などの障害により，介護度が重くなった脳卒中維持期のクライエントの自宅退所を推進する際のポイントとして，**家族の協力とチームアプローチが重要である**ことが示された。

(篠原和也)

文献

1）障害者福祉研究会編：ICF 国際生活機能分類——国際障害分類改定版. 中央法規出版, 2002.

2）厚生労働省：平成25年国民生活基礎調査の概況.
http://www.mhlw.go.jp/toukei/list/20-21kekka.html

3）日本作業療法士協会監, 菅野洋子編：作業療法学全書第4巻, 作業治療学1, 身体障害, 改訂第3版. 協同医書出版社, 2008.

4）日本リハビリテーション医学会：脳卒中のリハビリテーション.
http://www.jarm.or.jp/civic/civic_cases/civic_case1.html

5）日本作業療法士協会：作業療法ガイドライン実践指針（2013年度版）. 日本作業療法士協会, 2014.

6）近藤克則・大井通正編著者代表：脳卒中リハビリテーション——早期発症からケアマネジメントまで, 第2版. 医歯薬出版, 2006.

7）Kielhofner G編著, 山田孝監訳：人間作業モデル——理論と応用, 改訂第3版. 協同医書出版社, 2007.

8）後藤綱編集代表：最新医学大辞典, 第2版. 医歯薬出版, 1999.

9）上田敏・大川弥生：リハビリテーション医学大辞典. 医歯薬出版, 2001.

10）石川斎・古川宏編集：図解作業療法技術ガイド. 文光堂, 2002.

11）篠原和也・澤田有希・山田孝：介護老人保健施設に入所している脳卒中維持期クライアントに対する人間作業モデルを活用した作業療法実践について——重度の麻痺と失語症になった事例に対する作業療法実践の報告. 作業行動研究12：12−19, 2009.

12）松房利憲・小川恵子編：標準作業療法学, 専門分野, 高齢期作業療法学. 医学書院, 2004.

13）前沢政次・小松真：介護保険活用マニュアル. 南江堂, 2001.

A 疾患・障害別作業療法の展開

2. 低栄養に伴う廃用症候群と意欲の低下を呈した高齢者

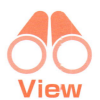

- 身体機能の低下によって廃用症候群を呈した高齢者は，自信が低下することにより，気力の減退や臥床時間が増加し，技能の低下を引き起こす悪循環に陥る。
- そのような高齢者に対して，身体機能を役割，興味，価値などと結びつけて，意欲が低下している状態を理解し，生活全般のなかで活動性が向上するようプログラムを考案する必要がある。
- 作業療法では，意志の評価を重視する必要がある。

(1) 廃用症候群を示した高齢者の定義・特徴

2013（平成25）年に厚生労働省が実施した国民生活基礎調査[1]によると，65歳以上の高齢者のなかで，介護を必要とするようになった原因上位3項目は，「脳卒中」の割合が18.5％，次いで「認知症」が15.8％，「高齢による衰弱」が13.4％であった。このように「高齢による衰弱」が，介護が必要となった原因の上位に位置していることがわかる。「高齢による衰弱」の原因は，加齢に伴う生理的機能の低下が1つであり，そこから生活機能の障害が引き起こされるものと考えられることから，老年症候群[★1]に含まれる症状の1つと思われる。老年症候群の症状を示す高齢者は，さまざまな慢性疾患をもっていることが多く[2]，そのなかでも，栄養障害を合併している割合が多いようである[3]。

高齢者の栄養障害は，「加齢に伴う唾液分泌の減少や消化管蠕動運動の低下等の身体的要因，脳血管障害後遺症による嚥下障害やうつ状態等の病的要因，一人暮らしや介護状況等の社会・環境的要因，さらには基礎疾患に対して投与された薬物の副作用や厳しすぎる食事制限などの医原的要因等」[3]があるとされる。また，認知症を生じた高齢者は，食欲低下，摂食行為にかかわる高次脳機能障害，味覚・嗅覚など感覚機能の低下，食習慣に関する記憶障害などによって食事摂取量が減少して，低栄養状態を招きやすい[4]。高齢者の低栄養状態は，死亡率を上昇させることに加えて，貧血，褥瘡，骨塩量低下，

🔑 Key Word

★1 老年症候群

老年症候群とは，加齢に伴って起こる認知機能の低下，うつ，転倒，つまずき，骨関節の変形，尿失禁，低栄養，脱水等，生活機能の低下による虚弱や寝たきりに深くかかわり，老年期に現れやすいさまざまな徴候を指す。高齢者の健康と生活機能に重要な影響を及ぼす。本人も周りも「年だからしょうがない」とそれらの徴候にあきらめがちな傾向があるが，1つひとつ丁寧にケアすることで，日常生活の質はある程度改善することが可能である。

183

Key Word

★2 サルコペニア

サルコペニアとは狭義では加齢による筋肉量減少，広義ではすべての原因による筋肉量減少，筋力低下，身体機能低下を意味する。加齢のみが原因の場合を一次性サルコペニア，その他の原因（活動，栄養，疾患）の場合を二次性サルコペニアと分類される。一次性サルコペニアで主に萎縮するのはtypeⅡ（↗

↘筋線維（速筋，白筋）であり，一方，廃用性筋萎縮では主にtypeⅠ筋線維（遅筋，赤筋）が萎縮する。活動によるサルコペニアは，安静，臥床，無動，不活動などによって生じ，廃用症候群による廃用性筋萎縮である。栄養によるサルコペニアは飢餓による筋肉量と筋力の低下であり，低栄養状態により起こる。また，手術，外傷，骨折，感染症，熱傷などの急性の炎症や，がん，慢性感染症（結核など），膠原病，自己免疫疾患（関節リウマチなど），慢性心不全，慢性腎不全，慢性呼吸不全，慢性肝不全などの慢性炎症などによる代謝変化や代謝異常によって，たんぱく質とエネルギーのバランスが負になると筋肉量が減少する[5]。

大腿骨骨折の増加，免疫力低下，サルコペニア（sarcopenia，筋肉減少症）★2などを起こすことが指摘されており，転倒や日常生活活動（activities of daily living：ADL）能力の低下とも密接な関係をもつなど[4]，廃用症候群（生活不活発病）を引き起こすきっかけになりやすいと考えられる。また，身体機能の低下によって引き起こされた廃用症候群は，その後，高齢者の社会的役割の喪失，生きがいを見出すことの困難さ，うつ傾向などにつながることも指摘されている[6]。

このように，加齢による身体能力の低下や全身の弱化から，高齢者は，気力が減退したり，臥床時間が長くなったりすることで，さらに自分に自信がなくなり，技能もいっそう低下するという悪循環に陥ることも少なくないと考えられる。

（2）廃用症候群を示した高齢者の作業療法の作業と適応

廃用症候群の予防や治療は，早期離床が大原則であるといえるが，単に，骨格筋に負荷を与えることだけでなく，**生活全般のなかで活動性が向上するように，運動技能に加えて，その高齢者の役割や習慣についても留意する**必要がある。廃用症候群により，意欲が低下している高齢者は，機能訓練を主体としたプログラムによるアプローチを開始しても，本人の動機づけが伴わないことで，リハビリテーション（以下，リハ）に十分な参加を促すことができないことや，拒否を表現することも少なくない。

こういった高齢者は「訓練不適応」とみなされて，介護主体のアプローチが日々繰り返されるだけになってしまうおそれもある。

意欲の低下を示したクライエントに対して，全体論的なアプローチを可能にする作業療法の概念的実践モデルの1つに，Kielhofner（キールホフナー）により開発された人間作業モデル（Model of Human Occupation：MOHO）がある。Kielhofnerによると，人々の動機は，①個人的原因帰属あるいは有能感，②自分が行っている事柄に付与した重要性や価値，③自分が物事を行うなかで経験する楽しみや満足に関係していると考えられている[7]。つまり，**作業を行う人が，その作業にどれほどの価値や興味をもっているかによって，作業を遂行する意欲が左右される**といえる。

このことから，身体機能が低下しているからといって，機能訓練をクライエントに単純にあてはめるのではなく，作業療法士（OT）は，そのクライエントはどのような作業に価値や興味をもっているのか，自分の能力をどのようにとらえているのかを理解したうえで，アプローチを開始する必要がある。そのためには，**身体機能と役割，興味，価値などとを結びつけて，意欲が低下している状態を理解し，そこから活動性を向上するプログラムを考案する**ことが必要である。

（3）廃用症候群を示した高齢者の作業療法の流れ

■──ニーズの評価

廃用症候群を示す高齢者は，運動技能の低下による易疲労性や，今までのようにはできない自分を目のあたりにすることで能力の自己認識が低下し，「何もしたくない」「調子がよくないから寝ていたい」と離床すら拒否することが少なくない。また，「休んでいればよくなる」と，誤った解釈をしているクライエントも見受けられる。さらには精神機能にも廃用症候群が及び，傾眠傾向などで意志を表現することが少ないクライエントは，生活のすべてが受身的となり，本来はもっている能力以上に介助を必要とするといった状況に陥る。こうした意欲の低下は，廃用症候群をいっそう進行させるという悪循環を引き起こすことになる。

意欲の低下を示すクライエントは，「何もできなくなってしまった」という経験から，自己効力感が低下し，自分の能力を消極的に認識していることが少なくない。したがって，将来に希望はみえず，今後の生活を考えることができない状態になっているといえよう。OTは**クライエントの気持ちを理解し，クライエント自身が生活と結びついた具体的な希望をもてるように援助する**ことが必要である。そのためには，**OTはクライエントの思いを傾聴し，人生観を受け入れ，その過程で信頼関係を築く**ことが重要である。

■──目標の設定

作業療法目標を，単に廃用症候群による機能障害を改善することだけにおいていると，不活動な生活自体にはアプローチが及ばないことになり，いったん，廃用症候群が改善されても，再び不活動な生活パターンに陥る危険性がある。このことから，**クライエント自身が主体的に，身体的にも精神的にも活動性の高い生活パターンを獲得して維持していくことが最終的な目標**となる。将来，そのクライエントの価値観に基づき，どのような生活を送る必要があるかということを，OTがクライエントとともに協業し，設定していくことが必要である。

■──アプローチの原則

疾病や障害によって技能が低下すると，多くの人は以前と比べできなくなってしまった無力さから自己効力感が低下し，できない自分を認めることを避けようとするため，活動への挑戦を回避するようになる人が少なくない。挑戦を回避することで，さらに自己効力感は喪失し，技能もいっそう低下する悪循環が形成される。

この悪循環を脱するには，クライエント自身が自己効力感を感じとることが必要であり，OTはクライエントに対して，**自己効力感を得ることができる作業場面を提供する**ことが必要である。自己効力感を経験する契機としては，

💡 One Point

★3　身体能力の低下の評価

廃用症候群で起こり得る身体能力の低下も評価をする必要がある。廃用性の筋力低下や筋持久力低下，関節拘縮の程度といった運動技能と，認知症の程度など処理技能に関しても把握する必要がある。これら技能の低下は，ADLの低下を容易に起こし得る。また，廃用症候群を呈した高齢者のADLは，技能の問題に加えて，「何もしたくない」「寝ていたい」などの意志が大きく影響して，できるであろう活動もあきらめてしまう可能性があることに留意して評価を行うことも必要である。

クライエント自身が価値をおいている作業での成功体験により，自分にはできることがあるということに気づき，興味のある作業を継続することで，楽しみのある生活パターンの構築へとつなげることが重要となる。

■────評価とアプローチ

　クライエントに生じている廃用症候群が，どのような生活上の問題を引き起こしているかを評価することが重要になる[3]。そのようなアプローチをするためには，どのような作業場面がクライエントの最適な意志の発現を引き出すのかを理解する。

　廃用症候群とともに，認知症を生じたクライエントの意志の状態を知るために有用な評価の道具として，MOHOを理論的基盤とする意志質問紙（Volitional Questionnaire：VQ）[4]（97頁参照）が開発されている。VQは，認知や言語の能力に制限をもつクライエントに対して，観察を通して，意志の構成要素（個人的原因帰属，興味，価値，動機）を評価するものである。またVQは，認知症や失語症などで意志を十分に表出することができない人に対して，どのような作業に興味を示して積極的に取り組むことができるかを知る有効な評価である。

　このような観察に基づく評価は，実際のアプローチの効果をクライエントの意志の状態から判断できるために，先に述べたように，クライエントにとって，興味があり，楽しみを感じられる生活のパターンを構築するうえでは有用であると考えられる。

（4）アプローチの実際

■────事例紹介

　本事例Aさんは，アルツハイマー型認知症の診断を受け，肺炎の治療後に，廃用症候群により在宅生活が困難となって，医療療養型病床へ転院となった90歳代前半の女性である。

■────情報収集

　生育歴は，農家に生まれ，母親を早くに亡くし，長女として4人の弟妹の面倒をみなければいけなかったため，学校にはほとんど通うことができず，生活も貧しかった。早くに農家に嫁ぎ，果樹栽培を営みながら，家族が食べる分の米や野菜などもつくっていた。趣味はなく仕事一筋で，娘4人を育て，入院前は，娘夫婦と孫夫婦，ひ孫との4世代で同居していた。

　病歴は，90歳を過ぎた頃から，疲労により臥床することが増え始めたが，毎回，栄養剤と内服薬で改善していた。その頃から，通所介護や訪問介護を利用し始めたが，低栄養と廃用症候群が進行し，徐々にADLの低下がみられた。また，本人が通所介護の利用を拒むこともあり，外出の機会は減少した。この約1年間にわたる身体機能の変化に伴い，認知症も徐々に進行した。

● Key Word

★4　VQ

個人的原因帰属，興味，価値，動機の表出を表す14の項目からなり，作業を行っている個人または集団を観察して評定する。作業にはADL，仕事，余暇で行われる活動のすべてを含み，評定はすべての項目に対して，対応する定義に関する行動を，受身的，躊躇的，参加的，自発的の4段階で評価し，それぞれ1，2，3，4の数値得点に置き換え，その合計得点を出す。異なる作業場面での評価を比較することで，クライエントの遂行の傾向や得点のパターン，環境による得点の違いなどを解釈することもできる[8]。

第Ⅱ部　各論──高齢者に対する作業療法の実践事例

肺炎を発症し，約2か月間の入院加療を受けることがあった．肺炎は改善したが，経口摂取は困難とされ，経鼻経管栄養となった．家族は，農業経営で忙しく，家では介護ができないとのことで医療療養型病床へ入院となった．

■──作業療法評価
◎ADL
　Aさんは開眼をするが，まばたきが多く，覚醒レベルの低下がうかがわれた．呼吸が浅く，短時間の会話や寝返りなどのわずかな動作でも，努力性呼吸が増大する様子がみられた．上肢の動作時振戦とオーラルジスキネジア★5がみられた．ADLは，寝返りをすることができず，全介助の状態であった．Functional Independence Measure（FIM）は，25/126点（運動項目13点，認知項目12点）であり，すべて1点の運動項目に比べて，認知項目では理解4点，表出3点，社会的交流2点，問題解決2点と得点がやや高かった．身体機能の低下とともに，自発性の低下が顕著にみられ，1日に3回，経管栄養時に離床し，リクライニング車いすに座位をとったが，常に傾眠傾向にあった．「寝かせてほしい」という要求を表すのみで，その他の発言は少なかった．Mini-Mental State Examination（MMSE）は6/30点であり，記憶・見当識・注意力の低下がみられた．

◎高齢者版興味チェックリスト
　作業療法への誘いや離床の促しには「頭がバカになっちゃった」「うち（自室）に行って寝かせて」「まだだめ．本当（本調子）じゃないから」などの発言により，拒否を表した．Aさんの意志表現を促すとともに，担当OTとの信頼関係の構築も考慮して，高齢者版興味チェックリストを実施したが，「興味が強い」に該当する項目はなく，興味を明らかにできなかった．「頭がバカになっちゃって，だめ」「好きだって体がだめだからできない」「こうやって寝かせてもらうのがいちばんよい」など，作業への参加を回避する発言が頻繁になされた．数少ない会話のなかには，「厄介かけて悪いね」とか「こんななりで行ったら厄介だから」といったように，人に迷惑をかけては申し訳ないというAさんの価値を表すものもあった．

■──作業療法の方針および計画
　Aさんは長く自身の身体の不調を患ううちに，廃用症候群が進行し，自発的に作業を遂行する習慣を失い，「病人」としての役割しかもたない生活になってしまっていた．そのため，興味は低下し，作業への参加を回避するようになっていた．このように，興味ある作業への挑戦を回避することは，Aさんの自己効力感を低下させ，さらに技能の低下も引き起こして不活発な習慣を生み出すという，心身ともに廃用症候群を進行させる悪循環となっていた．
　そこで，過去の仕事に関連する果樹の育成を日課に組み入れることで，Aさんの興味を引き出すよう介入することにした．また，Aさんの価値に関する発言に基づき，身辺処理能力の向上が自己効力感の改善につながると考え，筋力の増強を図ることとした．さらに，移動能力を高めて移動・移乗動作とトイレ動作が獲得できることも，自己効力感の改善に結びつくと考えて，歩行車歩行訓練を開始する方針にした．
　「作業療法の目標」は以下のとおりとした．
①過去の仕事に関連する果樹の育成を日課に組み入れることで，興味を引き

◀A-2 低栄養に伴う廃用症候群と意欲の低下を呈した高齢者

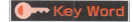

★5　動作時振戦，オーラルジスキネジア
動作時振戦とは主に随意運動の遂行中に出現する律動性の不随意運動である．中脳や小脳病変でみられることがある．オーラルジスキネジアは口部にみられる非律動性の不随意運動で，レボドパ，ドパミン受容体作動薬，抗コリン薬などの，抗パーキンソン病薬投与時の副作用としてしばしば現れる．これらはいずれも加齢に伴う脳の器質的な変性などによっても発現を示す場合があり，老年症候群にも含まれる．

出すこと

②身辺処理能力の向上や移動能力を高めることにより自己効力感を改善すること

「治療プログラム」は以下のとおりとした。

①歩行車歩行で中庭まで行き，そこで栽培しているスイカの手入れを行うこと。最初は担当OTがスイカ栽培の方法などをAさんから聞き出して行い，徐々にAさん自身に手入れを促すよう介入する

②スイカ栽培に興味がもてているかをVQで確認する

③下肢筋力の改善状況をみながら，トイレ動作訓練★6，整容動作訓練★7を行う

■——経過

◎第1期：過去の仕事を反映した作業の導入（約8週間）

OTがAさんを毎日，中庭へ誘って，スイカを見ることを日課とした。交配や剪定，肥料撒きなどをどのようにやったらよいかとAさんに聞きながら一緒に行うようにした。そのように続けるうち，Aさんは徐々に自ら進んで助言をしたり，自ら手を伸ばしたりするようになっていった。VQでは導入初期16/56点であったのが，3週間後には35/56点と，興味が強くなっていることがうかがえた［表］。

歩行車歩行は，開始当初は何度も促しが必要だったが，徐々に拒否がなくなっていった。歩幅が拡大し，スピードや耐久性も向上し，筋力の向上・心肺機能の向上が認められた。この頃から傾眠は減少してきた。生活のなかでは，周囲への関心が高まり，他者に積極的に話しかける場面が多くなった。会話中に自然な笑顔がみられるようになり，スタッフからの声かけも増えていった。

Aさんの作業的生活史を反映したスイカ栽培という意味ある作業により，自己効力感が向上するにつれて，スイカだけではなく，周囲の環境に対しても興味が拡大していったことがうかがえた。これは，Aさんが周囲への自発的なかかわりをもつことにもつながった。コミュニケーションと交流技能の改善も引き出すことができ，また，発声が大きくなり，呼吸機能の改善にもつながった。言語聴覚士の段階的な介入も含めて，昼食と夕食は経口自力摂取（全粥・ソフト食・汁とろみ付）となった。

◎第2期：作業の広がりを図った時期（約7週間）

スイカが大きくなってきて，「見るのが楽しみだね」とか「食べるよりも目の保養だね」と，スイカ栽培に対する興味を示す発言が増えてきた。

ADLは，FIMでは，整容・移乗に加えて，認知項目が向上したため，33/126点となった。この頃，下肢筋力の向上に伴い，トイレ動作の訓練を開始した。MMSEは12/30点になり，記憶・見当識に変化はないが，覚醒の改善に伴って，注意力が向上した。

中庭に出ているときや，スイカなどについての会話をしているときは，身体的不調に関する話が聞かれなくなった。しかし，食事の摂取量にムラがあり，「もう（おなか）いっぱいだから」「ご馳走すぎちゃって」と拒否することもあった。「働いてもいないのに，こんなにもらって悪いね」という発言も聞かれ，自身の生産性の低さに対する有能感の低下や，与えられることに対して申し訳ないという気持ちがうかがえた。

🧍🧍 Episode

★6 トイレ動作訓練

初めは手すりを使用しての移乗の練習と，立位保持の練習から行った。立位保持が30秒程度可能となったら，生活のなかでトイレに行ってもらうように，病棟スタッフに申送りを行った。立位保持に安定性が出てきたら，下衣の上げ下げの練習も行った。円背と肩関節の可動域制限のため，下衣を腰部までしっかり上げることができず介助が必要だったが，一部介助での排泄動作が可能となった。

🧍🧍 Episode

★7 整容動作訓練

生活リズムの改善，身の回り動作の向上による自己効力感の向上を目的に，朝の洗顔と整髪を開始した。洗面台の前に座って，鏡を見ながらの洗顔と，ヘアブラシを使用しての整髪動作から始め，立位が安定してきたら，立位での洗顔を促した。下肢の持久力も向上し，立位での動作が可能となった。

そのため，OTは仕事的な活動を生活のなかに取り入れて，周りから感謝されることでさらに有能感の向上を図ることができるのではないかと考えた。仕事を頼みたいと伝えると「できることなら，なんでもやってやるよ」と意欲的な発言が聞かれたので，入所者の食事に必要なおしぼりたたみを手伝ってもらうように依頼した。その作業をVQで評価すると，33/56点であり［表］，意欲が高いと判断できたので，昼食前やおやつ前，夕食前などのAさんの空いている時間帯に，病棟で行ってもらうようにした。

時を同じくして，自発的にトイレの訴えが時々聞かれるようになったため，病棟ではトイレ誘導が開始された。

◎第3期：興味ある作業への参加により習慣が改善し始めた時期（約9週間）

スイカが収穫できたため，かぶの栽培を開始した。かぶの栽培を始めた頃には，VQは51/56点であり［表］，間引きや虫の駆除などの自発的な行動が増えていった。毎回，中庭へ出ると一面を見渡し「草でもむしってやれればいいけど」と話したり，面会に来た親類には「早くよくなって帰らなきゃいけないね」と言ったりと，退院して自宅で過ごしたいという希望を話すようになった。

また，作業療法でのさまざまな促しに対して「できないからだめ」ということがほぼ聞かれなくなり，興味を表明することが増していった。理学療法にも「やってみる」ということが多くなった。「トイレに行きたい」と起きることも増えてきており，自分でやろうとする意欲が高くなった。また，自己効力感が向上し，能力の自己認識が改善してきたことがうかがえた。

［表］　Aさんの意志質問紙（VQ）結果

VQ評価用紙																
氏名　Aさん				施設名　　袋井みつかわ病院											
年齢　90歳代前半				セラピスト名　　冨永											
診断名　アルツハイマー型認知症				評価尺度　P：受身的＝1点　H：躊躇的＝2点　I：参加的＝3点　S：自発的＝4点											
評価領域	（スイカ栽培）1回目				（スイカ栽培）2回目				（おしぼりたたみ）				（かぶ栽培）			
	P	H	I	S	P	H	I	S	P	H	I	S	P	H	I	S
1．好奇心を示す		○					○			○						○
2．行為や課題を始める	○						○				○					○
3．新しい物事を試みる	○					○					○					○
4．誇りを示す	○					○				○						○
5．挑戦を求める	○						○			○					○	
6．もっと責任を求める	○						○				○					○
7．誤りや失敗を訂正しようとする	○					○				○				○		
8．問題を解決しようとする	○						○			○					○	
9．好みを示す		○				○					○					○
10．完成や達成のために活動を続ける	○					○					○					○
11．活動に就いたままである	○						○				○					○
12．もっとエネルギー，感情，注意を向ける	○						○				○					○
13．目標を示す	○						○			○						○
14．ある活動が特別であるとか重要であることを示す	○						○			○						○
合計得点	16				35				33				51			

これまでも，Ａさんが挨拶をすることは多かったが，いつの時間帯でも「おはようございます」というものであった。OTは，生活のリズムをつくることが必要と考え，午前中に洋服に着替え，洗面所で洗顔・整髪をすること，就寝時には寝巻きに着替えることを，生活のなかで行うようにした。この習慣づくりは定着し，すぐに日中「おはようございます」と挨拶することがなくなった。

日中は，普通型車いすで常時離床し，ADLは，食事量が安定して，毎食，経口摂取となった。FIMは，更衣が最小限の介助になり，移乗が見守りで行えるようになり，尿便意を伝えることがほぼ可能となるなど，運動項目で大きく向上したため，51/126点となった。身体的な不調の訴えはほとんど聞かれなくなり，作業療法や理学療法，病棟のレクリエーション活動などの促しに対して，挑戦する姿勢がみられるようになった。周囲への関心が高まり，自発的にスタッフやほかのクライエントに話しかける場面も増え，笑顔がよくみられるようになった。「厄介」という発言はほぼ聞かれなくなり，「いつもお世話になります」と介護者を気づかいながらも，受け身的でなく，能動的な活動選択ができている様子がみられるようになった。初期には寝たいという希望のみ表していたが，退院して自宅で過ごしたいという将来的な希望を話すようにもなった。

■——考察

◎Ａさんの生活機能

入院以前の経過やＡさんの発言から，Ａさんの状態は低栄養に伴う廃用症候群による意欲の低下を示しているものと推測された。Kielhofnerは，満足をもたらす活動へのアクセスが減少すると，気分は確実に低下し，それがさらに活動への興味を低下させがちになり，それがさらに気分を低下させる，という悪循環が展開していくと述べている[6]。

廃用症候群による筋力や耐久性の低下，心肺機能の低下，易疲労性，知的活動の低下などは，Ａさんにとって，作業の楽しみという感覚を低下させていたと思われる。それがさらに興味を満たす活動への参加を制限して，気分の低下や興味の低下の悪循環を引き起こしていたと考えられる。

◎Ａさんの作業的生活史を反映した治療プラン

OTは，初期評価の結果から，Ａさんは廃用症候群の進行に伴う能力の自己認識の低下と，「病者」としての役割をとることによって，自己効力感は低下し，さらに興味も低下し，挑戦を回避するようになったことで，有能感や技能がいっそう低下する悪循環が生じていたと考えた。そこで，Ａさんの興味は明らかにできないながらも，趣味はなく仕事一筋であったという作業的生活史をもとに，過去の職業に関連する果樹栽培を作業として提供することで，興味を引き出すように介入することとした。

介入にあたっては，OTがＡさんから学ぶこと，すなわち，Ａさんの過去の勤労者役割を引き出すことで，Ａさんの知的興味を発揮する機会となった。そういった楽しみや満足という経験が，自己効力感の改善につながり，喪失していた役割と自尊心を再獲得することができたと考えられる。また，同時に，廃用症候群による身体能力の低下に対して介入をしたことで，身辺処理能力が徐々に向上したことは，能力の自己認識の改善につながり，悪循環から脱する一助となったといえる。

◎VQの有用性

　このような作業療法経過を評価するにあたって，OTは，VQを使用した。認知症により記憶力・判断力にやや低下がみられ，場面によって発言が一貫しないＡさんに対して，意志の点から作業療法経過を評価するためには，VQは，興味の程度を明らかにでき，提供する作業の選択に際して有効であった。

（冨永裕子）

文献

1）厚生労働省大臣官房統計情報部：平成25年国民生活基礎調査の概況.
　　http://www.mhlw.go.jp/toukei/saikin/hw/k-tyosa/k-tyosa13/xls/kaigo.xls
2）山田深：オーバービューリハ医療に必要な挑戦．臨床リハ17（12）：1135−1140，2008.
3）大荷満生：後期高齢者の栄養管理．臨床リハ15（12）：1129−1133，2006.
4）高橋龍太郎：高齢患者の栄養管理・指導．臨床リハ15（4）：372−379，2006.
5）栢下淳・若林秀隆編著：リハビリテーションに役立つ栄養学の基礎．医歯薬出版，2014.
6）服部英幸：高齢者の心のケア．臨床リハ15（12）：1147−1153，2006.
7）Kielhofner G編著，山田孝監訳：人間作業モデル──理論と応用，改訂第３版．協同医書出版社，2007.
8）de las Heras CG・Geist R・Kielhofner G，山田孝訳：意志質問紙改訂第４版使用者手引書．日本作業行動研究会，2009.

A 疾患・障害別作業療法の展開

3. 骨折による廃用症候群の高齢者

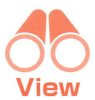
View

- 骨折した高齢者は，身体機能と精神機能のみならず，社会的役割，生活習慣，そして，自尊心の低下を経験する。この経験は，「何もすることがない」という，高齢者の生活の障害を増大するきっかけとなる。
- 作業療法士は，骨折した高齢者のニーズを具体的に傾聴し，そこに介入することができる。このような介入によって構築される治療上の信頼関係は，日常生活の再建を推進する。
- 骨折による廃用症候群を生じた高齢者には，人間作業モデル（MOHO）と生体力学モデルを組み合わせたアプローチが効果をもたらす。

（1）骨折した高齢者の定義・特徴

Key Word

★1 フレイル，サルコペニア，老年症候群とその関係

フレイルは，加齢による生理的機能の減退，体力，持久力の低下により，身体機能が低下し，死に至る脆弱性が高まった状態[1]とされている。サルコペニアは，加齢による筋肉量，筋力，身体機能の低下[2]を指し，老年症候群は，臓器と器官の機能低下と内部疾患により，転倒，誤嚥，失禁，うつなど日常生活が障害される状態[3]ととらえられている。老年症候群はフレイルの表現型としてみられ

フレイル★1として概念化されている虚弱[1]，サルコペニア，および脳血管障害，パーキンソン病，骨関節障害などによって，段差に応じて足を持ち上げることが困難となることや，うつ状態による身体活動性の低下，あるいは服薬の副作用による眠気，運動機能低下の認識不足などが，転倒を引き起こすとされている[4]。

また，高齢者は長年住み慣れた住居で生活を送っていることで，じゅうたんの端がめくれ上がっていたり，生活必要物品を扱いやすい場所に重ねて置いていたり，布団の上げ下ろしが困難になり敷いたままになっていて，つまずいて転倒を引き起こしやすい環境に居住していることもある。

このように，高齢者は，身体機能，精神機能とともに，環境面でも転倒しやすい状況におかれている★2。そして，高齢者の転倒は，容易に骨折に結びつくことが知られている[4]。高齢者に起こりやすい骨折は，①大腿骨近位部骨折，②脊椎椎体圧迫骨折，③上腕骨近位端骨折，そして，④橈骨遠位端骨折である[4]。

（2）骨折した高齢障害者に対する作業療法の作業と適応

　骨折の治療のために損傷部を固定して安静臥床期間をとること，また，手術療法後に起こりやすいとされる術後せん妄などは，認知症や廃用症候群（生活不活発病）を引き起こすことが知られている[5]。高齢者の骨折は，その後にさまざまな疾患を引き起こし，日常生活の質の低下をもたらす。認知症や廃用症候群を合併して，入院期間が長引く高齢者のなかには，介護量が多いことで退院に結びつかない者もおり，これは年齢が高くなるに従って増加する傾向にある[6]。

　骨折した高齢者にとって，日常生活活動（Activities of Daily Living：ADL）[★3]の遂行を再獲得することは重要な目標の１つであるといえるが，どのようなADLが必要であるかは個々人によって異なり，リハビリテーション（以下，リハ）では個別的な対応が重要である。ADLの再獲得にあたっては，骨折が整形外科疾患であることを考慮して，身体機能を評価してアプローチすることの重要性はいうまでもないが，その**身辺処理ができなくなったことが，高齢者の自己効力感をどのように低下させているかを理解する**ことも，OTが焦点をあてるべき重要なポイントである。

　例えば，ふだんから身だしなみに気をつけている高齢者が，利き手側の上肢を骨折して，十分な整容ができなくなったと考えてみよう。これは，自分が価値をおく身辺処理がそれまでどおりに達成できなくなったことであるから，自己効力感の低下を招くであろうことが推察される。骨折による損傷部の治療とともに，認知症や廃用症候群を予防して，活動性を維持，向上するためには，個々の高齢者にとって，**価値があるADLの再獲得，および，その活動を含めた生活習慣の再獲得を支援する**ことが必要である。

　このように，疾患，身体機能と併せて，心理社会的側面，ADLのダイナミクスを評価し，そこに具体的な解決策を提示することは，リハチームのなかで，作業療法の専門職同一性を発揮することであるともいえる。

ることもあり，サルコペニアは身体的フレイルの１つとも説明されている[1]。また，サルコペニアによって老年症候群の症状の１つである転倒が起こる[3]と考えられている。

One Point

★2　高齢者の転倒を理解する

高所の物を取ろうとはしごや脚立に登ったり，床上から立ち上がったりするときなど瞬時のバランス能力を必要としたときに，転倒の危険性が高まる。また，わずかな段差や畳のへりなどに足を取られてしまうこともある。これらは，感覚機能や筋力の低下による運動技能の問題と，注意の配分や物と身体の位置関係の把握など，処理技能の問題が結びついて起こっているといえる。作業療法では，運動技能と処理技能の結びつきから転倒をとらえる必要がある。

（3）骨折した高齢者に対する作業療法の流れ

■──ニーズの評価

　骨折した高齢者からよく聞かれるニーズは，「歩けるようになりたい」「痛みを何とかしてほしい」「早く家に帰りたい」といったものである。しかし，これだけを聴取して，「ニーズを評価できた」とすましてしまうには大きな問題がある。このような発言は骨折を生じた誰もが発するものであり，個別性をとらえたものではない。では，どのようなことに留意して，ニーズを聴取

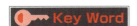

Key Word

★3 ADL

ADLは身辺処理と移動の能力を含む概念であり，交通機関の利用や金銭管理など生活環境へ適応した活動は，手段的日常生活活動（Instrumental Activities of Daily Living：IADL）とされている[7]。作業療法では，ADLとともにIADLまでを含めて評価と介入をすることが必要である。

すればよいのであろうか。

ニーズは，高齢者自身が骨折の発症をどのようにとらえているか，すなわち，発症後の自己認識が反映されて表出されたものであるという点に留意しなくてはならない。当然，そこには発症前の生活様式との格差の認識も含まれる。また，その発言は，個々人が自身の能力と行ってきた物事をどのように関連づけて解釈してきたのかという作業的生活史に基づいたものである。

このように**ニーズは，骨折の発症も含めた作業的生活史から，今後の生活への希望が語られたもの**であることを理解する必要がある。ニーズは個別性が高いものであり，単に「歩けるようになりたい」といったことで聴取を終わらせてはならない。

では，高齢者から「歩けるようになりたい」という言葉が最初に発せられた次に，OTはどのようなことを聴き出すべきであろうか。この例として，以下のようなことがあげられる。

・「歩けなくなって，どのようなことに困っていますか」
・「どこで歩きたいですか。家ですか。戸外ですか。どこに行きたいですか」
・「いつ歩きたいですか。歩けるようになったら，何をしたいですか」
・「誰と歩きたいですか。誰か一緒に歩いてくれる人はいますか」
・「どの程度，歩けるようになりたいですか。階段，ベランダの物干し，お風呂場，段差があるところや，芝生や川沿いの道も歩けるようになりたいですか」

痛みが強いときや，初回の面接で，このような質問のすべてを聴き出すことは難しいかもしれない。しかし，回数と時間を重ねて徐々にでも聴取すべきである。**ニーズを少しずつ，繰り返し問うことがクライエントとOTの信頼関係を構築する**のである。そして，ニーズを次のようにまとめられることができれば，ようやく，ニーズを評価したと判断してよいと考えられる。

「夫と二人暮らしの主婦ですので，早く家に戻って，調理や洗濯をしたいです。洗濯は自宅2階のベランダに干すので，階段も昇れるようになりたいです。夫は自営業で，日中，留守がちなので，一人で家のなかを歩いて，身の回りのことは，自分でできるようになりたいです。買い物は夫に頼めるけれども，できたら一人で買い物も楽しみたい」

やや長いように思うかもしれないが，これだけのニーズを聴取できると，個々の高齢者の価値を反映した生活様式が判明し，再獲得すべき社会的役割，生活習慣，ADLの情報を得ることができる。そうすると，ここから，具体的な問題点や作業療法目標を本人とOTが共有することが可能となり，介入計画の立案を協業する道が開かれるのである。また，これだけの情報を得るために，作業療法はどのような役割を果たすことができるのかを説明することが必要である。**ニーズを傾聴するという態度が，その人の生活する世界を理解することに結びつく**のである。

■──目標の設定

　骨折は整形外科疾患であるからといって，**身体機能のみの目標を設定してはいけない**。骨折によって，どのような社会的役割や生活習慣の遂行が困難となっているのか，その問題が高齢者の自己効力感にどのような影響を与えているのか，また，その状態は今後どのような問題を引き起こすかもしれないのか，といったダイナミックスをOTは理解し，そこから変化を起こす目標を設定しなければならない。目標は単に「痛みをとる」とか「在宅生活に戻る」といったものではないのである。

　目標の設定例としては，「大腿骨近位部骨折により，調理や洗濯など，家庭維持者としての役割遂行が困難となっている。また，地域の婦人会の手芸教室への参加を楽しむこともできなくなっている。下肢筋力の早期向上を促し，痛みの状態を管理することで，これらの役割遂行を含めた家庭での生活に戻ることを目標とする」といったようになるかもしれない。もちろん，これは，達成可能で，期間も明確にする必要があるが，それは，介入する場に影響されることはいうまでもない。

■──アプローチの原則

　OTは，クライエントが，その生活環境のなかで満足できる作業参加を達成できるようにアプローチしなくてはならない。クライエントは，どのような社会的役割[★4]をもっているか，その役割を遂行するために必要な作業に動機づけられているのか，作業を遂行する技能の状態はどうか，それら作業を生活習慣のなかに位置づけているのか，といったことにOTは焦点を当てなくてはならない[8]。

　このように，**人の身体的側面から心理社会的側面までを全体的にとらえてアプローチするためには，複数の作業療法の概念的実践モデルを用いる**ことが必要である[8]。骨折に対するアプローチとしては，人間作業モデル（Model of Human Occupation：MOHO）[★5]と生体力学モデルを組み合わせることが主となるであろうと考えられる。

●MOHO

　MOHOを用いてクライエントの作業参加を導くために，クライエントが**作業従事**に動機づけられるとともに，OTはそれを推進する**治療戦略**を用いる必要がある[9]。作業従事と治療戦略が結びつくことは，クライエントとOTが協業することであり，このことによってクライエントに適切な作業参加がもたらされる[10]ことが報告されている。

　作業従事とは，作業療法を行うなかでクライエントが行為し，考え，感じることであり，治療戦略とは，望ましい変化を促進するために，クライエントの作業従事に影響するOTの行為である[9]。それぞれ以下の概念が示されている［表］。

●生体力学モデル

　生体力学モデルの基礎理論は作業療法に特有のものではないが，クライエントの作業遂行に対してアプローチするモデルであり，**機能訓練とは異なる**

🔑 **Key Word**

★4　作業参加・作業遂行・技能

作業参加は　個人的，社会的に意味のある生産的活動，遊び／余暇活動，ADLを行うことと定義されている。例として，ボランティアをすること，地域の会合に参加すること，家庭を維持することなどである。そして，家庭を維持するために必要な掃除，買い物といった，あるまとまった作業を行うことは作業遂行と定義されており，掃除の段取りを組むことや道具を扱うことは技能と定義されている[9]。

🔑 **Key Word**

★5　人間作業モデル（MOHO）

MOHOはクライエントが，興味と価値を反映した意味のある作業を遂行することによって，生活のパターンを満足できるものに変化させていく重要性を強調している[9]。クライエントがおかれている環境はどのようなものか，そこで動機づけられている作業は何か（意志），生活パターンを組織化するなかで役割を遂行しているか（習慣化），作業を遂行するために必要な能力をもっているか（遂行能力）といった，人を構成する3つの要素と環境から，人が行為することを説明している[9]。

[表] 作業従事と治療戦略の構成要素と定義

作業従事		治療戦略	
構成要素	定義	構成要素	定義
明らかにする	作業遂行と参加のための解決策を提供し，意味をもたらす新たな情報，行動の選択肢，新たな態度や感情を突きとめること	明らかにする	作業遂行と参加を促進できる個人的手続き，環境要因の範囲を突き止め，共有すること
計画を立てる	遂行あるいは参加のための行動計画を打ち立てること	組み立てる	クライエントに選択肢を提供し，限度を設定し，基本的規則を確立することによって，選択と遂行のためのパラメータを確立すること
維持する	不確実性や困難さにもかかわらず，作業遂行を維持したり参加すること	交渉する	クライエントが将来するであろうとか，しなければならない何らかの共通の見方あるいは合意に到達するために，クライエントとギブ・アンド・テイクにつくこと
交渉する	他人と，見解について相互に合意をつくり出し，異なる期待，計画または欲求の間の妥協点を見つけ出すというギブ・アンド・テイクに従事すること	指導する	クライエントに教え，手本を示し，導き，口頭で促し，あるいは身体的に促すこと
再検討する	以前の信念，態度，感情，習慣または役割に代わるものをじっくりと評価して，考慮すること	助言する	クライエントに介入の目標と戦略を推薦すること
選択する／決定する	行動のための選択肢を予想し，そのなかから選ぶこと	身体的支援を提供する	クライエントがある作業形態や課題あるいはその一部を完了するために自分の運動技能を用いることができなかったり，あるいは用いようとしない場合に，支援を提供するために身体を用いること
探索する	新しい対象物，空間，あるいは社会的集団，作業形態を調査すること，変わってしまった遂行能力で物事を行うこと，物事を行う新たなやり方を試してみること，そして自分の流れのなかで作業参加の可能性を調査すること	妥当にする	クライエントの経験や見方に敬意を伝えること
約束する	ある目標や個人的な計画を達成するため，ある役割を果たすため，あるいは新たな目標を確立するために，自分自身に行動方針への義務を課すこと	励ます	感情的支援と再保障とを提供すること
練習する	遂行の技能，容易さ，有効性を高める効果をもって，特定の遂行を繰り返したり，絶えず作業へ参加すること	フィードバックを与える	クライエントの状況に関する全体的な概念化や，クライエントの進行中の行為に関する理解を披露すること

（Kielhofner G編著，山田孝監訳：人間作業モデル［理論と応用］，改訂第4版．協同医書出版社，2012．より）

ことを忘れてはならない。生体力学モデルでは，クライエントが価値ある作業を遂行するにあたって必要な，関節可動域，筋力，持久力の獲得に取り組む必要があり，これらの制限が日常の作業遂行に影響を及ぼすことから，アプローチとしては，以下の3点となる[8]。

①拘縮予防と運動の残存能力の維持
②低下した運動能力の改善
③制限を受けた運動の代償能力の獲得

■——評価とアプローチ

●評価

MOHOと生体力学モデルを組み合わせてアプローチする場合，クライエントを包括的にとらえるためにMOHOにより評価を開始することが必要である。そして，MOHOに基づいた評価によって，次の7つの疑問を明らかにすることが重要である[9]。

①クライエントは，自分をどのような作業をする存在であるととらえているのか。
②作業をする存在としての自分に特有な作業参加のパターンを維持しているのか。
③自分にとって望ましい作業参加に就いているのか。
④作業参加を構成する作業遂行はできているのか。
⑤作業遂行に必要な技能はどの程度の能力であるのか。
⑥意志，習慣化，遂行能力はクライエントが考え，感じ，行動するやり方にどのような影響を与えているのか。
⑦環境が及ぼす影響は何か。

これらを**MOHOの評価により明らかにした後**に，**生体力学モデルの評価**として，関節可動域（ROM），筋力，持久力を測定する。関節可動域測定の目的は，①機能の制限や変形を引き起こしている関節の問題を明らかにし，②その改善に必要な関節可動域を決定することなどである。また，筋力測定の目的は，①筋が発揮できる力の判定，②筋力低下や筋力のアンバランスが引き起こす変形などを予測することなどである。さらに，持久力を測定する目的は，①必要な作業遂行を行うために改善されるべき疲労度と，②疲労が生じるまでの時間や作業の回数を明らかにすることである[11]。

●アプローチ

これらの評価を踏まえて，アプローチの原則を具体化するためには，以下の事柄に対して段階づけを行うことが必要である。

①作業を行う姿勢やセッティングと道具，作業時間
②作業が及ぼす関節や筋に対する抵抗
③用いる材料や対象物の大きさ，重さ

例えば，脊椎椎体圧迫骨折★6の高齢者が主婦役割の再獲得を果たすために必要な調理を練習する場合，立位と座位を組み合わせた動作の機会を提供して，脊柱の可動性と体幹筋力の改善にアプローチするとともに，持久力の向上を図り，痛みの管理を学習する必要がある。そのためには，痛みが生じた

Key Word

★6 脊椎椎体圧迫骨折
骨粗鬆症を合併している高齢の女性に多く，尻もちをついて，発症することがよくみられる。悪性腫瘍の転移による病的骨折もある。好発部位は，第11・12胸椎，第1腰椎の胸腰椎移行部であり，X線撮影上，楔形変形を認める[4]。疼痛は，約1〜2週間の安静期間に軽減することが多いが，痛みによる体動困難により，臥床期間が長引くと廃用性の筋力低下をきたしやすい。よって，痛みの軽減，脊柱可動性の向上，起居動作，座位保持能力に介入する必要がある。

ときに休息をとり，立ち上がり動作を容易にするために，座面が高めの椅子を流し台の前に用意することが必要かもしれない。また，メニューを炒め物にするのか，煮込み料理にするのかで，立位保持時間や脊柱への荷重を段階づける必要がある。ここで重要なのは，将来に必要となるであろう役割や習慣に含まれる作業を用いるなかで，段階づけを行うことである。

(4)アプローチの実際

■──事例紹介

本事例のＡさんは80歳代後半の女性であった。診断名は右大腿骨近位部骨折と右上腕骨近位端骨折，そして，廃用症候群であった。

■──情報収集

農業を営む家庭に生まれ育ち，女学校を卒業後，就職し，20歳代前半で自営業を営む夫と結婚した。5人の子どもを授かり，主婦業のかたわら，夫の仕事を手伝ってきた。子どもたちとの関係は良好であった。

70歳の頃に，夫が脳梗塞を発症し，数年間にわたり介護に携わった。夫を看取った後は，息子夫婦と同居した。70歳代以降になって，2度ほど胸腰椎部の圧迫骨折を起こしたが，入浴以外のADLは自立しており，屋内は独歩，屋外はT字杖を使って移動できていた。昼間に料理をつくること，趣味である花の栽培などを行い，回覧板を近所に届けるなども行っていたが，臥床時間は長かった。要介護1で，入浴介助を主とした居宅介護サービスを利用していた。

今回の発症は，日課である自宅玄関先の花の水やりをしようとして転倒したことにより生じた。救急搬送されて，右上腕骨近位端骨折には，バストバンドと三角巾固定による保存療法となった。その4日後に，右大腿骨近位部骨折に対して，γ-nailによる観血的整復固定術が施行された。約2週間の急性期治療後，回復期リハ病棟へ転院した。大腿骨頸部骨折の地域連携クリティカルパス（**Column**203頁参照）によって，約8週間の入院期間が予定された。息子夫婦をはじめ，子どもたちは，退院後は在宅生活を送ってほしいと希望していた。

■──作業療法初期評価

OTとの初回面接時，Ａさんは身だしなみを整え，話しかけると笑顔で応対してくれた。作業療法を受ける目的もＡさんは理解していた。コミュニケーションと交流技能に問題はなく，作業療法評価の内容も理解して，実施に協力してくれた。Ａさんは自分の能力を理解しており，それを表現することもできていた。

このようなことを踏まえて，OTは，生体力学モデルを中心に初期評価を行うことにした。しかし，評価を開始すると，Ａさんは損傷部位を動かすことへの恐怖感を表明し，易疲労性もみられたことから，OTは，Ａさんの恐怖感

と疲労度に留意するようにした。具体的には，Ａさんに評価実施中に感じたことを発言するように促したり，評価はいつでも中断が可能であることを伝えた。

■──評価結果

評価の結果，以下の結果が得られた。

●改訂長谷川式簡易知能評価スケール（HDS-R）：25点で，短期記銘力などに問題がみられた。

●関節可動域：右上肢の関節可動域制限は，肩関節屈曲10°，外転30°，外旋0°，内旋70°，肘関節伸展−25°，前腕回外75°であった。強度の運動時痛があった。また，軽度の熱感と腫脹がみられた。右下肢の関節可動域制限は，股関節屈曲80°，膝関節屈曲130°であった。左上・下肢に問題はなかった。

●徒手筋力検査（MMT）：右上肢は実施できなかった。左上肢は3で，右下肢は2〜3，左下肢は3〜4であった。

●握力：右3kg，左7.5kgであった。

●感覚検査：問題はなかった。

●持久力：病棟では，ほとんど臥床傾向にあった。また，約1時間座位をとって，評価や面接を行うと疲労度が高まった。

●ADL：

　・食事：自立で，非利き手である左手でスプーンを操作して可能であった。

　・排泄：移乗と下衣の扱いに一部介助が必要であった。

　・更衣：ほぼ介助の状態であった。

　・整容：自立していた。

　・入浴：ほぼ介助を必要とした。

　・移乗：立ち上がりは一部介助を要し，その後は，手すりを把持して，一部介助〜見守りで可能であった。

　・移動：車いすを駆動するが，速度は遅く，方向転換なども円滑には行えなかった。平行棒内では，片手把持での歩行に見守りが必要であった。

●家屋環境：自宅はバリアフリー化されていて，段差はなかった。本人の居室には介助バー付きのベッドが置いてあり，以前に夫が使っていた車いすとポータブルトイレも準備されていた。また，トイレは洋式で手すりが設置されていたが，浴室には手すりはなかった。

■──作業療法の方針および計画

リハチームの初期の話し合いの結果，理学療法では下肢の機能訓練と歩行能力にアプローチすること，作業療法では上肢機能とADLにアプローチすることが決定された。Ａさんの状態に合わせて考慮するが，基本的には，作業療法，理学療法ともに，週5回，毎回3単位（60分）の実施とした。

「作業療法の目標」は，以下のとおりとした。

①初回評価時のコミュニケーションと交流技能，および処理技能を維持すること

②右上肢の痛みの緩和を図ること

③右上肢の肩関節，肘関節，前腕の関節可動域を拡大すること

④両上肢の筋力を向上すること

⑤座位保持時間の向上を主として，持久力を向上すること
⑥食事，排泄，更衣，移乗，移動に関するADLを向上すること
⑦退院後は，居宅サービスと家族の支援を受けて自宅での生活を送ることを動機づけていくこと

「作業療法のプログラム」は，以下のとおりとした。
①温熱療法（ホットパック）
②関節可動域訓練
③筋力増強訓練

■──作業療法経過

◎アプローチ開始から，Aさんの発言によりプログラムを再検討するまで（約4週間）

作業療法開始時に，右肩関節部にホットパックを当てがい，痛みが軽減されたことを確認後に，自動関節可動域訓練を開始した。しかし，Aさんは関節を動かすことに対して恐怖心を示した。また，Aさんに疲労の度合いを確認しながら行ったが，易疲労性が高く，筋力増強訓練中は，よく眉をひそめ，「ハアーっ」とため息をこぼしていた。作業療法を3単位（60分間）実施することは可能であったが，病棟では，臥床傾向にあった。筋力増強訓練には「またやるの」との発言もあった。

約1か月間経過した頃，「病院でやることがないから，寝てばかりになってしまった」「自分は家に帰っても何もできない」と泣きながら自分の感情をOTに明らかにした。この発言を受けて，**OTは，MOHOの観点から，Aさんの自己効力感が低下していると判断し，興味ある作業の遂行により，能力の理解を促すことが必要である**と考え，プログラムの再検討を行った。

◎興味ある作業を導入した時期（約3週間）

OTは，生体力学モデルを実施しながらも，Aさんにとって興味ある作業を提案しようと考えた。MOHOでは興味のある作業への従事が，作業的生活を肯定的で満足したものにすると考えられているからである[9]。

肩関節の関節可動域を拡大すること，上肢の筋力を改善すること，上肢を動かすという恐怖心を軽減すること，活動時間を増加して持久力を高めることを念頭におきながらも，Aさんは花が好きで，水やりを日課としていたことから，アンデルセン手芸で一輪挿しを作成しようと計画した。

この作品は，初めてアンデルセン手芸を行うAさんには，手順が明確で，修正が容易であると考えた。OTは，この作品が完成すれば，Aさんには，今回の受傷後，初めての成功体験になり，自己効力感を得る契機になるのではないかと考えた。アンデルセン手芸を行うというOTの考えをAさんに明らかにし，作業の手順を指示すると，Aさんは，真剣な表情で，痛みが出現する可動域を超えて巻き棒を扱い，芯を1本作成するという探索する行動をみせた。OTは，作品を完成することができると判断し，「続けてつくっていきましょう」と励まして，Aさんも約束した。OTは，まだ十分に筋力を発揮できないAさんの右手への身体的支援を提供しながら，使用頻度を増やすように指示しつつ進めた。

この頃，作業療法実習生がAさんのプログラムに同席する機会があった。実習生が「何をつくるのですか」とAさんに問いかけると，「一輪挿しをつくっているの」と話して，実習生に芯の巻き方を教えることもあった。1回のセッ

ションで，芯は3本程度しかつくることができなかったが，以前よりも右肩関節の痛みや恐怖心を表明することはなくなった。Aさん自身も「前より肩のことは気にしなくなった」と自己認識を明らかにした。

　ようやく，一輪挿しの形ができた。塗装を行ったときに，Aさんは「こんな大変な作業になるとは思わなかった」と驚いたが，塗り終わった後は「面白かった」と初めての体験を楽しんでいたようであった。塗装が乾いて，完成した作品はAさんには予想以上の出来映えであったようで，「えーっ」と感嘆の声を上げて，作業療法室にいる他クライエントに，「これ，私がつくったの」と話しかけて，つくり方を説明していた。頻回に面会に来る子どもたちにも好評だったようで，「私の自信作なの」と喜んでいた。子どもたちから，「いつも面会に来ると作業療法で行ったことを話してくれる」との言葉があった。

　この頃，アンデルセン手芸と並行して，病棟内での活動時間を提供するために，水彩色鉛筆による塗り絵を提案した。Aさんは，時間をみては病棟ホールの机に向かい，塗り絵に取り組んでいた。また，OTとともに病棟で，更衣やトイレの利用にも取り組んだ。

◎作品完成後より退院まで（約2週間）

　作品完成後，退院まで約2週間となった。OTは，Aさんに「次の作品をつくるには入院期間が少ないと思います。退院までは，最初の頃に行っていた内容を中心に進めるのはどうですか」と交渉した。「任せます」と返答があったので，筋力増強訓練と関節可動域訓練を再開した。筋力増強訓練では，休むことや痛みを表明することなく行うことができた。Aさんは，「前は嫌だったけど，今はこれだけできるわ」と自信のついた発言をして，関節可動域訓練でも「上がるようになった」と身体機能の変化を明らかにするようになった。この頃，主治医より，バストバンドと三角巾の装着を終了するよう指示があった。そして，Aさんと子どもたち，そして，リハチームの合意のもと，当初の入院期間に基づいて退院日が決定した。

◎最終評価

●改訂長谷川式簡易知能評価スケール（HDS-R）：著変なかった。
●関節可動域：右肩関節屈曲95°，外転90°，外旋25°と変化がみられた。また，痛みはほとんどなくなり，熱感や腫脹も消失した。その他は著変なかった。
●徒手筋力検査（MMT）：右上肢と右下肢は3になった。その他は著変なかった。
●握力：著変なかった。
●感覚検査：問題はなかった。
●持久力：臥床時間は減少し，車いすによる病棟内の移動，塗り絵に取り組むなど，活動時間は増加した。
●ADL：
　・食事：自立。右手で可能となった。
　・トイレ動作：自立した。
　・更衣：自立した。
　・整容：自立した。
　・入浴：一部介助が必要であった。
　・移乗：自立した。

・移動：屋内は，四点杖使用にて，ほぼ自立，屋外は，歩行車使用にて，ほぼ自立した。
●退院後の生活：受傷前と同様の居宅サービスを利用しながら，自宅生活を送ることができた。Ａさんは戸外で花の栽培をしたいと望んだが，家族が再度の骨折を心配したために，居室内で花を生けることにした。また，家族の助けを得ながら，料理を行うことにも挑戦した。

■──考察

転倒により右大腿骨近位部骨折と右上腕骨近位端骨折を発症するまでのＡさんは，2回の胸腰椎圧迫骨折を経験し，臥床時間が多いといった加齢による生活の変化を経験しながらも，趣味である花の栽培や料理を行い，近所の人とも交流を保ち，自己効力感に問題のない生活を送っていた。しかし，今回の発症により，Ａさんは今まで経験したことがないような能力障害を経験した。作業療法初期評価の結果，Ａさんは良好なコミュニケーションと交流技能をもち，処理機能にも問題はなかった。

◎興味ある作業の提供

OTは介入の基本方針として，疾患に配慮することと自宅復帰をＡさんと家族のニーズとしてとらえることができ，そのために必要な関節可動域の拡大や筋力と持久力の改善をおいた。それに対してＡさんは同意を示したが，作業療法経過の初期に行った**関節可動域訓練と筋力増強訓練のプログラムのなかでＡさんが語ったことは，自分の身体に感じる痛みと恐怖感であった**ことから，OTとの関係も未構築な時期に加えて，手術や転院のあわただしい流れのなかでの同意であったとも思われた。

この**痛みと恐怖心は，自己の身体が絶えず脅かされている感覚**であったと考えられる。**生体力学モデルに重きをおいたプログラムは，Ａさんにとっては，「自己の身体からの疎外」**[8] **を強化するものであった**とも考えられる。このような身体感覚をもったＡさんは，「やることがない」とか「寝ているばかりになった」と語り，そして「何もできなくなった」という無能感を表現した。

MOHOでは，能力の喪失により，技能を使う機会を失うことは，自己効力感を低下させると考えられているが[9]，作業療法経過初期の**Ａさんは，身体能力の低下による無能感から，自己効力感に問題が生じており，劇的な作業的生活の変化により，生活の根本的な組織化を必要とする状態にあった**といえる。

OTは，Ａさんの無能感に関する発言を受けて，MOHOに基づき，Ａさんにとって，興味ある新しい作業を提供することを決定した。この作業の経験は，Ａさんが，作業的生活を再構築するにあたっての探索の段階を提供することになったと考えられる。探索とは，「人々が新しい物事を試み，その結果，自分の能力，好み，価値について学ぶ段階」[9] とされており，その後に有能性の段階と達成の段階が続くとされている。今回は，この探索の段階で，OTがＡさんとともに作業を行い，作業を行うことによってＡさんの挑戦を支援したと考えることができる。

◎OTとクライエントの信頼関係の構築

武山・山田[12] は，退院に不安を感じていた事例の作業療法経過を報告し，早期の退院が可能になった理由として，クライエントの不安感についてOTか

Column
大腿骨頸部骨折の地域連携クリティカルパス

2006（平成18）年4月の診療報酬改定で，大腿骨頸部骨折の地域連携クリティカルパスが設定されました。このクリティカルパスは，関係スタッフが協働で開発し，達成目標を明示した治療計画書です。各地域の医療機関の研究会や話し合いにより，施設間で，それぞれに合わせて開発されており，在院日数の短縮，施設の機能分化の推進がその目的に含まれています。達成目標は，評価可能で，医療者用と患者用がセットになっていることも特徴の1つです[13]。

急性期では，リスク管理を行いながら，全身状態の改善，廃用症候群の予防，早期離床により，身辺処理能力を向上することが目標になります。また，回復期では，身辺処理能力のみならず，日課の再獲得，活動性維持のための手段的日常生活活動（instrumental ADL：IADL）の向上に取り組み，在宅復帰のために，家庭での介護者へアドバイスを行うことも介入に含まれます。そして，維持期では，在宅生活の再構築，介護サービスの利用に関する留意点が示されます[14]。

このように，施設を超えて，クライエントとその家族を含めたリハビリテーションチームで治療に臨むことをクリティカルパスは可能にしますが，クライエントにクリティカルパスを単純にあてはめて運用するのではなく，疾患理解や生活の価値観なども評価と介入に含めることが重要です。

ら話をし，傾聴したことが，新たな探索行動につながったことを考察している。これは，作業を行うことによりOTとクライエントの信頼関係の構築が生まれることを表したことと考えられる。木村・山田[15]は，意欲が低下した後期高齢者へのアプローチで，クライエントとOTが作業を協同で行うことが，時間を共有し，良好な関係づくりにつながったと述べている。

今回の作業療法経過でも，AさんとOTが探索をともに行ったことで，**作業を介して信頼関係が生まれた**といえる。完成した作品を喜び，OTが提示した作業を遂行するという期待に応えることができたAさんは，自分をコントロールできる感覚を得て，有能性の段階に達することができ，受傷した身体能力を改善することができたものと考えられる。「前より肩のことは気にしなくなった」と語り，筋力増強訓練で「今はこれだけできる」と述べ，また，肩関節も「上がるようになった」と自分の身体状況の変化をAさんは説明した。このような表現とともに，作業療法実習生やほかのクライエントにアンデルセン手芸のつくり方を話すなど，Aさんは，利他的な行動をみせることもできるようになった。

これは，Aさんが有能性の段階に至り，自己の身体認識を変化させて，身体を自己に所属するものであり，統制できる身体を取り戻したことを表現できるようになったことと考えられる。MOHOでは，このような身体に関するクライエントの体験の変化は作業の遂行を変化させると説明されている[9]。

■──まとめ

本作業療法の経過から，骨折などによって**身体機能の低下を生じたクライ**

エントに対しては，自己の身体に関するクライエントの発言を注意深く傾聴し，身体機能と自己効力感の関係を理解して，具体的な作業を行うことによって，探索段階からのアプローチを開始する必要性があることが示された。また，そこにOTは寄り添って，協業による信頼関係の構築が重要であること，そして，クライエントは疎外された身体を取り戻して，自己効力感を再獲得することがニーズであることが提案された。

（野藤弘幸・萩須人美）

文献

1）葛谷雅文・雨海照祥編：フレイル――超高齢社会における最重要課題と予防戦略．医歯薬出版，2014.
2）葛谷雅文・雨海照祥編：栄養・運動で予防するサルコペニア．医歯薬出版，2013.
3）鈴木隆雄監，島田裕之編：サルコペニアの基礎と臨床．真興貿易医書出版部，2011.
4）鈴木久美子：骨折．田中宏太佳編著，よくわかって役に立つリハビリテーション医療の実際，pp60－64．永井書店，2002.
5）江原嵩・渡辺昌佑：せん妄，興奮状態．佐藤光源監，老年期精神障害――病態と薬物療法，pp42－51，新興医学出版社，1999.
6）厚生労働省大臣官房統計調査部：平成23年患者調査の概況．
http://www.mhlw.go.jp/toukei/saikin/hw/kanja/11/
7）鎌倉矩子：日常生活活動（ADL）の概念とその範囲．伊藤利之・鎌倉矩子監，ADLとその周辺――評価・指導・介護の実際，第2版，pp2－8，医学書院，2008.
8）Kielhofner G，山田孝監訳：作業療法実践の理論，原書第4版．医学書院，2014.
9）Kielhofner G，山田孝監訳：人間作業モデル［理論と応用］，改訂第4版．協同医書出版社，2012.
10）鹿田将隆・野藤弘幸：変化の段階を考慮した作業従事と治療戦略の適用により作業的生活が再構築できた介護老人福祉施設の事例．作業行動研究18（3）：143－151，2014.
11）Pedretti LW，宮前珠子・清水一・山口昇監訳：身体障害の作業療法，改訂第4版．pp87－158，協同医書出版社，1999.
12）武山雅代・山田孝：早期自宅退院に至った独居への不安が強い事例との協業の経過．作業行動研究11（1）：10－16，2007.
13）島崎一也：大腿骨頸部骨折の地域連携の必要性．OTジャーナル42（11）：1156－1161，2008.
14）日本作業療法士協会保健福祉部：大腿骨頸部骨折の作業療法実施手順書．作業療法26（3）：308－319，2007.
15）木村美久・山田孝：意欲低下を示した後期高齢女性に対するナラティブを重視した作業療法の効果．作業行動研究11（1）：17－24，2007.

A 疾患・障害別作業療法の展開

4. BPSDの軽減につながった認知症高齢者

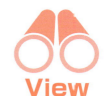
View

- BPSDは介護者が最も悩まされる症状であるが，認知症高齢者に必ず出現するものではなく，その症状を軽減もしくは消失させることが可能である。
- 作業療法士は認知症の特徴を理解し，認知症高齢者のニーズを具体的に聞き取ることや作業的生活を評価することで，BPSDが出現している原因を明らかにすることができる。その根本的な原因に対して，対象者個人の作業の文脈に即した作業参加を支援することでBPSDの軽減を図り，認知症高齢者のニーズに合わせた生活を構築する。
- 効果的な作業療法を実践するためには，人間作業モデル（MOHO）を理論的基盤に据えてBPSDを作業適応が成立されていない状態としてとらえること，得られた情報を他職種や家族と共有して対応を統一することや役割分担をすることが必要である。

（1）BPSDの定義と特徴

　認知症の症状は従来から中核症状と周辺症状あるいは随伴症状という形で2つのグループに分類されてきた。脳の障害そのものから起こってくる認知機能障害を中心とする中核症状に対して，身体状態や介護環境と中核症状との相互作用で生まれてくる精神症状や行動障害は周辺症状と呼ばれてきた。また，現場では認知症に伴う精神症状や行動障害が問題行動と呼ばれることもあった。しかし，これはあくまでも介護者の都合による問題のある行動であって，当事者側からみれば理由がある行動であることが多い。

　そのため，1996年の国際老年精神医学会では，このような精神症状に対して，認知症の行動・心理症状（behavioral and psychological symptoms of dementia：BPSD★1) という概念が提唱された[2]。BPSDには，幻覚，妄想，興奮，叫声，不穏，焦燥，徘徊，社会文化的に不適切な行動，性的脱抑制，収集癖，暴言，つきまとい，不安，抑うつなどが含まれる。認知症者の約60～90%が，少なくとも1つ以上のBPSD症状を呈するとされ，その対応に苦

One Point

★1　BPSDの分類
国際老年精神医学会では，症状の出現頻度と介護者の負担の程度の観点からBPSDを，頻度が高く介護者が最も悩まされる症候群から，管理可能な症候群までの3グループ（1～3群）に分類している[1]。管理が容易である繰り返しの質問やつきまといの段階（3群）で，環境の調整や職員の対応を変えるなどの介入を行うことでBPSDのさらなる悪化を予防することができる。

慮することが多い[3]。

認知症の中核症状とは記憶障害，見当識障害，判断力の障害（実行機能障害），失語，失行，失認などの認知機能障害であり，認知症を発症すると必ず出現する症状である。

一方，BPSDは認知症になっても必ず出現する症状ではない。BPSDの出現には薬物の作用・副作用による影響や季節の変動，人間関係，内科疾患の合併，環境の変化，睡眠不足や便秘などが影響すると考えられている。また，**BPSDは症状を軽減もしくは消失させることが可能であるが，介護者のかかわり方によって症状が悪化してしまうといった特徴をもっている。**

現在，認知症に対する包括的なケアの概念として，脳の器質的病変による中核症状の改善は難しいが，**実際の介護や生活で困る症状であるBPSDを出現させずにその人らしい生活を送れるような援助が求められている**[4]。

（2）BPSDが出現している認知症高齢者に対する作業療法の作業と適応

■——背景と支援の方向性

私たちが何か行動を起こすときには，それなりの目的や理由がある。これと同じように認知症の人も行動を起こすときは，何らかの目的や理由があるはずであり，その行動を起こさせる原因がある。認知症高齢者のBPSDは，一見その目的や理由がわからずに不可解な行動と判断してしまうかもしれないが，**対象者自身の価値観に基づいた作業や体験している作業的生活と密接な関係がある**と考えられる。

また，認知症のBPSDへの対処法の第1選択は非薬物療法とされている。これは本人の健康状態や薬剤の使用状況を評価したうえで，患者および介護者の心理状態，環境，性格，行動パターン，人生観などの背景を検討し，対応することによって症状の緩和を図るものである[5]。

そのため，作業療法ではお茶やお菓子を出してごまかすような対症法は避け，**認知症高齢者の生活背景と意味のある作業との関連性に着目しながらBPSDの原因を探り，その原因に対してアプローチを図る根治法を支援の方向性とする。**

（3）BPSDがみられる認知症高齢者の特徴

「記憶障害」や「見当識障害」，「判断力の障害」などの中核症状が，ほとんどの認知症高齢者に現れるのに対し，BPSDはすべての認知症高齢者に共通した症状ではない。BPSDは単独の症状として出たり，複数の症状が同時に現れたり，認知症の進行によってその症状が変化するなど複雑な様相を呈す

ることがある。

しかし，BPSDが出現するメカニズムについては，薬物の作用や内科的疾患などの要因を除くと認知機能障害がその背景にある。**BPSDは「記憶障害」「見当識障害」「判断力の障害」などの中核症状を背景に，「不安感」「焦燥」などの心理的要因が加わることで出現する**と考えられている。

ここでBPSDが出現するメカニズムの一例をあげる。アルツハイマー型認知症の中核症状である記憶障害の特徴は近い記憶から失われ，過去の記憶になるほど保持される傾向がある。そのアルツハイマー型認知症を発症した70歳の女性が自宅から介護老人保健施設（以下，老健）に入所した際，介護者には「老健に入所した70歳の女性」にみえるが，対象者には「主婦の役割をもち，自宅で生活をしている40代の女性」であるという内的世界が存在する。これは中核症状の「記憶障害」「見当識障害」が影響している。

そして，対象者は「朝早く起きて家族のためにご飯をつくる」「洗濯や掃除をする」「夕ご飯をつくって家族を迎える」など，主婦の役割と日課としての作業を行おうとするが，環境の違いや判断力の低下などから作業をうまく行うことができない。日が暮れるにつれて，対象者は作業（例えば夕ご飯をつくって家族を迎える）ができない「不安感」や「焦燥」などが強くなり，何とか作業をしようと考えた問題解決の行動が徘徊や帰宅願望などのBPSDとして現れてしまう。この一連の行動を対象者の内的世界を知らない介護者がみると，理解できない問題行動としてとらえてしまうのである。

このようにBPSDは中核症状が背景にあり，「不安感」「焦燥」などが加わることで出現する。そこには，**対象者の生育歴やライフヒストリーに関連した作業が存在し，意味のある作業の未達成がBPSDの出現に影響している**と考えられる。また，不安感やストレスなどの心理的要因の感受性や作業的生活のとらえ方は個々人によって異なってくることから，**認知症の程度が同じような人であってもBPSDの出現する程度が変わることが特徴**である。

（4）BPSDが出現している認知症高齢者に対する作業療法の流れ

①認知症高齢者のニードの評価

認知症高齢者に生活の意味を見出す援助を行うためには，**対象者の作業ニーズを評価し，作業に焦点を当てた作業療法を実施する**ことが必要である。しかし，認知症高齢者は言語能力や概念操作の流暢性が徐々に低下していくことから，抽象的な想起による半構成的面接法で作業ニーズを聞き取ることが難しくなる。そのため，作業の文脈★2をうまく聞き取ることができないことからBPSDへの理解に難渋することがある。

このような場合，例えば認知症高齢者を対象とした作業の評価法である**認知症高齢者の絵カード評価法**★3（以下，APCD）[6]やNPI興味チェックリストを使用することで，対象者にとって意味や価値のある作業とその文脈を評

◀A-4 BPSDの軽減につながった認知症高齢者

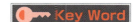

★2 文脈：
文脈とはいわば，その人の周辺の状況や背景にあたるものである。高齢者は長い人生を歩むなかで，これまで生まれ育った生活習慣という文脈に自己を合わせたり，こうした文脈において，自己の生活様式をじっくり築いてきたと考えられる。文脈は高齢

左サイドバー

者の行動の適応を促進する重要な要素の１つであることから，認知症高齢者の作業参加に向けた作業療法に必要な観点である（第Ⅰ部Ｂ－３．（3）「文化人類学の視点」参照）。

One Point

★3　認知症高齢者の絵カード評価法（APCD）

APCDは認知症高齢者を対象とした作業の評価法である。OTが対象者に作業名の線画が描かれている絵カードを見せ，自身にとって重要であるという観点から「とても重要である」「あまり重要ではない」「全く重要ではない」の３つのカテゴリーに分類してもらう。OTは絵カードを通じた対象者の語りを聞き取ることで，対象者にとって重要な作業名だけではなく，その文脈を評価することができる。

Key Word

★4　作業同一性

作業同一性とは，ある人が作業参加の個人史からつくり出す作業的存在として，自分は何者であり，どのような存在になりたいのかという複合的な感覚と定義される。ある人の意志，習慣化，生きた身体としての経験のすべてが作業同一性へと統合される[7]。

本文

価することができる。これらの評価法から得られた情報から作業療法士（OT）は認知症高齢者が体験している作業的生活を理解し，BPSDが出現しているメカニズムを解釈することができる。つまり，**認知症高齢者の作業ニーズを明らかにすることでBPSDが出現している理由を推察する**ことができ，BPSDを軽減させるための作業療法につなげていけるのである。

しかし，認知症高齢者のニーズを評価する際に注意しなければならない点がある。それは，対象者がBPSDを強く出現させているときに検査を実施しても，得られた情報の信頼性と妥当性が低くなってしまうことである。認知症高齢者から信頼性と妥当性がある語りや情報を得るためには，**対象者の生活状況を評価してBPSDが出現していないときや比較的落ち着いている時間帯に検査を実施する**必要がある。

②目標の設定

BPSDの軽減につなげるための作業療法の目標は，**対象者にとって意味のある作業をできるように設定し，作業の継続を維持することを重要視する**。BPSDは根本的な原因が明らかにされない限り，その症状を軽減させることが難しく，一時的にBPSDを解消することができても再び出現してしまう。認知症高齢者が主体的に生活していくために，自身にとっての意味のある作業で生活を組み立て，作業を継続していけるように目標設定をする。

そのためには，認知症高齢者がどのような作業的生活を過ごし，どのような内的世界のなかで生を営んでいるのか，そして，どのような作業で組み立てられた生活を送りたいのかについて，**OTは対象者の価値に基づいた作業ニーズを理解し，対象者と協業して目標を設定する**ことが重要である。

③アプローチの原則

●作業療法評価

作業療法評価として**BPSDの原因を推察するためには，作業療法の実践理論である人間作業モデル（以下，MOHO）を活用する**ことが効果的である。MOHOを作業療法の理論的基盤に据えると，**BPSDは認知症高齢者個人の作業適応が成立されていない結果として現れていると**解釈できる。

作業適応とは自分の環境の流れのなかで，肯定的な作業同一性[★4]を構築することと時間的経過のなかで作業有能性[★5]を達成することと定義される[7]。

作業適応を評価するためには，対象者が生活する環境のなかで同一性を形成する作業参加ができているのか，また，作業参加のパターンが維持されているのかについての情報を集める必要がある。認知症高齢者では特に価値と興味，習慣，遂行能力，環境に焦点を当てた評価を進めることで，BPSDを軽減させる作業療法アプローチにつなげていくことができる。

まず，BPSDが出現している認知症高齢者を評価するためには，①**BPSDがどのような生活上の問題を引き起こしているのか，②BPSDがどのようなメカニズムで発生しているのか**を明らかにすることから始める。

価値と興味，習慣，遂行能力，環境の要素を評価するためには，人間作業モデルスクリーニングツール（以下，MOHOST），APCD，作業質問紙（以

下，OQ）などのMOHOに基づいた評価法に加えて，改訂長谷川式簡易知能検査（以下，HDS-R）やMini Mental State Examination（MMSE）などの認知機能評価，機能的自立度評価法（FIM）などのADL評価，BPSDの評価指標である認知症行動障害尺度（以下，DBD）を実施することで必要な情報を得ることができる。

◉アプローチの原則と評価との関係

作業療法アプローチの原則として，**対象者の最適な意志の発現を引き出すために，認知症高齢者にとって意味のある作業の文脈に沿った作業環境を設定する**ことである。

例えば，「書道をする」という作業を提供する際，対象者が「書道は墨をすることから始めていた。その香りを嗅ぐことで心が落ち着き，書道をする準備が整った」という文脈をもっていた場合には，市販の墨汁を用いるのではなく，墨をするところから作業療法を始める必要がある。また，自己有能感が低下している対象者が多いため，遂行能力に合わせた失敗体験をしない細かな作業の段階づけを設定することが重要である。

同時に作業療法評価で得られた情報（認知症の特性や作業の文脈，対応など）を他職種や家族と共有することがBPSD軽減には有効的である。BPSDはその場しのぎの対応では症状を軽減させることが難しい。そのため，OTは自身がかかわる時間だけではなく，一日24時間の生活のなかで対象者にどのような作業に参加してもらうのか，その際にどのような支援が必要なのかについての意識をもつべきである。BPSDに対して作業療法のみでは症状を軽減することが難しいため，**他職種や家族と情報を共有して対応を統一したり，役割を分担しながら認知症高齢者が作業参加を継続できるように進めることが重要である。**

Key Word

★5 作業有能性

作業有能性は，私たちが自分の作業同一性を反映する作業参加のパターンを維持する程度である。このように，同一性は自分の作業的生活の主観的意味と関係しているが，一方，有能性は現在行っているやり方で動作に移すことである[7]。例えば，自分の役割の期待と，自分自身の価値や遂行基準を果たすこと，自分の責任を果たす日課を維持することなどである[7]。

（5）アプローチの実際

■──事例紹介

本事例Aさんは，アルツハイマー型認知症と脳血管性認知症の診断を受けた90歳代後半の女性である[8]。HDS-Rは8点，DBDは61点であり，一日の多くの時間で帰宅願望や妄想，幻視などのBPSDが出現している。要介護4，寝たきり度B2，認知症高齢者の日常生活自立度Ⅲaである。

■──情報収集

Aさんは米やみかんを栽培する農家に育ち，18歳で夫と結婚した。結婚後は子宝に恵まれ，夫と一緒に米や野菜，カイコの繭などを手がけ農業協同組合に出荷して生計を立てていた。孫が生まれてからは，仕事で家を空けることが多い息子夫婦の代わりに，農業のかたわら孫の面倒をみていた。孫が大きくなり，夫と死別してからは，野菜や花をつくりながら生活していた。3

年前に自宅で転倒して左大腿骨転子部骨折を受傷し，人工骨頭置換術施行のためにB病院に入院した。半年間の入院中に物忘れなどの認知症の症状が強く出現し，自宅生活が難しくなったことから，老健に入所する運びとなった。

老健では認知症棟で生活し，ほかの利用者やスタッフとかかわることは少なく，一人で過ごしていた。Aさんは不安や妄想が強く，それらが前面に現れているときは他者とのかかわりを拒み，車いすから床に降りて靴を持って壁や窓を叩いてまわったり，スタッフに暴力を振るうなどのBPSDがみられた。そのため，老健では孤立する場面が多く，スタッフもどのようにかかわってよいのかわからなかった。

服薬は抑肝散，ニフェジピン（アダラート），フロセミドで，BPSDが強い場合にはハロペリドール（セレネース）を服用することがある。左大腿骨転子部骨折の既往と加齢による筋力低下，軽度の不全麻痺があることから，立位保持や歩行は困難で，フロア内は車いすを自操して移動している。感情の抑揚や失語，失行症状があることから，入浴や食事，トイレ動作，更衣動作などADL動作全般に介助が必要であった。また，車いすからの転倒の可能性が高いことやほかの利用者とのトラブルがあるため，常にスタッフが見守る必要があった。

■──作業療法初期評価

Aさんから話を聞き取ると，「みんな私を見張っている」「食事に毒がもられている」「もうすぐ警察が来て，息子を連れていく」「私にはやらないといけないことがある」と語り，十分にAさんの作業的生活を評価することができなかった。

◎日常作業の遂行について

Aさんの日常作業の遂行状況を把握するためにOQを一部改変して用いた。OQは典型的な一日の作業内容と，その個々の作業に対しクライエントが付与している価値や興味などを評価するものである。本来はクライエントから一日の起床から就寝までの作業を聴取するが，今回は筆者がクライエントの作業を観察することや，カルテ記録や介護者から収集した情報をもとに一日の作業内容の評価を行った。

OQの結果から，Aさんは起床（6時30分）以後，「食事をする（7時30分，11時30分，17時30分）」「トイレをする（7時，12時，15時30分，18時）」「おやつを食べる（15時）」などのADL以外は何もしていない時間がほとんどであることがわかった。そして，食後にただぼんやり座っている時間を経て，10時〜11時と16時〜17時に窓や壁を叩いてまわることやスタッフに暴力を振るうなどのBPSDが顕著に出現していることがわかった。

◎APCDの実施について

Aさんにとっての意味のある作業を明らかにするために，比較的落ち着いている朝食後にAPCDを実施した。APCDの施行時間は9分04秒で，「とても重要である」に分類された作業は，「園芸をする」「畑仕事をする」「仏壇にお参りをする」「編み物をする」「お風呂に入る」「お茶やコーヒーを飲む」など13種目であった［表］。

特に「畑仕事をする」「園芸をする」「仏壇にお参りをする」が重要な作業であることがわかった。Aさんは「畑仕事は子どもの頃から長くやっていた。子どもの時は手伝いばかりで嫌だった。結婚してからは野菜をつくったり，

[表] AさんのAPCDの結果

認知症高齢者の絵カード評価法　評価用紙

平成●年●月●日（●）　被験者名：Aさん　　検査者名：井口知也

NO.	作業名	とても重要である	あまり重要ではない	全く重要ではない	NO.	作業名	とても重要である	あまり重要ではない	全く重要ではない
1	俳句や川柳をする			✓	43	新聞を読む			✓
2	かご編みをする			✓	44	絵を描く			✓
3	手芸をする		✓		45	縫い物をする			✓
4	食事の準備をする	✓			46	洗濯をする		✓	
5	刺繍をする			✓	47	部屋の片づけや掃除をする		✓	
6	囲碁や将棋をする			✓	48	カーテンや雨戸の開け閉めをする		✓	
7	数字合わせをする			✓	49	テレビを観る		✓	
8	書道や習字をする			✓	50	洗濯物をたたむ	✓		
9	カラオケをする			✓	51	顔を洗う	✓		
10	絵手紙や手紙を書く		✓		52	庭の手入れをする			✓
11	温泉に行く			✓	53	家族と話す		✓	
12	押し花をする			✓	54	着替えをする		✓	
13	編み物をする	✓			55	本を読む			✓
14	体操をする			✓	56	歯磨きをする		✓	
15	畑仕事をする	✓			57	パズルをする			✓
16	お茶やコーヒーを飲む	✓			58	レクリエーションに参加する			✓
17	写真やはがきを整理する		✓		59	おやつを食べる		✓	
18	ラジオを聴く		✓		60	パソコンをする			✓
19	ペットの世話をする			✓	61	日光浴をする			✓
20	計算問題を解く			✓	62	外に出かける			✓
21	血圧管理をする			✓	63	洗濯物を取り込む			✓
22	水墨画をする			✓	64	漬物をつける			✓
23	アイロンをかける	✓			65	生け花をする			✓
24	園芸をする	✓			66	日記を書く			✓
25	爪を切る	✓			67	髪を整える	✓		
26	ちぎり絵をする			✓	68	買い物に行く			✓
27	折り紙を折る			✓	69	ヒゲをそる			✓
28	リハビリをする			✓	70	マッサージ機をかける			✓
29	仏壇にお参りをする	✓							
30	仕事をする			✓					
31	薬をつけたり飲む		✓						
32	知人と話す			✓					
33	お風呂に入る	✓							
34	散歩をする			✓					
35	塗り絵をする		✓						
36	花の水やりをする		✓						
37	トイレをする		✓						
38	食事をとる		✓						
39	オセロをする			✓					
40	孫やひ孫と遊ぶ			✓					
41	食事の後片づけをする	✓							
42	横になって休憩する		✓						

絵カード以外の重要な作業（自由列挙枠）

NO.	作業名	とても重要である	あまり重要ではない	全く重要ではない
1				
2				
3				
4				
5				
6				
7				
8				
9				
10				

NO.	特記事項
15	畑仕事は子どもの頃から長くやっていた。子どもの時は手伝いばかりで嫌だった。結婚してからは野菜をつくったり，米を育てたりしていた。冬になるとカイコを繭にして，農業協同組合に持っていったんや。朝が早くて寒かった。カイコの繭をかついで，1時間くらい歩いた。けがするまでは家で花と野菜をつくっていた。大根やじゃがいも，すいかもつくっていた。夏は朝と夕方に水をやらないとすぐに枯れてしまう。それは毎日しないといけないこと。米をつくるのも大変。水の管理や消毒，稲刈りなんかも家族総出でやっていた。
24	花もつくっていた。育てるのが昔から好きやった。キクやユリ，ほかにもいろいろ育てていた。これも朝かう水やりや。
29	お仏壇にお勤めを毎日していた。朝はお仏壇のごはんとお茶を新しいものに取り替えて，昼間は暑いから夕方に花を取ってきて，お仏壇に供えるんや。毎日やらないと気分がすっとしない。

米を育てたりしていた。冬になるとカイコを繭にして，農業協同組合に持っていったんや。朝が早くて寒かった。カイコの繭をかついで，1時間くらい歩いた。けがをするまでは家で花と野菜をつくっていた。大根やじゃがいも，すいかもつくっていた。夏は朝と夕方に水をやらないとすぐに枯れてしまう。それは毎日しないといけないこと。米をつくるのも大変。水の管理や消毒，稲刈りなんかも家族総出でやっていた」と畑仕事の文脈を語った。

また，「園芸をする」と「仏壇にお参りをする」については「お仏壇にお勤めを毎日していた。朝はお仏壇のごはんとお茶を新しいものに取り替えて，昼間は暑いから夕方に花を取ってきて，お仏壇に供えるんや。毎日やらないと気分がすっとしない。花を育てるのは昔から好きでやっていた。花には朝晩水やりをしないとすぐに枯れてしまう」と作業の文脈を語った。

そして，Aさんはこれらの作業を遂行できていないことを実感しており，行えていないことに対して罪悪感をもっている発言がみられた。また，APCDでのAさんの語りのなかから，意味のある作業を遂行していた時間帯とフロア内でBPSDの発生していた時間帯が近いことも推察できた。

◎BPSDが発生する機序

作業療法評価から，中核症状とBPSDとの関係性が次のように評価された。Aさんは長期記憶の脱落や失語，失行などの高次脳機能障害により，自身の役割としてやらなければならない作業を他者にうまく伝えられずにいた。Aさんは役割である作業が遂行できないことで不安や焦燥が募っていた。

そして，自分なりに作業をしようと試みるが，転倒などのリスクが高いためにスタッフに抑止されてしまう。意味のある作業を抑止されたAさんは憤慨し，スタッフに暴力を振るってしまった。そのことでスタッフはどのように対応してよいのかわからなくなり，BPSDが現れているAさんに対応しなくなった。Aさんは問題を解決してくれないスタッフを悪人と思い込み，その思い込みからさらに妄想に至ってしまい，怒りに満ちた表情で廊下を往復してしまうという悪循環が生じていることがわかった[図]。

■——作業療法の方針および計画

APCDで評価された情報を基盤とし，さらにAさんに作業の文脈を聞き取ることで以下の作業療法目標とプログラムを立案した。

◎作業療法目標

①意味のある作業を継続することで，BPSDが軽減して活動的な生活を組み立てることができる。

②OTやスタッフがかかわりながら園芸活動や栽培活動,仏壇参りを実施することができる。

◎プログラム

①老健の園庭にある花壇でガーベラや朝顔，ヒマワリなどを育てる園芸活動とじゃがいもやさつまいも，大根，稲などを育てる栽培活動を行う。

②屋内でも園芸活動と栽培活動を行えるように，プランターに花や野菜，稲の苗を植えて育成する。

③何もせずに座っている9時〜10時と13時〜14時の時間帯に花と野菜の水やりなどの管理活動を行う。

④育てている花を仏花にするために16時〜17時の間に取り,仏壇参りをする。

これらのプログラムは筆者がいない場合でも行えるように，スタッフに伝

[図] Aさんの中核症状とBPSDの関係性について

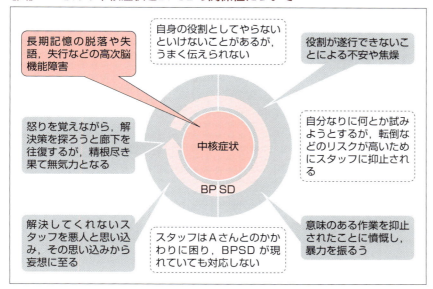

達して日々のケアに取り入れるように計画した。

■──経過

　当初，園芸活動や野菜の栽培活動，仏壇へのお参りの開始には声かけや軽介助などの援助が必要であった。フロアでは怒りに満ちた表情で徘徊していたAさんであるが，作業に参加した際には笑顔を見せ，筆者やスタッフ，ほかの入所者とのコミュニケーションの機会が増えた。

　園芸活動や栽培活動では，管理の方法が手慣れていない筆者やスタッフに対して，「こんなことをしていたら茎が折れてしまう。茎の両端に添え木をして，紐で結ばないといけない。強く紐を締めすぎたら育ちが悪くなるから，やさしく紐を結んでほしい」「水やりは暑いときにやっても意味がない。暑くなる前の午前中にやらないといけない」「稲が大きくなってきたから根をもっと張らせないといけない。そのためには水を少し抜こう」などと指示を与えていた。

　一緒に栽培活動をしていた入所者には「あんたのところはどのような肥（肥料）を使っていたんや。肥もあんまりやると根が腐ってしまうから，やる量が難しいな」と相談しながら行っていた。

　開始当初には声かけなど活動に対する促しが必要であったが，1か月後には筆者やスタッフの顔を見ると，Aさんから「ぼちぼち水やりに行こか」と声をかけてくることも多くみられた。その頃からBPSDが前面に現れる頻度は減り，活動以外でも他者とかかわる機会が多くなった。3か月後にはつくった野菜を使った調理活動，育てた大根や白菜を使った漬物活動などに積極的に参加することができた。

　3か月間の作業療法を通じて，Aさんは自身が取り組んでいる作業の意味を語ることがあった。特に「仏壇にお参りをする」に関しては，Aさんが大切に育てていた孫を不慮の事故で亡くしたエピソードを語り，その孫を供養するために自身のつくった花を供えていることがわかった。

■――作業療法再評価

OQの初期評価では，何もせずに座っている時間を経て，10時〜11時と16時〜17時に窓や壁を叩いてまわることやスタッフに暴力を振るうなどのBPSDが顕著に出現していることがわかった。

そこで，BPSDが発生している時間に合わせて，Aさんにとっての意味のある作業を実施した。OQの再評価では，Aさんが何もせずに座っている9時〜10時と13時〜14時の時間帯に「花と野菜の水やり」などの管理活動を行うことや，仏花にするために16時〜17時の間に「育てている花を取り，仏壇参りをする」といった作業にほぼ毎日従事することができた。これらの作業は筆者かスタッフが一緒に実施した。

開始当初は活動の声かけなどの援助を要したが，活動を重ねるごとにAさんから筆者やスタッフに活動を催促することもあり，Aさんの生活歴に沿った作業が習慣として定着し，自分で活動選択ができるようになった。また，スタッフは作業を通じて語られるAさんのエピソードを知ることで，Aさんとかかわる糸口を見出すことができた。そのことで，Aさんとスタッフはほかの時間でもコミュニケーションがとれるようになり，時にはスタッフが空いた時間に「おしぼりや洗濯物をたたむ」といった活動をお願いすることもあった。その頃から，BPSDが出現する頻度が減少したことからDBDのスコアは26点となり，Aさんは落ち着いて意味のある作業に従事する生活を送ることができるようになった。

■――考察

本事例のAさんは記憶障害や思考判断能力の低下，失語症などの中核症状のために，自分らしい作業で一日を構築できず，他者に作業ニーズをうまく伝えられなかった。作業ニーズを満たされなかったAさんは不安・焦燥が募り，環境を変化させることができずに，BPSDに陥ってしまった。

BPSDは介護者の観点からでは問題行動としてとらえられるが，当事者の観点では作業ニーズを満たそうとして解決策を探った結果として出現している。すなわち，認知症高齢者のBPSDはクライエントの作業適応が成立していない状態であるととらえることができる。

そのため，認知症高齢者のBPSDを理解して作業適応を促進するためには，クライエントの作業機能と作業的生活を理解することが必要である。今回はMOHOを理論的基盤とし，BPSDを作業適応の未成立ととらえてOT介入を行った。MOHOはクライエントの信条，見方，生活様式，経験，そして文脈に関して焦点を当て，作業適応の再建を図る[9]。

Aさんは，中核症状の進行やBPSDの出現によって，従来の方法ではクライエントの信念，見方，ライフスタイル，経験，そして文脈を評価することは難しい。そこで，筆者はAPCDを用いたことで，Aさんは絵カードを見ながら作業に対する思いを語り，作業療法介入の糸口を見つけることができた。

ナラティブとは，「物語」や「語り」を意味する言葉であるが，野口は「自己を語る行為によって，人生物語を修正し更新していく」と説明しており，そして，対象者にとって語りを確かに聞き届けてくれる人の存在が大きな役割を果たすことも述べている[10]。Kielhofnerは人の作業同一性と作業有能性は，作業ナラティブを語り，そして行うなかに反映されている，また，

人々は作業ナラティブのなかに自分を位置づけることによって，自分の作業的生活を送り，意味を見つけ出すと述べている[11]。このように語りは作業療法上で重要な視点であり，認知症高齢者の作業機能と作業的生活を評価するために必要な情報である。

また，APCDを用いたことで，ただ作業名を抽出するのみではなく，従来の方法では聞き取ることができなかったクライエントのこれまでに暮らしてきた背景や体験した作業，その時に生じた感情に関する語りを聴取することができた。

具体的には，Aさんの「孫を供養するために花を育てて仏壇参りをする」という意味のある作業とその文脈の理解である。これらの作業ニーズを明らかにし，作業適応の状況を評価したことや作業ニーズを満たす作業遂行をコーディネートしたことでBPSDの改善を図り，事例の適応的な作業参加につなげることができた。

このことから，認知症高齢者のBPSDに対する効果的な介入には，BPSDを作業適応が成立されていない状態としてとらえ，クライエントの信念，見方，ライフスタイル，経験，文脈に焦点を当てることが重要であることがわかった。

そして，認知症高齢者の作業適応の理解とその効果的な改善には，MOHOを理論的基盤とした絵カード評価法を用いることが有用で，認知症者への作業療法はいまだ体系的な理論や技術が確立されているとは言い難いわが国の状況[12]を考慮すると臨床的意味が深い評価法であると考えられる。

（井口知也）

文献

1）安宅勇人・他：BPSDの症状．臨床精神医学29（10）：1225−1231，2000．
2）中島健二・他編：認知症ハンドブック．pp158−159，医学書院，2013．
3）中島健二・他編：認知症ハンドブック．p57，医学書院，2013．
4）小川敬之・竹田徳則編：認知症の作業療法──エビデンスとナラティブの接点に向けて．pp43−54，医歯薬出版，2009．
5）中島健二・他編：認知症ハンドブック．p63，医学書院，2013．
6）山田孝監，井口知也・小林法一：認知症高齢者の絵カード評価法（APCD）使用者手引書．日本作業行動学会，2014．
7）Kielhofner G編著，山田孝監訳：人間作業モデル──理論と応用，改訂第4版．pp117−120，協同医書出版社，2012．
8）井口知也・他：認知症高齢者の絵カード評価法を用いた2事例の報告−認知症高齢者に対するクライエント中心の考え方と作業に焦点を当てた作業療法実践を目指して．作業行動研究(16)：75−87，2013．
9）Kielhofner G編著，山田孝監訳：人間作業モデル──理論と応用，改訂第4版．pp159−172，協同医書出版社，2012．
10）野口裕二：ナラティヴ・アプローチ．pp53−76，勁草書房，2009．
11）Kielhofner G編著，山田孝監訳：人間作業モデル──理論と応用，改訂第4版．pp122−139，協同医書出版社，2012．
12）小川敬之・竹田徳則編：認知症の作業療法──エビデンスとナラティブの接点に向けて．pp23−35，医歯薬出版，2009．

A 疾患・障害別作業療法の展開

5. 高齢者に対する感覚統合的アプローチと認知症高齢者の実際

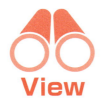

- 感覚統合からみた高齢者の特徴は，脳の情報処理能力の低下による感覚統合の過程が退行していることと，人間や環境との交流制限による感覚剥奪がみられることである。
- 感覚統合的アプローチは作業療法の特殊な治療法であり，覚醒レベルの改善，気分の転換，動機づけ，感覚処理の改善，ストレスの代謝など神経系の操作，有能感や社会的交流の強化を目的としている。その評価にはパラチェック老人行動評定尺度（PGS）が用いられる。
- 低刺激環境におかれた認知症高齢者に対して，感覚入力を図る感覚統合アプローチを3年間行ったところ，作業療法活動に参加が可能になるなど，一定の改善がみられた。

（1）作業と適応

　感覚統合モデルでは，人間は適応的な行動を獲得しながら発達していくと考えられている[1]。脳の組織化は適応行動を可能にし，逆に，感覚情報の処理を含む適応行動は脳の組織化に影響するとされている。作業療法は，人間が適応行動を獲得することを支援する[2]。個人的適応は，①個人に肯定的な役割を求めること，②環境の要請によって引き起こされること，③皮質下で最も効果的に組織化されること，そして，④自己強化され，より高次のレベルへの挑戦の引金になることという4つの特徴があるといわれる[2]。

　適応反応の一般分類，つまり変化やストレスに対する適応は以下の2つの特徴があるとされている。それは，①多種多様な人間の変化の共通点は，個人の習慣的な反応に変更を求めること，②ストレスに対して適応することである[2]。

（2）ストレスへの適応

このうち，ストレスに対する適応は次のように考えることができる。

■──ストレス反応

　生存のために脅威となる刺激はストレスホルモン（例：副腎皮質ホルモン）の分泌を誘発し，危険信号を発する。この危険信号は交感神経系（自律神経系）の興奮をもたらし，血圧，脈拍，呼吸を高めるが、身体的な闘争や逃避反応を起こすことで，代謝される[2]。すなわち，走ったり，よじ登ったり，闘うなどの反応を生じさせるが，こうしたことは生存のためには価値をもつものである。ストレスホルモンは運動をしなければ身体に蓄積するために，逃走と闘争は価値がある。しかし，人間の文化では，そうした反応は適切ではないとされるため，こうした反応は抑制される[2]。ストレスホルモンの慢性的分泌は，潰瘍，高血圧，心疾患などのストレス病を誘発するとされている。病人は入院を告げられると，未知，不確実，痛み，煩雑な手続きなどにより，ストレスが高まる。なかでも，無力感は最大のものであるとされている。

　Hessは自律神経系を分類して，エルゴトロピック（ergotropic）系とトロフォトロピック（trophotropic）系という2つの系を紹介している[3]。エルゴ（ergo）は働くこと（work）を意味し，トロフォス（trophos）とは栄養

［表1］　エルゴトロピック系とトロフォトロピック系

エルゴトロピック系	トロフォトロピック系
①交感神経系の賦活 ②体性活動の増加 ③皮質の非同期化（覚醒）	①副交感神経系の賦活 ②体性活動の減少 ③皮質の同期化（睡眠）
大脳皮質の注意・覚醒状態	
・αリズム（覚醒） ・闘争反応・逃避反応を引き起こすすべての反応 ↓ ストレス反応 ・刺激の強度と頻度が高い	・βリズム（睡眠） ・深いリラクセーションと植物的機能を志向する反応 ・刺激の強度と頻度が低い
経　路	
・視床下部後部（交感神経系） ・帯状回 ・橋から延髄への網様体促通領域 ・感覚運動野，側頭，後頭，連合野 ［交感神経系］ ・拡散，心泊数増加，血圧上昇，骨格筋の賦活化 ・血管収縮，冷汗，粘液性唾液分泌 ・消化酵素，消化器血管内の血液減少	・視床下部前部（副交感神経系） ・海馬 ・延髄および橋尾部の網様体抑制領域 ・小脳後葉 ［副交感神経系］ ・縮瞳，心泊数減少，血圧下降，骨格筋の弛緩 ・血管拡張，流汗，漿液性唾液分泌 ・消化酵素，消化器血管内の血液増加

（nutrition）を示すギリシャ語である［表1］。

■──セリエのストレスの考え方

Selye（セリエ）はストレスを次のように考えた[4]。①ストレスは必ずしも神経的緊張ではなく，②副腎髄質からの緊急のホルモン分泌でもなく，アドレナリンの分泌は全身の交感神経性防衛または逃避反応でみられることが多い。また，③ストレスは副腎皮質の副腎皮質ホルモン（コルチコイド）分泌を引き起こすものの，すべてではない。副腎皮質ホルモンはストレスの形跡がない場合でも分泌される。④ストレスは常に損傷の非特異的結果とはいえない。正常活動の多く，特にスポーツは，実際の損傷がなくともかなりのストレスをつくり出す。⑤ストレスはホメオスタシスからの偏りとイコールでは結ばれない。いかなる特定の生物学的機能も，身体の正常な安静状態からの顕著な偏りを引き起こし得る。⑥ストレスは警戒反応を引き起こすものではなく，ストレッサーが警戒反応を起こす。⑦ストレスは警戒反応または広汎性適応症候群（general adaptive syndrome：GAS）そのものではない。これらの反応はストレスによって引き起こされた何らかの測定可能な変化を，臓器レベルで具体化するものである。したがって，それらはストレスそのものではない。⑧ストレスは非特異的反応ではなく，特定の期間に選択的なやり方で影響を与える特定のパターンをもっている。⑨ストレスは特異的反応ではなく，いかなる可能原因によってもつくり出され得る。⑩ストレス

[表2]　社会再適応評価尺度（Holmesの改訂版）

＊過去1年間に身の回りで起こった出来事に○をつけ，その合計得点を求めて下さい（得点は生活変化単位値）。

順位	出来事		順位	出来事		順位	出来事	
1	配偶者の死	100	16	経済状態悪化	38	31	仕事時間・条件変化	20
2	離婚	73	17	親友の死	37	32	転校	20
3	夫婦別居生活	65	18	配置転換	36	33	転居	20
4	懲役	63	19	夫婦喧嘩の増加	35	34	余暇利用変化	19
5	肉親の死	63	20	200万円以上の借金	31	35	宗教活動変化	19
6	けがや病気	53	21	ローンの停止	30	36	社交的活動変化	18
7	結婚	50	22	職務の変化	29	37	200万円以下の借金	17
8	解雇	47	23	巣立ち	29	38	睡眠時間の変化	16
9	離婚調停期	45	24	親戚とのトラブル	29	39	家族団らん数の変化	15
10	退職	45	25	立派な業績	28	40	食生活の変化	15
11	家族の病気	44	26	妻の就職や離職	26	41	休暇	13
12	妊娠	40	27	入学・卒業	26	42	正月やお盆	12
13	性的障害	39	28	生活環境の変化	25	43	軽い違反	11
14	家族の増加	39	29	習慣の変化	24			
15	転職・再就職	39	30	上司とのトラブル	23			

合計得点＿＿＿＿＿＿＿＿＿

＊1年以内に健康を害する確率
　300点以上：80%，300〜150点：53%，150点以下：30%

＊一般に，高齢者に生じやすい出来事を考えてみて，得点をつけてみて下さい。ストレスが高いことがわかります。

（近藤敏・軸丸利恵：老人性疾患に対する感覚統合理論の応用と有効性の検討．日本感覚統合障害研究会編，感覚統合研究第10集，pp235－252，協同医書出版社，1994．より）

は必ずしも悪いものとは限らない。創造的で成功した仕事のストレスは有益である。人がストレスにどのように対処するかで異なる。そして，⑪ストレスを避けることはできないし，避けるべきでもない。ストレスがなければ，人生は退屈で，楽しみのないものになる。

■──高齢者とストレス

高齢者は不安レベルが高くなるといわれる。例えば，Holmes（ホルムズ）の「社会再適応評価」の改訂版［表2］[5]を見ると，それがよく理解できる。ストレスの高いとされる最大の出来事は配偶者の死であり，その他に高齢者が体験しそうな項目が続いている。夫婦別居生活は夫婦の一方が入院や施設入所によって生ずることが多い。最近では熟年離婚が話題になっている。肉親の死や本人のけがや病気は頻繁に体験されることである。このようにみてくると，高齢者はストレスにさらされているといえよう。

（3）感覚統合からみた高齢障害者の特徴

高齢者の感覚統合からみた特徴は，感覚統合過程の退行という点と感覚剥奪という点になる。

■──感覚統合過程の退行

感覚統合過程は，感覚情報の入力（input）―処理（throughput）―出力（output）の循環のなかで生じる。適応反応のためには適応的な感覚入力を必要とする。しかし，高齢者になると，脳の情報処理能力が低下することが知られている[6]。視覚，聴覚，固有覚などは処理能力が遅れるだけでなく，例えば視覚の場合は，白内障や緑内障によって視力そのものもが低下し，失明のおそれもある。固有覚の場合は，ねんざや骨折などによって機能低下がみられることがある。また聴覚の場合，加齢によって高音領域の音が聞き取りにくくなるなどの問題がある。

■──感覚剥奪

感覚刺激は人間と環境との交流からもたらされる。しかし，人間や環境が何らかの制限を受けると，結果として感覚剥奪（sensory deprivation）という状況がもたらされる。感覚剥奪はこれまで低刺激環境実験によって明らかにされている。

感覚剥奪の分類は以下のようになり，感覚剥奪の組み合わせはより大きな影響を及ぼす[6,7]。

●感覚剥奪

感覚剥奪環境の特徴は，視覚，聴覚，触覚，運動覚刺激の欠如した状態である。その影響は，検査では微細運動技能（迷路たどり）や粗大運動技能（線上歩行）にみられるという。また，報告では，精神活動，特に時間の失

Key Word

★1 フィレンツェルの眼鏡

かけている人には外はぼんやりとしか見えないが，外からは目の動きがはっきり見える眼鏡。

One Point

★2 身体拘束

高齢の障害者や病者は，近年厳しく制限がなされているが，身体拘束を受けることがある。介護保険制度による指定基準上，「当該入所者（利用者）又は他の入所者（利用者）等の生命又は身体を保護するため緊急やむを得ない場合」には身体拘束が認められているが，これは，「切迫性」「非代替性」「一時性」の3つの要件を満たし，かつ，それらの要件の確認等の手続きが極めて慎重に実施されているケースに限られるとされている[8]。

見当識，幻覚，不定愁訴，態度の変化がみられたとされている。

●知覚剥奪

知覚剥奪（perceptual deprivation）環境の特徴は，視覚，聴覚の刺激の無意味さ，あるいは非定型さである。つまり，視覚や聴覚刺激は入ってきても，それには意味がないというものである。例えば，フィレンツェルの眼鏡[★1]をかけさせると，かけている人には焦点がぼけて見え，人がいるが，その人が男か女かもわからない。その影響は，感覚剥奪よりも影響が大きいとされている。

●固定

固定（immobilization）の特徴は，運動覚体験の著しく制限された状態とされる。その影響は，色彩弁別，数字抹消検査，巧緻性，運動の正確性の低下とともに，思考が困難であるとされる。

●社会的孤立

社会的孤立（social isolation）の特徴は，通常の感覚刺激が単調で，社会的接触の欠如した状態であるとされる。その影響は脳波の振幅が狭くなるという。脳波の振幅の狭さは動機づけの低下と関連づけられている。

例えば病院の環境と合わせて考えると，集中治療室を体験した患者は知覚剥奪を体験しており，身体拘束を体験した人は固定という状態を体験しており，また，絶対安静で面会ができないとされている人は社会的孤立を体験していると考えられる。

●感覚停滞理論（theory of sensoristasis）

Schultzによって考えられた理論で，感覚剥奪の治療を考える場合に役に立つと思われる[3]。その理論は以下のとおりである。思考，学習，行動などの能力の基礎となるのは大脳皮質の覚醒レベルであり，覚醒レベルは脳幹網様体賦活系（reticular activating system：RAS）で媒介される。皮質がただちに反応するという即応性は，RASと皮質の相互作用状態に左右される。RASは求心性と遠心性の活動のレベルを変え，調整しており，特に体性感覚の興奮に依存している。

■——高齢者と感覚統合過程の退行および感覚剥奪

感覚統合過程の退行でも述べたが，高齢者は一般に感覚処理能力が鈍麻する。それに感覚剥奪が加わると，より重篤になる。そうした人はただでさえ認知症の症状をもつことが少なくないが，身体拘束[★2]を受けた場合の影響は認知症症状がいっそう激しくなるといわれている。また，最近は術式などが改善したとされるが，大腿骨頸部骨折の置換術などを受けると，牽引などの固定といった運動の制限は脳の感覚処理能力を急速に低下させるとされている。

こうした制限や剥奪による後遺症に対して，感覚停滞理論の流れでもある感覚統合療法によって改善することができる[6,7]。

（4）感覚統合的アプローチの原則

■──神経系の操作

　感覚統合的アプローチは作業療法の特殊な治療法である。このアプローチは原則的に，心身一元論の立場をとる。このアプローチでは，まず神経系を操作することが重要である。神経系の操作は覚醒レベルの変化，気分の転換，動機づけ，感覚処理の改善，ストレスの代謝といったことが考えられる[6,7]。

●覚醒レベルの改善

　覚醒レベルを変化させることには，覚醒レベルを高めることと低めることがある。高めるためには，姿勢を変化させること，嗅覚刺激を提供すること，軽い触覚刺激（タッチ）を用いること，リズムとピッチの変化する音楽を用いることがある。逆に，覚醒レベルを低めるためには，姿勢を安静保持にすること，触圧刺激を提供すること，体温を同じに保持すること，同じテンポの音楽を提供すること，リズミカルな運動を提供することである[6,7]。

　次のような入力が，RASを介して，覚醒状態を高めるとされている[6,7]。

・姿勢：頭を垂直に保ち，胸を広げる。
・嗅覚刺激：コーヒー，酢，ユーカリプタス油などで5秒間刺激する。
・軽い触刺激：羽もしくは指で腕，顔，髪に軽く触れる。
・リズムと調子に変化をもたせた明るい音楽と動き：不規則で絶えず変化するリズムの前庭刺激をする。

　もし患者が興奮し，不安（これは一般的に高齢患者にとって過剰活動性の原因となる）を経験しているようであれば，以下の感覚入力が鎮静的な効果をもたらす[6,7]。

・姿勢：しっかりとした支えのうえで仰臥位もしくは半仰臥位にする。
・触圧刺激：やさしくリズミカルに背中をマッサージしたり，毛布または羽ぶとんをおもりにする。
・中性温度：体温を保つ。
・一律で遅いテンポの音楽：リズムや調子に突然の変化がないものにする。
・遅くてリズムのある運動：ロッキングチェア，ハンモック，ブランコなどに乗る。

●ムード（気分）の変化

　感覚入力の第2の大きな影響は，ムード（気分）の変化である。ほとんど常に望ましい影響は，憂うつに対抗する高揚されたムードである。気分の転換を図るには，行事や屋外での活動を利用することが重要である。モチベーションを高めるためには，感覚の入力を図り，運動を提供することが重要とされる[6,7]。重要だと思われる因子は以下の点である。

・姿勢：胸を強く圧迫するのではなく，拡張させて開くことが重要である。腕を上げ，酸素の取込みを増加させる。腕を交互に上げ下げすることを含む活動は，ポンプ作用によって空気の吸込みと吐出しに影響を与える。パ

ラシュートゲーム，風船バレーボールがその一例である。
・元気よく歩くこと，ジョギング，水泳，その他の「運動」：車いすに制限されている高齢者の場合，上肢の運動が重要となる。

●動機づけの増加

感覚入力の第3に重要な側面は，動機づけの増加とアパシー（無感動）の減少と有能性（コンピテンシー）を打ち立てることである。私たちはまず，動機があり，その結果として運動や行動がもたらされると考えがちであるが，運動そのものが「主たる動因」であって，人が活発になるにつれて動機がそれについていくことを示す研究がある[6,7]。

●感覚処理の改善

感覚入力の第4の重要な役割は，もちろん，入力処理のために必要な生の材料と電子化学的エネルギーを与えることである。感覚処理の改善や感覚連合の回復と改善のためには，脳幹への感覚入力を図ることが重要である。この役割は認知機能を保ち，回復するためには，極めて重要である[6,7]。

●ストレスの代謝

高齢者に共通して重要となる第5の因子は，ストレスホルモンの新陳代謝である。それは運動活動を用いて代謝することができる。ストレスは入院または施設収容に固有のものである。というのも，環境変化そのものがストレスとなるからである。慢性のストレスは，すでに指摘したように，最も脆弱な組織の身体的変化と結びつくことがある。ストレスホルモンの素早い新陳代謝は，血圧上昇，消化器系の障害，ほかの身体の病気を防ぎ，また同様に精神機能を保つうえで極めて重要な役割を果たしている[6,7]。もちろん，ストレスに満ちた状況を予防することが高齢者の介護において明白な自然の帰結であるといえるだろう。

■──有能性

次に重要なことは，有能性（コンピテンシー）を打ち立てることである。そのためには，自立技能あるいはADLを評価し，打ち立てることが重要である。自分の身辺処理ができるということは自尊心や幸福感をもたらす。作業療法士（OT）の役割は，自立機能を促進するために必要な環境の調整やこれまでの課題を遂行するために技能の再学習を図ることである。

■──社会的交流の強化

最後に，社会的交流を強めることが重要である。後に示すが，Kingはパラチェック老人行動評定尺度（Paracheck Geriatric Scale：PGS）の得点に基づいて，Ⅰ群，Ⅱ群，Ⅲ群の3つのグループに分けて治療を行うとよいとしているが，神経系の操作，有能感を打ち立てること，そして，社会的交流を強めることの3つはそれに対応するものと思われる。

（5）評価とアプローチ

　高齢者に対する感覚統合の評価には，パラチェック老人行動評定尺度（PGS）（92〜93頁参照）[6,9]が用いられる。この尺度は身体機能（3），身辺処理（4），そして社会的行動（3）という3つの領域に区分された合計10からなる尺度である。各項目は1点（最も低い機能）から5点（最も高い機能）の段階で評定され，合計点は10点から50点の範囲になる。PGSの得点グループ別の患者に対するアプローチが考えられている[10〜12]。

　グループ I は10〜24点で，このグループのクライエントは，一般に，長時間の治療よりも，短時間の間歇的治療[★3]によって効果が得られるとされる。

　このグループ I に対する具体的な治療活動は，体重負荷や立位台を用いるという理学療法や，良肢位の保持，嗅覚・触覚・視覚・聴覚などの刺激の提供，運動パターンの提供など，感覚統合的アプローチの原則で示したことを，小グループで治療を行うことが最も適している。

　グループ II は25〜39点で，反応が良好で，ある程度は交流ができ，自分の食事や身辺処理かできるクライエントである。このグループ II のクライエントは，しばしば移動に問題をもち，車いすを用いる人が多い。また，円陣を組んでさまざまな活動につくことができ，感覚統合的アプローチに最も敏感に反応する。例えば嗅覚の刺激は，瓶に入ったにおいを回して，誰があてられるかというゲームのような形で行う。また，風船バレーボールは感覚統合的アプローチから普及したものであり，一般にこのグループに用いられる。小さなフレアでつくられたパラシュートは車いすのクライエントにも用いることができる。パラシュートを空中で上げ下げしたり，波をつくったり，風船を上にあげたり，床に置いてパラシュートの中央にお手玉を投げるなどのことができる。

　グループ III は40点以上で，ほとんどの身辺処理活動が自分で自発的にできるクライエントである。このグループは訪問リハビリテーションを利用して自宅に帰る準備ができている人々で，通常の作業療法が用いられる。

💡 One Point

★3　間歇的

例えば1日に3回の治療というとき，10時・14時・17時の3回に治療するということを定時的という。間歇的とは，9〜12時までの間にOTが行くことができる時間を1回目，13時〜15時までの時間を2回目，15〜17時半までの時間を3回目とするといった時間の使い方をいう。

（6）アプローチの実際

■──事例紹介

　本事例Aさんは，心疾患の治療のための通院に続き，認知症症状の進行により通院困難のため入院した85歳の男性である[10,11]。家族は妻（視力障害のため身障1級）とともに長男家族と8年前から同居している。なお，本事例の妻は病気療養と事例の身の回りの世話のために同室に入院中である。

■──情報収集

　診断名は脳卒中後遺症と心臓肥大で，それに加えて老年性認知症（混合型認知症）とされていた．62歳のときに意識障害が出現し，脳卒中の診断を受けたが，特に入院もせず，自宅で安静にした後に，普通の生活に戻っていた．75歳のときに，口のもつれや左片麻痺などが出現し，再度，脳卒中と診断され，2か月間の入院治療を受けた．76歳の頃に，心疾患治療のため通院を開始した．認知症症状が著明になり，外出・徘徊して迷子になるなどのBPSDも出現したため，82歳のときに入院し，作業療法を受け始めた．

　本事例Aさんは，心肺機能の低下や循環障害があるが，日常生活に支障はない．視力や聴力の低下があるが，年齢相応であると思われた．なお，病棟では，失禁対策のおむつをはがしたり，徘徊があるために，両手を拘束されたことがあるとの情報を得た．

■──作業療法評価

◎生活歴

　生活歴は同室に入院している妻から得た．本事例Aさんは3人兄弟の長男として新潟県で生まれた．家業は毛筆製造販売業で経済的に問題はなかった．尋常小学校卒業後，しばらくは家業の見習いをしていたが，その後は東京，大阪，札幌などを転々として，15歳のときに，親戚を頼って札幌に移り住んだ．船頭や柳行李（こうり）職人などのさまざまな職業につき，そのかたわら，長唄，琵琶などの修行を積んだという．33歳のとき，従妹と結婚し，1男4女の子どもを得た．子どもの独立後は，夫婦2人の生活であった．72歳までは各種の職業につき，器用な職人タイプといった人物であったという．退職後，75歳で脳卒中になって入院するまでは，夫婦で老人クラブに入り，歌や踊りなど指導的な役割をとっていた．73歳のとき，長男家族と同居するために長男宅へ転居したが，この頃から言語障害が著明となり，1人で外出しては行方不明になって警察に保護されるといった問題が生じてきた．

◎初期評価

　初期評価は，病室での観察を中心に行った．病室では寝巻姿のままで，整容は不十分であり，OTは非衛生的な印象を受けた．頸・体幹は前屈しており，円背姿勢で，上下肢とも屈曲傾向にあった［図1］．また，行動全般にまとまりがなく，心理状態は環境の変化にいらだちがあり，妻に対しては手で殴りかかるなどの暴力行為がみられた．

　感覚は，表在・深部ともに，理解力低下のために検査は困難であった．痛覚（針）と冷覚（氷）には反応はみられたが，鈍麻していた．関節可動域（ROM）と筋力は，ROMが両肩関節に制限があり，筋力の低下もみられた．また，スプーンやはさみの使用状態から，協調性や巧緻性は中程度の低下があると判断された．日常生活活動（ADL）は，全体的に立位や座位バランスが低下しており，介助・監視が必要であった．

　改訂長谷川式簡易知能評価スケール（HDS-R）を試みたが，言語理解力や集中力が低下しており，標準化された指示では実施できなかった．知的能力は病室での反応から判定されたが，理解力の低下があり，また，意味ある言葉が表出されなかった．PGSは26点で，これはKingの示すⅡ群に相当していた［図2］．

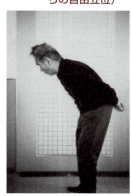

［図1］ 初期評価（側方からの自由立位）

[図2] 事例のパラチェック老人行動評定尺度（PGS）（改訂版）累積経過記録

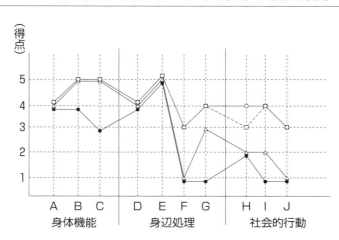

●合計得点を下の表に記録すること。また，以下の点についても記録しておくこと。
1．表に示されていない機能障害は？

　　　特になし

2．表に示されていない特殊な能力は？

　　　特になし

3．その他のコメントおよび観察

　　　特になし

患者氏名：　Aさん　　　　　　　　　　　　　　　　　　　　　　　　　　　　㊚・女
生年月日：　　　　　　　　　　年　　　　　　　月　　　　　　　日

基礎得点：チェック日　　　X　年　7　月　14　日　　　色：●——　　　得点　26

経　　過：①チェック日　X＋1　年　11　月　15　日　　色：△——　　　得点　32

　　　　　②チェック日　X＋2　年　4　月　30　日　　色：□------　　得点　40

　　　　　③チェック日　X＋3　年　3　月　20　日　　色：○——　　　得点　41

　　　　　④チェック日　　　　年　　　月　　　日　　色：　　　　　　得点

　　　　　⑤チェック日　　　　年　　　月　　　日　　色：　　　　　　得点

●特別注意事項（高次脳機能障害，日本語が話せないなど）

身体機能に顕著な制限はないが，入浴や整容を中心とする身辺処理や社会的交流の得点が低かった。その他では，家族は身辺動作の自立を期待しており，家族の面会は少なく，本人の外泊はほとんどなかった。

評価結果を要約すると以下のようになる。身体機能は，姿勢の不良，各肢位の保持の不安定さ，筋力低下などが問題となる。心理社会的には，転居や入院という環境の変化に，運動制限や感覚鈍麻などの感覚剥奪が加えられて，ストレスも蓄積していった状態と考えられる。

■──作業療法の方針および計画

作業療法は，家庭復帰のために，身辺処理動作の自立（有能感の獲得）と問題行動の軽減を目標に，感覚剥奪による認知症の改善を図るために種々の感覚入力を試み，運動パターンを再建し，日常生活能力の改善や対人交流を拡大する方針とした。

「治療目的」は，以下のとおりとした。
①攻撃性などのストレスを発散すること
②種々の感覚刺激の入力を図ること
③姿勢の改善を図ること
④身辺処理動作の自立を図ること
⑤遂行の程度を低くした作業種目の提供により，成功体験を与えること
⑥家庭内役割の獲得を図ること

「治療プログラム」は，以下のとおりとした。
①ラポート確立までは病室内で実施し，徐々に作業療法室へ促す
②事例の興味を示す活動を見つけ出して，作業活動に導入する
③姿勢の改善のため机の高さを調節して，コラージュや粘土細工により触覚刺激，触圧覚入力を図る
④ビーチボールの机上での受け投げ，風船つき，輪投げなどにより，姿勢や運動の変化と改善を図るとともに，ストレスの発散を図る
⑤パラシュート，輪投げ，各種ボールの受け投げを集団で実施し，他患との接触と各種刺激の入力を図る
⑥太鼓の音，童謡，民謡などを背景音楽（BGM）として流して，聴覚刺激の入力を図る
⑦面会の機会を増やすように家族へはたらきかける

■──経過

X年7月から，作業療法を開始した。開始から半年間の導入期は，週1回，病室で接触した。話しかけながら，折り紙，はさみ，フエルト，ビー玉，ペグ等を触れさせたが，途中で中断もあり，著変は認められなかった。

第Ⅱ期は作業療法室で週3回，1対1で治療を開始した時期である。コラージュや粘土細工では意味のある形をつくることはできなかった。ビーチボールの受け投げでは体幹の前屈が著明であり，上肢の挙上も不十分であったが，立位バランスの改善がみられた。妻に気遣いがみられるようになり，意味をもつ日常会話が，わずかではあるが，できるようになった。X＋1年11月のPGSは32点に増加した [図2]。

第Ⅲ期は集団での治療を開始した時期である。作業療法は週4〜6回に増えた。集団のなかで，本事例Aさんは動きにかなりの改善を示した [図3]。

[図3] 第Ⅲ期

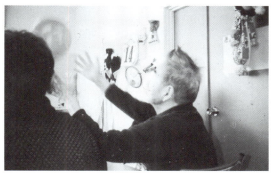
①肩の屈曲は十分にはできない

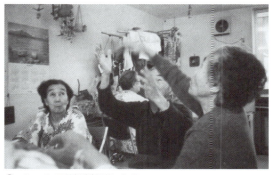
②ついつい両手が出てしまう

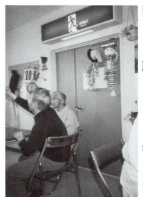
③肩屈曲は45°くらいになる

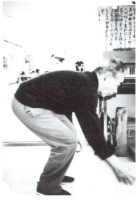
④椅子に座っての活動から立位でのボール転がしができるようになる

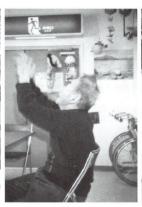
⑤肩の屈曲は徐々に大きくなる

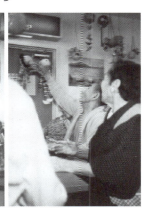
⑥肘が伸びて,肩の屈曲も大きくなる

A-5 高齢者に対する感覚統合的アプローチと認知症高齢者の実際

風船の視覚的追跡が長時間にわたってできるようになり,自発言語が増し,他患との良好な関係をもつことができた。また,道具の使用も可能となった。X＋2年4月には,PGSは40点に上昇した[図2]。

第Ⅳ期（X＋3年以後）は,グループメンバーとの交流や適切な言語反応がみられるようになった。また,道具の適切な使用[図4]や数唱なども可能となり,PGSも,身辺処理,社会的交流のいずれにおいても改善し,合計41点に達している[図2]。姿勢の再評価でも,腰の曲がりが改善している[図5]。しかし,入浴に介助が必要であるなどのADLの自立が不十分で,さらに,徘徊などのBPSDも残存しているため,家庭復帰には至っていない。

■——考察

認知症の原因は脳の萎縮や変性などの個体の生物学的基盤のみに限るだけでなく,生活環境の変化などの心理・社会的基盤を考慮することは重要である。一般に,老化は触覚,聴覚,視覚などの感覚受容器の処理能力の低下を伴い,これに脳血管障害が加わると,感覚鈍麻が生じ,さらに,麻痺による運動フィードバックの減少がもたらされる。麻痺は運動制限をもたらし,ベッドでの安静は固定ということになる。また,徘徊などの対策としてベッドに拘束することは強力な固定（220頁参照）となる。一方,転居による友人と

［図4］ 第Ⅳ期・現在（道具を使って，作品づくりを行う）

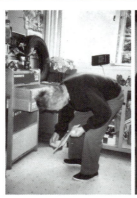
①引き出しにしまってある自分の作品を取りに行く

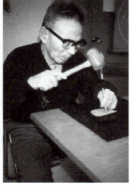
②眼鏡をかけて，スタンピングをする

［図5］ 第Ⅳ期の評価

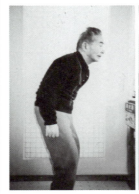
①初期評価

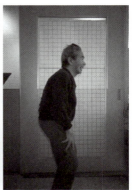
②再評価

の交流の断絶，入院による社会的接触の減少，言語障害によるコミュニケーション障害は社会的孤立をもたらす。

　作業療法実施にあたっては，患者の生活環境あるいは日常的な刺激レベルを，可能な限り病院環境へ取り入れるようにすることが重要であり，患者にとって快適な刺激を増やすことが重要と思われる。

　本事例Aさんはこのような低刺激環境あるいは感覚剥奪を経験しており，これは，行動に悪影響を及ぼして認知症症状を引き起こした重要な要因であると考えられる。実施した活動を整理すると，導入時には，コラージュや自ら触圧覚を入力できる粘土細工を用いて，触覚，触圧覚，視覚刺激などの入力を図った。同時に，姿勢の改善のため机の高さを調節した。これに加えて，座位，立位でビーチボールの受け投げ，風船つき，輪投げなどを行ったが，これは頸，体幹の合目的的な動きを自動的反復的に得られる活動であり，前庭固有覚刺激の入力が期待された。また，ビーチボール，風船，輪などの遊具から触覚，視覚刺激の入力を図ることもできた。集団では，ボールころがし，風船つき，輪投げ，パラシュートを行ったが，前記同様に，前庭覚，固有覚，触覚，視覚刺激の入力となり，これらの活動を媒体に社会的技能の発達を促す機会となった。

　このように，3年間以上にわたる作業療法の経過のなかで，本事例は一定の改善が認められたものの，徘徊などの問題行動も残存しているのが現状である。本事例の場合，家庭内介護が不十分で，認知症状態を悪化させる可能性があるが，その反面，入院生活では家族との日常的な交流がなくなり，高齢者にとって最も大切な絆が失われてしまうという，相反する問題に直面している。また，長男家族と事例の妻との関係が悪く，本事例の退院に微妙な影響を与えていることも事実である。

◎まとめ

　低刺激環境におかれた事例に対して感覚統合的アプローチを実施した。触覚，前庭覚，固有覚などの感覚入力を図ることでモチベーションを喚起し，作業療法での活動や集団での活動に合目的的に参加することが可能になった。

（山田孝）

文献

1) Fisher AG, Murray EA, Bundy AC: Sensory Integration, Theory and Practice. FA Davis Co, 1991.
2) King LJ: Toward a science of adaptive responses. *Am J Occup Thera* 32（7）: 429 −437, 1987.
3) Heiniger MC, Randolph SL, 斉藤祐子・他共訳：人間行動の発達──学習障害の神経学的統合アプローチ. 協同医書出版社, 1986.
4) Seyle H: The stress of life revised ed. New York, McGraw-Hill Co, 1976.
5) 近藤敏・軸丸利恵：老人性疾患に対する感覚統合理論の応用と有効性の検討. 日本感覚統合障害研究会編, 感覚統合研究第10集, pp235−252, 協同医書出版社, 1994.
6) King LJ: Paracheck Geriatric Scale by Joanne Frazier Parachek accompanied by a revised and expanded treatment manual. Center for Neurodevelopmental Studies, Inc, 1982.
7) King LJ, 小西紀一訳：精神分裂病, 老人, 自閉症に対する感覚統合療法. 日本感覚統合障害研究会編, 感覚統合研究第 7 集, pp 1 −116, 協同医書出版社, 1990.
8) 厚生労働省：身体拘束ゼロへの手引き. 2001.
9) 梅原茂樹・山田孝：日本老人病院版パラチェック老人行動評定尺度の紹介. 作業療法10（3）: 270−274, 1991.
10) 村田和香・山田孝：老年痴呆に至った片麻痺患者の作業療法──パラチェック老人行動評定尺度を用いて. 作業療法 5 （3）: 27−35, 1986.
11) 山田孝：老人に対する感覚統合. 日本感覚統合障害研究会編, 感覚統合研究第 7 集, pp139−184, 協同医書出版社, 1990.
12) 山田孝：高齢障害者に対する作業療法の効果に関する研究. 秋田医学22 : 11−24, 1995.

B 活動・参加に焦点を当てた高齢者への作業療法の展開

1. 不活性な生活からの脱却
——ある虚弱高齢者の生活再構築過程

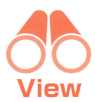

- 虚弱高齢者は，将来的に要介護状態へ移行するおそれがある高齢者であり，生活が不活性な状態へと移行しやすく，廃用症候群の悪循環に陥る可能性が高い。
- 虚弱高齢者には，ナラティブの視点での介入が有効である場合が多く，語りや明らかになった物語を手がかりに，考えや価値，そしてその人にとって意味のある活動を明らかにしていく。
- 虚弱高齢者へのアプローチでは，クライエントの内在化された問題を外在化できるようにし，新たな物語をつくっていく援助をしていく。

（1）虚弱高齢者の定義・特徴

Key Word

★1 フレイル（Frailty）
欧米では1980年代から注目されてきた概念であり，「虚弱」以外に「老衰」「衰弱」「脆弱」と訳されることもある。"不可逆的に老い衰えた状態"といった印象を受けるが，フレイルには，しかるべき介入により健常に戻るという可逆性が包含されている。身体的フレイルだけでなく，心理的フレイル（認知機能や心的状態の低下）や社会的フレイル（社会性や対人交流，ソーシャルサポートの低下）もあり，フレイルは包括的な概念である。

　虚弱高齢者とは，高齢者保健福祉行政では，「心身の障害又は疾病等により，移動，入浴等の基本的な日常生活動作について，必ずしも介助を要する状態ではないが，一人で行うのには困難が伴い又は相当時間がかかるものとする」[1]とされている。また，『作業療法関連用語解説集』では，「健康で自立した高齢者と要介護高齢者との間に位置する一群の高齢者のこと。基本的な日常生活動作について，必ずしも介助が必要な状態ではないが，一人で行うには困難が生じている。適切な支援がない場合には，将来的に要介護状態へ移行する恐れがある」[2]とされている。つまり，介護保険制度における「要支援」のレベルに相当する高齢者，または今後「要支援」「要介護」の状態へ移行するおそれがある高齢者であるということができよう。

　虚弱高齢者は，軽度の廃用症候群の状態，あるいはその状態に至る可能性が高い高齢者であり，生活が自立している健康な高齢者も，いずれ生活に困難さを感じるようになり，虚弱高齢者といわれる状態に移行すると考えられる。

　近年，要介護状態にある高齢者数は急増し，介護や介護予防に要する費用も増大している。そして，将来的に要介護状態へ移行するおそれがある高齢者，つまり虚弱高齢者への医療・介護領域からの関心が高まっている。2014

（平成26）年5月には，日本老年医学会は虚弱高齢者を「**フレイル（Frailty）★1**」と呼ぶことを提唱し，医療・介護専門職種にフレイルの理解★2と予防への取組みを呼びかけている[3,4]。

虚弱高齢者は，加齢に伴う心身のさまざまな衰えから，予備力★3や適応力が低下し，軽微な体調不良や一時的な心身機能の低下，生活環境の変化などをきっかけに，生活は不活性な状態に陥ることも少なくない。不活性な生活が続くと，虚弱高齢者は「閉じこもり」や「寝たきり」の状態へと移行していく可能性が高い。「閉じこもり」や「寝たきり」の状態への移行は，さらなる心身機能の低下を引き起こし，「廃用症候群の悪循環」に陥る場合もある[1]。つまり，虚弱高齢者は，閉じこもりや寝たきりの予備軍であるといえる。

そのため，**虚弱高齢者の作業療法では，身体運動機能だけでなく，心理精神機能，栄養状態，生活習慣など，クライエントの全体像をより広い視点でとらえることが重要である。**そして，不活性な生活から脱却するために廃用症候群の悪循環を予防し，日々意味のある生活を送ることができるよう支援することが重要である。

これまで，作業療法において虚弱高齢者は対象となることは少なかったが，近年，作業療法士（OT）の活動範囲が広がり，地域のなかでも作業療法は展開されている。また，2015（平成27）年4月に改定された介護保険では，地域ケア会議等を通した地域包括ケアシステム構築へのOTの積極的な参画も求められている。介護予防や地域支援事業などでのOTのニーズは高まっており，そのなかでの虚弱高齢者への作業療法は重要なものとなってくる。

（2）虚弱高齢者の作業療法の作業と適応

高齢者は，心身の健康の喪失，社会的つながりの喪失，経済的基盤の喪失を経験し，それらが相まって，生きる目的の喪失も経験する。また，高齢者は，老化による能力低下や喪失感，死への不安，無力感，悲観，罪責感といったマイナスの情緒感をもちやすく，役割喪失や疎外感，孤独感，無為から，自分の身体に関心を集中させ，過度の心配をするようになるなどの特徴がある[5]。虚弱高齢者はまさにその状態にあるといえる。その状況下での**身体機能の回復に偏重したリハビリテーション（以下，リハ）の実施は，思うように動かない身体を意識づけ，衰えた自己への意識も強めてしまうことも少なくない**[6]。

そこで，虚弱高齢者の作業療法では，クライエントを多角的視点でとらえ，包括的に支援していくことが求められる。そのなかでも，**喪失体験を受容し，クライエントの価値の転換を図り，人生物語を修正していくことが大きな意味をもつ**ように思われる。その人を知るために語りに耳を傾けて人生観を受け入れること，語られた物語を手がかりに価値や意志，そして求めている活動を明らかにしていくこと，それをもとに本人らしい生活を送れるよう支援することが重要である[6~8]。つまり，**ナラティブ（Narrative）**の視点が重

One Point

★2 フレイルの診断

フレイルは，臨床上は身体的フレイルの意味で使用されることがほとんどである。コンセンサスの得られた診断基準はないが，一般的にはFriedらの診断基準が用いられている。Friedらの診断基準では，①体重減少，②歩行速度低下，③握力（筋力）低下，④疲労感，⑤活動量低下の5項目うち，3項目以上該当する場合をフレイル，1～2項目該当する場合をプレフレイルとしている。

Key Word

★3 予備力

その人がもっている最大の能力と，通常の生活のなかで発揮している能力との差のことである。つまり，余力のことをいう。私たちは，ふだんの生活のなかで能力のすべてを発揮しているわけではなく，余力をもって生活している。虚弱高齢者の多くは予備力が少なくなっている。

要となってくる。

(3)ナラティブ・アプローチ

「ナラティブ」とは，「物語」あるいは「語り」を意味する言葉であり，「**ナラティブ・アプローチ（Narrative approach）**」とは「ナラティブ」の概念に着目したアプローチの総称である。社会構成主義に基づく「ナラティブ・アプローチ」は，「Words create the world（言葉は世界をつくる）」という考え方を基本としており，臨床において「語り」と「物語」という視点から介入する方法，つまり，「ナラティブ・アプローチ」が展開されている。

「ナラティブ」はもともと文学領域，文芸領域の用語であったが，近年，医学，看護，福祉，そして作業療法などの臨床分野においても，「ナラティブ」の視点が注目されている。臨床の場には，たくさんの「ナラティブ」がある。クライエントは病状や苦悩，今後の目標などについて語り，OTはプログラムの説明やフィードバックなどの語りをする。それと同時に，臨床の場ではさまざまな物語が展開される。クライエントは闘病の物語や人生の終末期の物語などを描き出し，臨床の場はその物語の一場面となり，OTはその物語の重要な登場人物となる。OTとクライエントのかかわりは，相互の「語り」と「物語」を通して展開していくものといえる。

「物語」は「語り」から生まれるという面がある[9,10]。何気ない語りのなかにも一片の物語が含まれており，さまざまな語りの断片をつなぎ合わせていくと，1つの物語ができあがる[9,10]。一方，「物語」から「語り」が生まれる場合もある。物語はその文脈に沿うように語られ，語りは物語の延長上に生み出されていく[9,10]。このように，「語り」と「物語」には相互的で連続的な関係があり，それを表す言葉が「ナラティブ」なのである。そして，「**物語**」あるいは「**語り**」という点から，クライエントの生活や人生を変容させていくアプローチが「ナラティブ・アプローチ」である。

(4)虚弱高齢者に対するナラティブを重視した作業療法の流れ

■——虚弱高齢者のニーズの評価

前述のように，高齢者はさまざまな喪失体験をしており，それらが関連し合って悪循環を起こし，「虚弱」の状態に陥ってしまう。したがって，ある一部分だけを評価して支援するのではなく，それぞれの要素の相互の関連性を明らかにして，総合的に全体像をとらえることが重要である。

そこで，作業療法では，心身機能や活動と参加，さらに個人因子や社会的

側面の結びつきを評価していくが，そのなかで**クライエント自身がどのような認識で自己を理解しているかを知るために，自己物語や人生観などを傾聴**していく。

　今までどのような人生を歩み，どのような感情をもって，どのような経験をしてきたかということを綴った人生物語，つまり，**セルフ・ナラティブ（Self narrative）★4**が今の自己を構成する重要な要素となり，今，**クライエントはどのような物語のなかで生活しているのかということを明らかにし**ていく。そして，**語りや明らかになった物語を手がかりに，考えや価値，そしてその人にとって意味のある活動を明らかにしていくことが重要である。**

■――目標の設定

　クライエントが生活している物語は，**ドミナント・ストーリー（Dominant story）★5**と呼ばれる「支配的な物語」であることが多い。ドミナント・ストーリーとは，私たちの人生を制約する物語とか，人生の下敷きとなる物語を意味するもの[9,10]であり，物語の主人公であるクライエントもまた制約された存在であるといえる。

　そこで，クライエントがどのようなドミナント・ストーリーのなかで生活しているのかを明らかにし，考えや価値，その人にとって意味のある活動を手がかりに，その物語を修正して書き換えていくことが必要になる。OTはその物語の重要な登場人物であり，物語を書き換えて新たな物語をつくっていく援助をしていくことになるのである。

■――アプローチの原則

　ナラティブの視点，つまり「語り」と「物語」の視点で介入していく。クライエントの語りを共感，傾聴し，非指示的な姿勢で介入していく。その姿勢は信頼関係を築き，クライエントとの協業をもたらし，良好な結果へとつながっていく。その際，OTのかかわり方が，クライエントに大きな影響を与えるということを忘れてはいけない。何気ない語りがクライエントの問題を意識づけ，その問題を内在化させ，ドミナント・ストーリーをつくってしまうこともある。

　医学や作業療法のモデルは，クライエントに内在する問題を明らかにして改善するようはたらきかけていくが，その過程はクライエントが問題を内在化するきっかけともなり得るので，注意が必要である[6]。さらに，ナラティブは視点，見方であり，方法ではない。ナラティブ・アプローチはモデル化やマニュアル化はできず，そのように**クライエントを型にはめたり何かを下敷きにして考えたりすること自体が，新たなドミナント・ストーリーを生んでしまうという可能性**に注意しなければいけない。

■――評価とアプローチ

　前述のように，モデルやマニュアルに沿った介入は，クライエントの物語を制約してしまう可能性があるということを十分に考慮していく。そのうえで，**どのような物語のなかで生活しているのかを明らかにし，語りのなかか**

🔑 Key Word

★4　セルフ・ナラティブ

「自己語り」と「自己物語」という２つの意味をもつ言葉である。クライエントを知るうえで，自己についての物語，自己を語る行為そのものが自己をつくっているという考え方が非常に重要である。

❗ One Point

★5　ドミナント・ストーリー

OTの介入により，クライエントはOTにより制約された存在とされ，OTのつくったドミナント・ストーリーのなかで生活することとなる可能性がある。常にクライエントの物語を意識し，ドミナント・ストーリーのなかへ引きずり込まないよう注意をしなければいけない。

Key Word

★6 作業的ナラティブ

ある人の展開しつつある意志，習慣化，遂行能力，および環境を，これらの要素をまとめ上げて意味づける筋書と隠喩を通して，時間を超えて統合する物語のことである。そして語り，演じられるものである。私たちは，過去，現在，そして未来の自分を統合する展開しつつあるナラティブのなかに位置づけることによって，生活から意味をつくり出している。

One Point

★7 問題の外在化

多くのクライエントは，問題を内在化し，何らかのドミナント・ストーリーのなかにいる。その問題をクライエント自身から切り離して，外部に位置づけることを「問題の外在化」という。そして，その外部の問題と戦っていく物語をつくっていくことが重要であり，この物語をオルタナティブ・ストーリーともいう。

ら垣間見られる考えや自己認識，人生観，価値観を手がかりに，新たな物語をつくっていく援助をしていく。これは，人生物語の構成作業，換言すると，人生および自己の再構築の作業であり[11]，つまり，破綻した**作業的ナラティブ**[12,13]**★6**の再構築の援助である。

人間作業モデル（Model of Human Occupation：MOHO）では，クライエントの物事への意味づけを理解するためには，**ナラティブ・リーズニング**（Narrative reasoning）が重要である[14]とし，臨床において作業遂行歴面接第2版（Occupational Performance History Interview Version 2.0：OPHI-Ⅱ）[13,14]が活用されている。MOHOを理論背景としたOPHI-Ⅱは，クライエントの作業生活史を探る半構成的面接，クライエントの作業同一性，作業有能性，作業行動場面の影響を測定する評定尺度，作業生活史の顕著な質的特徴をとらえるための生活史の叙述の3部からなる評価である。面接での作業役割，日課，作業行動場面，活動選択と作業選択，人生の重大な出来事に関する語りから，作業同一性，作業有能性，作業行動場面を評価し，ナラティブスロープ（Narrative slope）を作成するものである[13,14]。

アプローチとして物語を書き換えていくうえで有効な手法となる可能性があるのが，「**問題の外在化**」**★7**ということである。多くのクライエントは，問題やその原因を「自分のせい」とし，問題や原因を自分の内部に位置づけている[9,10]。これは問題やその原因を内在化した状態であり，この状況下では，自己を否定し，認めることができず，苦しみから自分を解放できないでいる。そのようなクライエントには，問題を外在化できるように介入していく。問題の外在化とは，問題を外部に位置づけることであり，自分自身と問題を切り離して外部におくことである[9,10]。**自分自身とは全く関係のない外部のものが悪さをしているととらえることは，クライエントを苦しめることはなく，OTはその問題にともに戦う同士となり，協業ということにもつながっていく**であろう。

(5)アプローチの実際

■──事例紹介

本事例Aさんは，介護老人保健施設で10年以上にわたり入所生活をしている90歳代前半の女性である。筆者が担当OTとなったのはAさんが入所してから7年が経過した時点であった。以下に，その時点から約5年間の様子を示す。

■──情報収集

診断名は，骨粗鬆症と胸腰椎多発性圧迫骨折で，それに加えて高血圧症とされていた。また，右大腿骨骨折の既往があった。80歳代前半に，右大腿骨骨折により入院して手術を受け，独居生活が困難となり，当施設に入所した。

入所時は，移動は歩行器で自立しており，日常生活活動（activities of daily living：ADL）もほぼ自立レベルであり，本人なりの生活を営んでいた。入所して1年半後には胸腰椎多発性圧迫骨折を受傷し，骨粗鬆症と胸腰椎多発性圧迫骨折と診断された。

Aさん本人の希望もあって，週2回の頻度で個別リハを実施していた。集団レクリエーションや施設の行事にも積極的に参加していた。居室はADLが自立している利用者たちが居住する棟の4人部屋で，同室者たちとは親しくして仲良く生活していた。家族の定期的な面会があり，家族関係は良好であった。

■──作業療法評価

生活歴は，面接によりAさん本人から得た。Aさんは8人きょうだいの長子として生まれ，学校卒業後は，祖父の仕事（食品製造業）を手伝って生活していた。読書が趣味で，若い頃は読書に明け暮れていたという。自営業（製造業）をしていた夫とは18歳で結婚し，6人の子どもをもうけ，専業主婦として生活していた。子どもの独立後は，夫婦2人での生活であった。60歳代で夫と死別し，その後は1人で生活していた。

初期評価は，居室や食堂で行った。身体運動機能では，軽度の円背であり，肩関節に軽度の関節可動域制限があった。筋力は徒手筋力検査（MMT）で上肢5，下肢4〜5であった。時々，軽度の腰痛と腰部の脱力感を訴えることがあった。起居動作には苦痛を伴うようになってきたと話すが，安定していて問題なく実施していた。施設内の移動は歩行器で，自立していた。

心理精神機能では，改訂長谷川式簡易知能評価スケール（HDS-R）は30点中24点であった。年齢相応の物忘れはあるが，週間スケジュールや日課はしっかりと把握しており，認知症を疑われるような症状は全くなかった。コミュニケーションは良好であった。性格はやや神経質であった。

ADLでは，入浴は一般浴で介助を要したが，それ以外はすべて自立していた。集団レクリエーションや施設行事には積極的に参加し，余暇時間は同室者と楽しく会話をしていた。

■──作業療法の方針および計画

本人，家族ともに在宅復帰は考えておらず，施設での生活を望んでいた。作業療法では，生活スタイルを維持し，ADLが自立している利用者たちが居住する棟での生活の継続を目標に，心身機能と起居動作能力，ADL能力の維持を図っていく方針とし，週2回の個別リハを継続していくこととした。

「治療目標」は，以下のとおりとした。
①歩行器での移動能力の維持を図ること
②起居動作能力の維持を図ること
③ADLの質の維持を図ること
④対人交流を含めた生活スタイルの維持を図ること
「治療プログラム」は，以下のとおりにした。
①下肢筋力，立位バランスの訓練を実施し，立位の安定性・耐久性を維持する
②体幹の筋力を強化し，腰痛の増悪を防ぐ
③定期的な歩行器での歩行機会をつくる

B-1 不活性な生活からの脱却──ある虚弱高齢者の生活再構築過程

④集団レクリエーションや施設行事に積極的に参加できるようはたらきかける
⑤起居動作やADLの状況を確認していく

■──作業療法経過

◎第Ⅰ期：個別リハビリテーションを継続していた時期：介入〜13か月目

生活状況は維持されており，個別リハを継続していたが，介入から9か月目には身体の痛みやだるさ，疲労感などを訴えることが増えてきた。個別リハを中断したり，訓練の量を減らすなど内容を変更したりして対応していた。身体運動機能は全体的にやや低下し，歩行器歩行の耐久性も徐々に低下していったが，起居動作やADL，余暇活動の状況は維持されていた。

◎第Ⅱ期：体調不良で個別リハビリテーションを中止した時期：14〜27か月目

介入から約14か月目には，腰痛や下肢痛があり，疲労感を訴えることが多くなってきた。集団レクリエーション等でも，苦痛の表情をみせることが増えてきた。また，創作活動の遂行レベルも低下し，乱雑になってきた。そして，年齢のことや身体のことを不安そうに話すことがあり，「神経が苛立って，ちょっとしたことでもイライラしてしまう。それを抑えようと必死なのよ」という語りもあった。体調不良や身体の痛みを理由に，車いすで移動することも何度かあり，いったん，個別リハは中止とした。

その3か月後からは，体調不良の訴えはなくなり，苦痛なく生活することができるようになった。活動性は向上し，生活のなかでの歩行頻度も増えてきた。身体状況，体調を考慮したうえで，本人なりの生活をすることができていた。

しかし，その後，体調不良等による安静生活により，ADLのレベルは徐々に低下していった。車いすで移動する頻度が増え，排泄や更衣に介助を求めることも多くなっていった。介入から約26か月目には，移動は車いす全介助，入浴は特浴，排泄はポータブルトイレ使用と，状態が悪化した。居室もADL自立群が入居する棟からADL非自立群が入居する棟へと転室となった。そして，前の同室者たちとのかかわりは少なくなっていった。

◎第Ⅲ期：課題を明確化してリハビリテーションに取り組んだ時期：28〜31か月目

介入から28か月目には，本人から「トイレまで歩行器で移動できるようになりたい」という希望が語られ，個別リハを再開した。立ち上がりや平行棒内歩行の訓練を行い，本人が予想していた以上に身体の動きがよく歩行もできたようで，安心して大いに喜んでいた。しかし，個別リハを3回実施した後，体調不良を理由に中止した。OTが居室を訪れると，「助けてくれー」「本当に治るんでしょうか」という語りがあり，不安そうに険しい表情をみせたこともあった。身体運動機能はさらに低下し，排泄はおむつとなった。

その2か月後には，「下肢に力をつけて移乗できるようになりたい」「トイレが1人でできるようになりたい」と具体的な希望が語られ，個別リハを再開した。これまでのリハは，「維持できるように」や「もっと身体に力がつくように」という漠然とした目標で行っていたので，本人の意向を聞いたうえで課題を明確にしてもらい，具体的な目標をもって取り組んでもらうようにした。Aさん本人からは「おむつでなく，トイレで排泄できるようになり

たい」「初めは手伝ってもらっても，いずれ排泄は１人でできるようになりたい」と目標があげられた。過度な負担とならないよう運動量も考慮し，段階的に運動機能訓練を実施していった。身体運動機能は徐々に向上し，起居動作もスムーズになった。

その１か月後には，ポータブルトイレでの排泄が可能になった。そうすると，Ａさん本人から「少しずつ歩く練習をしていきたい」などと，新たな目標やリハに対して積極的な語りも出てきた。個別リハでは，平行棒内歩行訓練を開始し，その訓練の量も徐々に増やしていった。それに伴い身体運動機能は向上し，起居動作や排泄動作の安定性は高まっていった。

◎第Ⅳ期：落ち込んで悲観的な語りが多くなった時期：32〜42か月目

介入から32か月目には，以前の自分の居住室を見て，その場所には別の入所者がいて，以前の部屋の様子とは全く別のものになっていた状況を目の当たりにして，体調が回復してから戻るはずだった自分の場所がなくなっていたという寂しさを感じる出来事があった。「もう90過ぎたのにこれからがんばってもなぁ」「もう齢だし」「これからよくなって歩けるようになるんでしょうか」など悲観的な語りが多くなってきた。個別リハは継続しており，起居動作や排泄の安定性は高まってきていた。しかし，食堂で個別リハをすることに億劫な様子をみせたり，体調不良を理由に休んだりすることも何度かあった。

介入後36か月目からは，体調不良や身体の痛みを訴え，不安そうな表情をみせることも多くなり，個別リハは中止とした。移動は車いす全介助，排泄はおむつとなった。「頭がおかしい」「気持ちがモヤモヤする」「だめだー」などの悲観的な語りも多くなった。

◎第Ⅴ期：ナラティブを重視した介入をした時期：43〜57か月目

OTには，Ａさんは元気だった頃の自己と比較し，衰えた自己に対してとても悲観的になっているように思われた。また，これまでの経過を振り返ると，身体機能の回復に偏重したリハの実施が「衰えた自己」をより明確に認識させ，そして悲観的になり，それが体調不良等を助長し，さらなるレベル低下へとつながる悪循環に陥っているように思われた。

そこで，介入から43か月目から，精神面の安定を目標に，会話を中心としたナラティブを重視した介入に変更した。

「治療目標」は，以下のとおりに変更した。
①体調や心身の衰え，将来のことなどに固執しないようになること
②自己に対して悲観せず，落ち着いた精神状態で過ごせること
③語りを変え，人生物語を変えていくこと
④価値の転換を図り，新たな価値をみつけること

「治療プログラム」は，以下のとおりに変更した。
①傾聴と共感，無知の姿勢を意識し，非指示的な態度で自由に語ってもらう
②喪失体験を受容し，人生観を受け入れる
③語りのなかから求めている活動を明らかにし，人生物語を変えていく援助をする
④身体機能へのはたらきかけを一切行わず，起居動作とADLの状態観察のみを行う

初めの頃は，体調が優れないことや心身の衰え，将来の不安など悲観的な内容の語りが大半だった。しかし，徐々に語りの内容の幅が広がり，生活歴

や楽しかった思い出を語るようになった。さらに，友人についても語るようになった。「前の部屋のときはみんなでよくお喋りをしたなぁ」「暇なときはよく『しりとり』をしていたんです。面白かったなぁ」「みんな気心が知れて毎日楽しかったなぁ」などの語りがあった。そして，その友人に会いたいという希望も出された。

その3か月後に，以前いた部屋の同室者である友人Bさんに会う機会をつくった。Bさんとは当施設入所当初から親しくしていたが，Bさんは数か月前に脳梗塞を発症し，重度の麻痺と失語になり，他者と面会することを拒否していたため，AさんはBさんと久しぶりの再会であった。互いに涙を流して再会を喜んでいた。以後，週1回Bさんと会う機会を設けることになった。

この頃から語りに変化がみられるようになった。自分と他者を比較し，「私よりもっと齢のいった人もいるし，体調が悪い人もいる。私はまだよいほうなんじゃないかな」などの語りがみられるようになった。また，「私はこういう病気なんだ。何病っていうんだろう」「時々，精神的に落ち着かなくなり，頭がモヤーっとすることがあるけど，あまり気にしなくなった」「割り切れるようになった」「これは神経の病気なんだ。仕方ないんだ」「もう齢だから仕方ないんだ」などと語ることが増えてきた。そして，体調不良は時々あり，落ち着かないこともあるようだが，職員に訴えることはほとんどなくなり，表情よく過ごしていることが多くなった。

現在，本事例Aさんは落ち着いた生活ができ，Bさんとの週1回の面会を楽しみに生活している。会話内容も豊かになり，個別リハ時も楽しそうな表情をしている。そして個別リハ終了時に必ずOTに「いつもありがとうなぁー」と声をかけてくれている。

■──考察

◎問題の内在化と外在化

本事例Aさんは，会話を中心としたナラティブを重視した介入以前は，衰えや体調不良などを「自分のせい」とし，問題を内在的なものと考えていた。「もう90過ぎたのにこれから頑張ってもなあ」「これからよくなって歩けるようになるんでしょうか」「頭がおかしい」「だめだー」などの語りからもわかるように，自分を否定し，認めることができず，変えるべきものと認識していた。そして，この苦しみから抜け出すことができないでいるようであった。また，身体機能の回復に偏重したリハの実施が，運動機能レベルの低下をより明確に認識させ，体調不良等を助長し，さらなるレベル低下へとつながるという悪循環に陥っていたように思われた [図1]。

しかし，会話を中心としたナラティブを重視した介入以後は，「神経の病気なんだ」「もう齢だから」「ほかの人は」などの語りからもわかるように，問題を一般的なものとし，徐々に問題を外在化★8できるようになった。その結果，問題を内在化していたときの苦しみから解放されたものと思われた。また，重度の麻痺と失語を呈したBさんとの面会は，「私よりもっと齢のいった人もいるし，体調が悪い人もいる。私はまだよいほうなんじゃないかな」という語りからもわかるように，「元気だった頃の自己」から「同年代の他入所者」へと，「現在の自己」の比較対象の転換のきっかけになったものと思われ，問題を内在化していたときの苦しみからの解放の大きなきっかけとなったものと思われた。

👥 Episode

★8　問題の外在化

「もう齢だから」「ほかの人は」という語りは，問題の原因を外在化している。これは，問題に対して適当な理由づけをして，その問題から逃げているという一面もある。しかし，「神経の病気なんだ」という語りは，問題をはっきりと外部に位置づけている。よって，問題は外部にあるのだからクライエントを苦しめることはなくなったのである。問題を内在化して考えている限り，変化すべきはクライエント自身であり，OTはその指導者や援助者としかなり得ない。しかし，このように問題を外在化することで，クライエントとの協業ができ，良好な結果を生むことができる。

[図1] ナラティブを重視した介入以前の状態

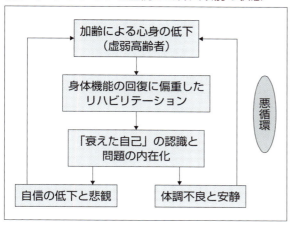

[図2] ナラティブを重視した介入以後の状態

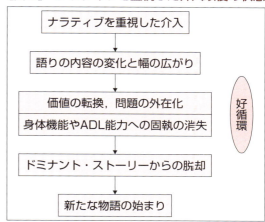

◎「語り」と「物語」

　身体機能の回復に偏重したリハを実施していた頃は，本事例Aさんの語りの内容は個別リハや身体機能，ADL能力に関することがほとんどであった。しかし，会話を中心としたナラティブを重視した介入以後，生活歴や楽しかった思い出，友人のことなども語られ，語りの量が増え，語りの内容の幅も広がっていった。語りが身体機能やADL能力のことから，友人やその他のことへと変化していったことにより，価値の転換がなされ，問題を内在化することがなくなったものと思われた。また，ナラティブを重視した介入を通して，Aさんの人生物語が徐々に明らかになっていった。語っていくうちに友人Bさんのことも語り，定期的に面会することとなった。語ることにより，「衰えを自覚し悲観する物語」から「友人と再会し生活に楽しみを見出した物語」へと，人生物語は修正され更新されていった。それは長い間Aさんを苦しめていたドミナント・ストーリーからの脱却の過程であり，語りがまた新たな語りを生み，そして人生物語を修正し更新していった［図2］。確固たる自己があって，それが何かを語っているのではなく，語りながら自己を修正したり生み出したりしていったものと考えられた。

　虚弱高齢者は，さまざまな喪失体験をしており，そのなかで作業同一性[13]★9は不安定な状態にあることが多い。「語り」や「物語」という視点を重視した介入は，クライエントの作業同一性を確かなものにしていく過程であり，自己を組織化していく過程であることが示唆された。

（佐藤晃太郎）

Key Word

★9　作業同一性

人が作業参加の個人史から生み出された自分は何者なのか，そして作業的存在としてどのようになりたいのかという複合的な感覚のことである。作業同一性の構築は，経験からの能力や興味の自己認識から始まり，自分の望む価値に根ざした将来像をつくり上げることへ広がるものといえる。

文献

1）日本作業療法士協会監：作業療法学全書第7巻，作業治療学4，老年期障害，改訂第3版．協同医書出版社，2008．
2）日本作業療法士協会監：作業療法関連用語解説集，改訂第2版．日本作業療法士協会，2011．
3）日本老年医学会：フレイルに関する日本老年医学会からのステートメント．2014．
4）葛谷雅文・雨海照祥編：フレイル──超高齢社会における最重要課題と予防戦略．医歯薬出版，2014．
5）日本作業療法士協会監：作業療法学全書第1巻，作業療法概論，改訂第2版．協同医書出版社，2001．

6）佐藤晃太郎・山田孝：問題を外在化することにより，落ち着いた生活を取り戻した高齢女性の一例——ナラティブを重視した作業療法の効果．作業行動研究13：20−26，2009．

7）木村美久・山田孝：意欲低下を示した後期高齢女性に対するナラティブを重視した作業療法の効果．作業行動研究11（1）：17−24，2007．

8）岸上博俊・村田和香：ある女性高齢者に対しての人生観を考慮した作業療法．作業療法19：145−152，2000．

9）野口裕二：物語としてのケア．医学書院，2002．

10）野口裕二編：ナラティヴ・アプローチ．勁草書房，2009．

11）佐藤晃太郎・山田孝：人生と自己を再構築する超高齢者との協業——100歳の自叙伝作り．作業行動研究16（4）：248−257，2013．

12）Kielhofner G，山田孝監訳：人間作業モデル——理論と応用，改訂第3版．協同医書出版社，2007．

13）Kielhofner G，山田孝監訳：人間作業モデル——理論と応用，改訂第4版．協同医書出版社，2012．

14）Kielhofner G et al，山田孝・他訳：作業遂行歴面接第2版使用者用手引OPHI-Ⅱ．日本作業行動研究会，2003．

B 活動・参加に焦点を当てた高齢者への作業療法の展開

2. 閉じこもり高齢者の役割再獲得過程

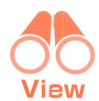

- 閉じこもり高齢者は虚弱・寝たきり・認知症・廃用症候群などに陥りやすいハイリスク状態であり，その要因に，身体的・精神的・社会的要因がある。
- リハビリテーション・サービスは多職種がかかわりをもち，作業療法の視点からクライエントの生活を維持・向上させる支援が求められる。その際は，閉じこもりを招いている住環境にも目を向け，家族とのコミュニケーションを深めることも重要である。
- 閉じこもり高齢者に対しては，日常生活活動（ADL）の向上にとどまらず，徐々に活動，興味，役割の再獲得に向けてはたらきかける作業療法が効果的である。

（1）閉じこもり高齢者の定義・特徴

■――介護予防・地域でのかかわり

　地域における介護予防事業では，運動器の予防活動とともに，虚弱・寝たきりの原因となる閉じこもり予防についても検討することが重要である。しかし，閉じこもりの原因については，いまだ不明な点が多いとされている[1]。閉じこもりは要介護や入院・入所，死亡に陥りやすいハイリスク状態である[2]。したがって，閉じこもりを予防・支援することは，低栄養・口腔機能低下・運動機能低下などのハイリスク状態をも把握することにつながり，それらの予防や支援プログラムに結びつけるうえでも，有効な対策であると考えられている[2]。閉じこもりは社会的孤立を引き起こしている状態であると考えられるために，支援者は外出に伴うリスクよりも寝たきりになるリスクが高いということを認識し[3]，**生活行動範囲が縮小した状況を早期に発見して予防や支援をする視点をもち，地域で連携してアプローチすることが大変重要**である。

　閉じこもりとは，研究によりさまざまな概念があり，明確にはなっていな

いものの「1日のほとんどを家の中あるいはその周辺（庭先程度）で過ごし，日常の生活行動範囲が極めて縮小した状態である」[4]といわれている。外出頻度を尺度とした定義では，「日常の外出頻度が週1回程度以下」[4]とされている。外出頻度では外出先を問わないが，閉じこもりの過程では，初期には，人との交流や社会とのかかわりを目的としたより高次の外出行動が低下しやすいとされている[4]。したがって，生活上で必須の場所への外出が比較的遅くまで残るであろうと考えられており，外出先を考慮した評価を行うことも，閉じこもりの早期発見には適していると考えられている[4]。

■──閉じこもりをもたらす要因

竹内[5]は，閉じこもりをもたらす要因には「身体的要因」「精神・心理的要因」「社会環境要因」の3つの要因があるとしている。これらの要因は相互に関連し合い，複雑に影響して，閉じこもりが引き起こされると考えられている[5]。閉じこもり生活は身体・精神・社会という3要因をさらに低下させるという悪循環をもたらし，寝たきりや認知症への移行につながると考えられている[5]。

大川[6]は，寝たきりなどにつながるとされている廃用症候群は，不活発な生活や安静から起き，全身のあらゆる器官・機能に生じる「心身機能」の低下であると説明している。廃用症候群は「生活機能」全体に大きな影響を与え，「心身機能」「活動」「参加」のどのレベルにも生じ，引き起こされた悪循環は，進行すると「活動」レベルでは歩行不能や寝たきり，「参加」レベルでは生きがいの喪失等に至るとも考えられている。

閉じこもりから，このような悪循環を招くことのないように，**作業療法士（OT）は地域のなかでどのような支援ができるかという広い視野をもって取り組むことが，今，強く求められている。**

(2)閉じこもり高齢者の作業療法と適応

■──背景と支援の方向性

閉じこもりは，前述のとおり，精神的な機能低下と相まって，身体機能の低下などのさまざまな要因から，廃用症候群を引き起こしているということが少なくない。廃用症候群は，局所性廃用症候としては筋力低下，各関節の拘縮などを，また，全身性廃用症候としては心肺機能低下，易疲労性などを，さらに，精神・神経性廃用症候としては知的活動低下，うつ傾向，姿勢・運動調節機能低下などを指しており，症状は相互に関連し合い「症候群」となるとされている[6]。これらが関連しながら日常生活活動（activities of daily living：ADL）を阻害していくものと考えられる。

特に高齢者では，家庭内の役割を喪失した状態にある人も多く，役割の喪失は容易に置き換えることができないと考えられている。喪失や消失した役

割を置き換えることのできない高齢者は，退屈，孤独，うつを経験することもある[7]。このように，精神機能の低下は身体機能の低下とともに，さまざまな要因によって引き起こされやすい。

また，高齢者の自殺の背景としては，「楽しみの減少，近親・友人との死別・生別による孤独，脳動脈硬化の初期症状や老年期神経症の症状としてのうつ状態などの心理的・生理的両面の理由」[8]等があると，考えられている。ところが，このような深刻な背景をもっていたとしても，高齢期のうつでは，「年のせい」や「ボケてきた」と思われてしまいやすい[9]。

Erikson（エリクソン）は，高齢者は成人期における子孫や後継者をつくるgenerativity（次世代をつくり育てる心）の発達課題をどのように達成しているのかや，青年期のような自己中心の態度から，親，先輩，指導者という役割への心的態度を転換することなどが自分の人生を唯一のかけがえのないものとして肯定し受容しているか，そして，もう一度やり直したいという深刻な後悔や不全感を抱いているかということも，高齢期の人々の精神機能に影響を与えるという[8]。

このような背景を踏まえ，作業療法の実践では，クライエント一人ひとりに寄り添って，より有効な介入方法を多職種とともに検討することが求められる。**クライエントがこれまでの生活を振り返ることのできるような無理のない目標設定をし，主体的に行う評価を協業して，生活史を活かした活動の支援を検討することが，よりよい改善につながり，好循環をもたらすのではないかと考えられる。**

■──地域・施設での作業療法の可能性

地域や福祉領域における作業療法では，障害の軽減を図る医学モデルに加えて，クライエントの生活を維持・向上させる生活モデルの理念と実践がよりいっそう求められている。**OTは多職種との連携のなかで，生活に密着したかかわりを支援することが必要**である。

介護老人保健施設（以下，老健）等では，在宅で廃用症候群をきたし，施設利用になる方々も増えているが，なぜ廃用症候群を招いたかという背景を知ることも，地域における予防的視点をもつうえで重要なことである。

安村[2]は，二次予防（早期発見・早期対応）としての「閉じこもり」予防よりも，元気高齢者に対するサクセスフル・エイジング（理想的な老い）を目指す一次予防（疾病予防・健康増進）への地域活動が，今後期待されていると述べている。

リハビリテーション（以下，リハ）・サービスのかかわりは施設内のみにとどまらず，在宅での具体的な支援を多職種で検討するとともに，作業療法の視点から介護予防事業や地域支援事業の展開を進めていくための連携を発信することができる。**地域で取り組まれる介護予防事業と施設サービスにおけるリハは，ともに連携し提案し合うことが望まれている。**

なお，支援の検討の場としては，地域ケア会議がある。地域ケア会議は，クライエント一人ひとりの支援内容や課題解決を検討するとともに，地域で支援すべき課題へと結びつけ，社会基盤の整備へとつないでいく目的として，

開催されている[10]。会議の場を有効に活用し、OTの視点から生活の支援を検討することは、ますます重要になっている。

（3）閉じこもり予防における作業療法の流れ

■──閉じこもり高齢者のニーズの評価

OTは作業療法でかかわるクライエントの既往歴や生活歴を知って、そのうえでさまざまな介入を実践する。しかし、心身機能を十分に評価でき、ADLの向上へのアプローチがうまく進んだとしても、ADLの向上を目標にした介入のみでは、その後の活動性のある生活を展開するうえで、必ずしも最良であるとはいえない。

閉じこもりでは、特に生活習慣のバランスを崩しているととらえることができることから、**OTは多職種との連携のなかから、本人や家族とともに、徐々に活動の再獲得、興味や役割の再獲得に向けてはたらきかける作業療法を見出す必要があろう。**

■──目標の設定

前述のように、目標をADLの向上において、心身機能の評価から、歩けるようになるための立位訓練・歩行訓練を実施したとする。次第にバランスがよくなり、平行棒歩行を1往復できるようになったとしよう。しかし、歩行の自立などのADL向上という目標が達成されても、その目標はその人らしい活動の獲得とはほど遠く、在宅生活のなかで継続されにくいことも多い。また、目標のずれは、家族の思いともギャップを生じてしまうことがある。動作の獲得における成功体験は自己効力感を高めることにもつながるではあろうが、機械的な目標設定では個別性のある生活場面では実行されなかったり、訓練への依存的な状況が残ったりすることがある。

目標設定では、動作の活動性の向上を支援しながら、有能性を引き出すことができるような、その人の価値のある興味や役割を探索する作業を提供することが重要である。

■──アプローチの原則

閉じこもりで廃用症候群を招いた人が施設を利用することによって、閉じこもりは解消されたものとも考えられる。しかし、外出目的がどのようなものかが不明瞭であれば、**施設に場を変えた閉じこもり状態にすぎないともいえる。実は、「施設こそが閉じこもりをつくっているのではないか」という認識に立ち、より具体的な在宅での役割活動や地域活動へとつながりを拡大できるように、一人ひとりが思い描く自分らしい生活に近づく支援内容を検討**する必要性がある。そのためには、OTとクライエントがともに、ADLの向上を目標にすることにとどまらず、住環境等も見直しながら、家族とのコミュ

ニケーションを深め，協業を促進しなくてはならない．

■——評価

　OTは，クライエントのコミュニケーションを促進し，協業を図るうえで有効なツールを使用することが望まれる．例えば，代表的なツールの1つとして，「作業に関する自己評価・改訂版（OSAⅡ）」[★1]（95頁参照）がある．また，クライエントの生育歴の展望を取り入れた面接法として「作業遂行歴面接・改訂版（OPHI-Ⅱ）」[7]（108頁参照）を用いることも，今後の具体的な活動支援に有効であると思われる．

　なお，高齢者は役割の喪失や変更などによる葛藤を生じていることもあり，役割の再獲得にはたらきかけるアプローチを検討することが必要である．OTはクライエントとともに，重要性と結びついている現在・過去・未来における役割を明らかにする方法として，役割チェックリスト[7]（96頁参照）を用いることが有効である．また，興味の減少に対しては，OT自身もどのようなアクティビティを提供すればよいかと悩んでしまうこともあるが，さまざまなアクティビティから一人ひとりのモチベーションをより高めることのできる活動を検討する際には，興味チェックリスト[7]（96頁参照）を用いることが有効である．

　このように，OTとクライエントが，ともに現状を確認し合って目標を決めることは，無理のない実践計画を立案するための支援方法としても有効であるといえる．**特に高齢者では，在宅や施設での環境による変化が与えるストレスも大きく，活動場面でのギャップも生じやすいことから，クライエント・家族・多職種・多施設・地域協業のうえでの適切な目標設定が求められる．**

■——アプローチ

　作業療法の実践では，クライエントとのかかわりのなかで，主体的な目標を引き出すことが，より有効なアプローチであることを体験している．OTとクライエントが具体的に立案した実践計画は，在宅生活でも同様に提供できるものとなり，さまざまな環境の影響を受けたギャップを生じさせないためにも，連携に活かすことができる．また，目標設定するうえでは，生活の環境を把握することも重要である．なぜ活動性が低下しているのか考慮し，**よりよい動線を確保することで，できる能力を活かせる住環境整備の工夫も，OTに望まれている．**

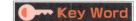

Key Word

★1 OSAⅡ
OSAⅡは，人間作業モデル（Model of Human Occupation：MOHO）の概念を用いて，意志，習慣化，遂行，そして環境について，クライエントが自分の生活を典型的にはどのように考えているのかを反映するようにつくられている[11]．

（4）アプローチの実際

Key Word

★2　せん妄

せん妄は，心身の不適応反応として，あらゆる年代に起こるとされているが，特に身体機能の低下している高齢者では，発症率が高いといわれている。症状としては，軽度の意識障害に精神運動性興奮を伴い，幻覚や妄想が出現することもあり，環境や身体機能のわずかな変化による影響も受けやすいといわれている[12]。

■──事例：ある閉じこもり高齢者の役割再獲得過程

本事例Ａさんは80歳代後半の女性である。診断名は老人性認知症（軽度），パーキンソン症候群，本態性高血圧，廃用症候群など，多岐にわたっている。要介護度は４で，障害老人の日常生活自立度はＢ２，認知症高齢者の日常生活自立度はⅡｂである。自宅では息子夫婦，孫夫婦，ひ孫と暮らしている。

ＡさんはＸ－１年に屋外で転倒し，その後，自宅での転倒もあり，次第に活動性が低下していった。家族はＡさんの活動性の低下を心配し，「このままでは寝たきりになってしまう」と何度も声をかけたと言うが，本人は「寝たきりになってもいい」と言い，自室をほとんど出ない状況になっていった。Ｘ年２月頃からは，ベッドで寝たきり状態となり，自室では幻視・幻聴が出現することもあり，せん妄状態★2が起きることもあったという。Ｘ年６月から，老健での短期入所の利用が開始された。

■──初回評価

ADLは全介助であり，表情は無表情，発声は小さく，自分から話をすることがほとんどなかった。医師からは，車いす座位が可能であり，両上肢の挙上（鼻まで）も可能であることから，食事と作業活動への参加の指示が出され，また，足関節が軽度拘縮であったため，関節運動の指示があった。

在宅介護支援センターと協議し（家族との話し合い），「治療目標」は以下のとおりとした。
①短期目標：座位安定保持（食事動作の自立）
②長期目標：介助での立位・移乗動作の獲得
　「治療プログラム」は以下のとおりとした。
①短期入所の利用開始
②背部介助での座位バランス運動
③声かけ

本人からは具体的な希望などの意見はなかったが，「よろしくお願いします」「どうもありがとうございます」「迷惑をかけてすみません」などの言葉が聞かれた。まずは短期入所という施設での活動に慣れてもらい，無理なくはたらきかけることとした。

■──経過

◎第１期（無理のない支援からの短期入所の利用開始）

Ｘ年６月中旬には，上肢を鼻までもっていくことができた。食事では，スプーン，食器，テーブルの工夫をし，食器をセッティングして，なるべく自分で食べるよう声かけを行った。座位バランスはやや不安定で，体幹は後傾していた。Ａさんは無表情ではあるが，話しかけると小声ながら返答があった。以前からあまり社交的ではなかったとのことであった。職員のはたらきかけには，いつも「ありがとうございます」「申し訳ありません」と答えていた。２日後に，座位安定性を高めるため，背部介助での座位バランス運動

を少しずつ行った。活動には，声をかけただけで参加していた。

◎第2期（機能訓練と役割活動の探索）

7月下旬からは，ほかの利用者と，タオルたたみ作業に参加した。8月上旬には，カレンダーづくり作業に参加し，絵を描くことが好きだと語った。タオルたたみ作業には継続的に参加を希望した。

◎第3期（食事の自立）

9月上旬に，背もたれなしでの端座位訓練を実施した。自分で介助バーにつかまり，座位バランスが安定した。食事場面では，座位バランスが安定したことで，食器のセッティングのみで自力で摂取するようになった。自助具（スプーン・固定皿）を使用し，これらを家族にも紹介した。自宅ではせん妄状態がほとんどみられなくなっているということだった。

10月中旬には，さらに座位バランスが安定し，座位での足踏み運動と両手を離しての座位保持が可能となった。座ったままで，両手をフリーの状態でゆっくりボールをパスし，右や左への回旋動作をして，座位バランスの安定を図った。また，自宅でも寝返りをしやすいように，マットレスの変更を家族とともに協議した。

◎第4期（心の変化）

11月上旬には，新しい靴で，座位での足踏み運動に参加した。両手を離しての座位保持が可能となった。立ち上がりは全介助であるが，靴を新しく替えたこともあって，意欲的に参加していた。

11月下旬には，半介助での立ち上がり動作が可能となった。立位での足踏み運動も，介助にてできるようになり，3mほどの介助歩行もできるようになった。ほかの利用者と一緒に行い，少しでも自分で歩いてみたいとの希望を語った。また，ほかの利用者への気遣いの言葉かけや，歩行訓練時にOTに対して「支えてもらって申し訳ないです」と語ることもあった。

12月上旬には，軽介助での立ち上がり運動が安定したため，食事はいすに移乗することにし，活動機会を生活場面へ拡大していった。食事では食器の操作が自分で可能になり，セッティングは特に必要としなくなった。

◎第5期（活動の積極性・仲間）

12月下旬に，OTがいないときに，自分で平行棒まで車いすを自走し，OTを待つことがあった。OTが来ると「運動をやらせてください」と積極的に話した。翌日，同じテーブルについている歩行運動の仲間と，立ち上がり運動を一緒にやりたいと希望した。半介助での平行棒歩行を片道実施した。仲間とは「一緒にやろう」と声をかけ合って参加していた。終了時には互いに握手をしていた。X＋1年1月中旬には，自宅での自分の様子をOTに話してくれ，自宅ではあまり動いていないと語った。話し声が少し大きくなってきた。

◎第6期（トイレでの排泄）

1月下旬には，歩行運動は軽介助で1往復が可能となった。2月初めに，運動後に大便が出そうな気がすると話し，トイレで排便を促した（尿意についてははっきりわからないと話す）。2月上旬には，排便は本人に声かけをしてもらって，トイレで行うようになった。「おむつが取れるかな」と話をした。尿意については曖昧なため，時間で声をかけ，はたらきかけを行うことにし，排尿のトイレ誘導にて，おむつを外しパッドで対応することにした。同日，平行棒介助歩行を2往復実施した。

◎第7期（さまざまな活動への興味）

2月中旬に，レクリエーションで，調理に参加した。ほかの参加者と声をかけ合いながら，自分から積極的に話しかけていた。できる作業（包丁は使わないで，きのこほぐしなど）を行っており，自然な笑顔が出ていた。平行棒内での方向転換も軽介助ででき，平行棒歩行を2往復行った。トイレに行きたいときには，自分からトイレまで車いすを自走していた。昼休みには「タオルたたみの仕事をさせてください」と自分から話をした。

◎第8期（OSAⅡの実施）

3月上旬には，活動性が向上し意志が明確になってきた。そこで，目標設定をADLの向上にとどまらず，さらに具体的にするため，OSAⅡを紹介した。すると，承諾が得られたので，OSAⅡを用いてともに目標設定の確認を実施した［表1，表2］。

◎第9期（仲間へのエール）

3月上旬には，歩行が軽介助となり，歩行器での歩行を行った。自分が運動をしていなくとも，ほかの利用者が頑張っていることに対して，遠くからでも拍手をおくっていた。友人と歩く運動が楽しみだと語った。

◎第10期（役割遂行の拡大）

タオルたたみを行ったところ，手指の動きがよくなったような気がすると話した。また，新しい活動として，「編み物をさせてください」とOTのところまで言いに来た。

さらに，ひ孫にマフラーを作製することを自らの目標とした。

■──結果

Aさんは転倒を機に閉じこもり状態となり，自室からほとんど出ない生活を送っていた。転倒後は体が痛くなり起きるのが嫌になり，自分が再び転倒するなどして家族に迷惑をかけるのではと思ったと語っている。そのため，次第に心身機能が低下し，寝たきり状態になってしまったと思われる。短期入所の利用で少しずつ活動性が高まり，自宅でのせん妄状態も消失していった。また，上肢機能の評価から，できる動作を食事動作の獲得へと結びつけることができ，全介助であった食事動作は一部介助となった。

◎身体機能

初回評価時には，車いす座位で体幹バランスがやや悪く，後傾しがちな不良姿勢であったため，座位バランス運動や背もたれなしでの端座位保持を実施した。座位バランスが安定すると，両手を離しての座位やボールのパスができるようになった。姿勢が安定し，上肢運動機能が向上したことから，食事姿勢も安定し，セッティングなしでも食器の扱いができるようになった。また，食事摂取が可能になった時点で，自宅でも同様の自立支援ができるように，自助具の紹介を行った。

座位保持が安定し，介助での立ち上がりができるようになって，車いすの自走や車いすとベッド間の移乗の練習を行った。また，自宅でも寝返りがしやすいように，在宅介護支援センター・老健スタッフ・家族とともに，マットレスの変更を協議した。実際の活動場面で獲得した具体的な動作はトイレでの排泄にもつながり，また，友人との会話時には声が大きくなり，自信が現れ始めたように思われた。

◎役割活動

［表1］　AさんのOSAⅡの結果：自分について

自分について	ステップ1				ステップ2				変えたい順番	ステップ3
	問題あり	やや問題	良い	非常に良い	大事でない	やや大事でない	大事	非常に大事		文章に対する考え
1．自分の課題に集中する	○							○	1	友人と歩くことを頑張ってみたい
2．体を使ってしなければならないことをする	○							○	2	一人でできるようになりたい
3．生活している所を片づける			○		○					自分では困難
4．身体に気をつける			○				○	○		現在健康である
5．面倒みなければならない人をみる			○				○	○		居室の人の名前を全部覚えた
6．行かなければならない所に行く	○							○	1	トイレ・食事
7．金銭の管理をする			○		○					自分では困難
8．基本的に必要なこと（食事,服薬）を行う		○						○		
9．他人に自分を表現する		○						○		思ったことはズバズバ言うほうだ
10．他人とうまくやっている			○				○	○		耳がよく聞こえないので話しかけにくい
11．問題をはっきりと認めて解決する			○				○	○		
12．くつろいだり楽しんだりする	○							○		歩くこと,友人と一緒
13．やらなければならないことを片づける		○						○		
14．満足できる日課がある				○				○		歩くこと,タオルたたみ作業
15．自分の責任をきちんと果たす		○						○		
16．学生,勤労者,ボランティア,家事の一員などの役割にかかわる		○						○		
17．自分の好きな活動を行う	○							○	3	友人と一緒に歩行運動をしたい
18．自分の目標に向かって励む				○				○		1人でも歩けたらなぁ。トイレに行きたい
19．自分が重要だと思うことに基づいて決めている				○			○			
20．やろうと決めたことはやり遂げている				○			○			
21．自分の能力をうまく発揮している			○				○			

［表2］　AさんのOSAⅡの結果：環境について

自分の環境について	ステップ1				ステップ2				変えたい順番	ステップ3
	問題あり	やや問題	良い	非常に良い	大事でない	やや大事でない	大事	非常に大事		文章に対する考え
1．自分が生活したり体を休ませる場所	○							○	2	留守番の役割もできるようになりたい
2．自分が生産的（仕事,勉強,ボランティア）になる場所		○						○		自宅では寝ていることが多い
3．自分が生活したり体を休ませるために必要な物			○			○				1人で寝起きできるようになりたい
4．自分が生産的になるために必要な物		○					○			タオルたたみを行う,やらせてほしい
5．自分を支え,励ましてくれる人				○				○		家族,OT・スタッフ,仲間
6．自分と一緒にやってくれる人				○				○		家族,OT・スタッフ,仲間
7．自分が大事にしていることや好きなことをする機会			○				○			自宅でもいろいろなことを行いたい
8．自分が行けて楽しめる場所	○							○	1	各居室を挨拶しながらまわってみたい

（日本作業行動学会．Kielhofner G：Department of Occupational Therapy, University of Illinois at Chicago）

役割活動は，仕事をしたいという意志をもち，自分からスタッフに伝え，タオルをたたむという仕事をいつも行うようになった。タオルをたたむ活動に参加したことから，手指の動きがよくなったと語り，また，仕事から趣味活動の「編物」という活動を自ら語り，やってみたいという意志を伝えることができた。

◎関係づくり

　OTは，Aさんとの関係づくりを中心におき，Aさんが自分で目標設定を考えることができる段階までは，現在のできる動作の再獲得と拡大を少しずつ進めるという方向で支援することにした。Aさんの意志が明確になった段階でOSAⅡを実施し，受け身的な機能訓練から主体的な活動へと，自らの言葉で展開してもらうことにした。OSAⅡの評価結果から，現在の自分については，一人で歩けるようになりたい，トイレでの排泄をしたい，仕事をもっとしたい，という要望があげられた。歩行やトイレ動作は，現在，介助を必要とする活動であり，大変重要と考えているにもかかわらず，実際にはよくできていないといったギャップが認められた。

　OTは今後，ギャップがさらに大きくならないように，在宅介護支援センター・老健スタッフ・家族との話し合いのもとで，現実的に可能なことを実践する方法を提案し，ともに協業することとした。具体的には，短期入所時にトイレでの排泄動作や移乗動作を確認し合うこととした。

　また，役割の遂行では，満足する日課とすることともっといろいろなことを行いたいと語っていたため，無理なく役割を遂行できるよう，自宅でもタオルたたみの役割を実施してもらうことを提案した。さらにOSAⅡの評価後，趣味活動として編物活動を希望したため，ひ孫にマフラーを作製することを自ら目標とした。

◎環境

　自分の環境については，一緒にやってくれる家族，OT，スタッフ，友人がおり，よい関係のなか，頑張ることができていると語った。さらに，友人の支えが重要であり，自分自身もそれに応えたいという想いが強いことを語った。

■──考察

◎動作の再獲得

　大川[6]は，生活全般が活発化することによる活動量の増加が，廃用症候群の防止につながると述べている。Aさんは，短期入所の利用開始時に，自宅でのADLは全介助であり，寝たきり状態であった。しかし，車いす座位で両上肢が鼻まで挙上できたことから，スプーンの工夫，食器の選定とセッティング，テーブルを検討して練習した結果，一部介助ではあったが，食事動作が可能となった。すべてを介助で行っていたAさんにとって，食事ができたことは，有能感につながったのではないかと考える。

　さらに，座位バランスが向上したことから食事では食器の操作も可能になり，見守りで食事動作が自立した。このように，生活場面での活動が少しずつ再獲得されていったことにより，生活全般に活性化がもたらされ，活動量が増加したものと思われる。また，トイレ動作では，立ち上がりと移乗ができるようになったことにより，おむつを外したいという本人の要望を満たすことができたものと思われる。トイレに誘導したことから，便意だけでなく

次第に尿意も明確になり，トイレに行きたいときは自分からスタッフに声を
かけたり，車いすを自走したりして行くようになった。トイレ動作の獲得は，
おむつを使用していたＡさんにとって，自己効力感に大きく影響したのでは
ないかと考えられる。この頃から，話し声も大きくなり，友人が運動をして
いるときには遠くからでも応援をするようになった。

◎人間関係の再構築

　Ａさんの意志の表示が明確になったのでOSAⅡの実施を選択したが，それ
までは実現可能な動作の再獲得とOT，スタッフ，友人との関係づくりに重点
をおき，作業療法を実施してきた。Ａさんは一緒に支援し合える友人との新
たなかかわりを通して，友人との運動や動作を獲得し，一緒に喜んでくれる
存在が心の支えになっていったと思われる。自分が運動を行っていないとき
でも，練習している友人には遠くから応援をしてあげるなど，自分が受けて
いる友人の支援に自分も応えたいという気持ちが強くなっていったのではな
いかと思われる。その想いはＡさんの自己効力感を高めていったと考えられ
る。

　Ａさんは転倒により，体を痛めて起きることが嫌になり，自信がなくなり，
自分が他人に迷惑をかけているのではないかという想いを強めていったこと
が語られた。このようにＡさんは自分から家族や周囲とのかかわりを遮断し，
閉じこもりを引き起こしたように思われるが，転倒による自信の消失で不安
感や孤独感を募らせ，悪循環に陥っていたようにも思われる。

　三好[13]は，人間関係は精神に影響を与えるとする。関係による問題は関係
により癒されるとし，関係の障害がもたらす弊害を説明している[13]。私たち
は，老年期の心身の問題に直面すると，身体の問題としての評価とアプロー
チを優先しがちになり，新たな関係を再構築するという視点には気づきにく
いことがある。閉じこもりを引き起こしている状況は，人間関係に乏しい状
況にあるため，再び関係を豊かにすることで心が癒されるという視点をもち，
相互の人間関係を再構築することにはたらきかけ，好循環へと導くことが，
アプローチの鍵になるのではないかと考える。

　大田[3]は，中途障害者が元気を失っていく理由を，7つの心として分類して
いる。7つの心は，①生活感覚の戸惑い，②社会的孤立と孤独感，③獲得され
た無力感，④役割の変化と混乱，⑤目標の変更ないしは喪失，⑥可能性がわ
からない，⑦障害の悪化や再発の不安である[3]。このうち，②は最も危険な
状態で，改善にはピアサポート★3が有効であると強調している[3]。同じよう
な障害を負った仲間とふれ合うと孤独感から解放され，少し離れたところか
ら自分を客観視でき，現実的な行動をとることができるようになるという[3]。

　Ａさんは，このように関係の再構築のなかで，動作・役割の再構築を行う
ことができ，安心できる信頼のおける友人からの支援に対し，自らも支援す
るのだという役割を獲得したのではないかと思われる。

　閉じこもりは生活習慣全般にわたり再構築というはたらきかけを必要とす
るものの，関係の障害を引き起こしているという視点からもとらえると，ゆっ
くりと関係を結びながら，小さなきっかけからはたらきかけることが必要で
ある。時間をかけて再獲得した動作や役割活動は，在宅場面でも，変化に伴
い綿密に連携し合い，実践へ結びつけていけるものである。このことは，再
び閉じこもりを引き起こすことを予防することにもつながり，無理のない目
標設定をすることで主体的な実践へと結びつけることができる。

Key Word

★3　ピアサポート
同病者のふれ合いの場とし
て，患者会や家族の会などが
あり，仲間とのふれ合いを通
し，思いを支援し合うことが
有効である[3]。

今後は，生活の再構築の支援方法を老健から地域に発信し，閉じこもりの予防的支援を具体的に展開することも望まれる。

（長谷部真奈美）

文献

1 ）新開省二：「閉じこもり」アセスメント表の作成とその活用法．ヘルスアセスメント検討委員会監，ヘルスアセスメントマニュアル──生活習慣病・要介護状態予防のために，pp113−141，厚生科学研究所，2000．

2 ）安村誠司編著：地域ですすめる閉じこもり予防・支援──効果的な介護予防の展開に向けて．pp25−26，pp30−31，pp44−45，中央法規出版，2006．

3 ）大田仁史：地域リハビリテーション原論，第 6 版．p58，pp53−57，医歯薬出版，2014．

4 ）新開省二：閉じこもり予防，第Ⅲ章対象者把握のためのアセスメントとチェックリスト．介護予防研修テキスト，pp150−166，社会保険研究所，2001．

5 ）竹内孝仁：認知症のケア──認知症を治す理論と実際．pp35−38，年友企画，2005．

6 ）大川弥生：介護保険サービスとリハビリテーション── ICFに立った自立支援の理念と技法．pp43−52，中央法規出版，2004．

7 ）Kielhofner G 編著，山田孝監訳：人間作業モデル──理論と応用，改訂第 4 版．協同医書出版社，2012．

8 ）小此木啓吾：老年者の心理．小此木啓吾・深津千賀子・大野裕編，改訂心の臨床家のための精神医学ハンドブック，pp369−370，創元社，2004．

9 ）桜井昭彦：うつ病が見逃される場合．小此木啓吾・深津千賀子・大野裕編，改訂心の臨床家のための精神医学ハンドブック，p216，創元社，2004．

10）厚生労働省老健局：地域包括ケアの実現に向けた地域ケア会議実践事例集〜地域の特色を活かした実践のために〜，pp15−16，2014．
http://www.mhlw.go.jp/seisakunitsuite/bunya/hukushi_kaigo/kaigo_koureisha/chiiki-houkatsu/dl/link3-0-01.pdf

11）Baron K・Kielhofner G・Goldhammer V・Wolenski J，山田孝，石井良和訳：作業に関する自己評価・改訂版（OSAⅡ）使用者用手引．日本作業行動研究会，2003．

12）村松太郎・鹿島晴雄：せん妄．小此木啓吾・深津千賀子・大野裕編，改訂心の臨床家のための精神医学ハンドブック，p363，創元社，2004．

13）三好春樹：シリーズ生活リハビリ講座 1 ，関係障害論．pp10−57，雲母書房，1997．

B 活動・参加に焦点を当てた高齢者への作業療法の展開

3. 作業の成功体験を通して自信を取り戻した高齢者

- 自信が低下した高齢者は，臥床状態の増加，作業療法士への依存度の変化，達成動機づけの低下，活動選択や作業選択の困難さなどを引き起こす。
- そのような高齢者に対し作業療法士は，安定した「人間―作業―環境」の関係を構築する。
- そのために，自信が低下した高齢者の作業への内発的動機づけ，達成動機づけ，あるいは強化学習を誘発する的確な手がかりを提供するようアプローチする。

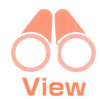

（1）慢性疾患になり自信が低下した高齢者の特徴

慢性疾患を示す高齢者は，治療しても改善できるだろうかといった不安が高まり，作業療法だけではなく，生活全般に対する自信が低下し，生活意欲が低下してくる人が多い。こうした高齢者の自信の低下が，作業療法や毎日の生活に大きな支障をきたし，作業療法士（OT）を悩ませる。この高齢者の自信の低下が，作業療法や生活にどのように影響するのかを，以下に示す。

①高齢者の自信の低下が，臥床状態を増加させる

慢性疾患の高齢者は，作業療法を開始しても，運動機能や日常生活活動（activities of daily living：ADL）が自分の思い描いていたように改善しないことや，在宅に戻っての生活が難しいことを悟ってしまう。そうなると「がんばっても，もうよくならない」とか「これ以上リハビリテーション（以下，リハ）をやっても仕方がない」などという学習性無力感を経験し，「もう何もしたくない」などと否定的な想いの循環が始まり，次第にできる動作もしなくなる。そうなると，それが習慣化して，臥床状態が増加した生活になってしまう。作業療法の臨床場面では，このような高齢者に遭遇することが多い。

②高齢者の自信の低下が，作業療法士への依存度を高める

Key Word

★1 達成動機づけ
達成動機づけとは，困難なことをやり遂げたいとか，優れた仕事をしたいなどの自分の力を発揮して高い目標に到達したいとする動機を指す。

One Point

★2 原因帰属
達成動機づけの高い人が失敗した場合は，その原因を自分の努力不足に求めるのに対し，達成動機づけの低い人は，他人のせいや運のせいなどの自分以外のものにその原因を帰する傾向が強いといわれている。このように，成功や失敗の原因をどのように認知しているかということを「原因帰属」という。また，前者を内発的動機づけ，後者を外発的動機づけともいう。

高齢者の自信が低下すると，過去と現在の生活とを比較して，さまざまな作業ができない自分を「今の自分は社会に何の役にも立たない。早くお迎えが来てくれれば」などと言うことがある。それでもクライエントは，運動機能やADLが「なかなかよくならないけれども，よくしたい」というわずかな望みをかけ，その葛藤のなかで，わらにもすがる想いで**運動機能改善に固執**し，OTにすべてを委ねることになるか，あるいは，作業療法を拒否することになる。

③高齢者の自信の低下が，達成動機づけを低下させる

　高齢者が運動機能改善に固執し，OTに依存したままになると，作業を行う自信が低下してくるため，少しでも困難な動作に遭遇すると，自分自身で作業療法に挑戦できなくなる。つまり，達成動機づけ★1を低下させてしまう。達成動機づけの低い高齢者は，作業療法でうまくいかなかった場合，自分の身体が思うように動かないという能力不足にその原因を帰する★2傾向が強い。筆者の経験では，病前に達成動機づけの高い人でも，病後に自信を失って，達成動機づけが低下してしまう高齢者が多いように思われる。

④高齢者の自信の低下が，活動選択および作業選択を困難にする

　自信が低下してしまうと，今日は何をするか，あるいは将来どのように生きていくかを決定していくイメージができず，**活動選択および作業選択★3が困難になってしまう**。活動選択や作業選択ができないと，作業を始めることができず，さらに重大なことは，自らの意志で身体を動かすことも困難になってしまう。したがって，すべての作業に他人の指示がないと動けなくなってしまい，自分は何のために生きているのかということを見失う可能性がある。

（2）慢性疾患になり自信が低下した高齢者の作業と適応

　慢性疾患になり，自信が低下した高齢者は，単に心身機能を改善し，活動および参加レベルを向上させるだけでは不十分である。なぜならば，そのような高齢者は，心身機能のレベルが常に安定しているとは限らず，作業療法で改善した心身機能が，再び何らかの理由で低下すると，さらに自信が低下する可能性があるからである。したがって，高齢者の心身機能が低下しても，自信の低下ができるだけ起こらないような，安定した「人間―作業―環境」の関係を構築することが必要である。

　慢性疾患を示す高齢者がその関係をつくるために最も重要なことは，その**高齢者の潜在能力を引き出すために環境を工夫し**，作業を道具として，**内発的動機づけや達成動機づけを高め，強化学習★4を経験し，作業への動機づけ（意志）を改善する**ことであろう。特に自信が低下した高齢者は，いったん失った作業に挑戦し，OTが意志の改善へと導くことができれば，生活に関す

Key Word

★3　活動選択および作業選択

人は，毎日無数の作業活動の選択を行っている。この無数の選択のうち，意識的で短時間に考えて決定できるものを活動選択といい，時間をかけて考えて決定できるものを作業選択という。活動選択の具体的な例は，買い物に行くことや散歩に行くことなどであり，作業選択の例は，新しい趣味を始める，進学先の大学を決める，仕事を決める，結婚するなどといったことである。

Key Word

★4　強化学習

強化学習とは，自ら試行錯誤を通じて環境に適応し，意味のある行動を獲得して多くの報酬を得ようとする学習である。この学習の特徴は，答えの決まっている学習ではなく，不確実性のある環境下で自ら答えを編み出すことである。ここでの報酬とは，作業療法で考えるならば，本能的欲求を満たすのではなく，困難な状況のなかで実現できた達成感などが考えられる。

る考えと行動の戦略を役割獲得や生活習慣に反映させることができる。

　ここで強調したいことは，作業への動機づけの改善には，特に「人間―作業―環境」の関係性のなかで，**クライエントの生活に対する想いがどのように変遷してきたのかを知る**ことである。その全容を明らかにするためには，作業療法の理論を用いることが必要である。ここでは，人間作業モデル（Model of Human Occupation：MOHO）[1]の理論を用いて，自信が低下した高齢者に対して，①作業をする際の「人間―環境」との関係性の構築，②作業をする際の「人間―課題―環境」との関係性の構築，③人間の自己組織化，④高齢者の考えや感情からの思いと作業との関係性の構築を検討する。

①作業をする際の「人間―環境」との関係性の構築

　自信の低下を示した高齢者は，過去の記憶と現在の身体や思考がうまくいかない状況とを照らし合わせて，1人で考え込んでしまい，**周囲の環境との交流を遮断してしまう**傾向にあると思われる★5。

　例えば，下肢に重度の麻痺がある場合，「うまく歩けない」などの自信の低下が生じる。しかし，電動車いすで自由に移動ができれば，歩行以外の移動手段を獲得できるため，自信の低下を感じることはない。このように高齢者では，環境との交流が円滑に行われるよう，現在の潜在能力を最大限に活かした環境の改変が，非常に重要となってくる。

②作業をする際の「人間―課題―環境」との関係性の構築

　作業行動は，**人間（動機づけ，価値，興味，習慣，遂行能力）や課題，環境という3条件のどこからでも出現および抑制**される。もし，朝起きてよい天気（環境）ならドライブに行きたいと思うし，籐作業が難しい（課題）と感じたなら作業を自発的に開始できない。

　このように，**自信が低下した高齢者の作業は，「人間―課題―環境」の3つのどの条件から生じさせるのかという戦略**が重要になる。特に自信が低下した高齢者には，環境の整備や課題の難易度を手がかりにして作業を提供する必要がある。

③人間の自己組織化

　自己組織化★6とは，ほかのコントロールなしに，ある状況で，自然に秩序が生まれることである。人間の生活にあてはめて考えると，**自己組織化とは，作業を通じて新たな可能性を切り開きながら，自分自身を絶えず自然とつくり直していくこと**と解釈できよう。例えば，「手が動かない」と訴え，自信が低下している高齢者には，複数のクライエントが楽しく作業療法を実施している場面を設定し，その楽しい雰囲気が情報として入力されると，「今の状態であっても何とか生活できるかも」という思いに変化し，自然と行動が組織化されるきっかけとなる★7。

④高齢者の考えや感情からの思いと作業との関係性の構築 ―意志

Episode

★5　自信の低下

高齢者に限らず人は，病気や嫌なことがあると，これまでの過去の記憶を取り出し，現在の状況と照合して1人で考え込んでしまい，周囲の人や環境との交流を遮断してしまう。つまり自信の低下は，人や環境との交流を遮断した状況のなかで形成されると考えられるため，病気を抱えていても人間は，絶えず環境との関係性を構築していく必要がある。

Key Word

★6　自己組織化

Kauffmanは，生物がここまで進化してきたのは，Darwin（ダーウィン）の自然淘汰と突然変異だけではなく，自然界の多くの秩序は，自発的に形成されたと述べ，自己組織化ということが大きな要因であると主張した。秩序が自発的に形成される自己組織化の例としては，コンサートが終了した時に拍手の波が広がっていくことなどがあげられ，鳥の群れ，魚の群れ，経済の動きもこれにあてはまるとされている。

Episode

★7　高齢者の自信の低下

高齢者は，これまでの人生においてさまざまな経験をするなかで，自発的にあるいは生産的，創造的な作業を実践してきた。高齢者の自信が低下してしまうと，自分自身を自然とつくり直すことが困難になり，どうしてもOTにその援助を求めることが多くなる。そして残存能力を使用し，自分自身を自然とつくり直すことをしなくなってしまう。

Key Word

★8 自己効力感

自己効力感とは，望ましい結果を生み出すために自分の能力をいかに用いるかという個人の確信（考えと感情）である。Kielhofner（キールホフナー）は，人は経験を通じて能力を効果的に用いるイメージをつくると述べている。例えば，麻痺手でコップをつかむ場合，自己効力感の低い人は，動かないイメージが先行し，過剰努力が肩甲帯の後退を誘発して動作が困難になり，逆に高い人は，コップの形状に手の形を整え，手の軌跡を修正しコップをつかむことができる。

Key Word

★9 創発

創発とは，多くの要因や多様な主体が相互に影響し合っているうちに，あるときエネルギーが一定方向にそろって，思いもしなかった結果がポンと出現することである。例えば，バスの運転を生きがいとした人が重度の右片麻痺になり，職業復帰が困難になったが，治療中に不動産を起業する考えがポンと浮かんだ。この場合の創発とは，バスの運転を重視した価値と起業する価値とをつなぐ，論理では説明できない関係性であると考えられる。

高齢者がさまざまな作業を行う際には，うまくできることは何か（個人的原因帰属），何が重要か（価値），楽しめることは何か（興味）といった想いが生じる。

●個人的原因帰属と作業との関係性

作業が「うまくできることは何か」に関することは，自分の能力に対する認識や，自己効力感★8が影響してくる。これらのことは，作業を開始する前から強く影響してくる想いである。したがって，自信が低下した高齢者は，成功体験ができる作業を提供するという視点だけではなく，能力に対する認識や自己効力感を向上させ，さらに**達成動機づけを改善させる**ような作業との関係性を構築することが大切である。

●価値と作業との関係性

障害をもちながら生活することは，病前にもっていた価値を変更していかなければならず，そのためのつらさや苦しみを経験するかもしれない。特に，高齢者が自信の低下を経験すると，「昔はいろいろなことができたのに，今は何もできない」と思い，動かない身体だけに注意が向けられてしまい，参加への動機づけが失われてしまう。したがって，「身体が動かない，けれども動かしたい」という葛藤のなかで，**身体の動きを改善したいといった極めて限定的な価値を形成**してしまう。

価値を変更する方法として第1に，自分の作業歴を語ることによって，作業機能などの問題の原因を自分のなかにあると内在化するのではなく，自分の外に取り出すように外在化して，机の上に置き，さまざまな角度から眺めると，問題の解決法に気づき，価値の変更が可能になるのではないかということである。作業歴を語ることは，**言葉の使用**によって，頭のなかにあるもやもやした**抽象的な想いを具体的な想いに変え，問題を外在化すること**につながる。

第2に，適切な環境のなかで作業ができると，価値が変更していくということである。価値は自分1人の世界だけでは形成されず，社会との関係のなかで形成されていく。したがって，自信が低下していても，社会のなかで作業が行えると，新たな価値が創発★9すると考える。

●興味と作業との関係性

楽しみは，作業を行うことからの喜びと満足の感情である。作業の楽しみの範囲は，小さな毎日の作業から引き出される単純な満足から，強い喜びに至るまでにまたがっている。ただし，高齢者は生理的老化と疾患が重なり，高い挑戦感が伴う楽しさよりも気分がよくなるなどの穏やかに持続する楽しさ[2]を経験することが多い。しかし，一度自信が低下すると，さまざまな楽しみの感情を失わせ，楽しみながらできる作業でさえも遂行しなくなってしまう。したがって自信が低下した高齢者は，**作業をすること自体に楽しみを見出すことができれば，自発的な思考や行動が再び可能**となる。実際に子宮体癌と脳梗塞を併発して人生をあきらめかけていた高齢女性が，はがきを投稿する楽しさを思い出した結果，はがきの投稿を再開でき，娘と2人で暮らしたいとの今後の人生における可能性を見出すことができた[3]報告がある。それだけに**作業を楽しむという感情は強力**である。

（3）自信が低下した高齢者に対する作業療法の流れ

①自信の低下のプロセスを知る

　自信が低下した高齢者は，作業療法によって自信を回復する必要がある。そのためには，この自信が低下した要因を，単に心理的側面として取り出して評価すべきではないと筆者は考えている。なぜならば自信の低下は，「何もできなくなってしまった」「もう何もしたくない」などのクライエントの言葉だけでは説明がつかないからである。これらの言葉は，自信が低下した結果示された言葉であり，自信が低下してきたプロセスは説明していない。したがって，**自信が低下したプロセスを知ること**が必要になる。

②目標の設定

　自信が低下した高齢者は，「もっと手がよくなれば」などという身体機能に対してのニーズを語る人が多く，作業機能に対するニーズを表出する高齢者は少ないのが現状である。しかし，その高齢者の生活にとって重要なのは，単なる機能やADLの改善だけではなく，参加に焦点を当てた意味のある作業を生活のなかで実行することである。したがってOTは，作業機能に対する隠れたニーズを明らかにし，作業への動機づけを修正し，参加が可能となる作業機能を改善し，高齢者が**自らの思考で一日の生活を構成できるための目標の設定**が必要である。

③評価とアプローチの原則

●評価

　自信が低下した高齢者に対して隠れたニーズを明らかにする評価としては，**興味チェックリスト，役割チェックリストが有効**である。これは，なぜそこにチェックしたのか，その理由を聞いてみると，作業機能に対する隠れたニーズと自信の低下に至った本当の想いを知ることができ，それに付随して作業歴も自然と語ってくれるからである。

●アプローチ

　アプローチに関しては，作業に対する内発的動機づけを高めていくことが重要である。この内発的動機づけを高めていくためには，Piaget（ピアジェ）の知識獲得のメカニズムの理論を応用していく。これは，**自分のもっている知識技能と，外界で求められる知識・技能とのズレを認識**してもらい，「あれ，変だな」等の知的好奇心を誘発させ，そのズレを解決するための目的に向かって，動く経験を提供していく。このズレを解消したいという行動が自己目的的にはたらいて作業の内発的動機づけが確立されていく。

　そして，内発的動機づけに基づいた作業経験からは，有能感や自己効力感が向上し，達成動機づけが強くなり，自分の努力で困難な課題にも挑戦でき

るようになる。さらに，小さな失敗経験などの困難をも乗り越えることができる。困難を乗り越えたときには，そのプロセスが強化される強化学習を経験し，さまざまな作業に自ら挑戦し，活動選択および作業選択を行い，作業を構成していくことができる。

OTは，自信が低下した高齢者の作業への内発的動機づけ，達成動機づけ，あるいは強化学習を誘発する的確な手がかりを提供する技能が求められる。

(4)アプローチの実際

■───事例紹介

本事例Aさんは80歳代前半の女性。左片麻痺と脳血管性パーキンソニズムのために次第に歩行困難になり，リハ目的で約3か月間B病院に入院した。しかし，機能改善は望めず，介護量が多く，在宅復帰が困難になった。そのため当院に転院してきた。

■───情報収集

診断名は，多発性脳梗塞と脳血管性パーキンソニズムであった。既往症には，甲状腺機能低下症，骨粗鬆症などがあった。現病歴は，X−7年に脳梗塞による左片麻痺で入院したが，退院後，家で何度も転倒した。X−6年にはTh$_9$に，X−5年にはTh$_8$とTh$_{12}$に，X−1年にはL$_5$に，いずれも圧迫骨折を繰り返した。

その後，腰背部痛と両下肢痛が強くなり，歩行困難になってB病院にリハ目的で入院した。入院時より，理学療法・作業療法の訓練が開始され，作業療法では上肢機能改善のために革細工や和紙工芸，筋力訓練，トイレ動作などのADL訓練を行い，理学療法では，寝返りや起き上がりなどの床上動作訓練，歩行訓練を行い，本人は積極的に取り組んだ。しかし，途中で風邪，腰痛などの体調不良で訓練を休みがちになり，精神的に落ち込んだ。これ以上の機能改善が困難であるとして，当院に転院した。転院時には，食事は自立，更衣，整容，入浴，排泄動作はほぼ全介助，ベッド上での端座位と立ち上がりは可能，寝返りや起き上がりは全介助，平行棒内歩行が10m可能であった。

入院時の医師所見は，CTでは右半球の側頭葉下部と頭頂葉に低吸収域があり，パーキンソン症候群が著明で，これ以上の機能回復は望めず，腰背部痛は今後も繰り返される可能性がある。甲状腺機能が若干低下しているが，これによるうつ症状はみられないとのことだった。

■───作業療法評価
◎現状の評価

面接では，作業療法室に車いすで来室し，車いす座位の円背が著明にみられ，「わがままですが，どうかよろしくお願いします。歩けるようにしてください」と意欲的に語った。ROMの制限はなく，感覚もほぼ正常であった。

左片麻痺は，ブルンストロームの回復段階で左上下肢および手指ともⅥレ

ベルであった。両側手指に静止安静時振戦（左＞右）が認められ，四肢の鉛管様筋固縮が著明で，パーキンソニズムの影響が強かった。握力は右6kg，左1kg，STEFは右54点，左10点で，巧緻動作が求められると点数は減少した。構成能力低下があったが，問題解決には影響はなかった。

FIMは70/126点で，社会的認知などの介助はなかった。セルフケアは食事や更衣の脱ぐ動作は可能だが，移乗や移動はかなりの介助を要するため，病室では，食事以外は臥床していることが多かった。

◎MOHOを用いた評価

これらの評価より，臨床的疑問として以下の2つの内容が浮かんだ。

①前病院では，精神的に落ち込んだにもかかわらず，なぜ現在はリハにやる気があるのだろうか。

②パーキンソニズムの影響が強いとはいえ，麻痺は軽度で，社会的認知やコミュニケーション能力には問題がないのに，なぜADLの介助量が多く，病室では臥床状態なのか。

これらの問題を解決するために，作業への動機づけやこれまでの生き方も詳細に評価する必要があると考え，MOHOを用いて評価して，全体像を把握しようと考えた。そのため，作業歴，病前と病後の1日の生活状況を把握し，興味チェックリスト，役割チェックリストを用い，さらに自己統制感（LOC）に関しても本人から情報を収集し，作業機能の状態を明らかにしようと考えた★10。

◎興味チェックリスト

興味チェックリスト［表1］では，過去に興味が強かった活動は15あったが，その内容は社会的レクリエーションが多かった。しかし現在，強い興味のある活動は1つもなかった。

1日の生活は，病前は毎日6時に起きて新聞を読み，食事の支度を行い，老人クラブに通っており，友人と外出し，友人が来訪し，1人でいるときは，編み物や籠をつくっていた。なお，この情報を聴取しているとき，「人に何かしてあげるのが好き」「人に頼る癖がある」などとも語ってくれた。病後は，友人は相変わらず訪ねてきてくれたが，腰背部痛があり，編み物も長続きせず，無為に過ごすことが多くなった。入院中は，同室者と話もしなかった。

◎役割チェックリスト

役割チェックリストでは，仕事をしていたときは，勤労者，養育者としての役割を担い，退職後は，家族の一員，友人，趣味人の役割を担っていた。しかし今は，リハで少しでも元気に歩きたいと願っている。今は何もできず，趣味人の役割も果たせないと訴えた。

◎作業歴の聴取

興味チェックリストや役割チェックリストの聴取のなかで語ってもらった作業歴の内容は，次のとおりであった。

尋常小学校時代は，勉強が好きだったが，友人ともよく遊び，とても楽しい学生時代だった。15歳から旅館の女中奉公に出て，25歳で結婚し，その後夫婦共稼ぎをした。5人の子どもを社会に出すまで，リヤカーを引いての廃品回収やガラス工場に勤め，ほとんど休みなしに働き，職場の人とは仲良く，楽しく仕事をした。退職後，これまでの趣味や興味のない生活から，老人クラブで友人と踊り，歌い，編み物などを楽しみ，長男夫婦の隣に夫と2人で暮らしていた。夫を60歳代のときに亡くしてから長男夫婦の助けを借りずに

B-3 作業の成功体験を通して自信を取り戻した高齢者

👤👤 Episode

★10　LOC尺度，作業機能自己評価

自己統制感（LOC：Locus of Control）とは，行動の結果は自分のどのような行動認識によるのかという信念である。その信念には2つあり，自分に起こる結果は，自分の行動や態度によってコントロールされていると信じる内的統制型（Internal Control）と，運や他者などの外的要因によってコントロールされていると信じる外的統制型（External Control）とがある。

LOC尺度は，48/72点であり，やや外的統制型であるといえる。「努力すれば立派な人間になれるか」「幸か不幸かは努力次第か」「努力すれば誰とでも友人になれるか」については「そう思う」と答えており，内的統制感がみられるが，「自分の身に起こることは自分の力ではどうすることもできない」については，「昔は何でも一生懸命やりましたが，病気もして年もとったので，がんばってもだめな気がします」と，病後は外的統制感へと変化したことがうかがえた。

作業機能自己評価では，「努力により成功を期待している」「興味の弁別」「グループでの交流」「他人の前での自己表現」を利点としたが，その他の項目はすべて改善点とし，「興味があっても何もできない。動けないし何もできない。思うようにならない」と答えた。

259

[表1] 特定の活動への興味のレベル（関連活動のみ記載）

氏名　　Aさん　　　　　　　　　男・⊘女　年齢　80歳代前半　　職業
日付　　X年　　　X月　　　X日

方法：以下に記載されているそれぞれの活動に対して，その特定の活動に対するあなたの興味のレベルを示す欄にチェック（○）して下さい。

活動名	興味のレベルはどれですか						今これをやっていますか		将来これをやりたいですか	
	過去10年間			昨年1年間						
	強い	少し	なし	強い	少し	なし	はい	いいえ	はい	いいえ
1．園芸		○								
2．裁縫				○	今は，ぜんぜんやらない					
7．散歩	○									
9．作文	○	手紙を書けるようになりたい								
13．流行歌を聞く	○									
19．スピーチや講演	○	おしゃべり好き								
22．訪問	○	よく友人の家に行ったり，来てもらった								
26．読書	○									
27．旅行	○	老人クラブで九州に行った								
32．テレビ	○	時代劇が好き								
34．陶芸				○	手がだめだからできない					
36．洗濯・アイロン	○									
37．政治	○									
40．クラブ・支部会		○					現在の興味は，何もできないので1つもない			
41．歌うこと		○								
44．手工芸	○	手がだめだからできない								
47．遊びに出かける	○									
52．体操	○									
57．子どもの世話	○	孫の世話，孫が8人いる								
59．料理	○									
66．ショッピング				○	昔よく行った					

1人で生活していた。脳梗塞発症後も自活できる能力はあったが，長男夫婦が心配したため，食事と入浴は長男宅で行っていた。その後，圧迫骨折により入退院を繰り返すうちに，「体が思うように動かなくなってきた」ため，家にこもりがちになった。手の動きが悪くなったので編み物もしなくなり，テレビを見ることが多くなった。その後，転倒で腰背部痛が出現し，次第に歩けなくなり，リハ目的で入院した。リハでは「いい先生だったので，教えられたとおりにやった」と語った。

自己統制感に関しては，「昔は何でも一生懸命やりましたが，病気もして年もとったので，がんばってもだめな気がします」と語った。生活歴の情報からは，病前は一生懸命努力して5人の子どもを社会に出し，努力に原因を帰属する内的統制感が強かったが，病後は慢性疾患により，病気や老化は自分の力ではどうしようもないという思いがうかがえ，外的統制感に変化して

きた。また，「私はみんなに支えられて生きている」とも語った。

◎要約

　以上のことを，MOHOに基づき要約する。

● 意志：「がんばってもだめな気がする」という言葉や興味チェックリスト
にある「手がだめだからできない」などの思いは，在宅生活から手の動き
が悪く，編み物ができなくなったことから始まった。そして，B病院の革
細工や和紙工芸の作業療法も，教えられたとおりにしか行えず，長い時間
的経過のなかで，能力の自己認識や自己効力感の低下が形成されてきたと
思われる。したがって，生活動作における学習性無力感を感じ，達成動機
づけが低下し，作業の成功が予測できない。さらに，何もできないという
思いから，活動と作業の選択が行われていない状態にある。しかし，頑張っ
て歩きたいなど，原因を努力に帰属させる内的統制感もうかがえる。失わ
れた作業にではなく，身体機能を修復することだけに価値をおいており，
生活を楽しむことへの価値が失われている。過去には知的好奇心に満ちた
さまざまな趣味があったが，現在は，身体機能向上に対する興味が強く，
集団や１人で楽しむ活動への興味は全くない状況にある。

● 習慣化：この意志の影響を受けて，趣味人としての役割を果たせず，OTに
依存しているために，能動的に作業ができず，病室での臥床時間の増加を
引き起こしている。

● 遂行：処理技能や交流の技能は比較的良好だが，現実生活には使用されて
いない。また，環境からの情報を取り入れ，解釈し，動作として出力する
機会が激減しており，運動技能の廃用が疑われる。

● 環境：病室では，トイレやリハに行く以外は臥床しており，残存機能を活
かす活動が，物理的環境の不備によって制限されている。

　本事例の精神的落ち込みをMOHOにより解釈すると，以下のようになろ
う。病前生活は，環境と絶えず交流し，良好な循環があった。能力の自己認
識や自己効力感，知的好奇心，内的統制感が高く，さまざまな作業に挑戦し，
成功を収めてきた。また達成動機づけも高く，社会のなかで能動的に役割を
実践してきた。しかし，パーキンソニズムやたび重なる骨折や腰背部痛によ
り，次第に自宅の物理的環境に適応できなくなり，作業が制限され，能力の
自己認識，自己効力感，知的好奇心が低下した。そのため，楽しみにしてい
た作業も行わなくなり，身体機能の低下に固執して，意志の低下が始まった。
習慣化では，趣味人としての役割が失われ，無為に過ごすことが増え，臥床
がルーチン化した。それでもよくなりたいため，作業療法では身体機能改善
に固執し，OTに依存して訓練するようになってしまった。そのため，運動，処
理，交流の技能をうまく発揮できなくなり，病院という環境のなかでさらに
作業が制限され，悪循環を引き起こしていた。

■——作業療法の方針および計画

　Aさんの状態を好循環にするために，能力に応じた環境を開発し，利点を
最大限に活用して，意志，習慣化，遂行を修復する。

　まずは，自信の低下を引き起こしている有能感や自己効力感などの意志を
修復する。そして次の段階で習慣化にもアプローチし，病室はADLを行う場
とし，作業療法室は楽しみの場と認識してもらい，趣味人としての役割を再
認識し，役割の拡大を図る。これにより，Aさんの好循環を再構築する。

「治療目標」は，以下のとおりとした。
◎意志に対して
①動作に対する有能感を高める
②ADLに対する自己効力感が向上する
③病前の強い興味が回復する
◎習慣化に対して
①趣味人としての役割を再構築する
　「治療プログラム」は，以下のとおりとした。
◎意志に対して
　身体機能をよくしたいと熱望しているので，改善できそうな動作から治療を開始し，身体機能に対する有能感・自己効力感を高める。
①作業療法室で靴が置ける台を用意し，比較的良好な上下肢，処理技能，内的統制感を利用して上着・靴・靴下の着脱動作を改善する
②強化学習を促すために可能な限り身体への直接介入をせず，着脱方法に対する知的好奇心や動作イメージが生じるような身体動作にかかわる手がかりを提供する
③努力して動くことが開始され，動作遂行自体が目的となる内発的動機づけを高める
④小さな達成感を積み重ね，有能感→自己効力感→達成動機づけを高めていく
◎習慣化に対して
　有能感，自己効力感が高まった後に，習慣化に対して治療を行う。
①作業療法室と病室の環境を利用する
②作業療法室は趣味や人の交流などの楽しみの場，病室はADL遂行の場と認識してもらい，役割の拡大を図る

■──治療経過
◎第1期（開始から1か月）：作業療法室での治療で手の機能訓練に固執した時期★11

● 上着・靴・靴下の着脱訓練
　作業療法室で，背もたれ付きいすに座って，上着・靴・靴下の着脱訓練を行った。いすの横に靴や靴下を置く台を用意した。この訓練は，ほかの患者が楽しそうに手工芸を行っている場面で行った。その理由は，趣味人としての役割のイメージを思い出し，手工芸をしたいという思いから，実際に手工芸を行うようになるように，考えと行動を自己組織化してもらおうと考えたためである。
　治療開始時に「左手をよくしたいので，以前の病院でやっていた（ペグボードの）訓練がしたい」と強く希望したので，本人の希望を取り入れて，左手指の機能訓練も追加した。
　上着の着脱訓練時間に約30分を費やした。「難しいところは手伝ってください」とOTに頼むことが多いので，考えながら行うように助言した。上着の着脱が達成されると「私にもできるのですね」と笑顔で語った。左手指の機能訓練は，「手が悪いので思うようにいかない」と語り，依然として手指の機能回復に固執していた。
　他患者の手工芸には全く興味を示さず，「Cさんの編み物きれいだね」と

Episode

★11　身体への直接介入を行わない理由

この第1期の時期に，「理学療法の先生は丁寧に教えてくれるのに，作業療法の先生は手取り足取り教えてくれない」と病棟看護師に語っていたという情報を聞いた。この語りから『作業療法では，理学療法のように身体への直接介入をしてくれない』という意図が読み取れた。それでも身体動作への手がかりを提供する意志への治療プログラムを変更しなかった。その理由は，Aさんがこれまでの人生のなかで構築してきた内的統制感や努力感を駆使して，良好な上下肢を困難な状況においても使用でき，活動や参加の場面に自らつなげていく潜在能力があると考えたからである。

促しても「そうだね。でも私は手が悪いからできない」と語るだけだった。また，他患者と会話する機会をつくっても，黙々とペグボードでの機能訓練に没頭していた。作業療法については，「服が着れたのでリハビリテーションに来るのが楽しくなったが，手がなかなかよくならない」と語った。

病室では，ほとんど臥床しており，トイレで排泄の介助をしてもらうときは，看護師や看護助手に依存的であった。また，家族の希望で外泊も行ったが［表2］，家では介助量の多さがうかがえた。

◎第2期（開始から2〜3か月）：楽しみの場の作業療法室とADLの場の病室への介入★12

手の低下した機能に固執し，自信の低下がうかがえたので，作業療法室と病室を治療場面にしようと考えた。作業療法室に行く準備としての衣服の着脱，車いすへの移乗，そして，車いす駆動を治療プログラムに取り入れ，作業療法室を楽しむ場として活用するために，病前に行っていた藤作業を開始した。

●衣服の着脱と車いすへの移乗

ベッドの脇には，靴箱と衣服収納箱を手の届く場所に設置し，ズボンの着脱ができるように孫の手を使用した。OTは，できない動作は介助し，できる動作はヒントを与えながら行った。Aさんは，「起き上がれないので何もできません」と訴えたので，ベッドをギャッチアップするリモコン操作を教え，ギャッチアップした後に体幹を起こすとズボンの着衣ができることを教えて，本人にやってもらうようにした。初めはズボンや服の着衣ができず，方法を何度も尋ねてきたので，衣服の袖の通し方などは教え，できるだけAさんが気づくのを待った。次第に，試行錯誤しながら自分で行うようになり，回数を重ねるごとに迷いはなくなり，衣服の着脱は可能となった。

ズボンの着脱は，すべてAさんの方法で行った。立ち上がりやすいよう，ベッドを高くすると，ベッドに端座位から手すりにつかまって立ち上がりができ，立位を保持することができた。また，端座位で両足にズボンを通して大腿部まで上げた後に，立位でズボンを引き上げることができた。その後で靴を履くことも端座位でできるようになったが，時間がかかるので，日によって疲労がたまり，できないこともあった。そんなときに，筆者はギャッチアップでベッドに長座位になってズボンを上げたほうが，疲労や時間も少ないことを知っていたが，あえてAさんに考えてもらうことにした。Aさんは，作業療法室から帰った後も病室で考えをめぐらせ，ベッドで長座位になり大腿部までズボンを通し，ズボンがずり落ちないように慎重に立ち上がり，立位になってズボンを上げることに成功した。Aさんの，ズボンと靴の着脱を連続的に行ったときの疲労感は激減した。ベッドから車いすへの移乗には，手を添える程度の介助はまだ必要であった。

●藤作業

作業療法室では，本人の興味と技能から，藤細工を導入しようと考えた。筆者は，パーキンソニズムの影響も考慮して，手工芸が適しているか検討し，必要と考えたが，Aさんは「私には手が悪いのでできません」と拒否した。そこで筆者は，Aさんが「みんなに支えられて生きている」と語っていたことを思い出し，担当理学療法士（PT）に「私につくってよ」とAさんに頼んでもらうよう協力してもらった。Aさんは，「ふだんお世話になっているからつくろうかな。自分がつくった物を待っててくれる人がいるもんね」と取

Episode

★12　強化学習が開始された時期

この第2期は，困難に自ら挑戦し試行錯誤しながら動作が可能になっていった時期である。この時期は，強化学習のサイクル（有能感が向上→自己効力感の向上→自分だけの方法による更衣動作の確立→達成感→これまでの困難を乗り越える動作プロセスが強化される）が作動し始めたことがうかがえた。

りかかることにした。籐は1週間程度でできる作品にしようと話し合って決めた。時々間違いがみられたが，自分で気づき修正していた。目の疲労がうかがわれたため，Ａさんは次の日から自ら眼鏡をかけて作業を行った。完成後には，またつくりたいと言い，「今度は2週間程度でできる籠を作成したい」と言った。

この頃からOTが病室に行く前に更衣がすべて終了しており，「先生遅いよ。作業療法室に行くのが楽しみで早く行きたいからね」と冗談のように話すようになった。また，時々，腰背部痛を訴えて理学療法訓練を休んだが，作業療法室には行きたいと言い，休むことなく参加した。「じっとしていても痛いので，籠を編んでいるときは痛みを忘れるような気がする。痛くても無理しないでやっていくよ」と語った。

◎第3期（4〜6か月）：さまざまな動作に自ら挑戦し，楽しみ活動を獲得した時期

更衣動作が自立した。ベッドと車いすの移乗も自分で考え，車いすに着座するときに，どすんと座ってしまい，腰痛を訴えた。そのような失敗をしても，座って体幹を前傾させてゆっくり座る方法を自ら考え，成功につなげていった。また，理学療法での歩行訓練の成果を試そうと，自分のベッド前の手すりを伝って歩くことにも挑戦するようになった。「本当はまだ1人で歩いたりするのはだめだけれども，先生，見逃してくださいね。絶対転ばないようにしますから」と語り，筆者はその動作が安全に行えると確認したうえで容認した。さらに「自分で顔を洗ったり，歯磨きをしたりしてみたい」と訴えたので，訓練項目に追加した。

作業療法室では，ほかの患者に自分から話しかけ，会話を楽しみながら籐作業を行うようになった。その様子から，病前の老人クラブでの集団活動を楽しんでもらうために，集団でのゲームへの参加を促し，積極的に初対面の人とも交流をするようにした。病室では，「隣の人と何でも話し合える仲なんだよ」と語ってくれた。この時期には，OTはＡさんに手がかりを全く提供しなくなった。

家族の希望で，外泊し［表2］，前回よりは家族の心配が減少した。

◎第4期（6か月から退院）：生活を自分自身で構成し，作業選択を開始した時期

病室では，車いすの駆動，手すりを利用しての歩行，車いすでのトイレまでの移動と移乗など，自らADLに挑戦し，休息やテレビを見たり，他患者との会話を楽しむなど，日常生活を自ら構成し，ルーチン化していった。ADLは入浴以外で自立になった。作業療法室では，個人や集団で楽しめる趣味人としての役割を確立した。

Ａさんは，「先生，とにかく楽しい生活を送れるようになりました。体もよくなったし，本当ならずっとこの病院にいたいけど，そうはいかないよね。息子は帰ってこいと言うけど，家族には絶対迷惑はかけたくないし」と語るなど，将来の生活も考えるようになった。家族間でも今後の処遇が検討され始め，医師からＡさんにも退院の話をするようになった。

ある日，Ａさんは，「私は家に帰りません。息子のお嫁さんたちがみんなおいでといってくれたけれども，今まで一緒に暮らしたことがないのでお互いに気を遣って負担になるだけです。みんなと楽しく一緒に生活できる施設で一生を過ごしたい」と語った。

[表2] 外泊調査

久しぶりの外泊はいかがだったでしょうか。困ったことや不便なことはなかったでしょうか。家庭での様子をお聞かせください。これに基づき，今後の院内での訓練や生活，さらには退院後の生活などをどうしたらよいか考えていきたいと思います。お手数ではありますが，以下のあてはまる項目に丸印をつけてください。

外泊日			5/4〜5/5	8/6〜8/7	10/8〜
同居家族人数			4人	4人	4人
主な介護者			息子，嫁	息子と嫁	嫁
家の中の移動	1．1人で歩く　2．杖をついて歩く　3．手をひいて歩く　4．車いす（自分でこぐ）　5．車いす（手伝う）		3	3	3
起き上がり	1．1人でできる　2．少し手伝う　3．全部手伝う		3	3	2
立ち上がり	1．1人でできる　2．少し手伝う　3．全部手伝う	床から	3	3	2
		いすから	2	3	2
食事	1．1人でできる（箸）　2．1人でできる（スプーン）　3．少し手伝う　4．全部手伝う		1	1	1
	食べこぼし	1．ある　2．なし	1	1	−
トイレ	1．1人でできる　2．少し手伝う　3．全部手伝う		3	3	2
	方法　日中	1．トイレ　2．ポータブル　3．尿器　4．おむつ　5．導尿	1	1	2
	夜間		4	4	4
お風呂	1．1人でできる　2．少し手伝う　3．全部手伝う　4．入らなかった		4	4	3
着替え	1．1人でできる　2．少し手伝う　3．全部手伝う		2	2	2（風呂あがり時）
夜間の睡眠	1．よく眠れた　2．なかなか眠れなかった		1	1	1
コミュニケーション	1．よくとれた　2．何とかとれた　3．全然とれなかった		1	1	1

介護する方についても伺います。

		5/4〜5/5	8/6〜8/7	10/8〜
介護する量が多くて，大変だったことは何でしたか。いくつでも構いませんのであげてください。		・夜中の寝返り（同一状態で寝ているので苦痛のようである）・日中のトイレ回数が多いし，背後からかかえて歩かせるので大変でした。	・トイレに行く時・おむつ交換時	今回は，大変楽でした。・風呂あがり時は，タオルでふいてあげたりしただけでしたが，入浴は大変だったです。
外泊を受けることに不安はありますか。それとも少しずつでも安心して受けることができてきましたか。	1．不安がある　2．安心できてきた　3．不安は感じなかった	3	2	2
不安があるならば，それはどのようなことですか。		1泊2日の外泊はさほど不安はありませんが，3泊，4泊となると介護の量が多くて疲れてしまいそうです。	なし	
以上のことも含めて，何かお気づきになったこと，お困りになったこと，ご要望等ありましたら，お書きください。		要望があります。母が1人で寝返りをうつことができ，最終的には寝起きができるようになれば幸せです。何とか根気よく，リハビリができますよう，よろしくお願い致します。	・1人で何でもしようという心があります。・おむつ交換の時，非常に臭くてやりにくかった。また，腰を持ち上げなければいけないので，体力がないとなかなかできない。・布団の上でも起きあがろうとする努力する気持ちがある。	車いすの機能がよく，段差等全然気にしないで輸送が楽でした。

Episode

★13 退院前日

退院前日に「入院前と今では体と心はどのように変わりましたか」と尋ね記載してもらったところ，以下のような文章を書いていただいた。

「入院したときは，寝たきりでしたので，このままではどうなることかと本当に寂しい思いをしましたが，いざ先生の所に来ていろいろなことを1つひとつ教えていただき，だんだんとやる気になってきました。

　毎日が楽しく教えていただくようになり，また何もできなかったかご編みも教えていただき編めるようになりました。下手だったのがだんだんとできるたびにリハビリが楽しくなってきました。部屋にいるよりはずっと楽しみになりました。また車いすにも少し乗れるようになり，なんとかつかまって歩けるようになって今では何とか手を放して歩けるようになりました。一歩一歩がやっと歩けるだけなのにうれしくてなりません」

身体動作にかかわる手がかりを提供しただけであるにもかかわらずAさんの文章には1つひとつ教えてもらったとの内容が書かれていたのには，少々驚きであった。

　家族の希望でAさんは外泊し[表2]，介助量が軽減した。これなら家に来ても心配ないという状況を家族は確認したが，Aさんは，息子の世話にはなりたくないと言い張り，息子夫婦の家で一緒に暮らしてほしいという願いを受け入れることはなかった。家族は，Aさんが家に帰りたいという思いに変わることを信じたので，この状況を考慮して，Aさんの介護老人保健施設への入所が決定した。

　退院時★13は，STEF：右55点，左20点，FIMは96/126点になった。

━━考察

　作業療法を終えてAさんから学んだことは，3つあった。それを以下に記したい。

①低下した意志は生活に多大な影響を及ぼす

　Aさんの低下した意志は，作業機能遂行の強力な阻害要素となっていたということであった。作業療法開始1か月後には，Aさんの上着の着脱は改善したが，手指機能改善へのこだわりが強く，このままだと意志の修復が困難ではないかと実感した。機能訓練にこだわるAさんは，楽しく手工芸を行っている環境下で作業療法を開始しても，病前の作業への楽しい思いをイメージできず，行動が自己組織化することはなかった。そこで，作業療法方針を見直し，**作業療法室を楽しみの場，病室をADLの場とする強力な環境の改変**が必要だと感じた。そこから初めて意志のダイナミックな修復が始まったのである。

　したがって，高齢者の作業への自信を高めるためには，個人的原因帰属，価値，興味などの意志の評価がとても重要である。Aさんのように動作が改善しても，個人的な能力の認識や自己効力感および価値，興味が改善しない状況も十分考えられるからである。自信が低下し，一度やる気を失ってしまったプロセスは複雑である。意志の情報収集や分析に時間を費やさず，おろそかにしてしまうと，高齢者の状況を誤解し，過剰に単純化しすぎる危険を冒しかねない。

　実際にAさんのケースでは，B病院では，上肢機能やADLは作業療法で扱う問題として作業療法を行った。その結果，Aさんは腰背部痛などに対処できず，精神的に落ち込んだ状況での転院という不幸につながった。もしB病院のOTが，Aさんの意志を詳細に評価し，比較的良好な上下肢と処理技能を使用して作業への内発的動機づけ，有能感，自己効力感を高めて強化学習を促していくことができれば，腰背部痛がありながらも籐作業の楽しみが優先し，自分自身で一日の作業を構成することができたかもしれない。

②一度意志の修復が開始されると，強い想いが身体を自発的に動かす

　Aさんのように**病前に内的統制感が強く，達成動機づけの強い人は，一度意志の修復が開始されると，自発的に現状の問題を考え始める。そして，自分で解決したいという強い想いが，さまざまな作業に対する挑戦感を高め，積極的な身体の動きにつながる。**なぜならば，その強い想いで作業するとき，身体が意識から遠のき，身体は主観的主体として経験され，自発的に身体を動かすことになるからである。

　Aさんは，籐作業やADLの作業経験から有能感と自己効力感が高まり，作業を楽しむ価値と興味の拡大が生じると，病室において自立していないADLへの挑戦を開始し，積極的に身体を動かし始めた。つまり，高齢者が一度自

信を失っても，意志が修復されると，「さまざまな動作の成功イメージを整理し，考え，動作を実行した結果，得られた身体感覚」による主観的経験が，「さまざまな作業を成し遂げたい」という強い想いを形成し，再び自発的に身体を動かすことができるということである。

③主観的経験による強い思いが，活動選択を可能にし，参加が向上する

Ａさんは，病室での更衣・移乗動作ができると，病室での移動訓練，整容，テレビを見る，人と話すなど，さまざまな活動選択を展開していった。これは，Ａさんの籐作業，更衣，移乗動作などの主観的経験による強い想いが，**病前の興味，趣味人としての役割を思い出し，そこから作業の好み，目的，意味を思考できる**ようになり，いつ何をしようかという活動選択が可能となってきたのではないかと思われた。さらに，このさまざまな活動選択が，創造的な思考を生じさせ，活動選択の回を重ねるごとに熟慮した考えが可能となり，その結果，楽しく一生を過ごしていきたいという作業選択につながり，参加が向上していったのではないかと考えられた。

今回，Ａさんから学んだ上述した３つの内容からいえることは，以下のとおりであった。

作業が自立することは，確かに重要なことではある。しかし，一番重要なことは，作業に対する自信を失ったＡさんが，**どのような想いのなかで落ち込み，機能訓練にこだわったのかという，低下した意志のプロセスを知ること**である。そしてＡさん自身の利点，作業，環境を使い，意志を改善するためのOTの戦略が，極めて重要であるということを実感した。

Ａさんは，改善しつつある意志の強い想いのなかで，自発的に思考と身体を動かし，遂行能力や習慣を改善し，自ら活動選択・作業選択を行っていった。そして，慢性疾患を抱えながらも，Ａさんは自分らしい作業を再構成できた。筆者はＡさんから，人間の創造性，潜在能力の深さを思い知らされた。なぜならば，Ａさんがここまで改善するとは筆者も全く予想できず，筆者の予想をはるかに超えていたからである。

（本家寿洋）

文献

1）Kielhofner G編著，山田孝監訳：人間作業モデル──理論と応用，改訂第４版．協同医書出版社，2012.

2）本家寿洋・山田孝・石井良和・小林法一：「高齢者における余暇活動の楽しさ」定義の妥当性の検討．作業療法32（6）：547−557，2013.

3）日谷正希・本家寿洋・山田孝：「高齢者版・余暇活動の楽しさ評価法」の実施が自己効力感の改善と作業選択の支援に役立った事例．作業行動研究18（3）：152−161，2014.

B 活動・参加に焦点を当てた高齢者への作業療法の展開

4. 意味ある作業への参加が生活機能全般に影響を与えた高齢者

- 生活機能全般に低下を示す高齢者は，生活習慣が単調になりやすく，家族・社会との間で役割を見出すことが困難となりやすい。
- 生活機能全般に対するアプローチを行うにあたっては，作業的生活史を反映した意味ある作業を導入する必要がある。
- 意味ある作業を用いた介入は，作業的ナラティブの増加とニーズの達成をもたらし，治療的関係を深め，クライエントが新たな作業への挑戦に向かう機会を与える。

(1) 意味ある作業の喪失を経験した高齢者の定義・特徴

Key Word

★1 作業的生活史
人は，自分の能力の認識，楽しみと満足を得る感覚，価値感，他者との関係といった事柄を反映して，生活のパターンをつくり上げる。その生活には，自分にとって必要な作業が含まれている。このような作業への参加の状態からとらえた生活史は作業的生活史と呼ばれる。作業的生活史は，クライエントが自らを物語に位置づける語りのなかで示される[1]。

　人は，生涯にわたる発達過程のなかで，その時々に担う社会的役割を果たすために必要な日課をつくり出し，そのなかで，興味と価値のある作業に従事することによって，自己有効感を得て，作業的生活史[★1]を形づくる。この作業的生活史は，その人が従事してきた作業からみた発達の軌跡であるとも考えられる。人の発達を導く変化には，①増大的変化，②転換的変化，そして，③破滅的変化という3つのタイプが示されている[1]。

　増大的変化は，人が新たな役割に就くことで習慣を変化させることや，高齢となって身体的能力の変化を徐々に感じていくものであり，「量，強度，程度の変化のような段階的な変更」[1]とされている。転換的変化は，退職を迎えた勤労者がボランティア活動に参加するために新たな団体に参加することや，家庭維持者として主婦役割を担ってきた女性が子どもの自立とともにサークル活動に参加するなど，役割や能力の理解のパターンを根本的に変化させることである[1]。また，破滅的変化は，疾患や障害の状態になるというように，生活のあり方や自己認識のあり方などが根本的に変化することである[1]。

　高齢者は，社会的役割の変更，家族の構成の変化，自分自身の身体的，精神的変化により，これまで築いてきた生活様式を維持することが困難になり，

新たな生活様式をつくり出さなくてはならないという挑戦に直面することが少なくないと考えられる。このようなときに，興味があり，価値を反映した作業，すなわち，個人にとって意味ある作業への従事が，生きる活力を導き出すことにもなる。**人生の締めくくりに，自らの存在意義を確信できるためにも，高齢者に対する作業療法では，意味のある作業を提供することが必要となる。**

（2）意味ある作業の喪失を経験した高齢者の作業療法の作業と適応

　高齢者は，安定した環境で，長期にわたって慣れ親しんできた習慣をもっていることが多いことから，新たな能力の変化や環境の変化に適応するための習慣の再構築が困難になりやすい[1]。

　作業療法士（OT）は，高齢者に介入するうえで，加齢と疾患に関する情報だけに基づいて機能低下を知るだけでなく，作業的生活史を展望して，そのなかでの習慣の変化や役割の喪失，社会的環境である家族関係の変化とともに，自己の能力の理解や自分を統制する感覚の間に起こっているダイナミックスを理解することが必要である。**つまり，「老い」の状態だけに目を向けるのではなく，その高齢者の蓄積された経験を知り，生活様式も含めた包括的な介入を行うことが重要であると考えられる。**

　また，高齢障害者の社会的環境は，配偶者や家族も高齢であることや，キーパーソンが離れたところに居住していることなど，すべてが支持的に作用するものではないことも考慮する必要がある。

（3）高齢者に対する作業療法の流れ

①高齢者のニーズの評価

　意味ある作業の喪失を経験した高齢者にとって，作業従事のルーチンの再獲得を促すためには，その個人の興味と役割を評価することが重要である。これはまた，その高齢者のニーズを明らかにすることと結びついている。

　興味や役割は，Matsutsuyuが開発したNPI興味チェックリスト[2]（96頁参照）や，Oakleyらによる役割チェックリスト[3]（96頁参照）を使用して評価することができる。興味チェックリストについては国際的に研究がなされており，日本では高齢者に用いることができるものとして，山田らによる高齢者版興味チェックリスト[4]が作成されている。役割チェックリストについても，日本における信頼性と妥当性が検討されている[5,6]。これらは構成的評価法であるが，そのクライエントとともにチェックリストを仕上げていくこ

> ### Key Word
>
> **★2　人間作業モデル(MOHO)**
>
> 「能力や興味，役割，習慣，環境の要素を含む作業同一性と，それを維持し行為に移すことにより，満足し関心を持つ生活を達成することへと広がる作業有能性」[1]を重要としている。

> ### Key Word
>
> **★3　作業同一性，作業有能性，作業適応**
>
> 自分はどのような作業的存在であり，将来，どのような作業を行う者になりたいのかを表したものが作業同一性である。そして，作業同一性を行為へと結びつけるのが作業有能性であり，人が環境的文脈と時間的経過のなかで，肯定的な作業同一性を打ち立てて，作業有能性を達成することは作業適応であると概念化されている[1]。

> ### Key Word
>
> **★4　協業**
>
> 協業とは，クライエントとともに作業療法評価を行い，問題点をあげて，介入目標とプログラムを立案することである。インフォームドコンセントの考え方を背景に，クライエントを中心に問題解決を図る作業療法の問題解決の具体的立場を表したものである。

とで，その項目を媒介とした話題から，クライエントの作業的生活史がかいまみえることもあり，またそこから，ニーズを知る手がかりともなる。

　高齢により精神機能の低下を生じたクライエントでは，家族からニーズを聴取する場合も少なくない。しかし，クライエントがあくまでも対象者であることを忘れずに，家族からの情報を吟味することも必要である。それでも，家族からの情報は介護上の負担を表現したものが多いことから，その高齢者に支持的な環境を整えるうえでも，OTは家族の情報を傾聴する態度を忘れてはならない。[7]

②目標の設定

　川又・山田は，在宅生活を送る高齢のクライエントに介入するうえで，「作業に対する動機，ルーチンや生活様式の中への作業行動のパターン化，技能的な遂行の特性，作業行動に対する環境の影響に対し，統合的に焦点を当てる必要」[8]があると述べている。これは，在宅生活者に限らず，施設に居住するクライエントにも当てはまるであろう。このように「統合的に焦点」を当てて，高齢者の生活機能全般の改善に向けた目標を立案して介入するためには，作業療法の概念的実践モデルの1つである人間作業モデル（Model of Human Occupation：MOHO）★2（67頁参照）が有用と考えられる。**OTは，目標を設定するにあたって，クライエントの作業同一性と作業有能性を結びつけて，そこから得られる作業適応★3の状態を描き出す必要がある。**

③アプローチの原則

　高齢者に対するアプローチでは，高齢者の作業的生活史をもとに，現在の作業同一性と作業有能性を明らかにして，将来の作業適応を展望することが重要であるが，それは作業的ナラティブにより得られることが多い。また，その高齢者の作業的ナラティブを傾聴することが，信頼関係を構築して，アプローチに協業をもたらすことも示唆されている。野藤・山田[9]は，「語りには個別性があるが，人生の一部を共有する人間として共通性を知りうることができるならば，クライエントと作業療法士は協業★4に向かって開かれていく」と述べている。

　人生の個別性を理解したうえで，その人にとって意味があるもの，すなわち，クライエントとOTが相談しながら興味と価値が反映されている作業を見つけていくことが重要であり，その過程に家族の参加を促すことも大変重要なポイントとなる。

④評価とアプローチ

●評価

　意味ある作業が生活機能全般に影響を与えることができるという点を踏まえて評価を行い，アプローチを決定することが必要である。生活機能全般とは，個々のクライエントが意志的選択を行い，長年にわたり形成してきた習慣とそこで担ってきた役割，それらを遂行するにあたって必要な技能を含むものである。OTは，このようなクライエントの生活機能を全体的にとらえ

て，活動的な作業行動を促す作業の遂行に取り組む必要がある。

●アプローチ

　高齢者に対する作業療法の場合，老化や疾患による日課の狭小化から，廃用症候群による筋力低下などの運動技能に焦点が当てられることも多いが，先にも述べたように，**作業的ナラティブに着目して，そのクライエントにとって意味があると考えられる作業をプログラムに取り入れることが必要である。そして，このような作業療法の実践が，クライエントの作業同一性の維持と作業有能性の向上を図るうえでも大切であることを忘れてはならない。**

(4)アプローチの実際

■——事例紹介

　本事例Ａさんは90歳代後半の男性である。診断名は認知症と大動脈弁閉鎖不全症で，難聴があった。画業を職業としてきたが，今回の訪問作業療法の開始の約5年前，散歩中に脱水と意識レベルの低下が起こったことをきっかけに，認知症と歩行能力の低下が進み，自宅に閉じこもりがちとなり，仕事からは退いていた。

■——情報収集

　Ａさんは，90歳代前半の妻と娘の3人で暮らしていた。妻は家庭維持者としての役割を果たしており，主としてＡさんの身の回りのことを手伝っていた。しかし，体調はすぐれず，頻繁に休憩をとる必要があった。娘は自宅から離れた場所で仕事をしており，帰宅時間が遅いため，日中はＡさん夫妻2人の生活であった。Ａさんは高度の難聴があり，妻も難聴と弱視があることから，2人の間にコミュニケーションと交流はあまりみられなかった。

　Ａさんは閉じこもりがちとなった約5年前から，訪問看護と訪問介護，また，通所リハビリテーションを利用していた。しかし，通所リハビリテーションのプログラムに不満を感じて，参加を中断していた。

　介護支援計画の短期目標には，いっそうの筋力低下の防止と維持，長期目標には転倒の予防と健康状態の維持があげられていた。身体機能の低下予防と健康の維持という家族の希望と，活動性と歩行能力の向上という主治医と介護支援専門員の指示により，週1回の訪問作業療法が開始された。

■——作業療法評価

　Ａさんの下肢筋力は顕著に低下しており，座位姿勢から立位になるためには，上体を前方へ振り出すように，反動をつけて立ち上がる必要があった。下肢筋の徒手筋力検査（MMT）はほぼ3レベルであった。歩行は家具や壁を伝って行っており，転倒の危険性が高かった。

　身辺処理はほぼ自立していたが，入浴に見守りが必要であること，階段昇降に介助を必要とすることにより，Barthel Indexは85点であった。Ａさんは日中，食堂，トイレ，ベッドへ移動する以外のほとんどの時間をソファに

座ってテレビか庭を眺めて過ごしていた。また，夜間には室内を徘徊することがあった。記銘力の低下がみられたが，見当識はほぼ保たれており，Ａさんは訪問作業療法の目的を理解し，OTの問診に答えることができた。

■──作業療法の方針および計画

OTは転倒防止と活動性の向上を目的に，生体力学モデルによる下肢筋力訓練をプログラムとして立案し，その1つとして戸外への散歩を提案した。しかし，約5年前に倒れた経験から，Ａさん夫婦はともに散歩を拒否し，そのために屋内での運動指導から始めた。具体的には，以下のとおりである。
①腹筋群，臀部筋群と大腿筋群の筋力強化訓練
②肩甲帯筋群の筋力訓練を兼ねた歩行バランス訓練

■──経過

訪問作業療法は，約4か月半の期間，週1回の頻度で，午前10時頃からの約40分間行った。この作業療法経過をＡさんの活動性の変化をもとに，4期に分けて述べる。

◎第1期：下肢筋力訓練プログラム開始（セッション1～5）

Ａさんはソファにもたれて座り込んでいることが多く，筋力増強訓練を開始するために上体を起こすのにも，OTの誘導が必要であった。また，難聴と認知能力の低下により，OTが指示する運動とは異なった動作を行うことも多かった。しかし，Ａさんは，プログラムを遂行しようとする意志を明確に示して，何とか身体を動かそうとしていた。OTは，時間をかけて，口頭だけではなく，文章や図，模倣も交えながら訓練内容を指導した。

このような様子を妻は遠目に見ており，「（夫は）話していることがわかってますか」とOTに尋ねた。そして，「長い間，夫とは会話もしたことがない」と話した。

◎第2期：意味ある作業を導入した時期（セッション6～9）

セッション6回目のときの下肢筋力訓練の途中で，妻がスナップ写真を持ってきて，Ａさんに話しかけるという出来事があった。その写真はＡさんが以前にスケッチ旅行に行ったときに撮影したものであった。OTがその旅行のことを尋ねると，Ａさんと妻はそのときの思い出を話し始めた。

OTは，Ａさんの作業的生活史を理解した介入がＡさんとの治療的関係の構築には重要であると考えて，今後も訪問時にこのような話を一緒にしようと提案した。すると妻は，Ａさんに絵を描くよう促してほしいとの希望を述べた。OTは，Ａさんが絵画制作を行うことは，介護支援計画に沿っており，Ａさんの活動性の向上に結びつくであろうと判断し，下肢筋力訓練に加えて絵画制作をプログラムに追加した。

次の7回目の訪問時より，これまでは家事をしながら夫のプログラムを見ていた妻が，夫のそばに来て，OTに話しかけながら絵画制作を見守るようになった。妻が画材道具をもっと準備してもいいかと尋ねたので，OTは了承した。それは，絵画制作がＡさんの作業的生活史を反映した作業であり，Ａさんにとって価値ある作業を導入できると考えたからである。

次の8回目の訪問時には，画材道具一式が棚に並べてあり，机の上には以前にデザインした図案や写真などが整えてあった。妻はOTに「筆を見ると，若い時は絵が売れず大変だったことを思い出します」とか，「絵を描いては

売っての繰り返しで、生計を立てました」と苦労話を語った。この時期にAさんがスケッチブックに描いた水彩画は、絵そのものよりも、その絵を説明する文章がほとんどであった［図1］。

◎第3期：クライエント夫婦とともに絵画制作の意味を確認した時期（セッション10～13）

絵画制作という作業が、介護支援計画の目標に沿ったものであり、Aさんと妻のニーズを満たすものであるのかどうかを構成的評価で確認するため

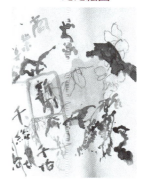

［図1］ 第2期にみられた言葉を交えた絵画

[表1] Aさんの役割チェックリスト結果

役割	過去	現在	未来	発言
学生・生徒	○		○	デザインをしたい気持ちはある
勤労者	○		○	
ボランティア	○			80歳代後半まで絵を教えていた
養育者	○			
家庭維持者				
友人	○			
家族の一員	○	○	○	テレビやご飯を一緒に食べる
宗教への参加者				
趣味人／愛好家	○	○	○	妻より：今年は年賀状を書けるかもしれない
組織への参加者	○			
その他				

[表2] Aさんの高齢者版興味チェックリスト結果

活動名	興味あり 強い	興味あり 少し	興味なし
1．園芸・野菜づくり		○	
2．裁縫			○
3．ラジオ			○
4．散歩		○	
5．俳句・川柳			○
6．踊り			○
7．歌を聴く		○	
8．歌を歌う			○
9．ペットや家畜			○
10．講演会			○
11．テレビ・映画		○	
12．知人を訪問			○
13．読書			○
14．旅行		○	
15．宴会			○

活動名	興味あり 強い	興味あり 少し	興味なし
16．相撲		○	
17．掃除・洗濯		○	
18．政治		○	
19．婦人会・老人会		○	
20．服装・髪型・化粧		○	
21．山菜・キノコとり			○
22．異性とのつき合い			○
23．ドライブ	○		
24．ゲートボール			○
25．料理			○
26．収集			○
27．釣り			○
28．買い物			○
29．グランドゴルフ		○	

その他

| 1．風景を見る |
| 2．絵画 |
| 3．書道 |

B-4 意味ある作業への参加が生活機能全般に影響を与えた高齢者

[図2] 第4期でみられた作品

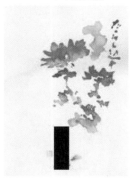

に，役割チェックリストと高齢者版興味チェックリストを用いた[表1，2]。それぞれのチェックリストを実施するときには，妻が同席した。

役割チェックリストの結果，画家として，過去に遂行していた「学生・生徒」と「勤労者」の役割を現在はできていないが，今後は果たしていきたいこと，「家族の一員」と「趣味人／愛好家」は過去・現在・未来も行っていくことが示された。第2部は理解が十分に得られず，チェックできなかった。

高齢者版興味チェックリストは実施法の理解が得られ，チェックすることができた。「興味が強い」と答えたのは「ドライブ」であり，あとは「興味が少し」「興味がない」が大半であった。また，示された項目以外に，Aさんは「風景を見る」「絵画」「書道」に興味があることを示した。

これらの結果より，絵画制作に興味をもち，今後もその作業を継続したいというAさんの希望を明らかにできた。また，妻も，その作業の継続を望んだ。絵画には文字が書かれることが続いていたが，その言葉は以前の画業を思い出す材料となり，妻との会話が弾む場面がしばしば見られた。

◎第4期：Aさんの活動性が向上し始めた時期（セッション14～16）

絵画制作を繰り返すうちに，徐々に絵から文字が減って，絵画の様相をみせ始めた[図2]。妻もそれを認めて，棚の引出しから落款印を取り出して本人に差し出した。Aさんはそれを黙って受け取り，作品に落款印を押した。落款印を押した頃より，Aさんと妻は戸外への散歩を受け入れ，自宅玄関前を一緒に散歩したり，さらに，妻によるとAさんは「私のためにデイケアに行ってくれます」というように通所リハの利用も再開した。時には妻がつきそって，玄関先のポストまで新聞を取りに行き始めた。

また，訪問時に途中まで描いていた以前の作品を取り出し，「仕上げねば」と取り組むことも始まった。Aさんは，片手に筆を2本持って集中して絵画制作を行っていた[図3]。妻はその様子を見て，「以前は何本持っているかわからないぐらいでしたよ」と話した。妻はAさんの画家としての活躍をOTに話すことが多くなり，画業に専念していた頃の夫の姿を再び見るようであった。

◎再評価（セッション17～18）

下肢筋の徒手筋力検査（MMT）は，ほぼ4レベルとなった。歩行を含めた基本動作は安定性が増した。入浴や階段昇降時の介助は軽減はしたが，Barthel Indexの点数は介助が必要であるため，変化はなかった。日中の生活習慣には変化がみられ，朝刊を玄関先に取りに行くことや，絵画作品を眺めてその作品を題材とした和歌を詠むことが始まった。それとともに妻より，「昼間に動くことが増えたので，夜中に起きる回数が減りました」と，夜間の徘徊がほとんどみられなくなったと話を得た。

[図3] 筆を2本持ち，絵画制作に励むAさん

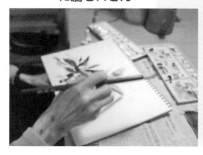

■――考察

本事例の作業療法経過を，①Aさんにとって重要な作業を導入できた作業療法のリーズニング，②役割チェックリストと興味チェックリストの使用がプログラムに及ぼした作用，そして，③OTがはたらきかけたAさん夫妻の関係性の3点から考察する。

①Aさんにとって重要な作業を導入できた作業療法のリーズニング

● 治療的関係の構築

OTは，初期のプログラムとして，介護支援計画に則ってＡさんと妻の同意を得て下肢筋力訓練に取り組んだ。この時期に妻がＡさんの画業に関連するスナップ写真をプログラム中にみせた出来事があった。OTは妻のその行為を受け入れて，Ａさんと妻からその写真にまつわる思い出を傾聴し，Ａさんの作業的生活史に関する会話を続けていくことを提案した。このようなOTの決定は，OTがＡさんを「一人の生活者」[10] としてとらえたことによる。小松・山田[10] は，訪問作業療法では「利用者を１人のパートナーとして，一緒に生活の改善と向上に取り組んでいく」ことが重要であると提案している。今回のOTの態度も，Ａさんの作業的生活への関心をＡさんと妻に示すことになった。この機会は，OT，Ａさんと妻の間に治療的関係を構築するために必要であったと考えられる。

作業療法の成功あるいは失敗を決定する要素として，OTとクライエントの治療的関係の構築が重要であるとされている[1]。治療的関係には感情移入と信頼という２つの要素が示されている[1]。感情移入はOTがクライエントの作業的ナラティブを傾聴することから始まり，信頼は，クライエントのニードに応えることから協業が深まっていくと考えられている[1]。

OTがＡさんと妻の作業的ナラティブを傾聴したことと，語るという行為を継続するように提案したことは，この感情移入と信頼を取り結ぶきっかけになったと考えられる。また，妻が提案したＡさんの絵画制作を訪問リハに取り入れたことも，この治療的関係を推進する機会になったといえる。

● 作業有能性の効果

画業は，Ａさんの作業的生活にとって，興味と満足，そして，役割や日課を形成するうえで重要な作業であったといえる。Ａさんは訪問作業療法で絵画制作を行うことに取り組んだが，初期には絵画そのものよりも，描いていることを説明する言葉を書いていた。それは画業を職業としていた頃のＡさんの作品とは異なるものではあった。しかし，絵画に書かれた言葉はＡさんと妻がOTに作業的ナラティブを語る材料になり，絵画制作を通してＡさんの作業的生活史を共有することになり，そのことは，さらに治療的関係の進展をもたらしたといえる。

また，描かれた作品から徐々に言葉が減り，作品の形となってきたこと，そして，妻が差し出した落款印を押したことは，Ａさんが納得できた１つの作品を完成できたことを示しているといえる。その後，筆を２本持ち，作成途中の作品にも取り組もうとしたＡさんの姿は，「自分の価値を追求し，望んでいる生活の成果を達成するために行為に取り組む」[1] という作業有能性が生み出した結果と考えられる。

② 役割チェックリストと高齢者版興味チェックリストの使用がプログラムに及ぼした作用

● 役割と興味の評価

作業有能性は，「作業同一性を反映する作業参加のパターンを維持する程度である」[1]と説明されている。訪問作業療法で絵画をＡさんに円滑に導入できたことから推測すると，Ａさんは画業に携わることを主たる作業同一性として保持し続けていたと考えられる。これは，役割チェックリストと興味チェックリストの結果からも確認することができた。

役割チェックリストは２部構成で，第１部は作業的生活史における役割を，第２部は役割に対する価値を明らかにすることであるとされているが[8]，Ａ

さんが完成できたのは第1部のみであった。しかし，Ａさんが画業を行うことを自分の役割に位置づけていることは，明らかに表明された。役割チェックリスト［表1］では，Ａさんは将来に実施する役割として「学生・生徒」「勤労者」「家族の一員」そして「趣味人／愛好家」にチェックしたが，これらの役割は，創造し，制作した作品により経済的な生活を行うこと，画業を楽しみとも感じていることが，Ａさんの主な役割を構築してきたことを明らかにするものであった。

また，高齢者版興味チェックリスト［表2］でも，絵画制作を継続したいというＡさんの希望を知ることができた。

これらの2つの評価法は，Ａさんにとって重要な作業である画業への従事という作業的生活史から，自分は画家でありその同一性を維持したいというＡさんの作業同一性を示したものといえよう。

● 作業有能性の評価とプログラム

このように，クライエントの作業的ナラティブや作業従事などの文脈で示された情報に加えて構成的評価を用いることで，ＯＴは，クライエントの行動が首尾一貫したものであり，プログラムがクライエントに適したものであるということを確認できたものと考えられる。また今回，Ａさんは妻とともにこれらの評価法を実施したが，妻にとってもＡさんの作業有能性を高める作業を再確認できたように思われる。妻がＡさんに絵画制作を促し，その準備を行い，プログラムにも参加したことは，妻はＡさんが作業同一性を示すことを期待していたためであるとも推測される。

③作業療法士が働きかけたＡさん夫妻の関係性

作業同一性には，「自分の役割や関係から定義されたものとしての，自分は何者かということ」[1]が含まれている。人は，自分がどのような役割を担っているかを内在化するが，それは「他者と自分の関係性という感覚や期待される行動という感覚を獲得することにかかわる」[1]とされている。

絵画制作に関する妻の行為は，Ａさんの作業同一性のなかで，画家としての役割遂行を期待したうえでのことであったと考えられる。妻が示した役割期待に対して，Ａさんは内在化された画家としての役割を披露することで応えた。絵画制作が始まった後，担当ＯＴも交えてＡさんの役割遂行に関する会話が続き，また，妻がＡさんの役割遂行のための物理的環境を整えたこと，そして，妻が差し出した落款印をＡさんが受け取ったことは，Ａさんと妻との関係がコミュニケーションと交流を再びもたらし，また深まったものといえよう。

「人は一定の役割関係にあるということが何を意味するのかという基本的な期待を共有するとき，さほど問題なしに交流がなされる」[1]とされているが，Ａさんと妻の役割が絵画という作業を中心に相互に遂行されることで得られたコミュニケーションと交流の深まりは，役割チェックリストでＡさんが「家族の一員」にチェックしたこと，またそれ以上に，妻の体調を気づかって通所リハへの参加を再開したことからも確認できよう。

このようなＡさんと妻の関係性の変化は，担当ＯＴとの間においても，作業的ナラティブの増加とニードの達成により，治療的関係が深まり，戸外への散歩に同意をしたことへとつながったと考えられる。

（南征吾）

文献

1）Kielhofner G編著, 山田孝監訳：人間作業モデル——理論と応用, 改訂第3版. pp1-177, 協同医書出版社, 2007.
2）Matsutsuyu JS, 山田孝訳：興味チェックリスト. 作業行動研究4（1）：32-40, 1997.
3）Oakley F. et al, 山田孝監訳：役割チェックリスト——開発と信頼の経験的評価. 作業行動研究6（2）：111-117, 2002.
4）山田孝・他：高齢者版興味チェックリストの作成. 作業行動研究6（1）：25-42, 2002.
5）竹原敦：役割チェックリストの構造——SD法における役割項目の検討. 作業行動研究5（1）：32-37, 2001.
6）山田孝・他：役割チェックリスト・日本版の検討. 作業行動研究6（2）：62-70, 2002.
7）南征吾・小林隆司：訪問作業療法における家族援助技術——生活行為の拡大を促す作業療法. 日本作業療法研究学会雑誌17（2）：15-22, 2014.
8）川又寛徳・山田孝：1枚の絵はがきがもたらした変化からみる在宅生活支援. 作業行動研究8：24-29, 2004.
9）野藤弘幸・山田孝：高齢脳性麻痺者の語りを通した人生と作業療法の個人的意味づけ. 作業行動研究6（2）：102-110, 2002.
10）小松香織・山田孝：在宅クライエントのサポートのあり方の検討——訪問リハ利用者の生活物語に耳を傾けることの重要性. 作業行動研究6（2）：94-101, 2002.
11）南征吾・他：作業同一性を反映した作業に焦点をあてた訪問リハビリテーションがクライアント夫婦のコミュニケーションと交流を深めた事例. 作業行動研究12（2）：95-102, 2009.

C 場面別作業療法の展開

1. 健常高齢者に対する予防的作業療法

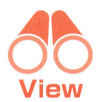

- 予防的作業療法とは，地域で生活する健常高齢者の生活満足度の低下に対する一次予防のために作業療法を行うことである。
- 流れとしては，まず参加者のニーズを評価し，次に興味や習慣・役割・環境など作業の遂行に関係する概念について話し合い，そして実際にいくつかの作業活動を参加者自身が計画・実行する全15回のプログラムである。
- 特にニーズの明確化とニーズに基づいて参加者自身が計画した作業活動への参加がQOLの向上をもたらす。
- 活動や参加へのアプローチを中心にQOLの向上を図るため，介護予防の手段としても有効である。

（1）予防的作業療法の定義・特徴

予防とは，ある出来事や条件が発生したり大きくなったりする可能性を低めるためにとられる予想された行為のことである。予防には，3つのレベルがあり，そのうち一次予防は，ある特定の健康問題に対して潜在的に危険な可能性をもつ健康人に対して，その人の健康状態を維持し，感受性を低めるために，疾病を段階的に予防することをいう[1]。

例えば高齢者は，腰痛，膝痛，糖尿病などの高齢者特有の慢性疾患や，経済的困窮，配偶者の死，退職などの心理的ストレスなどをもっている。それに加えて，役割の変化，環境への適応の困難さ，日常生活活動（activities of daily living：ADL）を行う際の交通・移動上の問題といった社会的ストレスもある。また，今までやってきた仕事は中断を余儀なくされる。これらのことから，生活満足度[★1]は低下する。

したがって，予防的作業療法とは，地域で生活する健康な高齢者に，この自覚的幸福感である生活満足度の低下に対する一次予防のために作業療法を提供することである。高齢者の健康と自立性の維持には，食べ物，生活習慣，社会的支援，運動量，自律と自己統制などが強い役割を果たしている。高齢

Key Word

★1 生活満足度
生活満足度とは，身体機能，社会機能，疼痛，バイタリティなどを含むもので，病気とその治療に関連したり，影響したりする自覚的な幸福感のことをいう[2]。

者が直面する多様性，身体的・心理的・経済的・社会的な要因も強い役割を果たす。しかし，**予防のために全体として鍵となるのは活動性であって，高齢者自身が生産的であり続けられるかどうかである**[3]。

作業療法は，疾患や事故の後遺症としての機能障害や能力障害に対して，対象者の自立を促進する。**予防的作業療法は，生産的で有意義な活動，すなわち作業を育み，自立を最大限に高め，生活機能を拡大する**ことが，高齢者の疾病と能力障害の発生を防ぎ，健康の維持に役立つという考えのもとに実施される。

■──予防的作業療法と介護予防

"予防"に関連して作業療法になじみのある言葉に「介護予防」がある。介護予防とは介護保険制度のなかで位置づけられた概念であり，「要介護状態の発生をできる限り防ぐ（遅らせる）こと，そして要介護状態にあってもその悪化をできる限り防ぐこと」と定義され，**単に高齢者の運動機能や栄養状態といった心身機能の改善だけを目指すものではなく，1人ひとりの生きがいや自己実現のための取組みを支援して，QOLの向上を目指すもの**[2]とされている。予防的作業療法は，国際生活機能分類（ICF）の枠組みでいえば活動や参加へのアプローチを中心にQOLの向上を図ることになるため，介護予防の手法としても有効である。

Column
予防的作業療法の歴史

✥──USC Well Elderly Study

予防的作業療法はそれほど長い歴史があるわけではない。作業療法は病気や事故の後遺症として障害のある人を対象にしているため，それを予防するという概念は一般的に作業療法にはなかった。しかし，1980年代になると，アメリカの健康に関する国家目標である「健康なアメリカ人（Healthy American）」が示されたことで，予防という概念が作業療法にも広まった。そのなかで特記すべきものに，アメリカ・南カリフォルニア大学のClark F（クラーク）ほかの研究がある。この研究は「Occupational Therapy for Independent-Living Older Adults; A randomized Control Trial」（自立して生活する高齢者に対する作業療法：無作為化比較試験）と呼ばれ，作業療法士（OT）が書いた論文としては初めて『Journal of American Medical Association』（アメリカ医学会雑誌：JAMA）に掲載された論文である[3]。1998年のこの論文はWell Elderly Study（健常高齢者研究）と呼ばれ，対象者306人というサンプルサイズの大きさ，無作為化比較試験（Randomized Control Trial：RCT）と呼ばれる標本抽出法と対照群をもつこと，そして，生活の質を含む広範囲に及ぶアウトカム（成果）の検討項目など，これまでの研究を超えているために，JAMAに掲載されたものである。Clarkほかは，その後2001年にアメリカ作業療法協会から，『Lifestyle Redesign』（ライフスタイル再設計）を出版し，健常高齢者に対する作業療法を詳細に報告している[4]。

この研究は，身体的健康，ADLの活動性，心理

社会的に良好な状態などに影響するのは，社交的プログラムではなく，予防的作業療法であるという仮説を検証したものであった。対象は，都市部で自立生活を営む多人種の60歳以上の男女で，自力で生活できない者や明らかな認知症を示す者は除外した。具体的には，ロサンゼルス市やパサディナ市の高齢者公営アパートに住む人々とその近隣在住者で，アパートのロビーでの勧誘などで参加者を公募し，希望者には説明と同意の用紙に署名を得て，研究を開始した。被験者は季節変動の影響を最小にするため，16か月間隔で募集し，複数のグループのデータを1つに合わせて検討した。

対象者には，性，年齢，人種，受療状態，内服薬数，能力障害，婚姻状態，教育レベル，子どもの数，常用言語，居住年数などの質問紙と，Tinnettiバランステスト，Mini Mental State Examination（MMSE），老人版うつ尺度，LaRue Global Assessmentなどの検査を実施した。その後，作業療法群，社交的活動群，無治療群へと無作為（ランダム）に割りつけた。

作業療法群は作業を通して健康を維持・促進することを目的にしたものである。作業とは，身だしなみを整えることや運動や買い物をするなどの規則的活動である。参加者はあらゆる治療に参加するよう促され，自分が受けている治療を他人と話し合わないように求められた。作業療法計画は，例えば，「健康で満足できる生活スタイルを保つにはどのような活動を選び，遂行するのか」といったことであり，ほかには家庭や地域社会の安全性，移動の利便性，関節の保護，適応性を高める設備，エネルギー保存，運動，栄養などの10項目であった。期間は9か月間で，週当たり2時間の集団作業療法と全期間で9時間の個別作業療法（月あたり1時間）が行われた。1グループには10人の高齢者が配置され，高齢者を対象にした経験のあるOT4人（1グループ2人）が作業療法を実施したが，これらのOTには研究仮説を知らせなかった。

社交的活動群は，グループメンバーの交流の促進を目的にしたもので，活動は日帰り旅行，手工芸作業，映画鑑賞，ゲーム，ダンスなどであった。

作業療法群と同じく，1グループ10人の高齢者が配置された。時間は，個別活動は実施しなかったので，作業療法群と同じになるように，週当たり2時間15分とした。プログラムは非専門家が実施し，OTは関与しなかった。実施した人々には研究仮説を知らせなかった。

無治療群は，初回評価と9か月後の再評価だけを受ける人とした。アウトカム（成果）を検討するために，ベースラインと治療終了時点で測定されたものは，生活機能質問（Functional Status Questionnaire），生活満足度指数-Z（LSI-Z），CES抑うつ尺度，MOS健康度自覚調査票，RAND SF-36健康状態調査票であった。

統計的検討は，9か月間に対象者の20%が脱落すると仮定し，帰無仮説の水準を0.05%（片側検定）とすると，作業療法の中程度の効果（>0.3）を80%の確率で検定するためには，360例の対象者が必要とされた。作業療法群は最初122人で始まったが，20人が中断して102人が残った。活動群は最初120人で始まったが，20人が中断し，100人が残った。無治療群は，初回には119人が検査を受けたが，最終評価には15人が来ず，104人だった。合計すると，361人で始まったのが，55人が中断し，306人が残った。中断理由は死亡8人，病気3人，転居13人，評価不能11人，追跡不可20人であった。

結果は以下のようになった。各群間の基本データには有意差はなく，各群間のベースラインの病歴や身体所見にも有意差はなかった。対照群の2群には有意差はなく，同等であると考えられた。特に，社交的活動群は無治療群よりも悪かったので，社交的活動群と無治療群は1つのグループとして扱われ，作業療法群との比較検討を行った。両群は以下に有意差がみられ，いずれも作業療法群が良好だった。生活機能質問の「交流の質」，生活満足度指数-Z（LSI-Z），MOS健康自覚調査票，SF-36の7つの領域中の6領域，つまり，身体の痛み，身体機能，社会的活動の制限，地域での役割，情緒的役割制限，精神的健康度であり，全般的健康度はp＝.06という状態であった。

健常高齢者研究はサンプルサイズと対照群の大

きさ，広範囲の検討項目から，これまでの研究を超えていた。非専門家主導の社交的活動群と，作業療法の原理に基づく専門家主導群の効果を比較した結果，健康，生活機能，生活の質などのさまざまな領域で，後者が有意によかった。つまり，予防的作業療法プログラムは高齢者の健康危険因子を軽減させたことになる。また，有意差が認められた項目では，対照群は低下傾向だったが，実験群は改善か，低下が軽度だった。そして，どちらのプログラムも対象者の活動メニューを含んでいたが，社交的活動群が低下傾向にあった。このことは，「健康のためには，忙しくしているほうがよい」という決まり文句は真実ではなかったことを示している。

以上，作業と健康にうまく適合した作業療法の原理に基づいた活動プログラムを選択した結果，作業療法群はQOLが有意に高くなった。このことは，社交的活動群よりも，高度に個別化していたことを示すものである。参加者は，毎回の活動プログラムに参加することで，活気にあふれた生活に立ちはだかる数々の障害を乗り越える方法を，具体的に学んだ。しかし，本プログラムの実施にあたっては，訓練を受けたOTが必要であるとしていた。

✢──日本での予防的作業療法 ─千代田区脳力アップ教室

筆者はUSCのプログラムを日本でも実施しようと考え，ClarkほかのLife Style Redesignを翻訳して検討した。しかし，細部は不明で，USCの作業療法プログラムを実施することは困難であった。論文にも，「実施にあたっては，訓練を受けたOTが必要である」と書かれていた。そんなとき，筆者がよく知っている「人間作業モデル（Model of Human Occupation：MOHO）を高齢者に教えたらどうか」というアイデアがひらめいた。2005（平成17）年に，千代田区から，脳力アップ事業というのを実施するが，10回中の4回を作業療法で行ってほしいと依頼を受けた。そこで，MOHOを実施してみようと考えた。

千代田区「脳力アップ」事業は認知行動の活性化を支援するために計画されたものであった。国家戦略「健康日本21」で，特定高齢者に対する予防事業が認められたため，特に認知症予防のために企画されたものであった。2005（平成17）年はこの事業の2年目であり，週1回2時間，合計10回のプログラムを年4クール開催しようという計画が立てられていた。参加者は，区の広報紙で10人を募集し，1か所の保健所で1回90分間で実施するというものであった。10回のプログラムは，初回は専門家による認知症の話，次の4回はOTによる指導，次の2回は音楽，そして，最後の2回は運動で，最終回はまとめとされていた。作業療法では，当初は手工芸の提供を期待されたが，OTは個人のライフスタイルに即した生活場面での活動を支援する専門家であると主張し，それが認められ，以下のプログラムのようになった[5]。

OTのプログラム内容は，手工芸は実施せず，90分をMOHOに基づき，作業質問紙，高齢者版興味チェックリスト，役割チェックリストに記入後，①作業療法とは何か，②生活時間と作業バランス，③昔と今の興味の変遷，④役割の変化，⑤作業上の問題などを話し合った。残り30分はパラシュート，風船バレー，ビーチボール蹴りなどの感覚統合に基づく軽運動を実施した。

4月から翌年2月までの4クールが終了し，68歳から85歳の26人（男性6人，女性20人）が参加した。多発性骨折と脳梗塞後遺症を示した女性2人以外は，通常の生活をしており，初回のMMSEはほとんどが満点（最低20点）であった。

その結果，よく参加した人は20人ほどであり，作業とは何かという問いかけに対して，「人が行うことのすべてが作業で」あり，作業は「身体のみならず精神のはたらきを活発にする」といった意見が出された。役割チェックリストで現在勤労者とした人が7人もおり，その他，さまざまな役割を維持していることがわかった。興味チェックリストの結果からは興味も豊かで，作業質問紙の結果から生活のバランスも良好であり，また多様であった。参加者は，生活を考えるよい機会になっ

たとか，パラシュートなどの運動もよかったという意見が多かったが，区広報にあった「物づくり」をしたかったという意見もあった。

参加者は，自分で会場まで来るという参加条件を満たし，区広報紙やテレビの認知症番組を見てという参加動機をもち，そして，MMSEや役割チェックリストなどの結果からほとんどが良好な生活を送っていた。国家健康目標「健康日本21」では，障害予防と健康増進がうたわれ，諸施策も充実しつつある。しかし，この種のサービスを必要とする高齢者の参加を得るためには，1か所の保健所で実施するという拠点方式よりも，地域分散方式とするなどの工夫の余地があるように思われた。また，OTは手工芸の先生ととらえられているが，MOHOに基づく生活様式の検討と維持を目指したプログラムを提供した結果，参加者は肯定的だった。2006（平成18）年はどうしたらよいかと考えているなかで，区の都合でこの事業は外注になってしまい，次の活動の場を求めざるを得なかった。

❖──予防的作業療法プログラム ──福島県只見町における試行

只見町の町立介護老人保健施設に勤務する長谷部真奈美OT（第Ⅱ部B-2の筆者）は，町の健康増進課にも兼務していると聞いたので，2007（平成19）年に連絡をとって，MOHOに基づく予防的作業療法の提案をした。町では運動プログラム中心にやっているが，このようなプログラムを実施することは意義があるとして試行した。実験群をMOHOに準拠したアプローチを実施する群で健康増進グループとし，対照群を作業療法で用いる手工芸を教えるというアプローチを実施する群で手工芸グループとした。1グループはそれぞれ15人以内としたが，同じ集落の人に参加してもらう形をとったため，ランダム化はしなかった[6]。

MOHOに準拠した予防的健康増進アプローチは，MOHOの基本的な10の構成要素を，それぞれ1～2回に分け，グループと個別のセッションを実施した。基本的構成要素は，①意志の能力の自己認識（個人的原因帰属），②価値，③興味，④習慣化の習慣，⑤役割，⑥遂行の運動技能，⑦処理技能，⑧コミュニケーションと交流機能，⑨環境の物理的環境，⑩社会的環境である。例えば，興味は，1回目は「興味とは何か」「興味と加齢との関係」などの講義とし，2回目は『興味チェックリスト』などの評価法を実施するとともに，個別セッションを実施する。つまり，評価のフィードバックとセミナーである。これらによって，参加者は，人間が行為を行うとはどういうことなのか，それをどのようにとらえるかということを，評価を通して知る。

スケジュールは，月に2回の実施として，6月は初回評価と興味，7月は役割，8月は習慣，9月は行為・技能，10月は自己認識と価値，11月は環境，12月は作業的生活，1月は再評価ということになった。

一方，手工芸グループ（対照群）は，6月に初回評価とアンデルセン手芸，7月にアンデルセン，8月に割り箸鉛筆立て，9月に五円玉開運キーホルダー，10月と11月に五円玉開運ぞうり，12月には折り紙手芸を実施し，1月は再評価を行った。

アウトカム（成果）の評価は，SF-36，OSAⅡ，老人版うつ尺度（GDS）短縮版，老研式活動指標（TMIG），生活満足度指標-Z（LSI-Z）を用いて，初回と最終回に実施した。

参加者は，1群は15人程度と考えていたが，初回は，健康増進群が26人，手工芸群が27人参加した。しかし，初回評価で脱落者が大勢おり，3回目ぐらいで，ほぼメンバーが決まった。合計15回の実施のうち，半数以上参加した人は，健康増進グループは13人（平均10.9回参加），手工芸グループは12人（平均11回参加）であった。

結果は，群内前後比較では，実験群はSF-36のGH（全般的健康），VT（バイタリティ），MH（精神的健康）で有意差があり，再評価の得点が高かった。対照群はVTで有意差があり，再評価の得点が高かった。しかし，群間前後比較では有意差はなく，MHが.09のレベルであった。

群内比較で，健康増進（MOHO）群が，SF-36のGH，VT，MHで有意に改善しており，MOHOプログラムがこれらの得点を改善させたと思われた。手工芸群は，SF-36のVTで有意に改善していたが，これは手工芸での頑張りが作用したものと思われた。しかし，群間比較では，SF-36などのすべてに有意差はなかった。これは，両群間には大きな差異はないことを示すものと思われた。この結果は，健康増進（MOHO）群が手工芸群と比べて遜色がないことが示された。しかし，この研究はランダムサンプリングをしておらず，両群が均質であるかどうかは，保障がなかった。

✣──虚弱な高齢者に対するMOHOに基づく予防的健康増進プログラム

この研究[7]は，MOHOに基づく予防的健康増進プログラムが，自立した高齢者に与える影響を評価することを目的に実施された。非ランダム化統制群比較デザインが用いられ，MOHO介入群対経過観察対照群とした。2007（平成19）年4月から10月に実施され，いわき市の3か所の高齢者関連施設に住む基本的ADLが自立している60歳以上の人を募集した。その結果，MOHO介入群は20人，対照群は9人であった。そのうち，最後まで継続した人はMOHO介入群が10人，対象群が7人だった。

基本属性に関する以下の情報を問診した。性別，年齢，要介護度，配偶者の有無，治療中の疾患の有無，過去1年間の入院歴の有無，外出頻度，近所・友人および家族・親戚との交流頻度，散歩や体操の習慣の有無，グループ活動への参加であった。効果測定項目は，認知機能としてMMSE，抑うつ度としてGDS短縮版，健康関連QOLとしてSF-36，生活機能として老研式活動能力指標（TMIG），生活満足度として生活満足度指標-Z（LSI-Z）を，初回と最終回に評価した。

プログラムは，1回目は個別面接，2回目は動機づけ，3回目はパターン化，4回目は遂行，5回目は環境の講義を，6回目は個別面接を実施し，7回目は集団で話し合い生活課題をあげても

らい，8～10回は話し合いに基づいて，作業を実施することにした。

プログラムの一例をあげると，3回目のパターン化では，役割チェックリストを基に，どのような役割を担っているのかを見直し，話し合った。そして，年をとっていくなかで，役割は変わったかや，今のあなたの役割をどう感じるかといったことを話し合った。また，『生活の課題を一緒に解決しましょう』では，首都圏からの移住者が多く，土地勘がなくて出かけにくいといった声があがったため，みんなでいわき市の旧所名跡を巡りたいという意見にまとまった。その結果，いわき市の歴史や名所旧跡について学ぶこと，旅行計画を立案すること，旅のしおりをつくることが決まり，実施した。

分析は，事前測定時の基本属性および効果測定値の比較，介入群と対照群の両群内での事前―事後測定値の比較，介入群と対照群の各効果測定値の変化量の比較をすることにした。統計的検定はx^2検定，Mann-Whitney U-検定，Wilcoxon signed rank検定（ノンパラメトリック）とt検定（パラメトリック）とし，危険率5％未満で有意差ありと判定した。データ解析はSPSS 15.0J for Windowsを用いた。

結果は，事前測定時の基本属性と効果測定値の比較では，基本属性項目は介入群（80.6±4.7歳）と対照群（81.0±5.4歳）の年齢には有意差はなかったが，有意差が認められた項目は，親戚・家族との交流（$p < .01$）で，介入群が多く，また，グループ活動への参加（$p < .01$）は対照群のほうが多かった。効果測定項目には有意差は認められなかった。両群内の事前－事後測定値の比較では，有意差が認められた項目は介入群のTMIGの社会的役割が向上（$p < .05$）し，対照群の生活満足度（LSI-Z），SF-36の身体機能（PF），日常役割機能（RP），活力（VT），全体的健康感（GH）が低下していた。群間の介入前後の比較では，介入群のほうがTMIGで有意に向上（$p < .01$）し，SF-36の身体機能（PF）で有意に変化（$p < .01$）し，活力（VT）でも有意に変化していた（$p < .01$）。

この結果は，MOHO群の改善は予防の効果であると考えられた。特に，ニーズの明確化とニーズに基づいて自分たちで計画した作業活動への参加が効果をもたらしたものと思われる。対照群の低下は，単なる活動が健康を維持するわけではないというClarkらの研究を支持した。ニーズ評価と作業を同時進行することで，集団と文脈に即した介入が可能であったと思われる。

✥──健常高齢者に対する予防的作業療法（65歳）のランダム化比較試験による効果の検討

この研究[8]では，対象者を東京都荒川区，豊島区，神戸市中央区の地域に在住する健常高齢者で，それぞれの場所で新聞のチラシなどで参加者を公募し，説明と同意のもとで，研究に参加してもらった。また，実験群と対照群にランダムに割りつけた。実験群はMOHOに準拠したアプローチを実施する群とし，対照群は作業療法で用いる手工芸を教えるというアプローチを実施する群とした。1グループは最大でも15人とし，初日と最終日に評価を実施した。基本的には只見町のプログラムを踏襲したが，自分たちの好きな活動を行うというセッションが4回加わった。

MOHO群は，1回目は初回評価と興味の講義，2回目は興味の評価のゼミと役割の講義，3回目は役割の評価のゼミと習慣の講義，4回目は習慣の評価のゼミと技能の講義，5回目は技能の評価のゼミと能力の自己認識の講義，6回目は能力の自己認識の評価のゼミと価値の講義，7回目は価値の評価のゼミと環境の講義，8回目は環境の評価のゼミと作業的生活の講義，9回目は作業的生活の報告のゼミ，10回から14回は自主活動とし，15回目は再評価と終了式とした。評価は，初日と最終日に，SF-36，WHO-QOL26，OSAⅡ，GDS短縮版，TMIG，LSI-Zを実施した。

手工芸グループ（対照群）は，1〜2回目は初回評価とアンデルセン手芸，3〜4回目はアンデルセン，5〜6回目は割り箸鉛筆立て，7〜9回目は五円玉開運キーホルダー，10〜13回目は五円玉開運ぞうり，13〜14回目はマクラメ，15回目は最終評価と終了式とした。

結果は，3か所の対象者をそれぞれ1つに結合して，統計的検討を行った。全15回中，9回以上の参加者は，MOHO群が32人（男性5人，女性27人；平均年齢72.1±4.9歳），対照群が40人（男性7人，女性33人；平均年齢74.0±5.7歳）であった。年齢，性別，治療中の疾患の有無，過去1年間の入院の有無，閉じこもり，親戚との交流，運動習慣の有無，活動への参加の有無には介入前の群間に有意差はなかった。群間介入前後比較は，生活満足度指標（LSI-Z）に有意差があり，MOHO群のほうが改善していた（$p < .01$）。また，SF-36の「身体の痛み」に有意差があり，MOHO群が上昇し，対照群は低下していた（$p < .05$）。

MOHO群は，SF-36のBP（身体の痛み）が有意に改善していた。このことは健康増進を図ったMOHOプログラム参加者は，身体の痛みを忘れるほど，動機づけられた活動に参加していたものと思われる。また，自覚的な生活満足度が有意に改善したことは，MOHO群の自分を見つめ，能力に見合ったことを行うことが，満足度を高めていたと思われる。一方，手工芸対照群は，BPが有意に低下していた。これは手工芸で頑張っても，痛みを忘れるところまではいかなかったものと思われた。MOHO群は，手工芸対照群と比べると，生活満足度というQOLと自覚的な身体の痛みに有意に改善していたことが示され，予防的健康増進としては良好なプログラムであることが示された。市町村のレベルでは，手工芸の指導者として必ずしもOTを雇用するかどうかはわからない。手芸の先生の臨時的雇用でもよいことになる。一方，MOHOは作業療法の理論であるため，OTが雇用される可能性が高いと予測される。

予防的健康増進プログラムは，高齢者のQOLを維持・向上することで，疾病や障害になるのを防ぐプログラムである。OTは，手工芸の専門家ととらえられているが，手工芸では真のQOLを達成できない可能性がある。このように，MOHOを利用した予防的プログラムが真のQOLを改善する可

能性が高い。

今後は，帰無仮説を検定するためには，有意水準（α）を0.05（片側検定）とし，OTの中程度の効果を検出力（1－β）0.8（80％）で検定するとしたら，両群で118名が必要となる。したがって，さらに対象者の数を増やすこと（N＝120）が必要であり，また，全国各地で実施することによって，さらに検討していきたい。

❖──健康高齢者に対する予防的・健康増進作業療法プログラムの効果 ─ランダム化比較試験

川又，山田らによるこの研究の目的は，予防的・健康増進作業療法プログラムが地域に在住する健康高齢者に与える効果を検証することである。これまでの研究で有意差がみられたことがら，すなわち，QOLの身体の痛み，心理的領域，環境領域と生活満足度を，研究デザインとしてはランダム化比較試験を用いて検証した。対象者は65歳以上の健康な高齢者で，東京都荒川区，豊島区，神戸市，札幌市，秋田市の全国5か所で，新聞広告等で募集した。募集に応じた220人を，各地区を層として，MOHOを教える実験群と手工芸を行う対照群にランダムに割り付けた。実験群に割り付けられたのは111人であったが，割り付けられた介入を受け入れたのが99人で，13人が初期に脱落した。約7か月間に介入を継続せずに追跡不可能の人が15人おり，最終的に統計学的検定に乗ったのが80人であった。一方の対照群に割り付けられたのは109人であったが，割り付けられた介入を受け入れたのが96人で，13人が初期に脱落した。約7か月間，介入を継続せずに追跡不可能の人が15人おり，最終的に統計学的検定に乗ったのが79人で

あった。

測定は基本情報とSF-36の身体の痛み，QOL26の心理的領域と環境領域，生活満足度指標Z（LSI-Z）とした。分析はベースラインの比較，2群間の変化量（事後測定値から事前測定値を減じた値）の比較で，統計学的方法はフィッシャーの正確確率検定とt検定を実施した。その結果，ベースラインの比較では有意差はなく，変化量の比較では，SF-36の身体の痛み（p＝.05）とQOL26の環境領域（p＝.02）に有意差があり，実験群のほうが有意に良好な結果になったが，LSI-Zには有意差はなかった。

この結果から，健康の維持や促進のために必要とされる作業に関する知識や実践する能力が必要であることが明らかになり，それらがQOLに影響を与えていると思われた。作業に関する知識や実践する能力は作業リテラシーと呼ぶことができる。しかし，今後の課題としては，研究の内的妥当性と外的妥当性，つまりRCTのガイドラインであるCONSORT声明の遵守と地域間比較を実施する必要があると思われた。

❖──考察

予防的作業療法は，特にわが国では始まったばかりであり，まだ，私たち以外に組織的な研究はないのが現状である。本来は三次予防である作業療法が一次予防をするということは，職場の問題，経済的な問題など，問題が山積している。しかし，介護予防などの言葉が聞かれるし，障害者を地域で過ごさせるといった方向が大きくなってくる将来，予防的作業療法は必ず役立つものと思っている。

（山田孝）

(2)予防的作業療法の流れ

　ここでは，冒頭で示した定義に即した予防的作業療法の実践例として，筆者が取り組んでいる「予防的健康増進プログラム（65歳大学）」を取り上げ説明する。

■───予防的作業療法参加者のニーズの評価

　参加者のニーズは「作業に関する自己評価」（OSAⅡ）を用いて行う。この評価はMOHOに基づくため，遂行（技能），習慣化（役割と習慣），意志（能力の自己認識，価値，興味），そして，環境に関する情報をもたらす。さらに，それらのどれに問題を感じており，自分ではどれを重要と思っているかを教えてくれる。

　MOHOには，このほかにもたくさんの評価があり，さらに詳細な情報を知る必要があれば，評価を選ぶことができる。しかし，予防的作業療法に参加するのは自宅に住む健康な高齢者であるので，作業に関する自己評価で「問題がある」などとされる項目は一般には少ない。

■───目標の設定

　目標の設定も，OSAⅡを用いて行う。しかし，健常な高齢者なので，目標もあえて設定しなくともよい。

■───アプローチの原則

　MOHOの予防的作業療法は，例えば1回目は初回評価と興味の講義，2回目は興味の評価のゼミと役割の講義，3回目は役割の評価のゼミと習慣の講義，4回目は習慣の評価のゼミと技能の講義，5回目は技能の評価のゼミと能力の自己認識の講義，6回目は能力の自己認識の評価のゼミと価値の講義，7回目は価値の評価のゼミと環境の講義，8回目は環境の評価のゼミと作業的生活の講義，9回目は作業的生活の報告のゼミ，10回から14回は自主活動として参加者たちが自由に決めた活動を実施する機会とし，15回目は再評価と終了式である［表1］。

　毎回の講義は，パワーポイントをつくって映写しながら，同じプリントを配布して，1枚ずつ輪読していき，必要な部分には解説を加えていくという形をとる。興味や役割や習慣というなじみのある概念から入っていき，能力の自己認識や価値といったなじみのない概念に移っていく。

　毎回のゼミには，興味チェックリスト，役割チェックリスト，作業質問紙と作業バランス自己診断，コミュニケーションと交流技能評価，能力の自己認識の表（これはMOHOの初版の付録にある），価値の表（同），そして，ナラティブスロープなどを実施したり，説明したりしながら，各参加者の様子を聞きとりながら，フィードバックを提供する。

　評価は，初日と最終日に，SF-36，WHO-QOL26，OSAⅡ，GDS短縮版，

[表1] 予防的健康増進プログラム（65歳）実施計画書の例

■MOHOプログラム
1回 9月10日 講義：興味／初回測定：基本情報，老研式活動能力指標，LSI-Z，SF-36／宿題：興味チェックリスト（NPI，日本老人版）
2回 9月24日 ゼミ：興味の話し合い／初回測定：OSAⅡ，WHO-QOL26，GSES
3回 10月8日 講義：役割／宿題：役割チェックリスト
4回 10月22日 ゼミ：役割の話し合い／講義：習慣／宿題：作業質問紙，作業バランス
5回 11月19日 ゼミ：習慣の話し合い／講義：意志／宿題：価値と個人的原因帰属
6回 11月24日 ゼミ：意志の話し合い／講義：行為
7回 12月10日 ゼミ：行為の話し合い，AMPSとACISの話／講義：環境と環境の評価／宿題：環境の評価
8回 12月24日 ゼミ：環境の話し合い／講義：作業的生活
9回 1月14日 ゼミ：作業的生活のナラティブ（有志の希望者）
10回 1月28日 ゼミ：話し合い：活動を決めよう
11回 2月4日 ゼミ：話し合い：活動を決めよう
12回 2月25日 活動の実施
13回 3月11日 活動の実施
14回 3月25日 活動／最終評価：老研式活動能力指標，GDSスケール，LSI-Z，SF-36
15回 4月14日 活動／最終評価：OSAⅡ，WHO-QOL26

■手工芸プログラム
1回 9月10日 アンデルセン手芸／初回測定：基本情報，老研式活動能力指標，GDSスケール，LSI-Z，SF-36
2回 9月24日 アンデルセン手芸／初回測定：OSAⅡ，WHO-QOL26，
3回 10月8日 アンデルセン手芸
4回 10月22日 アンデルセン手芸
5回 11月19日 割り箸鉛筆立て
6回 11月24日 割り箸鉛筆立て
7回 12月10日 五円玉細工開運キーホルダー
8回 12月24日 五円玉細工開運キーホルダー
9回 1月14日 五円玉開運わらじ
10回 1月28日 五円玉開運わらじ
11回 2月4日 五円玉開運わらじ／折り紙手芸
12回 2月25日 折り紙手芸
13回 3月11日 折り紙手芸
14回 3月25日 マクラメ／最終評価：老研式活動能力指標，GDSスケール，LSI-Z，SF-36
15回 4月14日 マクラメ／最終評価：OSAⅡ，WHO-QOL26

老研式活動指標（TMIG），生活満足度指標-Z（LSI-Z）を実施して，初回と再評価の差を利得（gain）として，どのくらいよくなったかがわかる。

(3)アプローチの実際

■——事例紹介

　本事例Aさんは82歳の女性で，平成20年度（2008（平成20）年9月～2009（平成21）年4月）に荒川区の首都大学東京健康福祉学部で実施した予防的健康増進プログラムのMOHO群に参加した方である。同年代に比べて大柄な方であり，お化粧をして，きちんと外出用の服装をして参加してきた。自宅は大学の近くで，自転車に乗って大学まで来るというバランス能力とバイタリティがある。全15回のうち，14回に参加した。

■——情報収集

　初回評価では，SF-36，WHO-QOL26，TMIG，老年期うつ評価（GDS），生活満足度指標-Z（LSI-Z），OSAⅡの結果は［表2，表3，表4，表5］のとおりである。初回評価以外は，まだこれといった評価や面接などはなかったため，これ以上の情報はない。

■——経過

　2回目のゼミで話し合った興味チェックリスト［表6］では，園芸，裁縫，刺繍，編物，手工芸，料理，パズル，麻雀，読書，クラシックに強い興味を示した。また，自分で10の興味を記述する様式では，1番目に編物，2番目に刺繍をあげ，毎週のようにしているとした。3番目はパズル，4番目は読書で，毎日のようにしているとした。5番目は麻雀で，毎月のようにしているとした。6番目は料理を毎日とし，7番目は友達と電話で話すことを毎週とし，8番目は夜の家族との話を毎日とし，9番目はクラシックやポップスを聞くことを毎週しているとした。10番目はなかった。興味チェックリストであげられたもののうちで，現在しているものは，編物，刺繍，料理，パズル，麻雀，読書，クラシックの7つであった。

　4回目のゼミでは，役割チェックリストを話し合った［表7］。Aさんは，第1部の過去と現在に担っており，将来担うであろう役割として，学生・生徒，養育者，家庭維持者，家族の一員，趣味人／愛好家の5つの役割をあげた。勤労者の役割は過去の役割とした。第2部では，「非常に価値がある」としたのは学生・生徒，養育者，家庭維持者，家族の一員，趣味人／愛好家をあげ，過去，現在，将来も担う役割としてあげたものと同じであった。「少しは価値がある」としたものは友人であった。「全く価値がない」とされたのは勤労者，ボランティア，宗教への参加者，組織への参加者であった。

　5回目のゼミでは，作業質問紙について話し合った［表8］。朝6時から夜の10時半に就寝するまで昼寝をすることもなく，1日を多様な仕事をして過ごしていることが明らかになった。自分では仕事とする課題が多く，休憩も多いが，日常生活活動とレクリエーションは少なかった。自分ではこれらの課題の遂行をよくやったか，普通にやったとし，重要度については，非常に重要か重要とし，楽しみについては，楽しくも嫌でもなかったのは4つの課題だけで，ほかは楽しかったか，非常に楽しかったとした。

　6回目のゼミでは，能力の自己認識としての「技能への信頼」［表9］と

［表2］　AさんのSF-36の結果

	PF	BP	GH	VT	SF	RE	MH
初回	30.5	29	44.6	56.4	43.9	31.1	62.4
最終回	34	29	49	57	50.2	31.1	65.1

［表3］　AさんのWHO-QOL26の結果

	全体	身体的領域	心理領域	社会的領域	環境
初回	4.5	3.4	3.7	4	4.4
最終回	4.5	3.6	3.7	2.8	4.1

［表4］　Aさんのその他の検査結果

	TMIG			GDS	LSI-Z
	手段	社会	活動		
初回	5	4	3	1	25
最終回	5	4	4	1	26

[表5]　作業に関する自己評価・改訂版（Occupational Self Assessment, Revised：OSAⅡ）

C-1　健常高齢者に対する予防的作業療法

氏名：　Aさん	年齢：　82 歳	今日の日付：　平成20年　9 月　10 日　●	平成21年4 月　8 日　□

	ステップ1　下にはあなたが毎日の生活で行う物事に関する文章が書かれています。書かれているそれぞれのことについて、あなたがどのくらいよくやっているのか、該当する欄に○印をつけてください。 　その項目が自分には当てはまらないと思う場合には、その項目に×印をつけて、次に進んでください。				ステップ2　次に、それぞれの文章が、自分にとってどのくらい重要か（大事か）を考えてみて、いずれかに○印をつけてください。				ステップ3　あなたが自分自身について変えたい項目を、4つ選んでください。それらのうち、最も重要なものに1を、2番目に重要なものに2を、3番目に重要なものに3を、4番目のものに4をつけてください。	
自分について	これをするにはたくさんの問題がある	これをするにはやや問題がある	これはよくやっている	これは非常によくやっている	これは私には全く大事ではありません	これは私にはそれ程大事ではありません	これは私には大事です	これは私には非常に大事です	変えたいことに順番をつけてください	この欄にはそれぞれの文章に対する考えを自由にお書きください
1．自分の課題に集中する			●	□						
2．体を使ってしなければならないことをする			●	□				●, □		
3．生活している所を片づける				●, □				□		
4．身体に気をつける				●, □						
5．面倒みなければならない人をみる				●, □				□		
6．行かなければならない所に行く			●	□				●		
7．金銭の管理をする				●, □				□		
8．基本的に必要なこと（食事，服薬）を行う				●, □						
9．他人に自分を表現する			●, □					●, □		
10．他人とうまくやっている			□	●				□		
11．問題をはっきりと認めて解決する				●, □						
12．くつろいだり楽しんだりする				●, □				□		
13．やらなければならないことを片づける				●, □						
14．満足できる日課がある				●, □						
15．自分の責任をきちんと果たす			□	●				□		
16．学生，勤労者，ボランティア，家族の一員などの役割にかかわる			□	●				□		
17．自分の好きな活動を行う			□	●						
18．自分の目標に向かってはげむ			□	●						
19．自分が重要だと思うことに基づいて決めている			□	●						
20．やろうと決めたことをやり遂げている				●, □				□		
21．自分の能力をうまく発揮している				●, □				□		

▶ 表5 つづき

ステップ1　下にはあなたの環境（あなたが住み，働き，学校に行くなどの場所）に関する文章が書かれています。書かれているそれぞれのことについて，あなたにとって該当する欄に○印をつけてください。 　その項目が自分には当てはまらないと思う場合には，その項目に×印をつけて，次に進んでください。					ステップ2　次に，それぞれの文章が，自分にとってどのくらい重要か（大事か）を考えてみて，いずれかに○印をつけてください。				ステップ3　あなたが自分自身について変えたい項目を，2つ選んでください。それらのうち，最も重要なものに1，2番目に重要なものに2と書き込んでください。	
自分の環境について	これにはたくさんの問題がある	これにはやや問題がある	これはよい	これは非常によい	これは私には全く大事ではありません	これは私にはそれ程大事ではありません	これは私にはやや大事です	これは私には非常に大事です	変えたいことに順番をつけてください	この欄にはそれぞれの文章に対する考えを自由にお書きください
1．自分が生活して体を休ませる場所				●, □						
2．自分が生産的（仕事・勉強・ボランティア）になる場所				●, □				□		
3．自分が生活して体を休ませるために必要な物				●, □						
4．自分が生産的になるために必要な物			□	●						
5．自分を支えて励ましてくれる人				●, □						
6．自分と一緒にやってくれる人			□	●				□		
7．自分が大事にしたり好きな事をする機会			□	●						
8．自分が行けて楽しめる場所			□	●				□		

（日本作業行動学会，Kielhofner G： Department of Occupational Therapy, University of Illinois at Chicago）

［表6］ NPI興味チェックリスト

氏名 Aさん　　　　　　　　　　男・女　　年齢 82　　職業 なし

日付 平成20年　　9 月　　12 日

　下記の活動のうちで，あなたが興味のあるものはどれですか。興味の強さに従って，各項目のあてはまるところにチェック（○）してください。

活動名	興味			活動名	興味		
	強い	普通	なし		強い	普通	なし
1. 園芸	○			41. 体操			○
2. 裁縫	○			42. バレーボール			○
3. トランプ		○		43. 木工			○
4. 外国語			○	44. ビリヤード			○
5. クラブ活動			○	45. ドライブ		○	
6. ラジオ			○	46. 掃除		○	
7. 将棋			○	47. 彫金			○
8. 自動車修理			○	48. テニス			○
9. 作文			○	49. 料理	○		
10. 舞踊			○	50. バスケットボール			○
11. 刺繍(ししゅう)	○			51. ギター			○
12. ゴルフ			○	52. 歴史			○
13. フットボール			○	53. 科学			○
14. 流行歌			○	54. 収集			○
15. パズル	○			55. 卓球			○
16. 休日			○	56. 皮革細工			○
17. 占い			○	57. 買物		○	
18. 映画		○		58. 写真			○
19. 講演		○		59. 絵画		○	
20. 水泳			○	60. テレビ		○	
21. ボウリング			○	61. 演奏会		○	
22. 訪問		○		62. 陶芸			○
23. 修繕			○	63. キャンプ			○
24. 囲碁			○	64. 洗濯		○	
25. バーベキュー		○		65. デート			○
26. 読書	○			66. モザイク			○
27. 旅行			○	67. 政治			○
28. 手工芸	○			68. 落書き			○
29. パーティ			○	69. 飾りつけ		○	
30. 演劇			○	70. 数学			○
31. スケート			○	71. ボランティア			○
32. アイロンかけ		○		72. ピアノ			○
33. 社会科			○	73. スカウト活動			○
34. クラシック	○			74. 遊び			○
35. 床みがき			○	75. 衣服		○	
36. プラモデル			○	76. 編物	○		
37. 野球			○	77. 髪型		○	
38. 麻雀	○			78. 宗教			○
39. 歌う		○		79. ドラム			○
40. 家屋修理			○	80. おしゃべり		○	

＊あなたの興味・趣味について説明してください。＿＿＿＿＿＿＿＿＿＿＿＿＿＿＿

＊あなたの中学時代からこれまでの自由時間の過ごし方を説明してください。＿＿＿＿＿＿＿

＊一番好きなことと一番嫌いなことは何ですか。＿＿＿＿＿＿＿＿＿＿＿＿

（目白大学大学院リハビリテーション学研究科山田研究室．Kielhofner G：Department of Occupational Therapy, University of Illinois at Chicago）

[表7] 役割チェックリスト（サマリーシート）

氏名　Aさん　　　　年齢　82　　　　日付　平成20年10月20日

性別：　男性　（女性）　あなたは退職していますか：　はい　（いいえ）

婚姻状態：　独身　　　既婚　　　別居　　　離婚　　　（死別）

役割	第1部：知覚された義務			第2部：価値の表明		
	過去	現在	将来	全く価値がない	少しは価値がある	非常に価値がある
学生・生徒	✓	✓	✓			✓
勤労者	✓			✓		
ボランティア				✓		
養育者	✓	✓	✓			✓
家庭維持者	✓	✓	✓			✓
友人					✓	
家族の一員	✓	✓	✓			✓
宗教への参加者				✓		
趣味人／愛好家	✓	✓	✓			✓
組織への参加者				✓		
その他：_____ _____						

コメント：

（山田孝・他：役割チェックリスト――日本版の検討．作業行動研究 6 ：52－70，2002．より）

[表8] 作業質問紙（Occupational Questionnaire：OQ）

記入日　平成 20 年　10月　24日

あなたの氏名　　Aさん　　　　　　　　　　生年月日　大正15 年　1月　1日

質問1　この活動は次のどれだと思いますか。（仕＝仕事、日＝日常生活活動、レ＝レクリエーション、休＝休憩）
質問2　自分ではこの活動を（非良＝非常によくやった、良＝よくやった、普＝ほぼ普通にやった、不良＝よくやらなかった、非不良＝非常によくやらなかった）
質問3　この活動は自分にとって（非重＝非常に重要だ、重＝重要だ、残＝残しておくほうがよい、な＝ないよりまし程度だ、浪＝時間の浪費だと思う）
質問4　この活動をどのくらい楽しみましたか？（非楽＝非常に楽しんだ、楽＝楽しんだ、?＝楽しくも嫌でもなかった、嫌＝嫌だった、非嫌＝非常に嫌だった）

時間・代表的な活動名	質問1	質問2	質問3	質問4
5：00　朝	―	―	―	―
5：30	―	―	―	―
6：00　起床，身繕い	日	普	非重	?
6：30　朝食の仕度	仕	普	非重	楽
7：00　玄関まわりの掃除	仕	良	非重	楽
7：30　朝食	仕	普	非重	楽
8：00　新聞を読む	休	普	残	楽
8：30　台所の片づけ，洗濯	仕	普	非重	楽
9：00　テレビを見て休憩	休	普	非重	非楽
9：30　犬の散歩	仕	良	非重	非楽
10：00　〃	仕	良	非重	非楽
10：30　医院に行く	日	普	非重	楽
11：00　買い物	仕	良	非重	楽
11：30　休憩	休	普	重	楽
12：00昼　休憩	休	普	重	楽
12：30昼　昼食	日	普	重	楽
1：00　テレビを見ながら編物	レ	普	重	楽
1：30　〃	レ	普	重	楽
2：00　〃	レ	普	重	楽
2：30　アイロンかけ	仕	良	非重	?
3：00　洗濯物の片づけ	仕	普	重	?
3：30　犬の散歩	仕	良	非重	非楽
4：00　〃	仕	良	非重	非楽
4：30　テレビを見ながら休憩	休	普	重	楽
5：00　〃	休	普	重	楽
5：30　休憩	休	普	重	楽
6：00夕　夕食の準備	仕	普	非重	楽
6：30　〃	仕	普	非重	楽
7：00　〃	仕	普	非重	楽
7：30　〃	仕	普	非重	楽
8：00夜　テレビを見ながら休憩	休	普	重	非楽
8：30　夕食	日	普	非重	楽
9：00　片づけ	仕	良	非重	?
9：30　〃	仕	良	非重	?
10：00　休憩	休	普	重	楽
10：30　入浴，就寝	日	普	重	?
11：00	―	―	―	―
11：30	―	―	―	―

＊G.KielhofnerとJ.Hawkins Wattsの協力を得て，N.Riopel Smithによって開発された（1986）。
（山田孝・石橋裕：作業質問紙使用者手引き．日本作業行動学会，2015．より）

C－1　健常高齢者に対する予防的作業療法

▶ [表9] 技能への信頼

個人的原因帰属の1つの構成要素である「技能への信頼」と，あなたの毎日の技能への信頼と作業パターンとの関係について検討するために，以下のステップにそって検討してみてください。

[ステップ1] 以下の活動のそれぞれに，自分がどのくらい上手に行えると考えているかを，該当する記号を記入してください。これまでにしたことのない活動であれば，「もしある程度の経験を積んだ後ならば，どのくらい上手にできると思うか」を推測して記入してください。その活動をしたいとか，したくないとかを考えずに，自分の能力がどのくらいあるかを考えてみてください。

G＝私は，これは上手だ。
O＝私は，これはまずまずできる。
P＝私は，これは下手だ。

1．弓道をすること （ P ）　　　　　2．誰かに援助を求めること （ O ）
3．話し合いのときにリーダーになること （ O ）　　4．宴会を計画すること （ O ）
5．体操をすること （ O ）　　　　　6．収支のバランスをとること （ P ）
7．体育祭で走ること （ P ）　　　　8．他人に，役に立つ批評をすること （ O ）
9．新しい町で友達を見つけること （ O ）　　10．困っている人の相談にのること （ G ）
11．針に糸を通すこと （ G ）　　　　12．2つの仕事の1つを選ぶこと （ G ）
13．自転車に乗ること （ G ）　　　　14．1年の予算を立てること （ P ）
15．知らない人に自己紹介すること （ G ）

[ステップ2] 次に，各活動に該当する下の記号の数字を記入してください。

G＝3　　　　　O＝2　　　　　P＝1

1．　1	2．　2	4．　2
5．　2	3．　2	6．　1
7．　1	8．　2	9．　2
11．　3	10．　3	12．　3
13．　3	15．　3	14．　1
合計　10	12	9

[ステップ3] 各列の数字の合計を求めてください。第1列は運動技能への信頼を，第2列はコミュニケーションと交流技能への信頼を，第3列は処理技能（計画と問題解決）への信頼を表しています。
その得点を見て，以下の質問を考えてください。
●3つの合計得点は等しいですか，それとも，かなり近いですか。そうです。
●最高得点の領域と自分の最近の余暇への興味は一致していますか。特にそうは思わない。
●得点は自分の能力に関する自分の考えを反映していますか。反映しています。

（Kielhofner G編著，山田孝監訳：人間作業モデル——理論と応用．協同医書出版社，1990．より）

価値 [表10] について話し合った。技能への信頼は，各15点満点中，運動技能が10点，処理技能が9点，コミュニケーションと交流の技能は12点であった。1点をつけたのは，運動技能では弓道と体育祭で走ることであり，処理技能では収支のバランスをとることや1年の予算を立てることであったが，コミュニケーションと交流技能では1点をつけなかった。得点は自分の能力に関する自分の考えを反映しているとした。

価値については，この数か月で自分にとって非常に大事なことと思う活動を5つあげてもらったら[9]，「編物に専念したこと」「園芸を楽しんだこと」「新しい料理に励んだこと」「洋服の入替と整理をしたこと」「新しい電気釜の調整を行ったこと」をあげた。時間については，いずれもが現在にかかわっていた。意味については，自分にとってよいことであり，自分のニードを満たすことができる個人的満足を果たすものであった。遂行基準については，

[表10] 価値

価値 ＼ 活動名	編物に専念した	園芸を楽しんだ	新しい料理に励んだ	洋服の入替と整理	新しい電気釜の調整
時間：あなたにとって，この活動のもつ意味や重要性に従って，以下の時間の欄を考えてください。					
●過去：よき時代をいつも思い出させる昔なじみの活動です。例えば，大切な人が過去に教えてくれたことといったことです。	2	2	1	0	0
●現在：今，ここでのためのもの。ほとんどのものを現在から得ています。	2	2	2	2	2
●将来：目標などを達成するなど，将来の事態をよくするためのものです。	2	2	2	1	2
意味：なぜこの活動が重要で，意味があるのか，以下の側面についてあなたの感じたことを考えてください。					
●新たな可能性を開いている(個人的意識)	2	1	1	1	2
●自分にとってよいことであり，自分のニードを満たすことができる(個人的満足)	2	2	2	2	2
●他人がこのことに価値をおいている	1	1	0	0	0
●自分の能力を開発したり，改善したりする(個人的有能性)	2	1	2	0	1
●達成したことの承認を得る	2	2	2	1	2
遂行基準：あなたの遂行基準は，以下の点でどうなのかを考えてみてください。					
●自分の能力を最大限に活用した	2	2	2	1	2
●自分が思ったようにできた	2	2	2	1	2
●誰かを援助したり，他人の感情に敏感だったりした	1	1	2	0	2

0＝この活動とは関係がない
1＝この活動とはやや関係がある
2＝この活動とは非常に関係がある
(Kielhofner G編著，山田孝監訳：人間作業モデル──理論と応用．協同医書出版社，1990．より)

「洋服の入替」を除いて，良好であった。

7回目のゼミの技能については，能力の自己認識の「技能への信頼」[9]を用いて，自分がコミュニケーションと交流技能に信頼をもっていること，予算を立てることを中心に処理技能が比較的信頼がないことなどを話し合った。

8回目のゼミの環境については，「安全のための自宅のチェック」を行い，非常に良好な自宅の環境であることがわかった。また，包括的環境要因調査票を用いた評価では，外出しやすい環境についてのみ「少し」と答えた以外は，すべてが「ある」か「十分にある」と答えた。1番目に変えたい環境としては，「外出しやすい環境」をあげ，その理由は「平常は電動自転車で快適ですが，長時間に及ぶ歩行は無理なので，自由な外出ができません。年齢的には当たり前かとも思っています」とした。

9回目のゼミでは，作業的生活のナラティブと題して，自分のこれまでの人生の話を聞かせてもらいたいと伝えてあった。Aさんはそれではと，語りを準備してきてくれて，次のような話をしてくれた。

1926（大正15）年1月1日，品川区上大崎に生まれました。赤ちゃんの

ときから元気ではなかったようです。聖心女子学院の幼稚園に入りました。幼稚園では、英語のリーダーにより英語を勉強しました。小学4年生のとき、父が2か月の入院の後、死亡しました。それで、鎌倉に引っ越し、普通の小学校に入学しました。その後、鎌倉の女学校に入り、軍国少女として勉強をしました。18歳から終戦までは、大船にあった航空燃料研究所に勤めました。米軍の飛行機に襲われて、怖い思いもしました。そこの将校は大学の理工学部出身者が多数おりました。

終戦になって、将来は自由に生きられると心が弾んだことを思い出します。米軍の将校の住宅でハウスキーパーとして働きました。子どもの頃の英語の勉強をし直して、5人のメイドを指揮しました。ミセスは料理が好きな方で、料理の仕方を教えてくれて勉強しました。豊富な物資も手に入りました。日本語を忘れたような生活を10年も続けました。帰国するときにはアメリカに一緒に連れて行くと言ってくれて、私もその気になったけれども、母が反対したので、結局は行かなかったのです。

32歳のときに結婚しました。最初の子どもは死産でした。そのうちに長女と長男が生まれました。私の母がいろいろな所に連れて行ってくれましたが、その母も3か月間の入院で、がんで死にました。

長女は立教大学に入り、大学院にも進みました。大学院で同級生と結婚しました。長男は15歳の頃、暴走族になりました。親として、どう接したらよいかわからなくなりました。でも、私が一生懸命に育てたんだから、と思い、近所の人には「息子を見かけたら、こんにちはと声をかけてください」と言って回りました。そしたら、1年半ほどして、息子は仕事を始め、そのうちに結婚して、子どもも生まれました。

私が69歳のとき、主人ががんになり、入院しました。数か月の命と言われましたが、6か月後に旅立って行きました。

娘はインドネシアに行って、ジャワ更紗を楽しんでいました。息子は商売をしていた店をたたんで、大田区のほうに引っ越していきました。そのうちに、娘は離婚しました。その娘が、「お母さん、2人で住もう」と言ってくれて、2人で住み始めました。その後、娘は再婚しましたが、お婿さんが「お母さんと一緒に住みたい」と言ってくれたので、3人と犬との生活が始まりました。

この語りを表にしたのが、ナラティブスロープである［図］。

10、11回目の「活動を決めよう」では、特に意見はなく、地域の特別養護老人ホームの見学と車いすでのコース見学に賛成し、12回と13回には、それらの活動を行った。14回と15回の再評価では、［図］と［表2、表3、表4］に示したような結果になった。SF-36では、PF、GH、VT、SF、MHが向上し、BP、REが変化なかった。WHO-QOL26では、身体が改善し、社会と環境は低下し、全体と心理は同じだった。TMIGは活動にわずかに向上がみられたが、手段と社会は同じだった。GDSは変化がなく、1点であり、うつではないと判定された。LSI-Zは1点上昇していた。

最終日に、手紙を添えてお菓子を持ってきてくれた。その手紙には、以下のようなことが書かれていた。

　研究の活動に参加させていただいて、大変と有意義な自分を見つめ直し、

[図] ナラティブスロープ

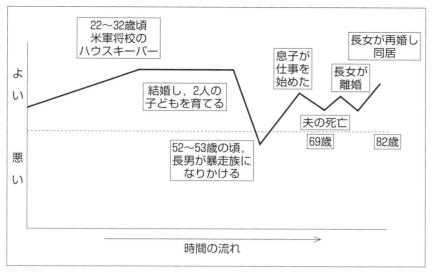

　生き方，作業としての生活……と，今まで考えたこともないすべてのことを学ばせていただきまして，本当にありがとうございました。厚くお礼を申し上げます。心ばかりの品でございます。

　　　　　　　　　　　　　　　　山田孝 教授　　小林法一 准教授へ

■──考察
◉意志の状態
　能力の自己認識，つまり個人的原因帰属では「技能への信頼」は，各15点満点中，運動技能が10点，処理技能が9点，コミュニケーションと交流の技能は12点であった。個々の活動種目でみると，1点は，運動技能の「弓道をすること」と「体育祭で走ること」，処理技能の「収支のバランスを取ること」や「1年の予算を立てること」であった。つまり，Aさんはこれらの活動をうまくできないと認識していた。しかし，**コミュニケーションと交流技能では2点以上であり，能力の自己認識が比較的高い**ことがわかった。

　価値は，この数か月で非常に大事だと思う活動を5つあげた。時間は，いずれもが現在に価値があるとした。いずれも自分にとってよいことで，自分のニードを満たすことができる個人的満足を果たすものであり，遂行基準は，1つを除いて，良好であった。このように，**Aさんの活動は現在に価値をおく活動で，自分にとってよきこと，あるいは個人的満足を満たすものである**ことが示された。

　興味チェックリストの結果は，10の活動に強い興味を示した。また，自分で10の興味を記述してもらったところ，ほぼ同じ事柄があげられた。違った事柄は興味チェックリストにはない友達と電話で話すこと，夜の家族との語りであった。そのうちで，現在，行っているものは，編物，刺繍，料理，パズル，麻雀，読書，クラシックの7つで，良好な結果であると思われた。

◉習慣化の状態
　役割チェックリストから，Aさんが過去と現在に担っており，将来担うであろう役割は，5つであった。「65歳大学」の学生であるという認識があるために，将来とも学生であり続けたいと思ったようである。また，非常に価

値があるとしたのも，自分が過去も，現在も，将来も担う役割としてあげたものと同じであった。全く価値がないとしたのは友人を除くその他の4つであった。このように**Aさんは自分で非常に価値があるとする5つの役割を担っており，毎週の生活は活動的であると予想された**。

　作業質問紙は習慣の構造を明らかにするものである。予想どおりに，朝6時に起きてから夜の10時半に就寝するまで，昼寝をすることもなく，1日をさまざまな活動についていることが明らかになった。その活動の種類は仕事と休憩が多く，ADLとレクリエーションは少なかった。**Aさんは多忙な毎日を過ごしており，そのほとんどは非常に重要か重要な活動である**とし，自分ではよくやったし，楽しい活動であったとしている。

◎遂行能力

　技能では，自分がコミュニケーションと交流技能に自信をもっていること，予算を立てることを中心とする処理技能に比較的信頼がないことなどを話し合った。また，運動技能は問題であり，その理由として82歳という高齢であることをあげたが，その一方で，まだ自転車に乗っていることを指摘された。

◎環境

　環境については，自宅は非常に良好な環境であることがわかった。また，包括的環境調査では，外出しやすい環境にのみ「少し」と答えた以外は，すべてが「ある」か「十分にある」と答えた。最初に変えたい環境は，外出しやすい環境とし，その理由は「平常は電動自転車で快適ですが，長時間に及ぶ歩行は無理なので，自由な外出ができません。年齢的には当たり前かとも思っています」とした。

◎要約

　健常な高齢者はMOHOの構造と照らしてみると，障害者とは異なることがわかる。意志，習慣化，遂行という個人的な側面がほぼ完全な状態にあるが，習慣化がやや問題になるかもしれない。忙しい毎日を過ごしており，役割も習慣もやや加重になっているようである。しかし，本人が希望する生活を過ごしていることは素晴らしいことであろう。

（山田孝・小林法一）

文献

1）Scaff M，山田孝監訳：地域に根ざした作業療法．協同医書出版社，2005．
2）厚生労働省：介護予防マニュアル概要版．
　　http://www.mhlw.go.jp/topics/2009/05/dl/tp0501-1a 0001.pdf
3）Clark F, et al: Occupational therapy for independent-living older adults; a randomized control trial. *JAMA* 278（16）：1321−1326，1997．
4）Clark F, et al: Lifestyle Redesign. American Occupational Therapy Association, Inc, 2001．
5）山田孝・他：第40回日本作業療法学会抄録集
6）山田孝・小林法一：地域在住高齢者を対象とする予防的作業療法プログラム──福島県只見町における試行結果．日本公衆衛生雑誌55（10）：380，2008．
7）川又寛徳・山田孝：基本的日常生活活動が自立している虚弱な高齢者に対する人間作業モデルに基づく予防的・健康増進プログラムの効果に関する研究．作業療法28（2）：187−196，2009．
8）山田孝・他：健常高齢者に対する予防的作業療法（65歳大学）のランダム化比較試験による効果の検討．日本公衆衛生雑誌56（10）：351，2009．
9）Kielhofner G編著，山田孝監訳：人間作業モデル──理論と応用．協同医書出版社，1990．
10）川又寛徳・山田孝・小林法一：健康高齢者に対する予防的・健康増進作業療法プログラムの効果──ランダム化比較試験．公衆衛生学雑誌59（2）：73−81，2012．

C 場面別作業療法の展開

2. 重度寝たきりから自宅復帰した高齢者

- 高齢者がその予備能力の低下から，また廃用症候群の悪循環の繰り返しから「寝たきり」の状態に陥る可能性がある。
- 「寝たきり」となった経緯や期間，その人を取り巻く環境により作業療法アプローチの手段は多様である。
- 「寝たきり」高齢者の作業療法は機能訓練という視点にとらわれすぎず，その人の「想い」に重きをおいた介入をしていくことが第一歩といえる。

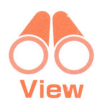

（1）寝たきり高齢者の特徴

　現在，「寝たきり」についてのはっきりとした定義はないが，一般的には「心身の疾患や障害あるいは加齢などのために，1日の大半を，しかも長期（おおむね6か月）にわたって臥床している状態」をいう。一般的に使われている指標には，1991（平成3）年に厚生省（現・厚生労働省）が示した「障害老人の日常生活自立度（寝たきり度）判定基準」がある。この判断基準では，生活自立（ランクJ），準寝たきり（ランクA），寝たきり（ランクBおよびC）の3段階に分類される。ランクAは主にベッド上の生活で，車いす介助がなされ，食事や排泄がやっとできるレベルである。ランクBはChair bound（いすに座った状態）と呼ばれるもので，1日の大半をベッドの上で過ごし，部分的に介助者の援助を必要とするような状態をいう。ランクCはBed bound（ベッドに寝たきりの状態）と呼ばれるもので，日常生活のほとんどの動作に介助者の援助を全面的に要する場合をいう。このランクCの高齢者には，意識レベルが不清明な状態や呼びかけに適切に反応できないほどの注意障害がある場合も少なからず観察される[1]。

　寝たきり状態へと導く要因の多くは，脳卒中や骨折などの身体的要因であるが，ほかに心理的要因や環境的要因が複雑に作用する場合もある。身体的要因は可動を妨げる身体条件，心理的要因は可動を妨げる心理条件であり，環境要因は可動を妨げる環境である[2]。これらが複雑に作用し，日常生活を

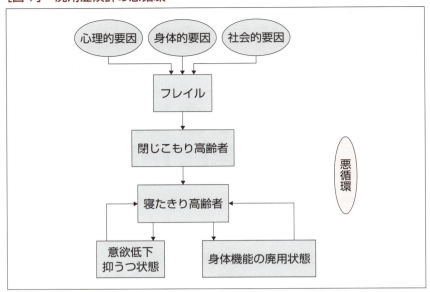

[図1] 廃用症候群の悪循環

維持することに歯止めがかかってしまうと、「閉じこもり症候群」となる。

この「閉じこもり症候群」を引き起こす状態として「フレイル（Frailty）」という概念がある。この「フレイル」は生活の変化に伴って容易に廃用症候群（生活不活発病）の悪循環に陥り、「閉じこもり症候群」の状態へ移行し、さらなる廃用症候群という悪循環を繰り返して「寝たきり」の状態に陥っていくという場合が多い。いわば、**高齢者は予備能力**[★1]、**防衛反応、回復力の低下が特徴**でもあり、廃用症候群の悪循環の繰り返しにより、誰にでも「寝たきり」の状態に陥る可能性があるともいえよう。

廃用症候群の悪循環は、生活機能障害の悪循環ともいい換えることができよう［図1］。あることがきっかけで自分自身の身体が思うように動かなくなってしまったとき、高齢者はこれまでどおりの生活ができなくなったことに対する喪失感や劣等感が生じ、それが他者とのかかわりや社会的交流の機会を妨げ、依存心の助長や意欲の低下状態となり、よりいっそうの身体活動の機会を失うということになる[1]。そして、生活全般に介助が必要な状態になったとき、「何もできなくなってしまった自分」を悲観し、「役に立たなくなってしまった、死にたい」などと口にすることもあろう。また、自己の有能感が低下し、いわゆる抑うつ状態に陥ってしまい、近時記憶や時間見当識障害、関心や意欲の低下、注意集中力の障害が顕著な状態となり[3]「その人らしい生活」を失うことになろう。この状態が長期化すればするほど、「寝たきり」は重度化し、回復も困難となる。

Key Word

★1 高齢者の予備能力

身体には運動や病気のときなどに発揮される最大能力と日常の活動に必要な能力がある。予備能力とはこの2つの差のことである。予備能力は老化が進むほど減っていき、無理や踏ん張りがきかなくなる。骨折の治療時に伴う安静臥床時、認知症を生じやすい傾向になるのも、この予備能力の低下が原因ともいわれている。

（2）寝たきり高齢者の作業療法の作業と適応

　寝たきり高齢者は廃用症候群の悪循環から生活機能障害の悪循環を生じ，意欲低下や抑うつ状態に陥る場合が多い。こうした場合，よりいっそうの生活機能障害を招きかねず，寝たきりの状態は最重度に至る。そこで，作業療法では，その**生活機能障害の状態をリーズニング**し，どの部分の悪循環を断ち切ることが，好循環に転換させるかを判断することが必要であり，その人のもっている能力を最大限に引き出すことが要求される。その**アプローチは，寝たきりとなった経緯や期間，その人を取り巻く環境によって，手段は多様**となる。

　例えば，1つに，人間作業モデル（Model of Human Occupation：MOHO）（67頁参照）の理論を応用したアプローチ方法がある。MOHOは，人間を意志，習慣化，遂行能力という3つの相互に関係する構成要素からなるものと概念化している。意志とは作業に対する動機を，習慣化とは作業が日課へと組み立てられる過程を指す。また，遂行能力とは，技能的な作業遂行の基礎をなす身体的能力と精神的能力を指す。これらは全体として人間の3つの異なる側面であり，MOHOは人間作業に対する幅広く総合的な見方を提供する[4]。

　例えば，MOHOを応用したアプローチの1つに，役割を評価して，適切な役割の再獲得を支援するという手段がある。人がどのような役割変遷を遂げ，その役割変遷にどのような価値を抱いているかを検討し，適切な役割の再獲得を支援する。その人にとっての意味のあること，つまり，**価値の高い作業への参加は「やってみよう」という動機づけが得られやすい傾向にある**。そして，動機づけが強化されることは，その人がその作業に従事するモチベーションを高め，より作業の遂行能力を容易にするであろう。

　また，感覚統合（Sensory Integration：SI）理論の応用も有効であるとされる。姿勢や運動，各種感覚入力を用いて神経系の機能の改善を図りながら，一方で環境への適応および環境をコントロールする能力を高め，他方では社会的交流技能を身につけていく。つまり，高齢者の気分を転換し，能動性を高めていくための条件づくりをし，目的志向的活動と豊かな意味をもつ課題や刺激によって，行動の改善を図るのである。このSI理論と感覚剝奪，および，その応用については，第Ⅱ部A-5「高齢者に対する感覚統合的アプローチと認知症高齢者の実際」を参照されたい。

　全体としては，高齢者のさまざまな能力低下，いわゆる「問題点（できないこと）」を抽出し，改善を目指すとすると予備能力の低下から困難な場合が多い。「問題点（できないこと）」のみに焦点を当てた場合，高齢者は膨大な「問題点（できないこと）の塊」としかとらえることができなくなりがちである。「残存能力（できること）」を見つけ，引き出すことは当然である。加えて，隠されているが，適切なはたらきかけをすれば引き出すことのできる**「潜在能力」を「残存能力」とともに活用し，強化することで「問題点」の**

改善の手がかりにもなる。つまり，高齢者にとっては，**マイナスを減らすだけでなく，プラスを増やすことが必要**なのである[5,6]。

（3）寝たきり高齢者における作業療法の流れ

■——寝たきり高齢者のニーズの評価

寝たきり状態の高齢者に対しては，作業療法では，身体機能面の評価はいうに及ばず，リーズニングの過程を明らかにすることが重要となる。この際，構成的評価が実施可能な対象者もいれば，非構成的評価が適するという対象者も少なくない。さまざまな対象者の生活機能障害のリーズニングを可能にする代表的な評価法をいくつかあげる。

■——自己報告の評価

◉興味チェックリスト

この評価の主な焦点は，活動選択に影響を及ぼす趣味的な興味に当てられている[4]。

◉役割チェックリスト

対象者が人生を通して作業役割への参加に関する自分自身の認識，および，それらの作業役割に自分がおく価値に関する情報を得ることができる[4]（96頁参照）。

◉認知症絵カード評価法

認知症高齢者が自分にとっての意味や価値のある作業を明らかにする評価法である。第Ⅱ部A-4「BPSDの軽減につながった認知症高齢者」を参照されたい。

■——観察の評価

◉意志質問紙（Vocational Questionnaire：VQ）

自己報告によってはすぐに意志の評価ができない人々に対して適切なものである。VQはどんな種類の環境支援がその対象者の意志を強化するのかを探索するために用いることができる[4]。

■——情報収集法を結びつけた評価法

◉人間作業モデルスクリーニングツール（Model of Human Occupation Screening Tool：MOHOST）

作業機能状態の概要を得るために，MOHOの大多数の概念に対して適切な情報を収集する。作業に対する意志，習慣化，技能，そして環境の影響を強調しながら，相対的な利点をとらえることができる[4]。

■──目標の設定

　寝たきり高齢者の生活機能は非常に低い状態であるが，それにもかかわらず，**自分自身の生活に関する独自の見方をもっている**ということを忘れてはならない。自分が気にかけていること（価値）や自分が楽しむこと（興味）に関する考えと感情をもち，また自分が望むことをどうしたらうまくやり遂げることができるのかという考え（個人的原因帰属）をもっているということである[4]。

　価値のある作業（活動）での成功体験は，次の段階への事柄の動機づけを強化する。この成功体験の繰返しにより，能力は回復されていくことになる。

　したがって，目標は，意欲低下の状態から脱するという精神機能面の回復を図り，そこから徐々に身体機能面，つまり生活活動能力の回復へと段階づけていくことが望ましい。そして，**目標はあくまでも対象者自身が決定することと，協業のもとで自己選択・自己決定が基本である**ことを忘れてはならない。

■──アプローチの原則

　寝たきり高齢者の場合，その状態になった経緯をきちんととらえること（評価）が重要になってくる。**なぜ寝たきりの状態になったのか，その期間はどれくらいか，その人を取り巻く環境はどのようなものか**，といったところである。

　脳卒中やその他の疾患のリハビリテーション（以下，リハ）と同様に，寝たきり高齢者のリハも早期介入が望ましい。寝たきり生活が長期化することは，高齢者にとって感覚剥奪の状態を長期化させることにつながるためである。この寝たきり状態という感覚剥奪状態は，高齢者に著しい感覚機能，運動機能，姿勢─抗重力姿勢，呼吸機能，精神機能などの低下を招くことになる[7]。それは，感覚処理能力がますます鈍麻し，重篤な状態に陥らせることになるからである。

　また，感覚剥奪の長期化も，精神機能の大きな低下，廃用性認知症の状態をつくり出す。この廃用性認知症状態に陥った寝たきり高齢者は，茫乎とした表情で，昼間も傾眠し，無関心・無欲状態となり，すべての反応が遅鈍化してくる[7]。これは，見た目以上にいわゆる認知症の状態を疑わせる可能性もある。この状態を踏まえて，アプローチを進めるにあたり，廃用症候群の状態がどの程度なのかを十分に評価する人が必要になる。

　対象者の障害の程度の評価から，活動が実現可能かを推定するボトムアップアプローチが中心となると，実現が難しいパターンが多いかもしれない。しかし，**対象者にとって大切な作業を話し合い，その活動に向かって介入を行うトップダウンアプローチ**[8]のほうが身体機能の低下している状態の寝たきり高齢者には介入初期の段階では適していると思われる。つまり，寝たきり高齢者のリハにあたっては，身体的側面の廃用状態に対する機能訓練という視点にとらわれすぎず，その人の「想い」に重きをおいて介入していくことが，寝たきり生活の悪循環から活動的な生活の好循環へと転換する第一歩

となると考える。

■――評価とアプローチ

　人は一人の行為者としての自分自身に関する考えと感情のパターンである意志をもっている。意志は多くの行為の活動選択と作業選択を導き，行為の経験を決定する。これらは，若者であっても，寝たきりとなった高齢者においても変わることはない。しかし，さまざまな能力の低下や喪失を伴い，能力を使う機会がなくなってしまった寝たきり高齢者は，個人的原因帰属の低下を経験する。また，寝たきり状態となったことなどの何らかの転換を受け，価値における作業選択に影響を及ぼす。寝たきり状態となった不本意な役割変化も容易に置き換えられるものではなく，喪失や消失した役割を置き換えることができない高齢者は，退屈，孤独，うつを経験することがある。寝たきり高齢者にとっては，生活活動の大部分を介護者に頼ることになる。つまり，習慣を困難にさせることもある[4]。

　かつては「リハの対象外」ともいわれた寝たきり高齢者への作業療法の大前提は「放置しない」「早期発見」であり，このような対象こそが作業療法士（OT）の腕の見せどころである。OTは評価によって明らかにされた対象者の「想い」「残存能力」の積極的な活用，そして，秘められている「潜在能力」の活かし方などの情報提供をするという役割をも担っている。作業療法においては，「できるようになったこと」を実際の生活のなかで遂行していくことが何よりの成功体験の積み重ねである。**「できるようになったこと」つまり，「できる」という感覚は努力と挑戦の機会を与え，生活機能障害の悪循環からの脱出，そして，活動的な生活機能の好循環へと導くことができる**のである。

(4)アプローチの実際

■――情報収集

　本事例は78歳の男性Ａさんである。自宅で，妻と長男の３人で生活していた。Ｘ年５月に，突然，歩行困難になり，廃用性の両下肢機能障害と診断された。また，老人性認知症とも診断されていた。日常生活活動（activities of daily living：ADL）は全介助で，ほとんど寝たきり状態であった。また，週１回の頻度で幻覚症状が出現していた。介護保険の居宅サービスは訪問入浴介護のみ利用していた。要介護度は２と認定されていたが，居宅介護が困難になってきた。そこで介護者の介護負担を軽減することを目的に，Ｘ年７月に当施設に入所した。

■――作業療法評価

　当施設入所時の改訂長谷川式簡易知能評価スケール（HDS-R）は30点満点

で21点（日時の見当識，3つの物品の記銘，語の流暢性の項目にて減点）であり，また，パラチェック老人行動評定尺度（PGS）（87頁参照）は50点満点で32点（移動，身辺処理，社会的交流にて減点）であった。

初回面接では，話し方は小声でボソボソと話しており，担当OTと視線を合わせることが少なかった。「1人では起きられないし，足がむくんで重い。体が思うように動かないのが一番困る」「もう少し動けるようになって，みんなに迷惑をかけないようにとは思うが，自分ではどうすることもできない」といった語りがなされた。

身体運動機能の評価は，全身が鉛運動のように柔軟性に欠け，動作もゆっくりであった。在宅生活中の「突然の歩行困難」の直接的な原因となるような下肢の大きな機能障害は特に観察されなかった。

個別機能訓練の導入に対しては，「やる気はあるが，よくなるかが心配」だという葛藤の様子もみられた。

■──作業療法の方針および計画

本事例のAさんは，当初は在宅介護が困難なため，介護者の介護負担の軽減を目的にした短期入所の予定であった。そのため，入所当初は個別機能訓練へのリハは処方されず，大集団活動での対応を予定していた。しかし，途中で長期入所に切り替わったこと，また，観察や面接の様子から，担当OTがAさんには個別機能訓練が必要であると考えたことから，医師に処方を依頼した。

Aさんは，寝たきり状態となり，意志の有能感の低下が生活習慣に否定的な影響をもたらし，さらにADLの遂行能力が低下するといった作業機能障害の悪循環の状態になっていた。そのような状態に対して，MOHOの理論に基づき，OTとの協業によるアプローチを実施してADLの改善と寝たきり状態からの脱出を図り，生活機能の改善を目指すことにした。

「治療目標」は以下のとおりにした。
①「何もできなくなってしまった自分」の悲観と心身機能・能力の低下の悪循環からの脱出をすること
②「自分らしい生活」を見出すこと
③Aさんの「意志」や「価値」に基づく活動選択を引き出すこと
④①～③により生活機能が好循環に転換すること
「治療プログラム」は以下のようにした。
①Aさんの主訴を1つひとつ達成する
②個別機能訓練への不安軽減の段階づけとして小集団活動を利用する
③ストレッチ，端座位訓練で体幹筋群の柔軟性を改善する
④玉入れ活動で下肢への体重負荷を促進し，下肢の支持性を改善する
⑤実際の起居移乗訓練で介助量を確認し，「できるようになったこと」をフィードバックしていく
⑥訓練場面を実際の生活場面へと段階づけていく

■──経過

◎訓練開始：7月中旬～8月中旬

● 不安の軽減

個別機能訓練が開始されるまでは，初回面接日から10日間ほどがあった。

この間には，大集団での運動を中心とした活動に参加してもらった。AさんはPGS得点が32点であり，はたらきかけに反応でき，ある程度の交流が可能であるとされたSI療法のグループⅡに該当するものであった[7]。グループⅡの集団での活動は，小集団で円陣をつくり，OTがグループ活動を実施することで，治療に最も利益を受けるとされている。また，１対１のかかわりと異なり，Aさんへのプレッシャーが軽いこと，自分で適度な休息の時間をとることができることなどの利点がある。AさんはOTの動作をみて，ゆっくりした動作ではあるが，正確な運動を遂行することができた。PGS得点は移動項目の減点が大きかった。グループでは，移動の改善のため，持久力を高めることが重要になるが，活動量を徐々に増やしていった。この集団活動の場面では，居室内生活ではみられなかった活気ある表情や笑顔の表出が認められた。こうした機会を提供したことが，Aさんの個別機能訓練に対する不安を和らげ，訓練に希望を見出すことができるようになったものと考えられた。

● 活動量の増加

運動機能の評価結果では，体幹の柔軟性が非常に低下しており，また，平衡機能も低下していた。端座位では後方に倒れ込んでしまい，介助が必要な状態であった。しかし，下肢の支持性は，膝折れせずに体重を支えることができるなど残存しており，訓練に支障をきたす関節拘縮も生じていなかった。そのために８月中旬までの１か月間は，起居・移乗動作を中心にリハを実施していった。仰臥位での体幹の回旋と屈伸方向へのストレッチ，端座位保持訓練，玉入れを前後左右方向に行う体幹の回旋とリーチ，介助による立ち上がりや起き上がり等の起居動作訓練などを実施した。

こうした個別機能訓練のなかで，介助されてはいるものの，活動量が増加し，自分からOTに話しかけてくるといった精神活動性が向上してきた。また，頭部・体幹の前屈の介助による反復訓練によって，体幹の柔軟性も改善した。また，これにより下肢への体重負荷が自動的になされるようになり，下肢の体重支持性も向上してきていた。

◎個別機能訓練開始：８月中旬〜９月中旬

● コントロール可能な動き

起居・移乗動作を中心にした個別機能訓練の経過のなかで，Aさんは「体を前後方向にどれくらい動かせるか試してみたい」などの要望を出すようになった。それに対して，OTは危険のないように，また，失敗経験をしないように，応じていった。その結果，Aさんの努力性の動きが，コントロール可能な動きへと徐々に変化していった。端座位でも，体幹の伸展パターンは消失し，後方への倒れ込みはみられなくなった。

OTは「支えがなくても座っていられるようになりましたね」といった「できたこと」を随時フィードバックした。立ち上がり動作では，下肢への体重の支持性が向上していたため，伸展相での重心の前方移動が軽介助で可能になった。方向転換では，下肢の運びと体幹の回旋にわずかな介助を必要とするのみとなった。

それに対してAさんは「思った以上にできた」と笑顔で語る頻度が増し，「次は立ってみたい」と意志表示がみられるようになった。OTはAさんの意志表示に応えて，プログラムを段階づけて，介助量をコントロールして実施した。

◎訓練場所の変更：９月中旬〜10月中旬

●ベッドサイドへの変更

　9月中旬からは，個別訓練の場所を，訓練スペースから生活場面であるベッドサイドに移して，同じような内容の訓練を実施した。場所を移した主な理由は，①プラットホームという訓練場面とベッドという環境の変化にも適応できるような動作になり，実用的なレベルになったこと，②ベッドサイドという実際の場で行うことで，職員の目にふれる機会を増し，多くの職員に能力が改善したことをアピールできると考えたことであった。

　プラットホームとは高さも硬さも異なるベッドという自室の環境では，立位時のいっそうの下肢の伸展や寝返り時の布団による抵抗が大きいことから，移動した最初には努力性の運動になっていたが，根気強く取り組むうちにモチベーションも保たれ，可能になった。自室での訓練では，OTが期待したとおり，ほかの職員がAさんの訓練場面を目にし，入所時の状況から大きく変化したAさんに対して言葉をかけてくれ，それを聞いたAさんも笑顔がこぼれるようになった。これは，Aさんが自分は「できてきている」という実感を得たためであると考えられた。

●集団活動への参加

　また，運動を中心とした集団活動への参加時に，Aさんは車いすから椅子に移乗しての参加を希望した。この希望に応じて実施したところ，車いすの座面より椅子の座面のほうが安定しているために，よりいっそうの体幹の運動が引き出され，リーチの範囲が拡大するといった活動範囲が増加した。それに伴って，表情のいっそうの豊かさと発語数の増加が観察されるなど，精神活動性にも改善がみられるようになった。

●ニーズの表現

　9月下旬には，訓練場面での立ち上がりの際に，重心の前方への移動と足の位置の確認ができるようになった。そのため，起居・移乗動作が監視ないし自立レベルに変化した。生活場面でも移乗動作が定着し，習慣化してきた。立ち上がりの際に臀部を十分に挙上できないことに対して，「これがまだ不十分なんだよなぁ」などと，自分でニーズを表明する場面が増加していった。10月中旬には，「動けるようになりたい」という当初のニーズを達成し，満足感を示した。そして，「誰かに手伝ってもらってでもいいから，トイレに行けるようになりたい」と今後の希望を語るようになった。

◎退所時評価

●「自律」能力の再獲得

　11月の退所時評価では，HDS-R施行時には声の大きさや発語の明瞭さがみられるなど，精神活動性の改善がうかがえた。また，生活上の要望を職員に口頭で伝えたり，「トイレに行っての排泄ができるようになりたい」といった今後の希望等の意志を表出したり，周囲の環境への興味・関心の増加もみられた。さらに，注意喚起力の向上により，他者からの話しかけ等に「聴こう」とすることにより，聴こえも改善した。

　HDS-Rは21点から27点に（日時の見当識・3つの物品の記銘・語の流暢性にて得点改善），PGSは32点から36点に（移動・社会的交流にて得点改善）改善していた。なかでもOTと担当ケアワーカーが共通して大きな変化とした点は，周囲の環境への興味・関心の改善であった。Aさん本人の「歩いてみたい」という要望に対して，平行棒内での見守り歩行を実施したところ，「歩行能力」を再獲得した自身に対して，入所時との大きな変化に喜びを示した。

■──考察

◎感覚剥奪の体験

　本事例のAさんの入所前の生活は，ADLは全介助であり，ほとんど寝たきり状態であった。デイケアへの参加も中断し，訪問入浴サービスのみを利用して生活しているという状態であった。週1回の頻度で幻覚症状も出現していた。わずか2～3日間でも感覚刺激が減少しただけで，顕著な意識や精神機能レベルの低下を引き起こすこともあるとされる。なかでも運動の制限は最も強い感覚剥奪をもたらすということ[7]から，本事例は寝たきり生活から引き起こされた人と環境の交流の制限による感覚剥奪の状態にあったと推測された。

　感覚剥奪は長期にわたる脳波の変化を引き起こすだけでなく，無感動やモチベーションの低下をもたらす[7]とされており，こうした状況が認知症と診断された行動を引き起こしていたものと思われた。このことと廃用による心身機能・能力の低下とが相まって，起居・移乗動作を中心にADLが低下し，全介助状態になったと考えられた。

◎個別機能訓練の必要性

　担当OTは個別機能訓練が必要と判断し，医師に処方を依頼した。その理由は以下のとおりであった。①寝たきり状態となってから入所に至るまでの期間が2か月と比較的短かったこと，②基本動作能力の低下の大きな原因は，頸部や体幹の可動性や柔軟性が顕著に低下していたためであり，OTの口頭指示に対しては正確な協力動作が遂行できたこと，③介助での立ち上がり時に下肢の支持性が残存しており，体重負荷にも膝折れ現象が生じなかったこと，④老人性認知症と診断はされてはいたものの，観察や面接より，認知症の症状がほとんどみられなかったこと，⑤初回面接やHDS-R実施の際の会話で，否定的な発言ばかりではなく，リハに対する意欲も語られたことなどである。これらのことから，個別機能訓練の成果が期待できた。

◎作業機能障害

　作業機能障害は，精神─脳─身体の遂行の障害，習慣パターンと役割の崩壊，意志への挑戦，人と環境との関係といった諸要因のなかで互いに影響し合い，悪化したり，改善したりするとされている[4]。

　OTは本事例Aさんの作業機能障害の状態を，まず，フレイルという心身機能の状態が活動と参加の制限をきたし，寝たきり状態となり，習慣の変性を引き起こしたものと考えた。こうしたことが「何もできない自分」という自己能力の認識を生み出し，ますますの機能低下と自信の低下とを引き起こすという悪循環に陥ってしまったと推論した。初回面接時の語りは「できない自分」という低い自己評価を語ったものと考えられ，また，開始時面接では，こうした低い自己評価が意欲低下を引き起こし，臥床生活を中心とするという悪循環をきたしていた。また，面接時の小声でボソボソとした話し方や，OTと視線を合わせることの少なさは，自己評価の低さや意欲低下を示すものと思われた。周囲の環境への興味・関心の低下に伴い，聴こえの低下も生じていた。したがって，この悪循環［図2］を断ち切る必要があると考え，好循環へと転換させていくようなアプローチを展開することにした。

　開始時面接での，もう少し歩けるようになりたいというニーズや，他人に迷惑をかけないようにしたいということに価値をおいているといった情報収

集・評価に基づき，Aさんに対する治療仮説として，本人のニーズと価値である「みんなに迷惑をかけないようにしたい」ということと，「もう少し動けるようになりたい」ということを実現することとした。

MOHOに基づいて収集した面接や観察の情報から，治療仮説を本人が価値をおく「みんなに迷惑をかけないようにしたい」ことと，能力の自己認識（個人的原因帰属）からもたらされた選択状態である「もう少し動けるようになりたい」ことを達成することとした。その結果，ベッド上での寝返りや起き上がり，ベッドや椅子からの立ち上がりや移乗が，全介助から見守りのレベルへと改善し，歩行能力の再獲得へと至った。この経過のなかで，「できるADL」から「しているADL」へのステップアップを目標にして，自分自身で目標を立てることができるようになった。

個別機能訓練開始から約2か月で，本事例の作業機能状態の悪循環は好循環へと転換し，生活のなかで自分で活動選択をし，介助が必要ではあるが，遂行し，習慣化し，さらに生活内での活動目標を意志表示するといった寝たきり状態からの回復がなされた[図3]。

OTは，Aさんが経過のなかで表出した意志，つまり，価値をおく寝返り，

[図2] 本事例の作業機能障害の状態のリーズニング

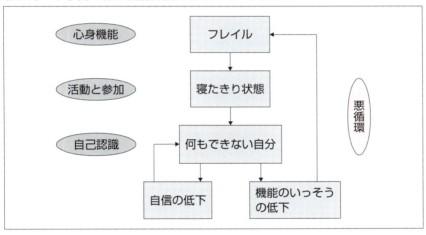

[図3] リハビリテーション導入後の作業機能状態

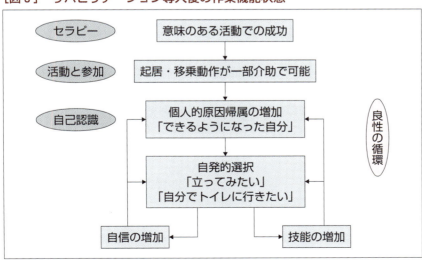

起き上がり，立ち上がり，歩行といった動作・行為に対し，主に能力に応じて，訓練の内容や場の移動，他スタッフへの「できる活動」のアピールによる「している活動」への移行をアプローチすることで応えた。こうした「できる」環境の設定が成功体験を引き起こし，有能感を再獲得し，そして，次の意志表示のきっかけをつくることができたのである。

◎協業の推進

好循環へと転換できた大きな要因は，本事例とOTとの話し合いによって，事例が価値をおき，かつ目標達成可能なレベルの動作から取り組むという『協業』★2を行ったことである。

ここでの協業とは，OTは事例に価値ある作業を意志表示して（語って）もらって，その作業遂行を支援すること，つまりリハを実施することである。この意志表示が心身の機能障害によって困難な状態に陥っている対象者に，生活のなかで何らかの形でサインを出していると考え，観察や面接といった手段でそれを引き出し，活動選択をしてもらい，遂行を支援した成功体験の積み重ねによって，作業機能障害の状態から生活の好循環をもたらした。

本事例Aさんが個別訓練を続けることができた理由は，初回面接を通して事例のニーズや考えに耳を傾けること，OTが考えたアプローチを事例に知らせ，できるように調整するという協業に基づいて個別機能訓練を行ったためである。能力低下に悲観し，作業機能障害の状態に陥っている高齢者の意志を引き出す面接と傾聴から，その人の有能感を再獲得するような活動選択ができるように支援する協業は，介護予防における自立支援においても欠かすことができない。

◎意志の再建

本事例Aさんの作業遂行能力の改善は，退所時評価でのPGSの点数からもうかがえるように，運動技能，処理技能，コミュニケーションと交流技能の改善によるものであった。それはまた，事例自身が価値をおく動作，行為，活動に取り組み，「できる」という成功体験を提供したことやうまくできたことを常にフィードバックしたことが，本人の有能感の再獲得をもたらすという好循環をもたらしたものと思われた。

機能障害をもつということは，できるとする自分の見方に特有な挑戦をする。自分の行うことを予想し，選択し，経験し，解釈することにつれて自分自身に関する考えと感情のパターンが意志である[4]。本事例はこうなりたいという目標は口にするが，すぐ後に「できないかもしれない」という表現も多く，発語も小声で不明瞭であった。そのような状態から，否定的な発言が消失し，「体を前に倒せるか試してみたい」「歩いてみたい」「トイレに行けるようになりたい」と希望を語るようになり，同時に，発語も声量が増して明瞭になったことも，事例自身が「作業」に対する意志の強さを増していったものと思われる。意志を構成している1つの要因である有能感に取り組み，**有能感を獲得したことが，意志表示の機会を高め，OTとの機能訓練の目的を一致させて，協業をさらに進ませ**，生活機能障害における悪循環を好循環へと転換させたのである。

意志を構成するもう1つの要因は，価値で，何が問題なのかを定義する生活の見方を強力に保持する個人的確信であり，作業目標や個人的な基準である[4]。したがって，対象者のニーズは，その価値観によって一人ひとり異なるものである。本事例が価値をおく事柄，つまり，リハ開始当初では座位保

Key Word

★2　協業

協業とは，人が適切に相互依存できること，また明らかになっていようがいまいが，何らかの課題や交流に向かって他者の行動と自分の行動を協調できることを意味する。クライエントが有用で意味があるとみなす作業をクライエント自身が選択し，生活に合わせて作業を構造化し，実際に行うということをクライエントと作業療法士がともに行うことであり，作業療法の基本である。クライエントの変化を可能にするための治療戦略においては，互いの信頼の確立が重要であり，協業である。

持，中期では起き上がりや寝返りや立ち上がり，後期では移乗や歩行といった段階づけた作業を尊重したことが，機能訓練の継続につながった。

◎廃用症候群の悪化予防

　MOHOに限ったものではないが，評価法には構成的情報収集法と場面依存的情報収集法がある[4]。今回は，主に場面依存的情報収集法である面接を用いて事例の価値に基づくニーズを引き出し，それに基づいて治療計画を立案し，アプローチを行った。このような経過から，本人の意志や価値を引き出す面接を実施し，その情報から，高齢者の有能感を再獲得し，意志に基づく活動選択を引き出すことが重要である。つまり，活動をしたいと思うような感情状態となり，意識的決定が可能となるような心身機能を引き出すアプローチをしなくてはいけない。

　要介護状態の改善や重症化の予防を主とする対象者は，精神活動性が不活発な状態にあり，身体機能にも障害をもった生活構築が不十分な人が大半である。このような対象者であるからこそ，作業療法の専門性を活かし，**ともに問題解決をするといった協業のもとで，意志に基づく活動選択をする機会を提供するに至るアプローチが不可欠**であると思われる。

（長谷川由美子）

文献

1）日本作業療法士協会監：作業療法学全書第7巻，作業治療学4，老年期，改訂3版. pp90-91，pp96-105，協同医書出版社，2008.

2）日本老年行動科学会監，井上勝也・大川一郎：高齢者の「こころ」事典. pp220-221，中央法規出版，2000.

3）渡辺俊之・本田哲三：リハビリテーション患者の心理とケア. pp34-35，医学書院，2007.

4）Kielhofner G編著，山田孝監訳：人間作業モデル——理論と応用，改訂第4版. 協同医書出版社，2012.

5）上田敏：リハビリテーションの思想——人権復権の医療を求めて，第2版増補版. pp91-92，医学書院，2004.

6）松房利憲・他編：標準作業療法学，専門分野，高齢期作業療法学，第2版. pp194-197，医学書院，2011.

7）山田孝：老人に対する感覚統合療法. 日本感覚統合障害研究会編，感覚統合研究第10集，pp235-237，協同医書出版社，1994.

8）藪脇健二：高齢者のその人らしさを捉える作業療法. pp13-26，文光堂，2015.

C 場面別作業療法の展開

3. 通所リハビリテーションにおける作業療法

- 通所リハビリテーションでかかわる対象者の状況は，在宅で生活していても社会参加ができないでいたり，これからの人生の目的を見つけられないでいる場合も多い。
- そのような対象者に対して，直面している状況を概念化して整理することにより，潜在的なニーズを探索して焦点化していくことが重要である。
- 作業療法では，機会の提供や保証，意図的な設定により，具体的な作業を体験することを通して，自己認識にはたらきかけ，適応的循環になるように介入していく。

(1) 通所リハビリテーションの対象者と作業療法

2012（平成24）年に診療報酬改定と介護報酬改定の「同時改定」が行われ，地域包括ケアシステム構築の推進に向けてさらなる医療と介護の連携を推進する動きがみられている。リハビリテーション（以下，リハ）においても医療と介護のそれぞれの課題への対応とともに，同時改定による両者の連携をさらに推進する観点から，医療保険から介護保険への円滑な移行と維持期（生活期）リハの適切な評価体系が求められることとなった[1]。

通所リハは，地域リハにおける直接サービス活動の1つであり，在宅リハの大きな柱の1つである。本来の役割を明確化し，医療保険からの円滑な移行を促進するため，介護保険による個別リハに着目した評価の充実，短時間通所リハの強化，医療ニーズの高い利用者の受入れ促進，さらには介護老人保健施設からの訪問リハ提供の促進など，地域生活が継続できるための支援の強化があげられている[1]。

医療保険における疾患別リハ（脳血管疾患，運動器疾患など）と介護保険の短時間通所リハは提供時間が近似することや個別リハビリテーション実施加算が算定可能であることなどから，対象者も発症から短期間で通所リハの対象となるケースがさらに増えていくことが予想される。しかし，**対象者の**

疾患の特徴として，障害が残ったり，進行したりと慢性的な経過をたどることも多く，老化による影響を併せて考えながら長期的な在宅生活の維持を見据えた維持期（生活期）リハのかかわりが重要となる。

　個別リハが強化される方向性のなかで，より機能面に視点をおいた評価や介入が提供されることが予想されるが，通所リハ対象者の生活環境は在宅である。そのため，**作業療法では，障害をもちながらもあるがままにその人らしく健康的に生きるという支援とともに，社会的参加の機会の提供と可能性の拡大にかかわることが非常に重要である。**

（2）社会参加と作業療法

　脳卒中のような中枢神経系の疾患により，障害を残しながらも在宅に復帰することは，発症前と同じ環境である地域で再び生活するということである。地域の環境に変化はないが，対象者自身は変化しており，発症後の新たな自分を受け容れて適応していくことが必要となる。一方で，対象者が再び適応して自分らしく生活するためには，周りの環境も対象者を肯定的に受け容れるように変化すること，すなわち応答的環境や社会的受容が必要である。

　通所リハでかかわる脳卒中者のなかには，ADLが自立していても社会参加[★1]が制限されている人が少なくない。脳卒中者の参加（外出，交流，役割，所属）の状況と自信（自己効力感と有能感）[★2]の関係に関する報告では，発症前に比較して自信が低下していること，また，ADLが自立して歩行が可能になっても，約3割の人は社会参加ができていないこと，そして，脳卒中者間においても参加の頻度と質（作業バランス）に違いが認められ，そのことが自信に影響することが示唆されている[4]。

　作業療法では，人間の生活は「身辺処理活動」「仕事・生産的活動」「遊び・余暇活動」から構成され，これらの活動はおおむね家族，友人，仕事と関連する集団のなかで行われ，そのなかで役割を分担することによって遂行される[5]。**人は，役割を介して他者との関係をつくり，社会とのつながりを得ており，その関係性から期待される行為をすることによって，自らの存在の意味を相互に確認している**[6]**。また，個人の役割においている価値の重要性は，意志と結びつき，作業行動の決定に影響を与え，そのなかから満足感が生まれるとしている**[7]。

　作業療法の概念的実践モデルの1つである人間作業モデル（Model of Human Occupation：MOHO）[8]では，価値・興味・個人的原因帰属感（能力と有能性に関する自己認識：自信ととらえることができる）の質的側面が，習慣・役割・遂行をコントロールし，動機づけるとしている。そして，作業療法の介入では，「個々人が自己の適応的な開放システムの循環を維持できるまで，作業機能の機会を提供する」とし，適応的循環にするためには，意味のある活動をとおして，個人的原因帰属感（自信）を増大させることが示されている[9]。そのため，**通所リハの作業療法では，作業の機会を提供し保証**

🔑 Key Word

★1　社会参加
社会参加とは人とのつながりであり，その人らしく健康的に生活するための1つの要因である[2]。すなわち，健康な状態とは，社会参加をし，いろいろな活動をすること（作業バランス）によって生活を営み，心身機能がそれに伴って良好に作用することであり，どれだけ社会のなかで生活しているかという視点が重要になる[3]。

❗One Point

★2　自信（自己効力感と有能感）
自己効力感は一般性セルフエフィカシー尺度（GSES），有能感は作業に関する自己評価・改訂版（OSAⅡ）で測定することができる。

することにより成功体験を得ることで自己認識にはたらきかけ，参加の要素である他者とのかかわりや役割，習慣を獲得することで，自ら探索的に行動を起こせる（自発性）生活の循環を支援していくことが目標となる。

(3)通所リハビリテーションの作業療法の流れ

■──ニーズの評価

通所リハの対象者の状況（在宅生活を継続している人や退院し通所リハの利用が始まった人など）は一様ではなく，ニーズも状況に応じてさまざまである。対象者自身が現状にとまどっていたり，これからの人生の目的を見つけられないでいる場合も多い。そのような場合に対象者から聞かれるニーズは，いま現在目に見えて直面している問題に対する訴えや希望となりやすい（例えば，歩けるようになりたい，手を動くようにしてほしい，元通りに治したい，死んでしまいたいなど）。対象者の訴えを傾聴し，理解することはとても大切なことであるが，直接的な訴えの背景にあることは何か（なぜそれを訴えているのか，その訴えは本人にとってどのような意味があるのか，また今までの生活と訴えはどのように関係しているのかなど）を探り，今後の生活を予測しながら，対象者にとって本当に必要（意味や満足のある）な作業は何かを評価する必要がある。

そこで，**作業療法では，直面している状況の概念化を図ることと具体的な作業を体験することにより，対象者自身の気づきや整理を促し，潜在的なニーズを探索して焦点化していくことが重要となる。**

また，通所リハの対象者は在宅にいる人であり，**対象者自身と対象者の周りの人（家族など）の両方のニーズを評価することとニーズを共有することが，在宅生活の継続を支援するためには重要である。**

■──目標の設定

通所リハの長期目標は，在宅生活の継続である。継続するためには，対象者自身と周りの人（家族など）がともに日々の生活のなかで満足感を得ること（それぞれの文脈における作業参加の適応，すなわち適応的循環であること）が必要となる。以下が具体的な目標となる。

①他者との交流により対象者の安心感や居場所を確保する。

②社会参加の要素である役割としての作業活動をもつ。

③楽しみや満足のある作業活動をもち，作業バランスを調整する。

④応答的環境により，「～したい」という自己主張や探索行動ができるようになる。

■──アプローチの原則

●生活（参加）を視点にした介入と協業

作業療法では，対象者の思いを受け容れ，直面している課題に対応すると同時に，生活が適応的に循環できるようになることを視点にして介入していく。そこで，生活が不適応になっている要因について概念化し整理して対象者に提示することで，課題に対する認識を確認し，目標を共有化していく。そして，**具体的な作業を一緒に体験し，それにフィードバック（作業の意味と遂行に対して）を行うことで，生活の課題や目標をより具体化していき，対象者自身が生活に視点を向けられるようになり，問題解決や探索を促すこと（内発的動機づけや挑戦）が可能となる。**

●個別リハビリテーションと集団リハビリテーションの併用

1人ひとりの対象者に合わせて，個別の介入をすることは基本である。個別の介入とは，対象者を生活者として全体的にとらえることである。

生活者としての人は環境と相互に交流し合い，何らかの集団に属し，そのなかで役割を担うことによって生活している。また，環境をコントロールできると感じるとき，自分の存在を肯定的にとらえることができ，自信や満足感が生まれる。

そのため，作業療法の介入で，生活の基本である集団の機会を提供して保証することは，対象者の社会参加を支援するためには有効であろう。**作業療法で展開する集団リハは，集団をひとまとめにするものではなく，個を尊重した対象者にとって意味のある場であること（例えば，他者から受容される，他者を受容する，さらに自身を受容することを通して安心感や居場所を得られるなど）が重要である。**

●概念的実践モデルの活用

作業療法の実践モデルは複数あり，焦点を当てている現象もそれぞれである[10]。それぞれの概念的実践モデル（限定的モデル，包括的モデル）は，身体的側面から社会的側面まで[★3]作業参加の適応的パターンの維持を目的に連続線上で考えることができるが，対象者が経験するすべての問題に取り組んでいるわけではない[10]。

対象者の作業は文脈的であり，作業がもたらす意味と，作業機能障害のとらえ方も一人ひとり異なる。**対象者を全体的に理解するように努め協業するためには，作業療法の介入では1つのモデルだけを用いるのではなく，限定的モデル（生体力学的モデル，運動コントロールモデル，感覚統合モデルなど）と包括的モデル（MOHO，カナダ作業遂行モデルなど）を対象者に応じて選択し，組み合わせて用いることが必要**であり，そのことにより作業療法の意味と効果に広がりをもたせることができるようになると考える。

■──評価とアプローチ

●評価

何らかの障害をもっている対象者の評価では，できないこと（問題点とされること）があがりやすい。しかし，作業療法の評価の視点で重要なのは，

One Point

★3 身体的側面から社会的側面まで

例えば，必要で望ましい作業を身体的にできること，作業に従事する動機があること，必要な習慣をもっていること，適切な環境の支持を利用できることなど。

対象者の可能性を発見するための評価，すなわち「できること」とできるための「環境」の評価である。なぜなら，通所リハの対象者は，慢性疾患をもっていることが多く，完全に元の状態に戻ることが難しいことや老化の特徴を併せもっているからである。

そこで，可能性を発見するためには，作業機能の不適応的循環を概念化し整理することで，潜在的ニーズを引き出し，そこから適応的循環に変化させるために必要なことを，どのような状況（環境）であれば「できる」のか予測し，意図的に設定し，「できること」をその「環境」の評価により確認することで，対象者の自信にはたらきかけ，意味ある作業（課題）に導くことができると考える。

●アプローチ

適応的循環にしていくための作業療法の介入では，「できること」と「環境」を視点にした評価による，「機会の提供と保証」「意図的な設定」★4と「具体的な作業（課題）の提供」をすることである。具体的な作業の経験を通して，潜在的ニーズが認識・拡大され，さらに具体的な目標が生まれ挑戦していくことで，達成感や自己効力感の獲得につながると考える。達成感や自己効力感が感じられると，探索行動が可能となり，新しい作業への挑戦が生まれ（作業バランスの調整），能動的な参加へと変化していくことが期待できる。

> **One Point**
>
> **★4　意図的な設定**
> ここでいう意図的な設定とは，成功体験を得るための型にただ単に対象者をあてはめることではなく，対象者とOTの信頼関係のもとに，探索的に作業に取り組めるような場をつくること，すなわち「できることへの挑戦」の設定である。

---

(4)アプローチの実際

ここでは，「脳卒中により機能訓練が生活の中心になっていた対象者が，できることの再認識と探索行動から，自信をもてるようになり参加が拡大した事例」の作業療法の展開について紹介する。

■――事例紹介

本事例Aさんは70歳代前半の女性である。診断名は，脳梗塞後遺症で障害は右片麻痺である。X年に脳梗塞を発症し入院した。入院中は，急性期から回復期で理学療法と作業療法を受け，約半年後に自宅へ退院した。退院時介護保険の要介護度は要介護2に区分された。退院後は病院の外来リハ（理学療法）に通っていた。X＋2年より，リハの回数を増やしたいと希望し，病院の外来リハのほかに介護老人保健施設の通所リハにも通うようになった。その後1年経過し，現在は病院の外来リハを週に1回，通所リハを週に2回の頻度で利用している。要介護度は要介護2の区分のままである。

■――作業療法評価

作業療法では，以下の評価を行った。

①対象者との面接（背景，在宅での生活状況，ニーズなど）
②ADL・手段的ADL（instrumental ADL：IADL）の遂行技能と能力

③役割と習慣，楽しみ活動などの作業バランスの状況
④通所リハでの過ごし方

　Ａさんは結婚以来，専業主婦をしてきた。家族は夫が10年ほど前に亡くなり，現在は息子夫婦と二世帯住宅に住んでおり，経済的には安定した生活である。息子夫婦は共働きをしており，日中は家に１人でいることが多い。発症前は，スポーツや買い物が好きで，水泳クラブに友人と一緒に行ったり，町内会活動をしたりと，活動的な日々を送っていた。趣味はスポーツ活動であったが，現在はできないためスポーツ観戦である。外出の機会は，外来リハと通所リハ以外では，歩行訓練のために家の周りを１人で散歩しているが，それ以外の買い物や用事などの外出はほとんどない状態である。

　作業療法の面接時のニーズは，「装具と杖なしで歩けるようになりたい。右手が使えるようになりたい」であり，少しでも麻痺をよくしたいという点に意識が向いていた。麻痺の回復を重視し，リハでも機能訓練を強く望んでおり，「10年かけて麻痺を治した人がいる」と頻繁に話すなど，麻痺の回復に期待している様子がうかがえた。その一方で，「リハを一生懸命やっているがなかなかよくならない」という語りもみられた。

　通所リハ場面では，個別リハにだけ参加していた。個別リハのなかでもactivityなどには一切参加せず，機能訓練だけを望み，集団リハへの参加は全くみられなかった。他利用者との関係はあいさつをしたり席が近い人との交流はあるが，時間があると１人で黙々と歩行訓練をしている姿がみられた。

■──障害像のまとめ

　Ａさんの障害像について，国際生活機能分類（ICF）に沿ってまとめた。

◎参加

　現在担っている役割活動は，在宅でも通所リハでも特にない状況である。習慣として，家の周りを散歩することが日課となっている。発症前の参加と比較すると，社会参加が全くなく，他者との交流が縮小し，楽しみの活動が行えていない状態である。

◎活動

　ADLは自立している。入浴は，洗髪が十分にできないことと浴槽への出入りに恐怖があるため，施設で入っている。歩行は，Ｔ字杖と短下肢装具を使用することにより屋内外自立しているが，ややバランスに不安がある。IADLは，簡単な料理などしたい思いはあるが，現状では嫁にしてもらっている。公共交通機関の利用や公共の場への外出は行っていない。

◎心身機能

　右片麻痺の程度は，ブルンストロームの回復段階で右上肢・手指・右下肢ともにⅣである。感覚は右側上下肢の表在・深部感覚ともに軽度鈍麻である。関節可動域は，肩関節・股関節・足関節に軽度制限と他動運動時に軽度の痛みがある。上肢機能は，リーチが可能であるが不十分であること，感覚低下と痙性（共同運動や連合反応）により協調性や巧緻性を要する作業が難しく，ADLのなかで右上肢が使えていない。高次脳機能の問題はみられない。精神面では，麻痺の回復への期待と，これ以上は治らないのではないかという不安が混在している様子で，機能訓練に依存している状態である。

◎環境因子

　人的環境として，同居している息子夫婦（共働きをしている）はリハには

協力的である。嫁が外来リハへの送迎をしていたが，仕事の都合で週に2回から1回へと減少したため，通所リハの開始となった。家事などは嫁が行っていて，日常生活に不自由はしていないが，面接のなかでは嫁に負担をかけることへの遠慮が語られていた。物理的環境では，家屋はバリアフリーとなっており，移動やトイレなどで制限されているところはない。社会的環境としては，発症前に行えていたことが現状では行えていない状況であり，集団への参加や町内会活動やクラブ活動などの組織への所属は全くなくなり，人との交流が縮小している状態である。

◎個人因子

結婚以来，専業主婦として子育てをし，町内会活動や学校行事，家事動作などを頑張ってきた。これまで大きな病気などすることもなく，健康に生活してきた。もともとは人との交流やスポーツなどの身体を動かすことが好きで，活発な性格であったが，現在は好きだったことができないでいる。

◎対象者像のまとめ

Aさんは，脳卒中発症により今までできていたことが突然できなくなってしまった［表］。

そのため，何とか麻痺を回復させて元に戻すためにリハを生活の中心にしてきた。しかし，機能訓練の内容が生活に般化される機会がなく，リハの成果を実感することが少ない状態で長期間経過し，麻痺の回復に不安を感じていた。嫁の世話になっていることに遠慮感をもち，現在の生活状況には満足しておらず，自分でできることは行うことを望んでいた。機能訓練をしても元には戻らないのではないかという不安を感じながら，新たなことに挑戦していく自信と価値を見出せずにいる様子がうかがえた［図1］。

■──作業療法の介入方針と実施計画

具体的な体験を通して「できること」があることに気づくことや，ほかの利用者とのかかわりで自分が受け容れられる体験をすることで自己認識が変化すること，また自己認識が変化することで，新たな作業への挑戦（役割や楽しみ活動）と継続につながり習慣化されることが期待されたため，作業療法では以下の目標を設定した。

◎長期目標

機能訓練中心の生活から，参加ができる生活を再構築する。

◎短期目標

①残存機能を最大限に活用して作業遂行の向上を図ること（できる活動の再確認と獲得）

②具体的な役割活動を体験し習慣化につなげること

③他者との交流を介した成功体験（受容体験）を得ることにより行動に自信をもてること

④楽しみ的活動（価値や興味の拡大）に自ら取り組めるようになること

◎介入プログラム

プログラム実施において配慮したことは，Aさんができるようになりたいことは何か，できるようになることにより家族間や生活のなかでの役割がどのように変化するのか，また，その変化がAさんにとってどのような価値をもつのかについて，介入場面ごとにフィードバックを行い，Aさんの意志とOTの見解について話し合いながら確認することであった。プログラム内容は

[表] Aさんの役割チェックリスト（介入前と介入後の変化）

役割	役割の認識			役割の価値づけ		
	過去	現在	未来	全くない	少しはある	非常にある
学生・生徒	○●					
勤労者	○●					
ボランティア						
養育者	○●					
家庭維持者	○●		●			●
友人	○●	●			○	●
家族の一員	○●	○●	○●		○	●
宗教への参加者						
趣味人／愛好家	○●		●		○	●
組織への参加者	○●	●	●			●
その他						

○は介入前，●は介入後の記号として記入

[図1] 介入前の循環

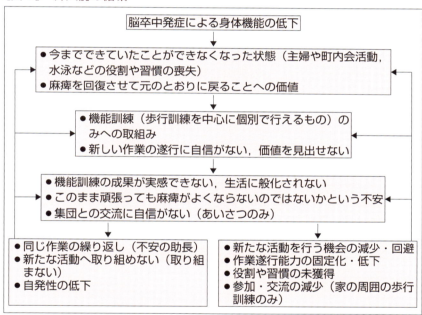

[図2] マクラメへの取組み

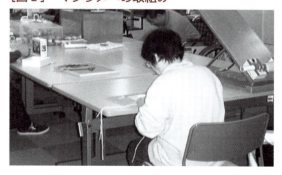

以下のとおりとした。

①身体機能とADL・IADLへの介入

②集団リハへの参加の機会の設定と提供

③楽しみ的活動の導入

■──作業療法経過

◎遂行能力の再確認と安心できる場所・場面を提供し，信頼関係を構築した時期──機能訓練と応用動作の取り入れなどの個別中心の介入

Aさんのニーズと価値を尊重し，長年にわたって一生懸命取り組んできた機能訓練を中心に，作業療法を開始した。プログラムは機能レベルの評価により作業遂行の向上が予測されたため，歩行訓練，バランス訓練，上肢機能訓練を実施した。個別中心の介入で1つひとつのプログラムをOTと一緒に行い，そのつど，身体の使い方とできる作業の確認をし，フィードバックした。さらに，機能訓練と並行して応用動作を取り入れた。具体的には畳からの立ち上がり，自転車の乗り降り，バスステップの昇降練習，洗髪や洗顔などの両手動作の練習，はさみや鉛筆などの道具の操作と使用を練習した。

応用動作の練習には，開始当初は意欲が低かったが，身体の使い方を学習し，動作がスムーズになると，自分から進んで取り組むようになった。また，Aさんが漠然と思っていた「簡単な料理ができるようになりたい」という機能訓練以外の希望である家事動作の練習にも介入した。作業として可能だと判断した梨の皮むきの練習をし，Aさんと交流のあるほかの利用者と一緒に食べる試食会の場面を設定した。そこで，ほかの利用者から肯定的なフィードバックをもらうことで，Aさんに自信が生まれた。同時に，ほかの利用者にとってはAさんのできる能力を認識する機会となった。

◎自己認識の変化と能動的な挑戦が始まった時期──役割獲得に向けた取組みと集団リハへの参加の促し：個別リハの継続と集団リハの導入

試食会を通して他利用者との関係に広がりが出てきたことをきっかけに，OTとほかの利用者の促しを受けて，集団リハへ参加してみたいという希望が語られた。そこで，OTはAさん自身ができる感覚がもてる活動を提案し，機会を設定した。

集団リハでのかかわりでは，失敗してもよい遊びのような環境を設定した。主に身体を使うゲーム（ベンチサッカーなど）に参加することが多く，もともとスポーツが好きであったことと，人との交流が好きだったこと，また，集団リハに参加することで身体機能が向上していくことを体験により実感できたことから，参加が継続されていった。集団のなかでは，周囲の人たちから，明るく参加して場を盛り上げてくれる人という認識が生まれた。

さらに，通所リハがない日は日中を1人で家にいるため，「昼食を自分でつくれるようになりたい」という希望が出された。そこで，工程の少ない簡単な料理（キュウリの酢の物など）を取り入れた。また，茶碗洗いと食器の片づけの練習も併せて行った。食器の片づけでは，杖なしで歩くことやしゃがみ動作なども必然的に練習する機会となった。作業療法場面で練習したことを家でも実際に行うことにより，一般化されていった。

◎楽しみづくりに挑戦し始めた時期──activityの導入：個別リハ，集団リハの継続とパラレルな集団への参加

集団リハへの参加が継続されるようになると，ほかの利用者との交流がさ

らに深まり，交流しながら一緒に作業を行うパラレルな場面への参加の希望が語られた。そこで，Ａさんが興味をもち，両手動作で遂行できそうな作業としてマクラメを導入した［図2］。この場面では，時間がゆっくり流れ，ほかの利用者といろいろな話をしながら行う環境を設定した。通所リハ開始当初は，1人で黙々と機能訓練を行っていたＡさんであったが，自ら楽しむ活動に取り組もうとする意欲が出てくるようになった。また，機能訓練以外の活動に価値を見出すことができるようにもなり，「お化粧してデパートに買い物に出かけてみたい」という新たな希望も語られるようになった。

■——考察

　これまで多くの対象者にかかわって感じることは，対象者と周りの人々の意識も含めて，障害を受容することがいかに難しいかということである。突然発症し，機能障害が残ることが多い脳卒中者の心理は，病前を基準にして比較するため，いつまでも「よくなっていない」と考え，対象者自身が障害にとらわれてしまい，何年も機能訓練の域から進むことができなくなっている人も多い[11]。

　Ａさんは脳卒中の生活期にあり，長い間，機能訓練だけを実施してきた人であった。麻痺を回復するための機能訓練が生活の中心になっていることから，Ａさんにとっては発症前の身体機能を取り戻すことが最も価値のあることであった。作業療法の評価では，やればできる作業があることは予測されたが，これまではほかのことに取り組む機会がなく，また新たな作業を遂行することに自信がもてない状態であった。

　そのため，作業療法の介入目標を「参加すること」とし，参加が能動的に可能となるための自信を獲得するプログラムの計画を立てた。そこで，「たとえ失敗しても大丈夫」と肯定的な感情がもてるような場面や環境を意図的に設定した。また，能動的な参加につなげることができるように，OTやほかの利用者とのかかわり方を段階づけし，個別と集団のかかわりを併用した。

　まずＡさんのニーズを優先し，著しい変化を与えずに遂行にはたらきかけ，価値を受け入れることで心理的な支持をし，信頼関係を築くことから開始した。また並行して，将来の作業バランスの予測と生活に視点をおいた内容（Ａさんが本当に望んでいることは何か）を意識して面接を行い，応用的活動への価値の変化を促していった。

　これまで，機能訓練を一生懸命実施してきたが，成果が十分に感じられず不安を感じていたＡさんにとって，応用的活動を取り入れることにより，具体的な作業の遂行を体験することで，できる作業があることを実感した（できる作業への挑戦）。また，自ら生活のなかで獲得した作業を実施できる機会を得ることで，自分の能力に対する認識が変化していった。

　さらに，集団リハへの参加の機会の提供と環境の設定により，肯定的なフィードバックや他者との交流が広がるような場面に参加することで自信が生じ，集団リハへの参加や料理づくりなどの新たな作業への挑戦につながったと考えることができる。作業への挑戦が失敗しても大丈夫だという安心できる場（意図的な設定）を感じることや成功体験を得ることで，自己認識に変化が生まれ，価値や興味が広がっていったと思われる。

　さらに，「できるようになりたいこと」や「やってみたいこと」が語られるようになり，主体的な役割の獲得へとつながり，習慣化されていった。そ

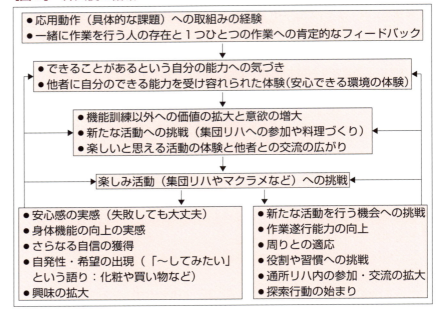

[図3] 介入後の循環

して，役割をもつことで自分の居場所や安心感がさらに広がり，新たな作業に挑戦するための探索行動が始まり（楽しみ的活動への取組みによる作業バランスの調整），適応的循環へ変化してきたと考えられる［表，図3］。

（5）まとめ——通所リハビリテーションの作業療法

　作業療法の包括的な概念的枠組みである作業行動理論[9, 12]において，Reilly（ライリー）は人間を創造的，生産的な作業を求める存在（「人は作業を希求する存在」）であるととらえているように，人はどんな状況にあっても何かをしたいとか，役に立ちたいなどと，自分の存在を作業的存在として肯定したいと求めている。

　すなわち，どんな状態にある人も，基本的には自分を理解してほしいと求めており，社会参加を望んでいると思われる。人が生活するということは環境との相互作用であり，それは集団とのかかわりのなかで生じ，そのニーズを獲得する手段は対人交流や集団から導き出すことが可能であると思われる[13]。

　作業療法で用いる集団は，対象者をひとまとめにしてとらえるのではなく，個人の尊重を前提としている。その効果として，「機会の提供」や「意図的な設定」と，他者との交流が期待できる機会を「保証」することで，人とのつながりから生じる役割の獲得や自己主張できるという良性の循環が出現する[14]。

　そして，環境を「応答的」にすることにより，安心感や居場所が広がり，

「探索行動」を促すことで対象者は自立的に変化していく。その過程でOTとの治療的協業関係を生み出すこと，さらに，内発的動機づけを育むことができるとしている[14]。

　作業療法は，対象者の主体的な体験（自分自身で取り組むということ）や対象関係を援助し，対象者自らが健康状態に影響を及ぼすことができるようにすることである。障害により意欲や自信を失った者にとって，自分の行っていること（行為）や行ったこと（結果）が，他者にどのように受け容れられるか，また作業活動をともに行い支えてくれる他者の存在により，生活の障害は大きく左右される[15]。

　在宅支援である通所リハでは，そのような対象者への作業療法の手段として，個別リハだけでなく集団リハを併用することは，対象者が障害をもちながらも社会のなかで健康的に生きていくための社会参加を促す効果的な介入方法であると考える。

　制度改正が行われ，通所リハでは短期集中リハビリテーションや短時間リハビリテーション，個別リハビリテーションに重点がおかれているが，対象者が意味ある作業を行うことができ，家族とともに満足を感じられる在宅生活の継続を支援（生活期の支援）するためには，柔軟な介入方法の提供（対象者に合わせた概念的実践モデルを組み合わせた用い方や個別リハにとらわれない集団リハを組み合わせた介入など）と長期的な視点で支援することが非常に重要であると考える。

（鎌田ひろみ）

文献

1）迫井正深：H24年度診療報酬・介護報酬同時改定のねらい．総合リハ41（10）：901－909，2013.
2）堀川進：社会参加への導入．OTジャーナル32：428－431，1998.
3）藤原茂：介護予防リハビリテーション──生活を活発にする．pp 9－25，青梅社，2005.
4）鈴木ひろみ・他：在宅脳卒中後遺症者の参加と自信の関係．作業療法28（1）：23－33，2009.
5）宮前珠子：慢性障害者の役割再獲得に関する研究．平成11年度～平成12年度科学研究費補助金基盤研究（C）（2）研究成果報告書：広島大学医学部保健学科，2003.
6）木下康仁：老人ケアの社会学．医学書院，1989.
7）小林法一・宮前珠子：高齢施設生活者の作業活動と生活満足度の関係．作業療法19（特別号）：306，2000.
8）Kielhofner G：人間システム．作業を求める人間システムの内部組織．意志サブシステム．Kielhofner G編著，山田孝監訳，人間作業モデル──理論と応用，改訂第2版，pp 9－60，協同医書出版社，1999.
9）Miller BRJ, Sieg KW, Ludwig FM, et al, 岩崎テル子監訳：作業療法実践のための6つの理論──理論の形成と発展．pp188－222，協同医書出版社，1995.
10）Kielhofner G：概念的実践モデル．アートの状態．Kielhofner G，山田孝監訳，作業療法の理論，原著第3版，pp207－216，医学書院，2008.
11）長谷川幹：脳卒中──社会生活を支援する（地域リハビリテーション──在宅診療）．総合リハ32（12）：1121－1125，2004.
12）村田和香：作業行動理論・人間作業モデルにおける作業．OTジャーナル34（1）：18－22，2000.
13）渡部昭博・他：身体障害に対する集団の活用．OTジャーナル42（8）：815－818，2008.
14）鎌田樹寛・他：介護老人保健施設における生活リハビリテーション──活動・参加および環境調整への作業療法士の関わり．OTジャーナル40（2）：111－114，2006.
15）鎌倉矩子・他編，山根寛・他：ひとと集団・場──ひとの集まりと場を利用する．pp90－93，三輪書店，2007.

C 場面別作業療法の展開

4. 介護保険における第2号被保険者に対する作業療法
——実際場面での作業従事を通じて社会参加が拡大した事例

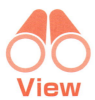
View

- 介護保険制度において第2号被保険者といわれる比較的若い利用者がいる。このなかには機能回復にのみ固執して意味ある作業への参加機会を失うなど，不健康な生活習慣が身についてしまう場合があり，このような利用者に，社会参加拡大を促すことは非常に有意義な介入である。
- ある通所リハビリテーションの作業療法において，第2号被保険者である女性利用者に屋外歩行練習や買い物練習といった実際場面での作業従事を行ったところ，社会参加の拡大という良好な変化がみられた。
- 本事例に実施した実際場面での作業従事は，自己の能力を確認する機会を与え，社会参加の拡大の重要な契機となった作業の成功をもたらした。

(1) 第2号被保険者の定義とその特徴

　一般に，高齢者は65歳以上という定義であるが，高齢者を対象にする介護保険制度において，第2号被保険者という枠組みがある。これは40歳以上65歳未満の高齢者以外の者であり，保険料の支払い義務があり，同時に，特定の疾病[*1]により，介護が必要になった場合は介護サービスを利用することができる人を意味する。

　例えば，前述した対象年齢の人で，脳血管障害等によって入院生活を送り治療を受け，退院後も引き続きリハビリテーション（以下，リハ）を希望し，通所リハや訪問リハといった地域の介護保険サービス事業所で，作業療法士（OT）が介入する人が少なからずいる。特に，最近の医療情勢および介護保険制度の改定から考えると，介護保険サービスにおける作業療法で，こうした第2号被保険者を対象とする場面は今後さらに増えることが予想される。

このような利用者の特徴を一概に述べることはできないが，実践場面から感じられる特徴について紹介することにする。第2号被保険者という枠組みにあてはまる利用者のなかには，リハ，特に機能訓練に対して強い意欲を示し，スポーツジムのように日々リハ施設に通い，トレーニングに励む人がいる。リハ以外に，自宅や地域などの社会的な場面で生きがいや楽しみをもって生活を送る人の場合は問題ないが，「リハではよく動いているけれども，自宅では何もしないでいるので困っている」といった相談もよく聞かれる。またあるいは，セルフケアも自立していろいろなことができそうだが，どうも**機能訓練に固執してそこから先に進まないように感じるといったケースも，少なからず経験するところである。**

第2号被保険者は，これから自由な時間を楽しもうと考える退職や引退前後の時期に，突然，後遺症が残るような大病に遭遇した人々である。病前のような健康な心身で，好きなことをして自由に時間を謳歌したいと願う気持ちが強い。さらに，年齢が若く，予備的体力も比較的ある。これらの要素から，第2号被保険者は，機能訓練的なリハに非常に積極的にかかわるという特徴をもつ人が多いと思われる。

また，第2号被保険者が病院以外でのリハに向き合うときの特徴について，意欲的な，または，無関心なという両極端な態度を示す傾向がある。しかし両者はともにリハに対する目的が明確になっていないことによるもので，具体的で個別的な目的を明確にすることが，第2号被保険者に対するリハにおいては重要であると説明するものもいる[2]。

これに対して，利用者の興味や価値観，生活歴を評価して，意味ある作業に従事するよう介入する作業療法は，まさに，具体的で個別的な目的を提案することができる専門職といえる。つまり，**OTは積極的にこのような利用者に介入するべきであり，それによって，作業療法の専門性や効果を示すことにつながるのではないかと考える。**

(2) 第2号被保険者の作業療法の作業と適応

それでは，作業療法では，このような第2号被保険者をどのようにとらえるのがよいのだろうか。前述したように，**これらの利用者の代表的な特徴は，リハなどの機能訓練には非常に積極的だが，その他の生活場面では特に何もしないということである。**これは，**生活習慣や作業参加★2に問題がある**ととらえることができる。

人の生活は，役割や習慣，行いたい作業があって初めて作業参加が生まれ，生活が構築される。家で何もしない，行動範囲が狭い，社会参加が乏しいなどといった作業参加の問題は，「できないからやらない」のではなく「やるべきこと」や「やること」がないからなのである。もちろん，そもそもは疾病による能力障害がこのような状態を引き起こしたのかもしれないが，時間の経過に伴い，このような役割や習慣の崩壊や作業参加の機会の喪失が悪循環

One Point

★1 特定疾病

第2号被保険者は，以下の「特定疾病」[1]があり「要支援または要介護」状態の場合，介護保険サービスを利用することができる。

① 末期癌
② 関節リウマチ
③ 筋萎縮性側索硬化症（ALS）
④ 後縦靱帯骨化症
⑤ 骨折を伴う骨粗鬆症
⑥ 初老期における認知症
⑦ パーキンソン病関連疾患
⑧ 脊髄小脳変性症
⑨ 脊柱管狭窄症
⑩ 早老症
⑪ 多系統萎縮症
⑫ 糖尿病性神経障害，糖尿病性腎症および糖尿病性網膜症
⑬ 脳血管疾患
⑭ 閉塞性動脈硬化症
⑮ 慢性閉塞性肺疾患
⑯ 両側の膝関節または股関節の著しい変形を伴う変形性関節症

Key Word

★2 作業参加

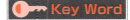

「参加」とは，国際生活機能分類（ICF）において，人々の生活・人生場面へのかかわりを意味しており，これは，生活機能の社会的な観点を表しているという[3]。このような用い方に合わせて「作業参加」という用語は，人間作業モデル（MOHO）で個人の健全な状態にとって望ましい，あるいは，必要な仕事，

遊び，日常生活活動（ADL）への従事を指して用いられる。つまり，個人的で社会的に意味をもつ物事を行うことであり，例えば，正社員やパートとして働くこと，友人と娯楽を楽しむこと，身の回りの事柄をすることなどがあげられる[4]。

を引き起こし，不健康な生活習慣として定着してしまった可能性は高いと思われる。

　また，高齢者の「閉じこもり」や「寝たきり」も，作業療法では生活習慣の問題ととらえてアプローチをする[4]が，高齢者予備軍といえる第2号被保険者については，このような生活にならないように，自らの生活習慣を見直すアプローチが必要である。特に，退院直後の利用者の場合は，役割や習慣を見失った不健康な習慣化が身につく前に，現在の習慣化を維持すると同時に，できるだけ行動範囲を拡げて社会参加の機会が得られるようにアプローチすることが重要になる。なぜなら，退院直後は，変化した遂行能力によってあらためて作業を再編し生活を創り上げていく時期であり，まだ生活習慣が定着していない状態であるといえる。このときに，できるだけ広い行動範囲や社会参加を獲得できるように支援することが，その後の生活を「閉じこもり」などの不健康な生活習慣に向かわせない予防策といえる。

　一方，すでに役割を見失い行動範囲が狭まっている不健康な生活習慣にある人に対しては，利用者にとって意味のある作業は何かをともに考えて，それを遂行することで，役割や習慣にも変化をもたらす介入がOTに求められる。

（3）第2号被保険者に対する作業療法の流れ

　第2号被保険者に対する作業療法では，前述したとおり，行動範囲や社会参加の拡大といった視点を念頭に入れることが必要である。

■――ニーズの評価

　「どんな生活を送りたいか」「何をしたいか」といった**作業参加に関するニーズをできるだけ把握する**。「身体がよくなるように」といった機能変化をニーズとして訴える場合も多いが，興味や価値，生活歴などを評価することで，利用者がどんな生活を送りたいのか，利用者にとって意味ある作業は何かを見つけることができる。

　また，実践場面では，作業療法開始時には作業参加のニーズを把握できなくても，アプローチをしていくなかで把握できる機会に遭遇することがある。このような機会を逃さないように，利用者の話によく耳を傾けること（傾聴）が大切である。

■――目標の設定

　利用者にとって意味のある作業を探してそれを遂行し，生活習慣を健康的なものにすることが主な目標であろう。さらに，第2号被保険者の場合，比較的若いときに発症しているため，その後の人生も長い。最終的な目標は，支援がなくても健康的な生活を送れるように，生活習慣を定着させることであろう。介護サービスやリハからの「卒業」が，真の「社会復帰」を意味す

るのかもしれない。

■──アプローチの原則

　作業療法の実践理論の1つである人間作業モデル（Model of Human Occupation：MOHO）では「作業は，自分の身体と精神の組織化を維持するダイナミックな過程である」とする[5]（67頁参照）。これは，人が何らかの作業を行うときは，自分の身体や精神を使って結果的に何かを形成しているということであり，この過程に沿って作業に従事することで変化も得られることを意味している。つまり，人は，意志，習慣化，遂行能力といった個人的な要因を駆使し，生活のなかでさまざまな作業を行っており，これらの要因や環境における何かしらの変化は，新しい考えや行動を導く全体的な変化を引き起こすのである。そして，この新しい考えや行動が繰り返されれば，意志，習慣化，遂行能力といった要因は，さらに新しい組織化に向かって融合しようと変化する。すなわち，人は作業をすることで，自分の内面を形成し直し，維持しようとする。作業療法は，これを利用して，人が何かしらの作業に従事することで変化をもたらそうとする。なおかつ，行動範囲や社会参加の拡大といった生活習慣に対してアプローチする場合は，利用者にとって意味のある作業に従事することが有意義であるとされている。

　つまり，**行動範囲や社会参加拡大をねらい，生活習慣を健康的なものにするためには，利用者にとって意味のある作業をみつけ，それを行ってもらうことが有益**といえる。

■──評価とアプローチ

　意味のある作業は，一人ひとりにとって別々であり，その意味で多種多様である。特に，地域で暮らす第2号被保険者がやりたいと思う作業は，屋内外を問わず，さまざまな物理的・社会的環境を必要とするであろう。**OTは，利用者がこのような作業に従事できるように，環境を準備する力や柔軟な対応能力を求められる**。また，利用者の**思い描く作業そのものができなくても，それにどう意味づけをしているかを理解し，それに近い形で作業遂行を支援することができる**。さらに，意味のある作業に従事することは，自己の能力を再認識することにもなり得る。

　人は，作業を行う過程で自分の能力を認識するが，突然の能力障害によって，それまで認識してきた自分の能力は変化し，再び作業のなかでその能力を再認識しなければならない。しかし，作業参加の機会を失うことで，自分の能力を十分認識できず，自分はどんな作業ができるのかわからなくなり，それがさらに作業参加の機会を失うという悪循環を繰り返すことがある。実際の作業に従事することは，この悪循環を断ち切るきっかけともいえる。

（4）アプローチの実際

■──事例紹介

　本事例Ａさんは50歳代の女性である。Ｘ年に右片麻痺になり，脳神経外科病院に入院した。左脳出血の保存的治療を受け，半年後に退院した。退院後の生活に不安をもっていたＡさんが入院中に相談員に相談したところ，Ｂデイケアセンターを紹介され，通所リハ（デイケア）が開始された。

■──情報収集

　デイケアを開始するにあたり，入院中のリハについて，事前に情報を得た。病院の添書には，「日常生活活動（activities of daily living：ADL）はほとんど自立しているが，心理面の弱さが機能に大きく影響するため，心理的サポートが重要である」と記載されていた。Ａさんは理学療法士（PT）による歩行訓練を希望していたが，添書内容を考慮し，OTが担当となり，本人の了承を得て，歩行訓練を実施することにより，作業療法の開始に至った。

■──作業療法評価

　初回は，基本動作や歩行状態をＡさんと確認したうえで，作業療法の目標を確認するために，作業に関する自己評価（Occupational Self Assessment：OSA）を実施した **[表]**。

①基本動作および歩行状態

　施設内の移動は，短下肢装具とＴ字杖の使用で問題ないが，横歩きなどの応用的歩行を促すと，右上肢で右大腿を強く握ることがあった。Ａさんは「緊張が高まると身体に力が入りすぎてうまくいかない」と認識していた。入浴時も足がすくんでしまい，なかなか出ないことがあり，介助者の声かけや身体誘導が必要であった。

②OSA

　自分についてのほとんどの項目を「問題あり」と評価しており，生活に関するさまざまな事柄に対する有能感の低下がうかがえた。変えたいと考えている順番は，１位が「問題をはっきりと認めて解決する」で，「何が問題かピーンときていない」「半分病人」といった言葉が聞かれた。２位は「行かなければならない場所に行く」であり，現在は買い物に行けないために共同購入と配達サービスを利用していた。３位は「満足できる日課がある」で，食事の支度が満足にできないとのことであった。

　OSA実施中は，買い物の際に，カートに足をぶつけるのですぐに車いすを使用したことや，家の近くの店では知人に不自由な姿を見られるので行きたくないことなど，歩行にかかわる生活上の不快さを話し，「すべては歩行（の問題）につながるのではないかと思って……」と歩行能力の回復を望んでいることが示された。

③生活歴

　Ａさんは，第１子の出産後に，子どもとの時間を大切にしようと考えて，仕事を辞めている。子どもが小さいときには，パート勤務で家計を助け，子

[表] OSAの結果

自分について	これは問題がある	これはまずまずだ	これは非常によくやっている	これは私には大事でありません	これは私にはやや大事です	これは私には非常に大事です	あなたが変えたいことに順番をつけて下さい
1．自分の課題に集中する	問題あり	まずまず	非常によい	大事でない	やや大事	非常に大事	
2．体を使ってやらなければならないことを行う	問題あり	まずまず	非常によい	大事でない	やや大事	非常に大事	
3．自分が生活している所を片づける	問題あり	まずまず	非常によい	大事でない	やや大事	非常に大事	
4．自分の身体に気をつけている	問題あり	まずまず	非常によい	大事でない	やや大事	非常に大事	
5．責任をもつ人の面倒をみる	問題あり	まずまず	非常によい	大事でない	やや大事	非常に大事	
6．行かなければならない場所に行く	問題あり	まずまず	非常によい	大事でない	やや大事	非常に大事	2
7．金銭の管理を行う	問題あり	まずまず	非常によい	大事でない	やや大事	非常に大事	
8．自分に基本的に必要なこと（食事，服薬）を行う	問題あり	まずまず	非常によい	大事でない	やや大事	非常に大事	
9．他人に自分を表現する	問題あり	まずまず	非常によい	大事でない	やや大事	非常に大事	
10．他人とうまくやっている	問題あり	まずまず	非常によい	大事でない	やや大事	非常に大事	
11．問題をはっきりと認めて解決する	問題あり	まずまず	非常によい	大事でない	やや大事	非常に大事	1
12．くつろいだり楽しんだりする	問題あり	まずまず	非常によい	大事でない	やや大事	非常に大事	
13．やらなければならないことを片づける	問題あり	まずまず	非常によい	大事でない	やや大事	非常に大事	
14．満足できる日課がある	問題あり	まずまず	非常によい	大事でない	やや大事	非常に大事	3
15．自分の責任をきちんと果たす	問題あり	まずまず	非常によい	大事でない	やや大事	非常に大事	
16．役割にかかわる	問題あり	まずまず	非常によい	大事でない	やや大事	非常に大事	
17．自分の好きな活動を行う	問題あり	まずまず	非常によい	大事でない	やや大事	非常に大事	
18．自分の目標に向かって励む	問題あり	まずまず	非常によい	大事でない	やや大事	非常に大事	
19．自分が重要だと思うことに基づいて決める	問題あり	まずまず	非常によい	大事でない	やや大事	非常に大事	
20．やろうと決めたことはやり遂げる	問題あり	まずまず	非常によい	大事でない	やや大事	非常に大事	
21．自分の能力をうまく発揮する	問題あり	まずまず	非常によい	大事でない	やや大事	非常に大事	4

＊本事例には，OSAを行っている。

どもの成長後は，「今度は自分のために」と再度パート勤務を始め，C市内中心部でパソコン入力などの業務を担当していた。職場の同僚はAさんより若い世代の女性が多く，仕事帰りにランチを食べながらのおしゃべりを楽しむ生活だった。自宅で2人の子どもと夫と暮らしている。

◎作業療法評価

評価結果から，主婦としての役割に価値をおくAさんにとって，主に買い物である家事活動が満足いくようには行えていないことが明らかとなった。また，Aさん自身が自らの遂行能力を認識できていない状態であり，これからの主婦としての生活において何が問題となるかイメージできず，今後の生活に対して漠然とした不安を抱いていることがうかがえた。

Aさん自身は買い物に行けない理由を移動能力の問題ととらえているが，簡易評価では，屋内の移動能力には支障がないため，実際の買い物場面でどのような問題があるのか詳細評価する必要があるとともに，自身の遂行能力がわからず有能感が低下しているために，買い物をはじめとするさまざまな作業への挑戦に消極的になっている可能性があるのではないかと予測された。

■───作業療法の方針および計画

作業療法では「日常生活で買い物に行けること」を目標にすることをAさんと確認し合った。また，Aさんは，PTによる歩行訓練を希望しており，リハに対していわゆる訓練室で実施されるような機能訓練をイメージしているように思われたので，信頼関係を築くためにまずはこの要求に応え，個別での機能訓練を中心に実施することとした。またそれと同時に，生活場面の問題を実際場面で試行するように努めた。これによって，OTは詳細な遂行能力を評価することができ，Aさん自身も自らの遂行能力を確認することにつながり，これが買い物などの家事活動をはじめとする作業への挑戦を後押しするのではないかと考えた。

「治療目標」は以下のとおりとした。
①屋外での移動に必要な応用的な歩行能力を高めること
②生活場面で問題となる作業を実際に経験して自身の遂行能力を認識すること
③日常生活で買い物に行けるようになること
④家庭のなかで主婦としての役割を果たすこと

「治療プログラム」は以下のとおりとした。
①信頼関係確立のため訓練室にて個別に機能訓練を実施する
②訓練室や屋外で杖歩行の練習を行い，移動能力の詳細評価を深める
③麻痺側上下肢の関節可動域訓練を行いながら，自宅での生活について問題となっていることがないか情報収集する
④生活場面の問題をOTとともに実際に試してみる
⑤実際場面の試行では，Aさん自身が遂行能力を認識できるようなフィードバックを行う

■───経過

①自宅での生活の開始（開始～3か月目）

●歩行練習

訓練室内での歩行練習に加えて，Aさんが不安に感じていた屋外歩行を不定期に行った。デイケアセンター周辺の散歩では，杖を使って問題なく歩行ができていた。

● 情報収集と実際場面での試行★3

歩行練習で歩行可能であったAさんだが，家族と外出した時には足がすくんで歩けなかったという話が頻繁に聞かれた。ある時，家族と買い物に行ったがカートをうまく押せず，車いすに乗ったという話を聞いて，実際に近隣のスーパーマーケットで確認することにした。Aさんは両手でカートを押して前へ進もうとするが，患側下肢が共同運動パターンの影響で分回し歩行となり，患側下肢を振り出す際に患側手前のキャスターにぶつかり，歩けないと認識していたようであった。

② 生活の変化（4～7か月目）

● 歩行練習

Aさんの患側下肢への体重負荷を促すため，階段昇降を導入した。手すりが途切れる最後の段で体重支持を促すが，足は上がらず，椅子の背もたれを置くと，それにつかまって段を上がることができた。視覚的情報から不安となり，それが歩行に強く影響していると考え，病院内でもAさんが始めての場所を歩く機会を取り入れた。開始時には，壁に患側下肢をぶつけたり，前方から来る人に気づかずに驚く場面がみられたが，徐々にスムーズになり，人が来たり状況が変わっても，落ち着いて対応できるようになった。

● 情報収集と実際場面での試行

Aさんは，ある日，関節可動域訓練を行いながらの会話のなかで，「チラシに載っていたコンサートに行ってみたいけど，問い合わせ先をメモする前に，チラシがなくなってしまった」と話してくれた。OTは，パソコンのインターネット検索を勧めて実施した。利き手の麻痺側や非麻痺側で交互にマウスを操作し，問い合わせ先をメモしてチケットを購入し，娘とともにコンサートを楽しむことができた。

以下は，コンサートのチケットを購入した際のAさんからの携帯メールの内容である★4。

「昨日はありがとう。無事コンサートのチケットの手配も終わり，といっても，とても小さい会場で，チケットも手配してくれ席もフリーですが，事情を説明すると端の席を取ってくれるとのこと，まずはデビュウです。体が不自由になってから，ひどく長く年月が経ったような感じで～（中略）～昨日のマウスにもひどく緊張して社会復帰？には，まだまだ時間がかかりそうです。スロースローで，クイックはなしで……」

③ 新しい生活と挑戦（8～11か月目）

● 歩行練習

自主訓練が中心となり，ソファでゆったりと時間を過ごす場面が多くなった。

● 情報収集と実際場面での試行

デイケアのレクリエーションで必要な材料を購入するため，OTとスーパーマーケットへ買い物に行く機会を設けた。Aさん自ら「やってみようかな」とカートを使用した。分回しが小さくなりキャスターにぶつかることはなくなり，方向転換や後ろへ下がることも可能になり，余裕ある様子で買い物を楽しんでいた。自宅での生活は，アイロンをかけるなどの家事が増え，

Episode

★3　作業遂行の問題

Aさんは，「買い物」以外にも日常生活のなかの作業遂行の問題について，些細なことだが具体的に作業の問題を語ってくれた。例えば，「娘のお弁当のために卵焼きをつくろうとしたが上手に卵液を巻くことができなくて炒り卵になってしまったこと」や「自宅の灰皿を倒してしまったが掃除機をかけられなかったこと」である。作業療法では，このような情報を得るたびに，実際に掃除機をかけるなど，実際場面に近い状態で試行するよう努めた。加えて，そのつど，Aさん自身の遂行能力について自身が認識できるよう励ましやフィードバックを行った。

Episode

★4　携帯メールについて

Aさんは，週に1度の共同購入を利用していたため，数日分の献立を想定して購入する食材を考えなければならなかったが，時々献立を忘れてしまうことがあるとOTに相談してくれた。そこで，OTは携帯電話のメールで献立を報告してみてはどうかとAさんとメールのやり取りをするようになった。

[図] Aさんの作業参加拡大

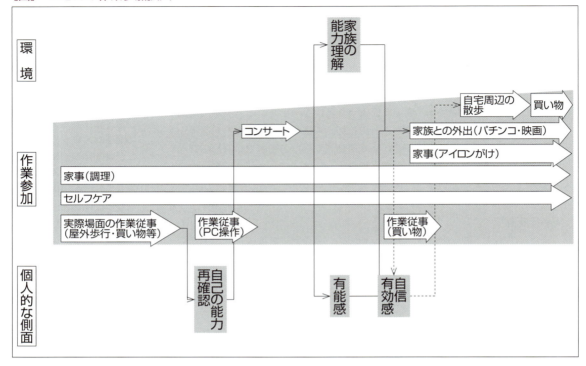

夫とパチンコに行ったり，家族で映画鑑賞に出かけるなど，活動的なものとなっていた。目標であった買い物は，夫が仕事から帰宅後，夜間営業しているスーパーマーケットを利用するようになった。また，知人に会うことに抵抗を感じていたが，「クリアしなければ」いけない課題として，自宅周辺の散歩にも自ら挑戦を始めていた。

デイケアでの個別作業療法開始から約1年後，Aさんは主婦として家事をこなしながら，趣味や家族との外出を楽しむようになった。そのためAさんの希望で，夏期間はデイケアの利用を週1回とした。

■――考察

本事例は，介護保険における第2号被保険者で，実際場面での作業従事を通じて社会参加が拡大していった事例である。

[図]は，Aさんの作業参加の状態を図示したものである。中心部分にAさんの作業参加を白い右矢印で表し，そして，上下に環境と，個人的な側面への影響を示した。作業参加が，環境や個人的な側面と互いに影響し合って徐々に拡大していることがわかる。具体的には，自宅で調理を行う程度であったが，最終的にはコンサートや映画，パチンコといった家族との外出や自宅周辺の散歩や買い物を楽しむ活動的な毎日になった。この劇的な変化は，「コンサートに行く」という作業の成功体験がきっかけになったと考えられる。つまり，この作業の成功がAさんに有能感を与え，家族にはAさんの遂行能力を知る機会を提供し，パチンコや映画といったさらなる作業への参加につながったと思われる。

この「コンサートに行く」という作業をもたらしたのは，屋外歩行練習や外出訓練といった実際場面での作業従事であった。この作業従事は，Aさん

に自分の能力を確認する機会を提供したものといえよう。「歩く」といっても，どんな床面を，どれくらいの速さで歩くのか，周囲に人はいるのか，幅はどの程度かなどの多くの物理的環境要因によって，歩行能力は影響される。Aさんは，OTと実際にスーパーマーケットや屋外を歩くことで，どれくらいの距離やスペース，人ごみならば，自分はどの程度歩くことができるのかを経験したといえる。この経験が，自分の能力に対する理解を深め，コンサートのチラシを見たときに「この会場ならいけるかな」と予想し，「行ってみよう」という動機づけにつながったと考えられる。

このように，第2号被保険者に対する作業療法は，社会参加の拡大を促すことができた。このためには，能力障害に対するアプローチだけではなく，対象者の意味ある作業を遂行することで有能感を獲得し，実際の作業従事によって自己の能力を確認することが有効であることが示唆された。さらに，社会参加の拡大は生活習慣に変化をもたらし，その結果，介護サービスの利用の縮小という経済効果をもたらすことも示された。

（酒井陽子）

文献

1）日本作業療法士協会保険部・保健福祉部：作業療法が関わる医療保険・介護保険・自立支援制度の手引き．p111，2009．
2）海老沢祐次：第2号被保険者のデイケア・デイサービスの本当のあり方を問う．地域リハビリテーション1（4）：290−294，2006．
3）障害者福祉研究会編：ICF国際生活機能分類──国際障害分類改訂版．p13，中央法規出版，2002．
4）日本作業療法士協会監：作業療法学全書第7巻，作業治療学4，老年期，改訂第3版．pp102−105，協同医書出版社，2008．
5）Kielhofner G編著，山田孝監訳：人間作業モデル──理論と応用，改訂第3版．p43，協同医書出版社，2007．

C 場面別作業療法の展開

5. 訪問作業療法

- 訪問作業療法士が担う役割は，クライエントにとって意味があり，価値がある作業を支援するということであり，かかわる時期によって3つに分類することができる。
- 人間作業モデル（MOHO）を用いて複雑な相互関係を概念化し，健全な作業の状態を目指してクライエントと協業していくことが重要である。

（1）訪問作業療法の対象となる高齢者の定義・特徴

作業療法士（OT）がクライエントの自宅を訪問し，作業療法を提供するサービス（以下，訪問作業療法）は，地域リハビリテーション（以下，リハ）サービスの1つである。地域リハの諸サービスのなかで訪問作業療法が担う役割は，クライエントにかかわる時期によって大きく3つに分けられる。
①在宅生活が困難になり始めたときの緊急的な支援
②病院から在宅生活への移行支援
③在宅生活を維持するための支援

訪問作業療法の対象となる高齢者は，以上に示す3つの時期によって特徴が異なる。

①の時期に出会うのは，日常生活はほぼ自分でできるが，要介護状態になる危険性がある状態であり，例えば高血圧性疾患や関節症の高齢者である。

②の時期に出会うのは，脳血管疾患や骨折受傷後の高齢者である。ここでの高齢者の特徴は，入院中に機能回復訓練やADL訓練を受けてきたものの，自宅環境ではその能力を発揮できないところである。

③の時期に出会うのは，維持期もしくは終末期の状態にある高齢者である。この時期の高齢者の特徴は心身機能，活動と参加，そして環境因子が，①，②に比べ特に複雑に影響を及ぼし合っていることである。例えば，末期の認知症の高齢者や，終末期の高齢者である。これらの高齢者が訪問作業療法の対象となる。

（2）訪問作業療法の対象となる高齢者の作業療法の作業と適応

①の時期における高齢者の作業の特徴は，ゆるやかな遂行能力の低下の経験により，満足する基準で作業を行うことができず，活動の制限や参加の制約が増加していくことである。したがって，遂行能力の向上を図る訓練や，継続可能なホームエクササイズの指導と習慣化への支援によって，機能の低下を最小限にとどめ，活動や参加を維持できるように支援することが中心になる。地域でのサロン活動や，通所リハ（デイケア）や通所介護（デイサービス）など必要なサービスへ早期に移行できるようにすることも重要である。

②の時期における高齢者の作業の特徴は，環境の阻害因子や機能障害によって価値の転換や作業のやり方，意味に変更を迫られる点にある。したがって，OTは作業の意味ややり方についてクライエントが再考するのを支援し，医療機関で高めた身体機能やADL能力などを発揮できるように自宅環境を整えながら支援していく。

③の時期における高齢者の作業の特徴は，機能障害や活動制限や参加制約，そして環境の阻害因子と折り合いをつけながら，生活を継続している点にあり，その状態像は多様である。訪問作業療法は，過去から未来にわたる長い期間を考慮して，健全な作業の状態になるよう支援していく。また，**介護者に対する疾患・障害を踏まえた介助や介護方法の相談や指導**がこの時期の重要な役割の1つである。短期入所や入院などを活用しながら在宅生活を継続できるよう連携に努めることも重要である。

①～③の各時期を通してその基本にあるのは，クライエントにとって意味があり，価値がある作業を支援するということである。そのために，OTはクライエントと協業して，意味があり，価値がある作業を探索し，その情報をほかの専門職にもわかりやすいように伝え，クライエントのニードが多職種で連携して達成できるよう支援していく。

（3）訪問作業療法の流れ

2015（平成27）年度の介護報酬改定では，活動と参加に焦点を当てたリハビリテーションを推進している。訪問リハビリテーションにおいては，これまで以上に活動と参加の評価と，多職種連携が重要となる。活動と参加の評価について，興味・関心チェックシート[1]の活用が推奨されているが，ここでは活動と参加に関して，より詳細に評価するために重要なポイントやツールを中心に紹介する。

■──ニード評価

　訪問作業療法にはさまざまな依頼がある。例えば「現在の機能を維持するための運動方法を教えてほしい」「家の中での活動を安全にできるような方法や介助方法，適切な福祉用具を教えてほしい」などである。しかしこれらの**依頼内容が，直ちにそのクライエントのニードであるとは限らない。**

　そこで，専門職のニード評価が必要であるが，OTはクライエントの作業が健康的に機能している状態にあるかどうかを評価する。そして，その作業機能状態の評価と対象者の思いを擦り合わせたニードを評価しなければならない。したがって，ニード評価で特に重要なのは，以下の2つの視点である。

①作業におく価値や意味

　自分にとって意味があり，価値があることでなければ，人は作業に対して積極的に従事することはできない。しかし，何らかの障害を受けてから間もない時期や，病院から退院してきた直後の時期に，自分にとってどの作業が意味をもち，価値があるかということを考えて伝えるのは困難なことが多い。

　そのような場合，作業に関する自己評価[2]や高齢者版興味チェックリスト[3]，認知症高齢者の絵カード評価法[4]，役割チェックリスト[5]を用いて対象者の語りを紡いでいくことは有効である。「どのようなことに興味があるのか」「どのようなことに価値をおいているのか」「どのような習慣があったのか」「どのような役割を果たしたいと思っているのか」「現在の自身の能力についてどのように考えているのか」などを評価することができるそれらの評価ツールを通して対象者と会話することは，過去から現在までの生活を整理し，今後どのような作業を行っていくことがクライエントの健康的な生活にとって大事なのかを理解し，ニーズを評価する指針となる。

　また，自宅に訪問するという特性上，部屋に飾ってあるものやその雰囲気も重要な指針となるときがある。飾ってあるものの意味や価値についてクライエントと話してみると，意外な発見があることがある★1。

②作業を可能化するための環境条件

　明らかとなった作業を実際に遂行し，ニードを達成するためには，環境条件にも目を向けなければならない。住環境や福祉用具などの物理的な環境はもちろんのこと，家族をはじめ，チームを構成するほかの専門職についても考慮することは，訪問作業療法において重要である。OTはクライエントの作業の意味や価値に目を向ける数少ない専門職である。したがって，前述した評価ツールをサービス担当者会議やリハ会議等で用いながら，クライエントがどのような作業に価値をおいているのかをチームの構成員にわかりやすく説明し，情報を共有することによって，環境を整えることは重要である。

■──目標の設定

　ニード評価に基づき，クライエントの作業が健全な状態となるよう長期的な目標を設定する。目標期間の設定は3か月が妥当であると考える。この期間に達成できる目標をクライエントと協業して設定する。

　先に説明したとおり，人は自分にとって意味が見出せない作業に積極的に

● One Point

★1　高齢者の生活の連続性を保つ方法

高齢者にとって，人生の連続性や結びつき，安定感を感じることは重要である。それを維持する方法の1つとして，Jacksonは「意味あるもの」をあげており，人生の有意義な出来事の象徴としてのものの大切さを強調している[6]。

従事することは困難であるため，**目標設定のプロセスに，クライエントをいかに参加させるかは非常に重要**になる。そのために，OTはクライエントの生活をシステムとしてとらえ，悪循環を好循環に変えるための見通しをわかりやすく伝えることが必要である。

その際，クライエントがおかれている複雑に入り組んだ状況を，いったん概念化することは役に立つ。状況を概念化することによって，例えば「麻痺の改善」のような目先の変化にとらわれることを防ぎ，クライエントやチームを構成するほかの専門職と長期的な影響を考慮した目標を共有することができる。

■──アプローチの原則

アプローチの原則として重要なものは，以下の3つである。

①クライエントの生活の構造を俯瞰する

目標の設定での説明と重複するが，アプローチの原則として重要なことは，まず**クライエントの作業の状態が現在どのような状態であるのかを常に俯瞰的にとらえ，概念化する**ことである。その際に作業に関する状況を概念化するのには人間作業モデル（Model of Human Occupation：MOHO）[7]（67頁参照）を用いるのがよい。

MOHO[7]は作業がどのように動機づけられ（意志），日常生活のパターンへとどのように組み込まれ（習慣化），環境の流れのなかでどのように遂行されるのか（遂行能力）を説明しようとするものである。概念化のためには，意志，習慣化，遂行能力，そして環境のすべての要因について詳細な評価が必要である。

②てこ入れする部分を見つける

クライエントを取り巻く複雑な相互関係を俯瞰的に眺めたならば，今度はその作業の状態を健康的なものにするために，意志，習慣化，遂行能力，そして環境のすべての要因のダイナミックスを検討し，効果的な部分からアプローチすることが重要である。効果的な部分とは，つまり，その部分の状態を変えることをきっかけとして，ほかの部分に最も影響を与える部分のことである。生活歴や価値観に関する語りに耳を傾けることで，そのポイントが分かることが多い。

③協業する

概念化したクライエントの作業の状態はクライエント本人はもちろんのこと，関係者と共有し，アプローチする。これは協業といわれる。OTは①②で検討したことに基づき複数の可能性を検討して提示し，クライエントが最も重要とした作業について協業して取り組んでいくことが重要である。

■──評価とアプローチ

◉評価

評価については，病院や施設で行われる作業療法の評価と大きな違いはないが，単独で訪問するという特性上，特に重要なのはリスクに関する評価である。意識レベルや血圧，脈拍，呼吸などのバイタルサイン，褥瘡について

ほかの職種と情報を共有できるような評価をしなければならない。併せて，高齢者の加齢に伴う変化とリスクについて[8]整理しておく必要がある。ほかにも，車いすなど福祉用具の適合状態，介護者の健康状態や経済状況，利用できる地域の医療・福祉資源などにも目を向ける必要がある。

作業療法の専門的な評価として必要なのは，作業の形態（form）と機能（function）と意味（meaning）について[6]の視点からの評価である。つまりクライエントの作業はどのような形で行われ（form），どのような役に立ち（function），そしてクライエントにとってどのような意味があるのか（meaning）という視点である。この視点から評価を行うためには，クライエント本人から以前はどのように行っていたのか，それにはどのような意味があったのか，そしてそれがどのように役に立っていたのかという話を聞いたり，実際にやってもらうのを観察することが必要である。

話を聞くのを助ける道具としては，先にあげた作業に関する自己評価[2]や高齢者版興味チェックリスト[3]，認知症高齢者の絵カード評価法[4]，役割チェックリスト[5]があげられる。その他にも1日の活動を30分間隔で記録し，その記録された作業の有能性の認識や価値を尋ねる作業質問紙（Occupational Questionnaire：OQ）[9]（96頁参照）や観察からクライエントがどのような作業に動機づけられるのか環境条件を踏まえて評価することができる意志質問紙（Volitional Questionnaire：VQ）[10]（97頁参照）を用いるとよい。介入の前後にこれらの評価を行うことで，クライエントの作業の変化を見渡すことができる。

●アプローチ

これら評価から明らかになった作業上の課題のダイナミクスを検討し，クライエントである高齢者にとって意味がある作業が健全な状態となるようアプローチしていく。その際，参考になるMOHOから論理的に導かれた治療的戦略[7]を［図1］に示す。これらの戦略を組み合わせてアプローチし，クライエントやチームのメンバーとともに協業してニードを解決していく。

［図1］　変化を可能にするための治療的戦略

```
☑ 妥当にする
☑ 明らかにする
☑ フィードバックを与える
☑ 助言する
☑ 交渉する
☑ 組み立てる
☑ 指導する
☑ 励ます
☑ 身体的支援を提供する
```

（Kielhofner G編著，山田孝監訳：人間作業モデル――理論と応用，改訂第4版．pp204-224，協同医書出版社，2012．より作成）

（4）アプローチの実際

■──事例紹介

　本事例のAさんは77歳の女性である[11]。X年1月に脳梗塞による右片麻痺を発症し，B病院で治療を受け，2月にリハ目的にてC病院に転院し，理学療法，作業療法，言語聴覚療法を受けてきた。病棟でのADLはほぼ自立レベルになったが，退院が近づいた頃，病棟内で歩行中に転倒し，打撲痛と転倒への恐怖心により動作が円滑にできなくなったため，在宅でADLを安全にできることを目的に訪問作業療法へ依頼があった。5月末に退院し，在宅復帰した。在宅で利用することになった介護保険サービスは，訪問看護7（OTによる訪問。以下，訪問作業療法）が週1回，通所リハが週2回であった。

■──情報収集

　OTは，訪問作業療法の正式な開始前からAさんと面会し，病院の担当セラピストやカルテより情報収集を行った。診断名は脳梗塞で，右片麻痺を示していた。麻痺の回復程度はブルンストロームステージで上肢Ⅲ，手指Ⅱ，下肢Ⅲレベルで，麻痺側上肢には約1横指の亜脱臼が認められた。著明な感覚障害は認められなかった。認知症は認められず，コミュニケーション能力は日常生活を送るうえで障害はなかった。

■──作業療法評価

◎初回訪問

　初回の訪問では，治療仮説を立てるために評価を実施した。退院時に比べると，麻痺の程度や運動技能には著明な変化はみられなかった。しかし，ADLの程度を表すBarthel Index（BI）は，退院時の90/100点に比べて，自宅では70/100点と低下を示した。転倒の危険性が高い階段昇降や入浴動作，それに，独立して行えるが麻痺側肩の亜脱臼により時間のかかる更衣動作などの多くのADLを，夫の介助に頼る状態であった。

　習慣の側面では，入院中に家事訓練や利き手交換訓練を受けていたにもかかわらず，家事や発症前には習慣的に趣味として行われていた絵はがきや書道などの作業を行っていない状況にあった。

　OTは，**病院で訓練してきたのにもかかわらず，自宅でのADLの自立度が低下し，家事や趣味という作業を行っていないという事実**に疑問を抱いた。

　そこで，Aさんの典型的な一日の過ごし方や生活歴，役割や価値，興味について話を聞くことで，Aさんがどのような作業に価値をおき，どのような作業を達成することに意味をおいているのかを評価することにした。

◎生活歴

　AさんはD県E市の海岸沿いの静かな住宅地で，夫と2人で暮らしていた。子どもは娘が1人で，その娘も結婚し，東京で暮らしていた。生家は現在の住まいに近く，兄弟姉妹の多くは近隣に暮らしており，日頃から頻繁な交流があった。Aさんは家事全般を1人でこなし，そのうえで地元の公民館で開かれている書道教室や絵はがき教室に友人と積極的に参加していた。それを

示すかのように，**家の中はＡさん自身が書いた掛け軸や絵はがき，紙細工などの多数の作品が飾られていた。**

　Ａさんは数年前に心筋梗塞を経験していたが，治療を継続し通常の生活を支障なく送っていた。そんな生活を送っていたある日，食事の支度中に台所で倒れ，救急車でＢ病院へ運ばれ，脳梗塞と診断された。

◎役割

　どのような役割に価値をおいているのか，今後どうしていきたいと考えているのかを明らかにするために役割チェックリスト[5]を用いた。これにより，Ａさんの家事役割の意味が明らかとなった。役割チェックリストに対するＡさんの反応から，家庭維持者と趣味人という２つの役割に関して，現在の役割遂行と役割価値に大きな食い違いがあることがわかった［表］。

　この２つの役割はともに，**「非常に価値がある」とされていながらも，現在は遂行されていないという状態にある**ことが示された。Ａさんは今まで家事全般を１人でこなしてきた。

［表］　役割チェックリストに対するＡさんの反応

役割	過去	現在	未来	全く価値がない	少しは価値がある	非常に価値がある
学生・生徒	✓			✓		
勤労者	✓			✓		
ボランティア	―	―	―	―	―	―
養育者	✓				✓	
家庭維持者	✓		✓			✓
友人	✓	✓	✓			✓
家族の一員	✓	✓	✓			✓
宗教への参加者	✓	✓	✓	✓		
趣味人／愛好者	✓		✓			✓
組織への参加者	✓			✓		
その他	―	―	―	―	―	―

［図２］　生活の悪循環

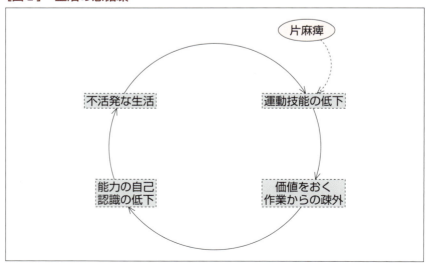

しかしＡさんにとって家事とは「完全に遂行しなくてはならないもの」であり，また，それぞれの家事活動は一連の流れとして統一感をもったものであって，その統一感を保つため「一家に主婦は２人いらない」と考えていた。このような大きな価値をおく家庭維持者の役割は，片麻痺により「以前のように思うように遂行できない」という理由で，また，夫が家事遂行に協力的なことも影響して，家事を継続することから後退してしまった。

書道や絵はがきづくりなどの趣味に関しては，子育てを終えたＡさんにとって「続けていきたい」と価値をおく活動であった。しかし，絵はがきなどの活動は，左手では十分に満足できる遂行ができないと考えてしまったこと，以前は床に座り，ちゃぶ台の上で行っていたが，床からの立ち上がりが困難になったことによって，この活動を行う機会は制限されていた。

■──作業療法の方針および計画

Ａさんの状態を整理すると，まず，右片麻痺とそれに伴う運動技能に問題があり，それが自己の能力の認識や価値の低下や発症以前の習慣や役割の剥奪をもたらし，それがさらに技能の低下を引き起こすという悪循環を形成していると考えられた［図２］。

家事という作業について例をあげると，運動技能の低下は，Ａさんの能力の自己認識の低下を引き起こし，夫が家事役割を遂行するという環境のなかで，もともと非常に価値をおいていた家事遂行者役割に対する価値を低下させ，この価値の低下が病前の家事役割からのひきこもりをもたらし，満足な生活から遠ざけられたと推測できた。

こうした悪循環を断ち切るために，**役割チェックリストとそれに基づく面接により，「続けていきたい」という価値を表明した趣味活動は，低く見積もられた能力の自己認識や不活発な習慣の両方を再構築するうえで，重要な役割を果たすのではないかと考えられた**。なぜなら，本人が価値をおく活動による成功は能力の自己認識を改善し，同時に役割と習慣をより健康で満足な状態に再構成すると考えたからである。

以上の説明をＡさんと夫に行い，同意を得て，低下した能力の自己認識の改善と，役割と習慣をより健康で満足な状態に再構成することを目的に，絵はがきの再開を当面の目標として介入を開始することにした。

したがって「治療プログラム」は以下のとおりとした。
①絵はがきなどの作業を実現するための環境や方法を検討する
②絵はがきなどの作業の再開により，低下した能力の自己認識の改善を図る
③役割と習慣をより健康で満足な状態に再構成する

■──経過

◎絵はがきの再開

絵はがきの再開への支援は，まず環境面から取り組んだ。椅子からの立ち上がりは見守りがあれば安全に遂行できることが確認されたため，以前のように床のちゃぶ台の前に座って行うのではなく，椅子に座ってテーブルで活動する方法を提案し，指導した。また道具も自立して活動できるように，取り出しやすく使いやすい位置に設定した。並行して，活動再開に対する励ましも行った。７月２日の訪問時，Ａさんは自慢気に，そして，うれしそうな表情を浮かべ，退院後初めて書いた絵はがきをOTに見せてくれた。その後も

[図3] 暑中見舞い

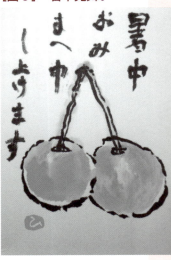

絵はがきは継続し，入院中の担当だった職員に暑中見舞いを出すという目標を立て実行することができた[図3]。

◎運動技能の変化

　絵はがきの再開と並行して，Aさんの低下した運動技能の向上を図るために，麻痺側上肢に対する運動療法や立ち上がり訓練等，生体力学モデルや運動コントロールモデルに基づく身体的支援を提供した。その結果，運動技能と作業遂行に変化がみられ始めた。麻痺側肩関節の亜脱臼がみられなくなったことにより，更衣動作は容易になり，時間も短縮されて，再び自立して可能となった。介助者である夫には訓練場面に同席してもらい，必要な介助について説明を行い，適宜適切な介助を行えるよう支援した。また下肢の支持性やバランス能力等が向上したため，床からの立ち上がり動作が見守りレベルで行えるようになった[図4]。

　これらの技能の変化は本人に自信をもたらし，能力の自己認識を変化させたようであった。また，自宅での生活に慣れてきたことも影響してか，筆者に「浴槽ふちから立ち上がる動作をもっと容易にしたい」旨の相談を自らもちかけてきた。これは自分の生活にコントロールを取り戻しつつある大きな変化であると考え，その変化を見逃さないよう，さっそくAさんと夫，OTとの3人で，浴室で実際の動作を確認し，シャワーチェアの肘掛部を手すり代わりに用いる方法を考え，実際に行ってみた[図5]。

　その結果，動作を安全に遂行できるようになり，その安心感も伴って，入浴動作は，更衣の介助と，週に数回の背中の洗体の介助以外は，ほぼ自立となった。

◎生活が好循環へ

　生活のリズムが確立され始め，役割に変化がみられるなど，生活習慣が健康的な方向に機能し始めた。発症前までは実際に台所に立ち，包丁を握ることで主婦という役割を果たしてきた。それがダイニングの椅子に座って，夫に野菜の切り方や魚のさばき方，味つけなどを指示するという役割に変化し始めた。その役割の変化をAさん夫妻は楽しんで生活を送っているようであり，その変化にOTは肯定的なフィードバックを与えた。

　床からの立ち上がり動作が安全に行えるようになったことに伴い，発症前の習慣であった昼食と夕食を床に座って居間のこたつで食べることができるようになった。また，この時期から親戚の家を訪問するなどの通所リハ以外

[図4] 立ち上がり動作

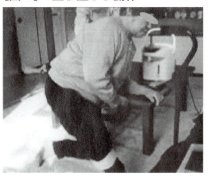

[図5] 浴室環境の改変

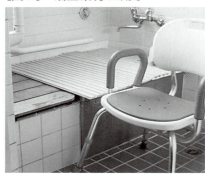

の外出の機会をもち始めた。これは床に座っても立ち上がることができるという自信が影響しているようであった。

下肢の支持性やバランス機能の向上に伴い，4点杖での歩行も安定したことから，Aさん本人よりT字杖を使用したいという希望があった。OTが持参したT字杖を実際に屋外で試用し，安全に使用できると判断したため，屋外での歩行はT字杖使用とした。床からの立ち上がり動作に加えて，T字杖での歩行が可能になったことは，Aさん本人が訪問リハを終了する決断を下すきっかけの1つとなった。

BIは，更衣動作が再び自立となったために，80/100点へと向上した。またBIには現れないものの，安全に行えるようになったことによる入浴時や外出時の介助量の軽減など，開始時に立てた目標を十分達成したとOTも判断し，Aさん，Aさんの夫，ケアマネジャー，主治医の意見を確認し，X年11月をもって訪問作業療法を終了することとなった。終了に際し，上肢の自己介助運動や下肢の自動運動などの機能維持目的の自己訓練の指導を行い，11月末に終了した。

1か月後にフォローアップ訪問を行ったが，終了時と比べ変化はみられず，転倒もなく，安全に過ごしていた。また，1日1枚のペースで，お正月に向けて絵はがきの年賀状を書いているとのことであった［図6］。

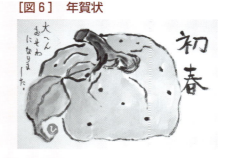

［図6］ 年賀状

■──考察

◎状況の概念化と戦略的な介入

Aさんは，右片麻痺により，家庭維持者と趣味人としての役割の中断を余儀なくされ，発症前の主婦や趣味人を中心とした生活様式を維持できなくなった。また，片麻痺やそれに伴う運動技能の低下などにより，能力の自己認識が低下し，夫の介助に依存し，作業を行おうとする動機が低下していた。さらに，退院直後の自宅環境との不適合状態が重なり，生活は不活発で悪循環なものとなっていた。

この悪循環を断ち切るきっかけとして，状況を概念化することを通して，OTはまずどの作業での成功と達成がAさんが満足できる生活の基礎となるのかを評価した。そこで絵はがきの再開が悪循環を好循環に変えるきっかけになるのではないかと考え，焦点を当てた。なぜなら，役割チェックリストを用いた面接の結果より，Aさんは絵はがきという作業を行う人という状態に非常に大きな価値をおいていたことが明らかになり，価値をおく作業での成功が能力の自己認識を修正し，介助される人としての自分を，両手を用いて自分が価値をおく作業を行う人へと変化させることになると考えたためである。

また，絵はがきの再開は，運動技能の状態に照らしてみて，現実的に可能な作業であり，また，簡単な環境調整によって可能な作業であろうと推察されたためである。実際に，趣味活動の再開は，能力の自己認識を向上させ，価値を満たし，習慣として定着することで生活にリズムをつけ，生活の好循環に寄与したと思われる［図7］。

◎環境への介入

Aさんは，C病院に入院中，利き手交換訓練等による趣味活動再開への支援を受けており，病院環境下では，それらの作業は可能であった。しかし実

[図7] 生活の好循環

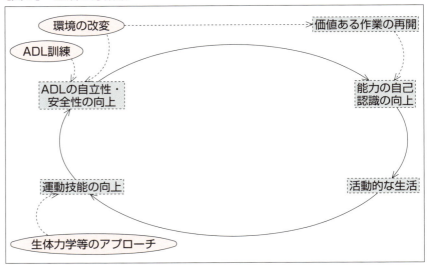

際の退院してからの自宅環境下では，それらが行われることはなかった。例として絵はがきという作業をあげると，「床に座って活動する」といった以前の方法は，片麻痺とそれに伴う立ち上がり能力などの運動技能の低下によって困難なものとなった。しかし，「椅子に座ってテーブルで行う」という単純な環境と姿勢の変化を支援することで，その作業は再開された。

また，Aさんと夫との関係の変化にも注目すべきである。夫がAさんのことを想ってのことであるが，介入前は過介助であり，それが依存傾向を強めるという環境にあった。しかしその環境は，結果的にはAさんが価値をおく家庭人としての役割からAさんを遠ざけ，そして能力の自己認識を低下させるという悪循環を招いた。

この環境を改変するために，OTは，夫が訓練場面の見学を通して適宜適切な介助を提供できるようにし，また，夫に調理方法を指示するという新たに創発された役割に対して肯定的なフィードバックを与えた。このような環境への介入は，単純なことではあるが，クライエントにダイナミックな変化を引き起こし，その変化は戦略的に行うことでOTがコントロールできるものとなった。

(川又寛徳)

文献

1) 厚生労働省：リハビリテーションマネジメント加算等に関する基本的な考え方並びにリハビリテーション計画書等の事務処理手順及び様式例の提示について．
http://www.mhlw.go.jp/file/06-Seisakujouhou-12300000-Roukenkyoku/0000081003.pdf
（参照2015-4-28）．
2) Baron K, et al, 山田孝・石井良和訳：OSA Ⅱ作業に関する自己評価 使用者用手引，改訂第2版．日本作業行動研究会，2004．
3) 山田孝・他：高齢者版興味チェックリストの作成．作業行動研究 6（1）：25-35, 2002．
4) 山田孝監，井口知也・小林法一：認知症高齢者の絵カード評価法（APCD）使用者手引書．日本作業行動学会，2014．
5) 山田孝・他：役割チェックリスト・日本版の検討．作業行動研究 6（2）：62-70, 2002．

6）Zemke R, Clark F編著, 佐藤剛監訳：作業科学──作業的存在としての人間の研究. 三輪書店, 1999.

7）Kielhofner G編著, 山田孝監訳：人間作業モデル──理論と応用, 改訂第4版. 協同医書出版社, 2012.

8）宮田昌司：在宅でのリスクマネジメント. OTジャーナル39（10）：1033−1041, 2005.

9）Smith NR, et al：The relationships between volition, activity pattern, and life satisfaction in the elderly. *Am J Occup Ther* 40（4）：278−283,1986.

10）de las Heras CG, et al, 山田孝訳：意志質問紙（VQ）使用者手引書. 日本作業行動研究会, 2003.

11）川又寛徳・山田孝：一枚の絵はがきがもたらした変化からみる在宅生活支援. 作業行動研究8：24−29, 2004.

C 場面別作業療法の展開

6. 在宅における作業療法
── 生活行為向上マネジメント

- 在宅における作業療法は「生活モデル」を基盤とし，対象者本人だけでなく，活動・参加を目標とした地域社会へのアプローチが求められる。
- 生活行為向上マネジメントは，対象者にとって必要な作業に焦点を当て，作業療法の臨床思考過程をわかりやすく伝えることができるツールである。

(1) 地域社会で真価が問われる在宅における作業療法

在宅における高齢期作業療法の特徴は，回復過程でいえば予防期，回復期後期から生活期，終末期にあたり，「医学モデル」のような治療的介入ではなく，生活者の視点に立つ「生活モデル」による継続的な支援が中心となる。

その実態からは課題が見出される。介護保険の要介護（要支援）認定者は，制度創設時の218万人から2014（平成26）年には586万人（2.69倍）となり，そのうち，施設サービス利用者は89万人（1.71倍），在宅サービス利用者は366万人（3.77倍）に増加した[1]。また，提供されたプログラム内容の調査[2]によると，訪問リハビリテーション（以下，リハ）では，実施比率の多い順に，関節可動域訓練（83.2％），筋力増強訓練（78.4％），歩行訓練（69.3％），筋緊張緩和（64.7％）と心身機能への介入が多い一方，トイレ動作（9.3％），入浴動作（4.5％），IADL練習（4.2％），趣味活動（2.4％）などの活動・参加への介入はほとんどみられず，その傾向は通所リハにおいてもほぼ一致していた。

このような結果からは，リハ専門職にとって高齢者の在宅生活を支援する機会が増えているにもかかわらず，その介入は運動機能訓練に偏重しており，活動・参加に向けてほかの医療・保健・福祉専門職と効果的な連携をとることや社会資源を活用する**地域包括ケア**[★1]への貢献が十分に果たされていない状況が読み取れる。

> **Key Word**
>
> ★1　地域包括ケア[3]
> 介護以外の問題にも対処しつつ，保健・福祉・医療の専門職やボランティアなど地域のさまざまな資源を統合した包括的なケアのこと。

地域包括ケアシステム[4,5)]は，たとえ重度な要介護状態になっても，住み慣れた地域で自分らしい暮らしを人生の最期まで続けることができるよう，医療・介護・予防・住まい・生活支援が一体となって日常生活圏域で提供されることを目指している．対象者が地域で自分らしく，生きがいや役割をもって生活するためには，心身機能に加え，活動・参加，環境にバランスよくはたらきかける必要があり，作業療法士（OT）は対象者個人から地域社会まで積極的にかかわる姿勢が求められる．こうした臨床実践の場でOTが多職種と連携する際に役立つツールの１つに「生活行為向上マネジメント」がある．

(2) 生活行為向上マネジメント

　生活行為向上マネジメント（MTDLP：Management Tool for Daily Life Performance）[6～9)]は，作業を**生活行為**[★2]と置き換え，OTの臨床思考過程を可視化して対象者，他職種にもわかりやすく伝えるためのツールである．日本作業療法士協会は，平成20年度厚生労働省老人健康増進等事業[11)]より，生活行為向上マネジメントの開発に取り組んでおり，OTへの研修はもとより，他職種，一般向けにも紹介され，啓発・普及が進められている[12,13)]．

　2015（平成27）年の介護保険改正では，通所リハにおいて「生活行為向上リハビリテーション実施加算」が創設され，生活行為向上マネジメントの手法が取り入れられることになった．算定には，利用者の居宅を訪問してADL・IADL，家庭での役割，地域行事への参加状況などを評価し，多職種が参加するリハ会議で情報共有，支援方針や内容を協議するリハマネジメントが前提となる．

　今後，日本作業療法士協会は，生活行為向上マネジメントの普及継続を「第二次5カ年戦略」の重点事項[14)]に掲げ，地域ケア会議，介護予防・日常生活支援総合事業への参画に応用し，地域包括ケアシステムにおけるOTの役割を示していくことになる．

　なお，研究事業の背景と成果，詳細な解説，資料等については成書[7～9)]を参考にされたい．また，マネジメント・ツールシート，パンフレット類は日本作業療法士協会ホームページからダウンロード[6)]できる．

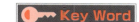

★2　生活行為
日本作業療法士協会の用語解説集[10)]によると，生活行為とは「人が生活していく上で営まれる生活全般の行為のこと．生活全般の行為とは，セルフケアを維持していくための日常生活動作（ADL）の他，生活を維持する手段的日常生活動作（IADL），仕事や趣味，余暇活動などの行為すべてを含む」とある．

(3) 生活行為向上マネジメントを用いた作業療法の流れ

　ここでは，ツールシートを用いた**マネジメント**[★3]の流れを［図1］に示し，概要を説明する．ツールシートは「生活行為聞き取りシート」「興味・関心チェックシート」「生活行為向上マネジメントシート（生活行為アセスメント・

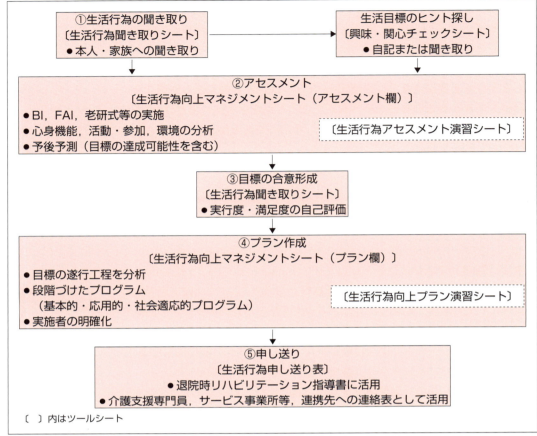

[図1] 生活行為向上マネジメントの流れ

（日本作業療法士協会編著：作業療法マニュアル57, 生活行為向上マネジメント. p16, 日本作業療法士協会, 2014. を参考に作成）

One Point

★3 マネジメント
目標や目的を達成するために必要な課題を分析し, 組織を動かして成果を上げさせること。ここでいう「マネジメント」は「管理」ではなく, 支援の流れや計画の意味で使われる[15]。単にプログラムや療法, 介入を指すのではない。

生活行為向上プラン)」「生活行為申し送り表」からなり, ツールの使用に慣れるまでの練習や研修用に2つの演習シート（生活行為アセスメント演習シート, 生活行為向上プラン演習シート）がある。

①生活行為の聞き取り

対象者が困っている問題, 改善したいことを聞き取り, したいと考えている生活行為を「生活行為聞き取りシート」で明らかにして目標を立てる。対象者が具体的な生活目標を言語化できない場合には, 生活目標のヒントを探すため「興味・関心チェックシート」を用いる。

②アセスメント

アセスメントはICF（国際生活機能分類）[16]に準拠し, 心身機能・構造, 活動と参加, 環境因子の項目について課題分析する。「生活行為向上マネジメントシート」のアセスメント欄には, 各項目について, 生活行為を妨げている要因, 現状能力（強み）, 予後予測を記入する。ここでは, 客観評価のためにADL指標のBarthel Index（BI）, IADL指標となるFrenchay Activiteis

Index（FAI）[17] または老研式活動能力指標（老研式）など，既存の評価尺度を用いることが推奨されている[18]。

③目標の合意形成

　生活行為の聞き取りで明らかになった目標とOTによるアセスメント結果を踏まえ，対象者に予後予測を説明し，合意した目標を記載する。次に，対象者は合意した目標に対する実行度と満足度について 1 〜10点の範囲で自己評価する（実行度：十分できている10点，全くできていない 1 点，満足度：十分満足している10点，全く満足していない 1 点）。

④プラン作成

　アセスメントをもとに具体的な支援計画を立案し，「生活行為向上マネジメントシート」のプラン欄に記載する。目標達成のための**段階づけたプログラム**[★4]を基本的プログラム，応用的プログラム，社会適応的プログラムに分け，いつ，どこで，誰が実施するか本人と支援者の役割を明確にする。実施・支援期間を決めておくことで漫然とした介入を防ぎ，一定の介入期間で目標が達成されたかどうかをチェックする。

⑤申し送り

　「生活行為申し送り表」には，これまでの支援内容，対象者が希望する生活行為，現在の生活状況，アセスメントのまとめと解決すべき課題，継続するとよい支援などの情報を含めて記載する。退院時リハビリテーション指導書の書式として，また，介護支援専門員や連携する介護サービス事業所などへの連絡表として活用できる。

> **One Point**
>
> ★4 段階づけたプログラム[19]
> ・基本的プログラム：心身機能に対するアプローチ（筋力増強訓練，関節可動域訓練，立ち上がり動作など）
> ・応用的プログラム：生活行為のシミュレーションを伴う活動・参加にかかわるアプローチ（トイレ動作，調理，趣味活動など）
> ・社会適応的プログラム：環境適応または環境因子に対するアプローチ（実際場面での練習，支援者へのはたらきかけ，交通機関の利用など）

（4）アプローチの実際

■──事例紹介

　Aさんは80歳代後半の女性，要介護 2 。診断名は転倒事故による坐骨骨折，左膝蓋骨骨折で歩行障害となった。生活歴は，夫との死別後，一人暮らしをしていたが，転倒受傷を機に介護認定を受け独居生活は困難と判断され，息子夫婦宅に転居して同居生活を始めた。近隣に友人もなく，閉じこもりがちの生活となったため，介護支援専門員（ケアマネジャー）から当通所介護（デイサービス）を勧められ通所を開始した。

　デイサービスでは，運動プログラムを中心に機能訓練を実施し，手すりのつたい歩きと 2 本杖の併用で室内歩行が自立となった。ちょうどこの頃，本人より「近所を散歩したい。買い物もしたい」との発言が聞かれるようになったため，生活行為向上マネジメントを用いて目標を立て直すことにした。

■──生活行為の聞き取り

O　T：何かふだんの生活のなかでやってみたいことや，もう少しこれができ
　　　たらよいな，と思うことがありますか？

Aさん：外に出ることがデイとか通院する以外にはほとんどないんです。近
　　　くの公園まで散歩したり，買い物にも行ってみたいわ。

O　T：安全に外を歩けることができればよいですね。好きなものを選んで
　　　買い物ができたら楽しいですよね。行ってみたいお店はあります
　　　か？

Aさん：一番近い店ならコンビニね。

O　T：では，コンビニで買い物できることを目標にしてみませんか？

Aさん：あそこまで歩けるかしら？

O　T：歩行器を使えば行けそうですよ。外歩きが安全で，買い物にも使え
　　　るタイプを調べてみましょうか？

Aさん：お願いします。

O　T：目標をケアマネジャーに連絡しましょう。Aさんが使えそうな歩行
　　　器を選んで，福祉用具の専門家に連絡をとってもらいましょう。

Aさん：わかりました。

O　T：デイサービスでは，歩行器を使った歩行訓練を始め，買い物のグルー
　　　プ活動に参加して，実際に買い物に行ってみましょう。

　この聞き取り面接から，本人のしたい生活行為の目標は「歩行器で外出し，
買い物に行きたい」であることがわかった。また，家族は「本人が外出を希
望するときは，なるべく付き添いたい」と考えていた。

■──アセスメント［図2］

◎心身機能

　両側下肢の軽度運動麻痺と末梢部の感覚障害，浮腫のため歩行バランスが
不安定で，時々，自宅で転倒事故を起こしていた。日中は独居状態になり，
閉じこもり傾向になっていた。

◎活動・参加

　移動は自宅で手すりや支持物のつたい歩き，施設内は2本杖で自立してい
た。屋外の杖歩行は速度が遅く持久力低下もあり実用的ではなく，外出は車
いす介助で移動していた。ADLはBI：75/100点。トイレ動作は要見守り，入
浴は浴槽のまたぎ動作中の転倒経験があり，デイサービスで入浴介助を受け
ている。IADLはFAI：12/45点，老研式：4/13点。家事のうち洗濯は全自動
洗濯機で可能だが，食事の用意，掃除，買い物など困難なことは嫁が代行し
ていた。

◎環境

　同居の息子夫婦は仕事で外出するため日中は独居となる。自宅は一軒家で
住宅街に立地し，玄関から門までのアプローチには段差が3か所ある。

■──目標の合意形成［図2］

　Aさんのしたい生活行為の聞き取りと予後予測を含めたアセスメント結果
から，達成可能な目標を「歩行器を使い，自宅から約300mのコンビニまで買
い物に行く」とし，合意した。合意目標に対する初回自己評価は，実行度3/10，

[図2]　生活行為向上マネジメントシート

生活行為向上マネジメント

利用者：Aさん　　　　　　担当者：作業　栄太郎　　　　記入日：X 年　7 月　10 日

<table>
<tr><td rowspan="8">生活行為アセスメント</td><td rowspan="2">生活行為の目標</td><td>本人</td><td colspan="3">歩行器で外出し，買い物に行きたい。</td></tr>
<tr><td>キーパーソン</td><td colspan="3">本人が外出を希望するときは，なるべく付き添いたい。</td></tr>
<tr><td>アセスメント
項目</td><td>心身機能・構造の分析
（精神機能,感覚,神経筋骨格,運動）</td><td>活動と参加の分析
（移動能力，セルフケア能力）</td><td>環境因子の分析
（用具，環境変化，支援と関係）</td></tr>
<tr><td>生活行為を妨げて
いる要因</td><td>●下肢の感覚低下
●下肢末梢部の痛み
●両下肢の運動麻痺</td><td>●歩行不安定
●杖・歩行器を使用
●買い物に行けない</td><td>●歩行器の使用に慣れてい
ない</td></tr>
<tr><td>現状能力
（強み）</td><td>●できることは自分でした
いと考えている
●知的機能は良好</td><td>●コミュニケーション能力
は良好
●物品購入の金銭の使用が
正確にできる</td><td>●デイサービスに通所し，
個別機能訓練に参加してい
る</td></tr>
<tr><td>予後予測
（いつまでに，どこま
で達成できるか）</td><td>《2か月後》
機能訓練により下肢機能や
平衡機能が改善する。</td><td>《3か月後》
歩行器を使用した歩行練習
により，近所で買い物がで
きる。</td><td>《4か月後》
時々，家族が散歩に同行し
てくれる。
歩行器を買い物に使える。</td></tr>
<tr><td>合意した目標
（具体的な生活行為）</td><td colspan="3">歩行器を使い，自宅から約300mのコンビニまで買い物に行く。</td></tr>
<tr><td>自己評価*</td><td>初期　実行度　3 /10　　満足度　3 /10</td><td colspan="2">最終　実行度　5 /10　　満足度　7 /10</td></tr>
</table>

＊自己評価では，本人の実行度（頻度などの量的評価）と満足度（質的な評価）を1から10の数字で答えてもらう

<table>
<tr><td rowspan="6">生活行為向上プラン</td><td colspan="2">実施・支援内容</td><td>基本的プログラム</td><td>応用的プログラム</td><td>社会適応的プログラム</td></tr>
<tr><td colspan="2">達成のための
プログラム</td><td>①筋力増強訓練
②立位バランス訓練
③歩行器歩行練習</td><td>①買い物の練習
（商品を選ぶ，商品を運搬
する，会計する）</td><td>①買い物の店を選定する
②家族に同行を依頼する
③実際に買い物に行く</td></tr>
<tr><td rowspan="2">いつ・どこで・誰が実施</td><td>本人</td><td>①～③を通所介護で行う。</td><td>①を通所介護の買い物プロ
グラムで行う。</td><td>①をOTと相談する。
②～③を家族と行う。</td></tr>
<tr><td>家族や
支援者</td><td>OT：個別機能訓練
福祉用具専門員・OT：歩行
器を選定・適合
家族：ジェットバス足浴・
自宅で自主トレを見守る</td><td>OT・介護士：外出・買い物
プログラムを実施する</td><td>OT・介護士：買い物に同
行，家族，ケアマネに様子
を報告
家族：買い物に同行し，歩
行，買い物場面を見守る</td></tr>
<tr><td colspan="2">実施・支援期間</td><td colspan="3">X 年　7 月 10 日　～　X 年 11 月 2 日</td></tr>
<tr><td colspan="2">達成</td><td colspan="3">□達成　□変更達成　☑未達成（理由：プラン継続中　　　　　　　）　□中止</td></tr>
</table>

本シートの著作権（著作人格権，著作財産権）は一般社団法人日本作業療法士協会に帰属しており，本シートの全部又は一部の無断使
用，複写・複製，転載，記録媒体への入力，内容の変更等は著作権法上の例外を除いて禁じます．

満足度3/10であった。

■──生活行為向上プラン［図2］

屋外用歩行器を使用して外出し，コンビニで買い物ができることを目標にする。介入の基本方針は，①デイサービスで週3回の個別機能訓練，自宅で自主トレーニングと屋外歩行練習に取り組む，②最も近いコンビニまで約300mの距離を歩き，横断歩道を渡り，店で一連の買い物ができるかを評価する，③家族には散歩を兼ねた歩行練習に付き添うように協力を依頼する，とした。段階づけたプログラムは次のとおりである。

◎基本的プログラム

運動プログラムとしてストレッチ，下肢の筋力増強，立位バランス訓練をデイサービス，自宅でも自主トレを実施する（40分）。足浴にジェットバスを用いて，浮腫と感覚障害の軽減を図る（20分）。家族，ケアマネジャー，福祉用具専門相談員と連携して，適切な歩行器を選定し，デイサービス周囲の路上で歩行練習を実施して適合を図る（30分）。

◎応用的プログラム

一連の買い物行為を実際の店内で行い，評価と練習を並行して実施する（20分）。

◎社会適応的プログラム

自宅から店までの道程を確認し，家族が歩行練習と買い物に付き添う。担当ケアマネジャーには目標と訓練計画，介入経過を伝え，家族の協力を調整してもらう。

以上のプランについて，介護支援専門員，福祉用具専門相談員と連携を図るため，「生活行為申し送り表」［図3］を用いて連絡した。

■──介入経過

歩行器の選定には本人，家族，介護支援専門員，福祉用具専門相談員，OTが同席し，屋外用歩行器2種類のなかから，実際に自宅玄関外の段差越えがバランスを崩さずにできる歩行器を選んだ。本人は「これなら外を歩けるかも」，家族は「この歩行器を使えば，お母さんの散歩に付き添えます」と話した［図4］。

介入開始から1か月は，機能訓練でストレッチ，下肢筋力の増強，立位バランスを実施し，下肢の浮腫の軽減と感覚刺激を目的に足浴を継続した。歩行練習は，まず施設の駐車場内100mをスタッフ見守りで実施した。

2か月後，トイレ動作は自立し，自宅での転倒事故はなくなった。歩行練習は一般道路に出て段差越えの練習を追加した。下肢の感覚障害は存続するものの，浮腫は消退した。

3か月後，時々，家族が20分程度の散歩に付き添うようになった。また，「自分の朝食くらいはつくる」「雨戸の開け閉めは自分の仕事になった」と話し，新たに家事ができるようになった。デイサービスでは，買物プログラムで自宅から最も近いコンビニに行き，自宅からの距離や経路を確認した。店の前の横断歩道は，スタッフの見守りで渡り切ることができた。歩行器で店内を見て歩き，商品を選んで運搬し，レジで会計をすませる一連の行為を練習した。店員とは顔なじみとなり，できないことは協力してもらえる関係が築かれた［図5］。

［図3］ 生活行為申し送り表

担当ケアマネジャー　様
福祉用具専門相談員　様

氏名：＿＿＿＿Aさん＿＿＿＿　年齢：＿＿歳　性別（男・⓪女）　作成日：＿X年＿7月＿10日

健康や生活行為を維持するため，下記のとおり指導いたしました。
引き続き継続できるよう日常生活のなかでの支援をお願いいたします。

【元気な時の生活状態】	【サービス利用のきっかけ】	【ご本人の困っている・できるようになりたいこと】
一人暮らしのときはお花やお茶の教室を楽しまれていました。	□徐々に生活機能が低下 ☑発症（脳梗塞など） □その他（　　　　）	息子様ご夫婦と同居ですが日中は独居状態です。歩行障害あり，外出困難です。近所の散歩，買い物の希望があります。

【現在の生活状況】(本人の能力を記載する)　※該当箇所にレをつける

ADL項目	している	していないができる	改善見込み有	支援が必要	特記事項
食べる・飲む	☑	□	□	□	
移乗	☑	□	□	□	
整容	☑	□	□	□	
トイレ行為	☑	□	□	□	
入浴	□	□	☑	□	通所介護の入浴介助
平地歩行	☑	□	□	□	持久力は低下している
階段昇降	□	□	☑	□	
更衣	☑	□	□	□	
屋内移動	☑	□	□	□	2本杖，つたい歩きが可能になった
屋外移動	□	□	☑	□	歩行器の適応
交通機関利用	□	□	□	☑	要付き添い
買い物	□	□	☑	□	付き添いでできるか評価する
食事の準備	□	□	□	☑	ご家族
掃除	□	□	□	☑	ご家族
洗濯	□	□	☑	□	本人が洗濯，家族が干す
整理・ゴミだし	□	□	□	☑	重たい物の運搬は困難
お金の管理	□	□	□	☑	買い物程度のやり取りを評価する
電話をかける	☑	□	□	□	コミュニケーションは良好
服薬管理	☑	□	□	□	飲み忘れなく自己管理中

【リハビリテーション治療における作業療法の目的と内容】

筋力訓練，立位バランス訓練で機能回復を図り，2本杖で施設内歩行訓練を実施しています。

このたび，散歩や買い物の希望がありました。まずは屋外歩行用に安定した歩行器を選定し，デイ参加時に限り，施設屋外歩行練習を導入したいと思います。歩行器の使用に慣れてきたら，実際に買い物プログラムの参加や，ご家族付き添いで散歩の協力が得られればと考えます。

【日常生活の主な過ごし方】

自宅内の移動は，つたい歩きまたは固定型歩行器を使用され，転倒事故の報告はありません。外出機会がなく，テレビを見たり，読書をしたりの生活で閉じこもりがちです。

自宅での入浴は困難なため，デイで入浴介助を受けています。

家事全般はご家族が代行しています。

【アセスメントまとめと解決すべき課題】

足部の浮腫は足浴や運動療法，下肢挙上位にて改善を図っています。個別機能訓練により，立位・歩行バランスは安定してきていますが，持久力は低下したままです。散歩や買い物のご希望がありますので，まずは屋外用歩行器の適応を進め，デイで屋外歩行の練習を始めたいと思います。

屋外用歩行器の使用に慣れてきたら，実際に歩行器を使って買い物プログラムに参加し，一連の買い物行為を評価させていただきます。

【継続するとよい支援内容またはプログラム】

1．歩行器の選定，試用期間中の評価
2．屋外歩行練習
3．買い物プログラムへの参加
4．ご家族の付き添いのもと，歩行器を用いた近所の散歩，買い物

本シートの著作権（著作人格権，著作財産権）は一般社団法人日本作業療法士協会に帰属しており，本シートの全部又は一部の無断使用，複写・複製，転載，記録媒体への入力，内容の変更等は著作権法上の例外を除いて禁じます．

[図4] 屋外用歩行器の選定場面　　　　　　[図5] 買い物の練習場面

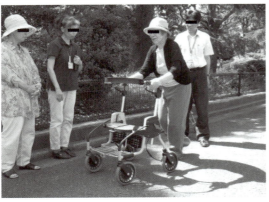
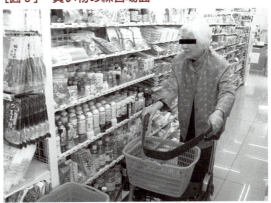

自宅玄関から道路に出て歩く場面を評価した。左から家族，介護支援専門員，Aさん，福祉用具専門相談員。

4か月後，デイサービスでの歩行練習，自宅での付き添い散歩を継続している。Aさんは「日曜日に息子たちとレストランに行ったんです」とうれしそうに話し，「もう少し頑張れば，コンビニまで一人で買い物に行けるかもしれない」と見通しをつけた。

■──結果
◎心身機能面
　下肢の運動麻痺と感覚障害は存続したものの，浮腫は消失した。立位の動的バランスは改善し，自宅で転倒することはなくなった。

◎活動・参加面
　ADLはBI：85/100点となり，トイレ動作が自立となった。IADLはFAI：19/45点，老研式：5/13点に向上し，軽食の用意と片づけ，雨戸の開閉ができるようになった。外出は屋外用歩行器を使用して，家族の付き添いで散歩に出かけ，横断歩道を渡り切ることができるようになった。買い物は，コンビニで商品を選んで歩行器に乗せたかごで運搬し，レジで会計をすませる一連の行為ができるようになった。

◎環境面
　歩行器の使用に適合した。家族が散歩に付き添う，外食に誘うなど，外出する機会が増えた。

◎自己評価
　合意目標に対する自己評価は，実行度5/10，満足度7/10となった。

■──考察
　Aさんは，転倒事故をきっかけに息子夫婦宅へ転居したが，歩行障害のため外出が制限されたうえ，家族以外に会う知人もなく，社会的に孤立した状態にあった。そのため，デイサービスの利用を開始し，杖を使用した歩行練習を続けていたが，屋外歩行は実用にならなかった。
　そこで，生活行為向上マネジメントを用いて，本人のしたい生活行為の聴取から「歩行器を使い，自宅から約300mのコンビニまで買物に行く」という具体的な合意目標を立てた。応用的プログラムでは，訓練歩行補助具を杖

から屋外用歩行器に変更して実用歩行の適合練習に取り組み，実際に店内で一連の買い物行為を練習した。家族は，歩行器の選定場面に参加することでAさんの能力と安全性・実用性を確認でき，目標が達成可能であることを認識した。

その結果，家族による散歩付き添いの協力が得られるようになった。さらに，社会適応的プログラムで自宅から最も近いコンビニに行く道程を確認し，実際に買い物をすることが本人の動機づけをいっそう強めた。また，目標とする店員と顔なじみになったことも安心感を与え，外出への意欲が向上したものと考える。

今回の介入期間では，単独で外出し，買い物ができるまでには至っていない。しかし，家族との散歩や外食の機会が増えたことは外出支援の成果といえる。ただ漫然と機能訓練で杖歩行の練習を繰り返していただけでは施設内の取組みで完結し，日常の生活行為の向上には結びつかず，Aさんの生活圏の拡大と外出機会の増加にはつながらなかったものと思われる。

本事例では，生活行為向上マネジメントを用いて，具体的な生活課題からトップダウンで目標を合意し，適切な福祉用具を活用しながら，実際の現場で作業を評価・実践したことが外出支援に有効であった。

（猪股英輔）

文献

1) 厚生労働省：高齢者の地域におけるリハビリテーションの新たな在り方検討会報告書.
http://www.mhlw.go.jp/stf/shingi2/0000081906.html
2) 厚生労働省：生活期リハビリテーションに関する実態調査，平成24年度介護報酬改定の効果検証及び調査研究に係る調査（平成25年度調査）の結果【概要版】.
http://www.mhlw.go.jp/file/05-Shingikai-12601000-Seisakutoukatsukan-Sanjikanshitsu_Shakaihoshoutantou/0000044915.pdf
3) 高齢者介護研究会：2015年の高齢者介護──高齢者の尊厳を支えるケアの確立に向けて.
http://www.mhlw.go.jp/topics/kaigo/kentou/15kourei/2.html
4) 地域包括ケア研究会：地域包括ケアシステムの構築における【今後の検討のための論点整理】.
http://www.murc.jp/uploads/2013/04/koukai130423_gaiyou.pdf
5) 厚生労働省：地域包括ケアシステム.
http://www.mhlw.go.jp/stf/seisakunitsuite/bunya/hukushi_kaigo/kaigo_koureisha/chiiki-houkatsu/
6) 日本作業療法士協会：生活行為向上マネジメント.
http://www.jaot.or.jp/science/mtdlp-newpage.html
7) 岩瀬義昭・他編著："作業"の捉え方と評価・支援技術──生活行為の自律に向けたマネジメント. 医歯薬出版，2011.
8) 日本作業療法士協会編著：作業療法マニュアル57，生活行為向上マネジメント. 日本作業療法士協会，2014.
9) 日本作業療法士協会編著：事例で学ぶ生活行為向上マネジメント. 医歯薬出版，2015.
10) 日本作業療法士協会：作業療法関連用語解説集，改訂第2版.
http://www.jaot.or.jp/wp-content/uploads/2014/05/otterms.pdf
11) 日本作業療法士協会：厚生労働省老健局老人保健健康増進等事業.
http://www.jaot.or.jp/science/rokenjigyo.html
12) 日本作業療法士協会機関誌編集委員会：連載生活行為向上マネジメント. 日本作業療法士協会誌14〜17，2013.
13) 宮永敬市・他：新連載「したい」を「できる」に変える生活行為向上マネジメント. 月刊ケアマネジメント25（7〜12）・26（1〜4），2014〜2015.
14) 日本作業療法士協会機関誌編集委員会：平成27年度重点活動項目. 日本作業療法士協会誌No.33，2014.

15) 日本作業療法士協会編著：作業療法マニュアル57，生活行為向上マネジメント．p10，日本作業療法士協会，2014.
16) 障害者福祉研究会編：ICF国際生活機能分類──国際障害分類改訂版．中央法規出版，2002.
17) 末永英文・他：改訂版Frenchay Activities Index自己評価表の再現性と妥当性．日本職業災害医学会会誌48：55−60，2000.
18) 日本作業療法士協会編著：作業療法マニュアル57，生活行為向上マネジメント．pp28−31，日本作業療法士協会，2014.
19) 日本作業療法士協会編著：作業療法マニュアル57，生活行為向上マネジメント．pp21−24，日本作業療法士協会，2014.

C 場面別作業療法の展開

7. 終末期に意味ある生活を意識できた高齢者

- 終末期にある超高齢者は死を意識し，さまざまな喪失体験を繰り返す。
- 作業療法士は，対象者の語りに耳を傾けるナラティブ・アプローチを行い，個々人の文脈に沿ったアプローチを展開する。
- そうすることで，その人にとって意味ある作業を行い，生活様式の再編を促し，生きる意味を見出すことが可能となる。

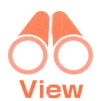

(1) 終末期高齢者の定義・特徴

「終末期」というと，がんなどの進行性の疾患で余命宣告を受けた時期を思い浮かべることが多いだろうが，統一された定義はない。日本老年医学会の「終末期」の定義[1]は，「病状が不可逆的かつ進行性で，その時代に可能な最善の治療により，病状の好転や進行の阻止が期待できなくなり，近い将来の死が不可逆となった状態」というものである。人が生きていくうえで，老年期に生じる心身の変化は，何らかの疾患がなくとも，ごく自然なことである。年齢を重ねることで起こる老化は不可逆的かつ進行性であり，進行を阻止することはできない。ここでいう終末期とは，人生の終末に近い超高齢期を指すこととする。

(2) 終末期高齢者の作業療法の作業と適応

日本の作業療法における超高齢者研究は見あたらないが，ほかの領域では後期高齢者研究は数十件ほどあり，全体として超高齢者を対象とした研究は増加傾向にある。医学研究における手術の適応や生体反応に関するものが多いが，近年，「超高齢者におけるリハビリテーションの効果検討」[2]や，85歳以上の超高齢者に対する「当院における脳卒中超高齢者の回復期リハビリ

テーションの現状」といった報告[3]や，「85歳以上の超高齢者に対する回復期リハビリテーションの効果」といった報告[4]がみられるようになった。また，「死の迎え方」を本人から直接聞き取り，家族とともに本人の希望する終末期ケアを行ったとする実践報告[5]や，超高齢者は最期を迎える場所にはこだわっておらず，むしろ，最期にともにいる人，特に子どもと一緒にいることを選ぶという報告[6]もある。超高齢者にとっては肉体の死よりも関係性の途絶えが大きな気がかりであったという。これらの超高齢者を対象とした報告からは，長い人生を生き抜いてきた1人ひとりの対象者の希望を尊重し，それぞれの個別性を重視したケアを実施している様がうかがえた。

　近年，医療の臨床ではナラティブ・アプローチが注目を集めている（78頁参照）。ナラティブとは物語や語りを意味する。人間の織りなすさまざまな行為や関係を，言葉・語り・物語という視点からとらえ直す作業が，さまざまな領域で活発化している。こうした動きを象徴的に表す言葉が「ナラティブ」という言葉[7]であり，臨床を語りと物語という視点から眺め直す方法がナラティブ・アプローチである。また，Goolishianら[8]は，ナラティブ・アプローチとは，作業療法士（OT）とクライエントが共同で新しい自己の物語を構成していく実践であると述べている。OTは「クライエントの生きる世界」をもっと深く知りたいと思っており，教えてもらうという姿勢をとる。作業療法におけるナラティブ・アプローチの報告には，木村・山田[9]のナラティブにより人生物語が明らかとなり，意味のある作業を見つけることができたとする報告がある。

　老年期はさまざまな**喪失体験**を繰り返す。近親者や友人との別れ，生活のなかでこれまでできていたことができなくなったことや自分が周りの人に必要のない存在だと感じること，そして，迷惑をかける存在だと感じることがしばしばある。老年期の**抑うつ**は，しばしば自分が社会的に無用の存在になってしまったと気づくところから起こるとされている[10]。「自分の人生は有意義だ」という感覚と，「自分はほかの人々にとって，またほかの人々は自分にとって，意味があり重要なのだ」という思いとの間に関連があることは，実際の社会生活のなかでは明らかである。死を間近に控えた人が，まだ生きているのに，周囲の人々にとって自分はもはやほとんど意味をもっていないと感じなければならないような事態に身をおくとき，その人間は孤独になる。**喪失や消失した役割を置き換えることができない高齢者は，退屈，孤独，うつを経験することがある**[11]。家族の役割と家族関係は高齢者の生活においては重要であり，人の役に立つことができたという体験や，自分を気にかけてくれる人の存在は，高齢者の孤独を和らげ，生きている意味を回復させる。

(3) 終末期高齢者に対する作業療法の流れ

■——終末期高齢者のニーズの評価

終末期高齢者にとって，最期のその時までの限られた時間を，どのように，誰と過ごすのかはとても重要なことである。OTが明らかにしなければならないことは，クライエントは，現在の自分をどうとらえており，これからどのように過ごしたいと思っているのかということである。また，家族はクライエントのニーズをどう受け止め，どうしたいと思っているか知ることも大切である。実現可能かどうかではなく，まずは両者のニーズを十分傾聴することが必要である。さらに，**クライエントの価値や興味，役割や習慣，生きてきた過去と現在の生活をナラティブスロープ**[★1]**などで知る**ことは，これからの生活をともに考えていくために大変参考になる。

■——目標の設定

時間に限りのある終末期高齢者の目標設定を行う際，そのクライエントが今求めていることは何かということが最重要視される。クライエントが実施したい活動を遂行するにはどうしたらよいのかを考え，可能な限り環境調整を行う。終末期高齢者にとって**意味のある作業に従事することそれ自体が，ある意味では目標となる。**

クライエントにとって意味ある作業を遂行していることが，今日を生きる意欲の向上につながる。また，得られる結果も大切だが，そこに至る過程をより重要視することで，生きていく意欲が維持され，日々の充実感につながっていく。

■——アプローチの原則

終末期高齢者のアプローチで，**クライエントの語り（ナラティブ）に耳を傾けるOTの姿勢は大変重要である。**クライエントは生きてきた日々を他者に語ることで，自分でも忘れていたさまざまなことを思い出し，文脈に沿って意味づけをする。**自分の人生は意味のあるものだということをOTと共有すること**は，OTとクライエントによる協業を図るうえでも重要である。

また，終末期にある高齢者はさまざまな基礎疾患や合併症による機能障害を併発している場合が多い。当然のことだが，全身状態を確認し，リスク管理を十分行ったうえでアプローチすることが不可欠である。そのうえで，廃用による機能低下の予防に努め，本人が望む活動に取り組めるように，遂行能力と技能の維持向上に努めていく必要がある。

■——評価とアプローチ

OTとクライエントの協業を促す「**作業に関する自己評価・改訂版（OSA Ⅱ）**」を使用したり，**意志・習慣化・遂行能力と技能・環境について評価する。**

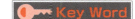

★1 ナラティブスロープ
作業遂行歴面接改訂版（OPHI-Ⅱ：Occupational Performance History Interview-Second Version）で，OTは，最後に，作業生活史の顕著な質的特徴をとらえるために生活史叙述様式を完成させる。この一部として，クライエントの生活叙述をグラフのようにプロットする。人生のなかで起きた重大な出来事は何か，それが生活の経過にどのように影響してきたのかをグラフにする。縦軸は悪化・良好を，横軸は過去から現在・未来へと続く時間の進行をとり，それによって示されたスロープがナラティブスロープである。作業遂行歴面接改訂版は，生活史の面接として，クライエントの過去と現在の作業適応に関する情報を収集する，3部からなる評価法である[11]。

これは，クライエントにとって意味ある作業を実践するためには欠かすことができない。また，実践には前述したナラティブ・アプローチも有効な手段である。

同時に基礎疾患や合併症によって引き起こされている**機能障害を評価**し，その治療と二次的機能障害の予防に努める。さらに，本人の望む活動に少しでも長く取り組めるように，遂行状況を評価し，日中の活動量や疲労感をも考慮する。残存能力を活かして，可能であり負担や苦痛の少ない方法を検討し指導していく。

クライエントにとって意味ある作業が過負荷とならないように，日々の心身状態の変化に細心の注意を払うことを忘れてはならない。

(4)アプローチの実際

■──事例紹介

日常生活活動（activities of daily living：ADL）にかなりの介助量を必要とし，抑うつ傾向があった95歳の超高齢女性が，回復期リハ病棟でのアプローチにより，自宅へと退院した。本事例は当初，ポータブルトイレの使用を拒否して自宅トイレでの排泄を強く希望し，家族もポータブルトイレの使用を遠慮していた。OTは，本事例にとって価値のある手芸を提供し，生活について話し合い（ナラティブ）をしながら，協業したことで，本事例は母としての自己認識を高め，ポータブルトイレの使用という新たな価値観を構築することになった。本事例研究では，こうした経過を人間作業モデル（Model of Human Occupation：MOHO）の視点で検討を加え，能力の自己認識の改善と価値観の転換を図ることが重要であることを明らかにする。

2000（平成12）年4月の診療報酬改正によって，回復期リハビリテーション病棟入院料が新設された。回復期リハ病棟とは，脳血管疾患や大腿骨頸部骨折等の患者に対して，医師，看護師，理学療法士（PT），OTなどのスタッフや患者本人と家族とが，ADL能力の向上による寝たきりの予防と家庭復帰を目的としたリハプログラムを共同で作成し，それに基づいて，リハを集中的に実施する病棟であり，回復期リハを必要とする状態の患者が常時8割以上入院している病棟である[12]とされている。

■──情報収集
◎生育歴

Aさんは95歳の女性である。北海道のB町で，6人姉妹の長女として生まれた。尋常小学校卒業後は，自宅で家事を手伝い，18歳になって初めて，医師の助手として診療所に勤めた。22歳で結婚し，現在も住むC市に住居を構え，4人の子どもを育て，主に主婦として，また，下宿業の女主人として生活してきた。80歳からの4年間は，自宅で心筋梗塞の夫を介護し，看取った。

93歳までは，庭の手入れや畑仕事を生きがいにし，毎年，野菜や花などを1人で栽培してきた。同居する2人の娘たちとの関係は良好で，家族や友人

との談笑や外出を楽しみに過ごしてきた。新聞を読むのを欠かすことのない日課とし，隅から隅まで読んでいた。入院時まで，Ａさんは66歳の長女と60歳の次女との３人暮らしで，現在も自宅隣で下宿業を営んでいる。

◎現病歴

Ａさんは，93歳の夏に脳梗塞を発症して左片麻痺になったが，室内は自立歩行ができ，ADLは浴槽への出入りに介助を必要とする入浴を除いて自立していた。しかし，翌94歳の春に，左上下肢が脱力して脳梗塞を再発した。

Ａさんが自宅療養を強く希望したため，自宅で経過を観察することにし，PTとOTによる各週１回の訪問リハが開始された。自宅で利用できる介護サービスを紹介したが，Ａさんも娘たちも拒否したため，導入には至らなかった。しかし，食事以外でのADLには全介助が必要で，特に排泄時の介助は，トイレでの排泄を強く希望したために，２人がかりで行わなければならなかった。特に，夜間に２時間おきに行う排泄介助が娘たちの負担となった。娘たちとの話し合いの結果，再発作後に自宅生活を始めた１か月後に，当院の回復期リハ病棟へ入院した。

■──作業療法初期評価

●作業遂行と技能

入院時には，Ａさんも家族も，自宅退院を希望していた。心身機能では，ブルンストロームの片麻痺回復度は，左の上肢Ⅱ，手指Ⅱ，下肢Ⅲだった。改訂長谷川式簡易知能評価スケール（HDS-R）は26点で，認知症は認められなかった。しかし，表情は硬く，「もうだめです」「年寄りには先がありません」といった抑うつ的発言が頻繁に語られた。車いす乗車は，持続時間15分程度で疲労を訴えるという状態だった。

作業遂行は，起居動作では，起き上がりは１人でできたが，ほかは全介助だった。ADLでは，食事のみが自立であった。排泄は尿意と便意が保たれ，失禁はなかった。しかし，立位保持の困難さと，入院後もトイレでの排泄を強く希望してポータブルトイレの使用を拒否したために，介助者が２人必要だった。コミュニケーションは構音障害と難聴はあるものの，日常会話に支障はなかった。

●習慣化

している活動の習慣は，日中のほとんどを臥床して過ごし，離床は食事，排泄，そして，リハを受けるときだけであり，離床時間を測定したところ4.5時間だった。役割は入院している「患者」の役割しかなかった。今回の入院は主に娘たちによって決定されるなど，Ａさんの希望する家族の一員および母親（養育者）としての役割を果たすことができない状態だった。

●意志

Ａさんは他人の役に立つことと自宅で生活することに価値をおいていた。今回の入院について，Ａさんは「もう自宅には帰れない」といった悲観的発言を頻繁にするなど，自分の機能状態に自信を失っていると考えられた。また，趣味にしていた庭で野菜や花を育てることや，慣れ親しんだ人とのおしゃべりを十分にできていない状態だった。

●環境

環境についてみると，物理的環境では，自宅はＣ市に２階建ての持ち家で，車いすによる室内移動はトイレ内と浴室以外は可能だった。社会的環境では，

2人の娘が同居しており，娘たちはAさんの介護に協力的で，Aさんの自宅退院も望んでいた。しかし，自宅退院のためには，夜間の排泄介助量の軽減を希望していた。

● 要約

　こうした情報を総合すると，Aさんは人の役に立ちたいと希望してはいたが，95歳の高齢と入院したことによる自信の喪失により，病室で臥床しているだけの生活だった。さらに，トイレでの排泄に固執して，ポータブルトイレの利用を拒否しており，このままでは寝たきりになっていくのではないかと危惧された。

■──チームの主目標と作業療法の方針

　初回カンファレンスでの検討の結果，回復期リハ病棟チームの主目標は，自宅に帰って満足できる毎日を送ることとされた。その主目標を達成するために，各職種が連携して排泄時の介助を軽減することとし，入院期間は3か月と設定された。

　作業療法の方針は，Aさんが排泄自立を希望しているため，排泄動作から介入を開始することにした。また，Aさんにとって意味のある作業を探って実施することと，本人が納得できる院内生活を送ることができるようにすることにした。さらに，必要に応じて，病棟や自宅の環境をできる限り調整することにした。

　「作業療法の目的」を以下のとおりとした。

①各職種と連携して排泄時の介助量を軽減し，家庭復帰を図ること

　「治療プログラム」を以下のとおりとした。

①Aさんが排泄自立を希望しているため，排泄動作から介入する

②また，Aさんにとって意味ある作業を探って実施する

③Aさんが納得できる院内生活を送ることができるようにする

④さらに，必要に応じて，病棟や自宅の物理的環境・社会的環境をできる限り調整する

■──経過

　OTがかかわった退院までの19週間を，作業療法場面で観察されたAさんの行動や会話の内容から，抑うつ傾向が続いた時期，活動量が増加した時期，そして，生活の語りのなかから価値観を明らかにした時期の3期に大別できると考えた。以下に，Aさんの各期の状態と変化を示す。

◎経過1：抑うつ傾向の時期

● 病棟内リハビリテーション

　チーム方針を受けて，作業療法では便座での座位保持，理学療法では立位保持と移乗を中心に，1日合計1.6時間のリハを実施した。作業療法では，理学療法アプローチによって改善がみられた立位保持や移乗を適宜取り入れて，排泄動作を訓練することにした。病棟では，看護・介護職がベッドでの食事時に，ベッドをギャッチアップしてポジショニングを行った。

　毎日の病棟内リハによって，2週目には全身の持久性と排泄動作の遂行能力が向上したため，トイレ排泄が介助者1人でも可能になるなど，介助量は減少した。そこでOTは，看護や介護職に遂行可能となった排泄動作を伝え，病棟生活での定着（すなわち習慣化）を図った。また，Aさんは入浴後や夜

間などの時間帯の排泄時に，疲労のために介護量が変動するため，過介護や過負荷の状態とならないように状態を把握して，看護・介護職との情報交換と連携を強化した。

　OTはAさんに介助量が減少したことを伝えたが，Aさんは満足せず，依然として抑うつ状態が続いた。日中の座位時間の延長を促したが，「もう家には帰れないと思います」「衰えるばかりです」「年寄りには先がありません」「今年の冬は越せそうにありません」など，老いや死といった悲観的発言が頻繁に語られ，離床時間には変化はなかった。

● 外泊

　帰宅願望が強いため，抑うつ傾向の改善を期待して，庭の種まきをするという理由で，1週間の外泊を計画し，実施した。外泊に先立ち，自宅トイレとほぼ同じ病棟環境を設定して，娘たちに排泄介助を指導した結果，1人でも介助できるようになった。また，Aさんのベッドを自宅の居間以外に置くことが困難だったため，居間の家具の配置換えをしてベッドを置くことにした。さらに，夜間時のみのポータブルトイレの使用も提案したが，10年前に夫の介護で使用した経緯から，「それは使いたくありません」「においもあるし，ベッドの横にトイレなんて嫌です」「夜だけといっても，居間だし，片づけも大変ですし……」と，Aさんも家族もともにポータブルトイレの使用を拒否した。

　自宅では，ベッドからトイレの便座までの移動に十数歩の介助歩行が必要であった。また，Aさんが庭の種まきの準備を眺めたり家族との談笑をしたりするために座位をとるなど，日中の座位時間や活動量が増加したため，疲労がつのり，結局，排泄介助に2人が必要になったとの情報が，娘たちから寄せられた。外泊後，Aさんは家に帰れたことの喜びよりも，病前どおりのことが何もできなかったという印象を強く残したようで，「家では何もできなかった」と落ち込んでいた。

◎ 経過2：活動量が増えた時期

● ネット手芸

　外泊の結果，Aさんの抑うつ傾向が強まったため，作業療法の目的を成功体験の獲得と日中の活動量の拡大に変更した。OTはAさんとの話し合いのなかで，「昔，娘たちのために白いブラウスにきれいな糸で刺繍を施してあげたら，娘たちが喜んでくれた」と語られたことに注目した。「刺繍のようなものをやってみたい」との本人の希望が出されたため，OTはネット手芸を提案した。すると，「お世話になった人にプレゼントしたい」と興味を示したため，OTはさっそくネット手芸の準備をして，ベッドサイドでつくり方を教えた。

　ネット手芸では，Aさんはティッシュペーパーの箱の製作を希望した。OTは病室でつきっきりで製作指導を続けながら，Aさんのこれまでの生活や今後の生活の展望を語ってもらった。また，病室で1人でも製作できるように，サイドテーブル上に道具を準備するなど環境設定を行った。

　Aさんはネット手芸を，最初はOTと一緒に行うだけだったが，間もなく作業療法以外の時間にも自分でつくりたいと希望し，車いすに座って1人で製作する時間を増やしていった。左手が不自由なために，ネットが動かないように重りを用い，机から空間にネットを出して右手で針を使うなどの工夫をした。また，ネットへの針の差し違いを少なくするための方法を自分で工夫

している様子などがみられるようになった。それに伴い、「何もできない」などといった悲観的な発言は徐々に語られなくなった。そのため、抑うつ状態は改善したと判断した。

日中には、車いす上でネット手芸をしたり新聞を読んだりして過ごす時間が徐々に増加し、1日の離床時間を測定したところ、4.5時間から10.5時間に延長されていた。日中の活動量の増加に伴い、全身の持久性が向上し、ADLの介助に対する協力動作が増え、移乗がスムーズにできるようになった。そのために、排泄の介助量はさらに軽減した。

その後の自宅への外泊時の排泄介助は、昼夜とも介助者1人で可能となった。しかし、ベッドからトイレの便座までの移動に十数歩の歩行の介助が必要であること、2時間おきに約30分間の排泄介助が必要であることから、娘たちはAさんの退院には依然として消極的だった。そこで、OTはポータブルトイレのカタログを提示し、再度、夜間のポータブルトイレの使用を提案した。娘たちは「こういう木の椅子みたいなものもあるのね」「消臭機能の付いたものもあるし、いろいろあるんですね」と受け入れた。しかし、Aさんは「娘に手伝ってもらえばできる」とトイレでの排泄に固執し続け、ポータブルトイレの利用を拒否していた。

◎経過3：生活の語りのなかから価値観を明らかにした時期

ネット手芸を日課の1つとして意欲的に行い、臥床時間が短縮したのに伴い、介助量は軽減された。しかし、外泊時の夜間排泄介助は依然として2時間おきに、30分間必要であったため、当初退院予定の3か月目のカンファレンスで退院が延期された。

OTは病室でネット手芸を一緒に続けながら、Aさんに娘たちの生活状況を語ってもらうことにした。Aさんは、「ティッシュボックスを完成させて娘たちにプレゼントしたところ、娘たちは自宅の食卓テーブルで使用していると言ってくれた」と笑顔で話してくれた。また、Aさんに介助量軽減の方法としてのポータブルトイレの使用についての考えを話してもらった。すると、「自宅で夫の介護時にポータブルトイレを利用していたが、朝の爽快な目覚めも、部屋に充満する尿のにおいによってかき消された」という自己体験が語られた。さらに、「そうした体験を娘たちにはさせたくないと思った」とも語られた。また、時間の経過に沿って、下宿屋の仕事内容や娘たちの就寝時間、就寝後のトイレ介助の様子などについても話してもらった。

ティッシュボックスの自宅での利用や家族の休息について語ってもらってから、外泊時の様子や娘たちの生活に関する語りが増え、母親として娘たちを思いやっていることがうかがわれるなど、Aさんの意識が次第に変化し始めた。そして、その延長として、ポータブルトイレの使用により娘たちの介助量が軽減できることを理解し、使用を受け入れた。実物のポータブルトイレを病室に運び込んで見てもらうと、「普通の椅子と変わらないですね」と言って、ポータブルトイレを購入した。病院でも練習し、外泊時に持ち帰って実際に使用してみたところ、排泄介助時間は30分から10分に短縮された。娘たちはAさんに介助が軽減したと話したところ、Aさんも「使ってみてにおいもなかったです」「片づけの手間も大変じゃなかったみたいです」とポータブルトイレの利用に満足を示した。また、入浴後や夜間などの時間帯による介助量に変動がなくなり、常に同じ介助量で可能になった。

数回の外泊後、Aさんは「できることは『何でも自分でやらないと』と思

うんです」と言って，更衣や整容も自分で行おうとするなど，ADLに積極的な行動がみられるようになった。娘たちは介助の軽減により，「自宅でもやっていけそう」と話すようになったため，回復期リハ病棟での5か月の入院期間は修了になって自宅に退院した。

■──退院時評価

●作業遂行と技能

心身機能はブルンストロームの回復段階などの数値上の変化はなかったが，車いすの連続座位時間が4時間に延長されるなど，車いす座位の持久性が向上した。作業遂行は，ADLでは，排泄時の介助者は1人で可能になり，下衣の上げ下げと，移乗時の腰部方向コントロールの軽介助だけとなった。

●習慣化

習慣は，更衣や整容を自分で積極的に行おうとしたり，車いす座位で入院前からの習慣であった新聞を読むなど，車いす上で過ごす時間が増加し，離床時間が10.5時間へと大幅に延長された。役割は，ネット手芸の作品を娘たちにプレゼントしたことで，家族の一員や母親としての役割が強化された。

●意志

価値は「できることは自分でする」ことと「家族に役立つことをすること」におかれた。Aさんは作業療法について，「ネット手芸は思い出の作品になります」「お世話になった人，娘にあげたいと思って始めました」「手芸を始めてから，まだ自分にもできることがあるという気分になりました」「どうしたらできるのか考えるようになりました」と語り，自己有能感が得られたことを示した。庭の野菜や花を眺めることや家族や慣れ親しんだ人とおしゃべりすることといった興味は，外泊を繰り返すなかで実施可能になった。

●環境

物理的環境は，家具の再配置により居間にベッドを配置するとともに，夜間にのみポータブルトイレをベッドの隣に設置した。社会的環境である2人の娘たちは「自宅でもやっていけそう」と語るなど，介助に自信が得られた。また，必要があればホームヘルパーの利用も考慮したいと話した。

■──考察

◎Aさんの状態と作業導入に関する作業療法士のリーズニング

●Aさんの状態のリーズニング

クリニカルリーズニングの先行研究から，Aさんの作業療法は，叙述的リーズニングを用いることが臨床介入のためのリーズニングの根拠となると考えた。叙述的リーズニングは対象者の語りから得た情報に基づいて介入の根拠を形成するリーズニングである[13]。

初期評価時に頻繁に語られていた抑うつ的発言とほとんどの時間を臥床していたことの2点から，OTはこのままではAさんが寝たきり状態になってしまうのではないかと危惧した。OTはAさんの頻繁な抑うつ的発言と短時間の離床時間を示す生活を次のようにリーズニングした。第1に，93歳時の初回脳梗塞発症後は，片麻痺にはなったものの，ADLは入浴以外で自立していたが，94歳時の脳梗塞再発後の左麻痺は重症で，ADL全般にかなりの介助を必要とするほどになってしまった。このことがAさんに「自分は何もできなくなってしまった」という能力の自己認識の低下を引き起こし，そのこと

が「もうだめ」「年寄りには先がありません」といった抑うつ的発言と病床での臥床とをもたらしたと判断した［図1］。

第2に，心筋梗塞の夫の介護を自宅で4年間続けたことや，自分もPTとOTによる訪問リハビリテーションを受けながら自宅で療養するといったように，自宅での療養生活とそれを支える「娘たちとの絆」に大きな価値をおいていた。しかし，夜間に2時間おきの2人がかりでの排泄介助が娘たちの負担となり，娘たちが主決定者となって「入院させられた」ことにより，自分は「家族から見捨てられてしまった」という思いを抱かせたと判断した。

第3に，トイレでの排泄介助に2人が必要で，特に夜間に数時間おきの2人がかりでの排泄介助が，結果的には娘たちに「このまま家においていたならば，自分たちの健康状態も維持できなくなり，きちんとした介護もできなくなる」という考えを抱かせることになった。代替となるポータブルトイレの利用は，介助量の軽減だけでなく，介助者も1人でよくなるなど，在宅生活のための良好な解決策になると思われた。しかし，4年間にわたる自宅での夫の介護時に使用したポータブルトイレのにおいというAさんの体験は，娘たちにはそうした体験をさせたくないという価値観をもたらし，ポータブルトイレの使用を拒否していたと判断した［図2］。

● 作業の導入に対するリーズニングと実施

作業療法では，前述したAさんの状態を念頭においてアプローチする必要があると思われた。具体的には，以下のとおりである。

①片麻痺になってしまって能力が低下し，何もできなくなってしまったという自己認識を変える必要があること［図3］

②娘たちも自宅復帰を願っており，決して娘たちから見捨てられて「入院させられた」のではないことを理解する必要があること

③ポータブルトイレを利用すれば，娘たちの健康も維持され，自分のADLの状態も改善し，娘たちの健康を気遣う母親という大事にしている価値観に沿ったことであることを理解し，ポータブルトイレを使用する必要があること［図4］。

このうち，②と③は，Aさんの価値観に関する事柄であるため，Kielhofner（キールホフナー）[14]がいうように，価値の同時的な置き換えが必要である

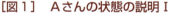

［図1］ Aさんの状態の説明Ⅰ

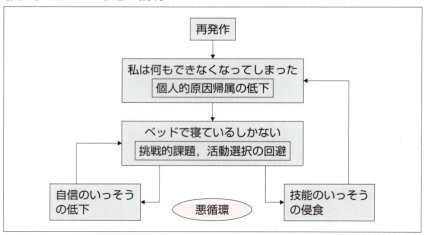

[図2] Aさんの状態の説明Ⅱ

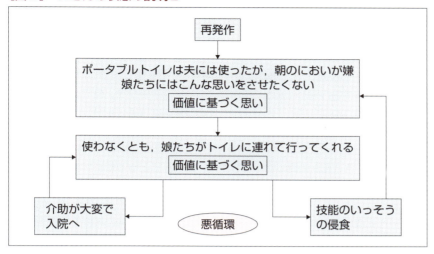

[図3] Aさんの治療仮説と実施Ⅰ

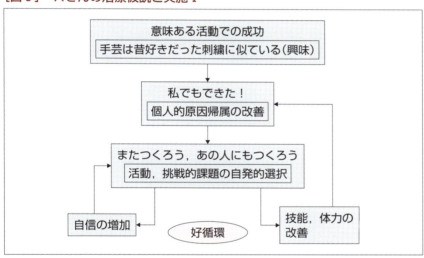

[図4] Aさんの治療仮説と実施Ⅱ

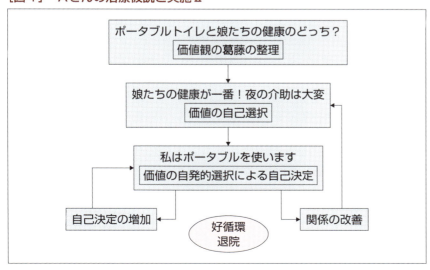

と思われた［図4］。

　OTは，Aさんの自己認識を変えるために，最初にAさんが希望する排泄動作の改善という点から介入を開始し，自宅での排泄方法を検討した。得られた成果について病棟生活への習慣化を図るため，看護・介護職への介助指導を実施するとともに，外泊時の排泄介助法について家族に指導した。しかし，Aさんの作業遂行能力はAさんの希望どおりには改善せず，自宅退院は困難であると思うようになることになり，抑うつ傾向は改善しなかった。また，外泊では疲労による介助量が増大し，家では何もできなかったと落ち込む結果となった。

　しかし，Aさんとの話し合いのなかで，Aさんにとって意味があり，Aさんが希望した「針と糸を使った作業」であるネット手芸の導入が，自分にも「できることがある」との認識をもたらし，作品を次々に製作することで，能力の自己認識が変化し始めた。これは，Aさんにとって興味と意味のある活動を導入したことと，Aさんが自分の作品を自分の目で見てできばえを確認できたためであった。また，作品を娘たちにプレゼントし，娘たちがそれを自宅の台所テーブルに置いていると話したことで，家族の一員としての役割と母親としての役割の強化をもたらし，娘たちとの絆を再確認させることになった。このように，能力の自己認識を改善し，強化したことが，臥床時間を激減させ，抑うつ的な発言をなくすなど，生活を大きく変化させたと判断した。

　Aさんの自宅退院にあたっては，生活様式の再編成が必要であった。つまり，夜間にトイレに行く代わりに，居間のベッドの脇に置かれたポータブルトイレを用いることが必要であると判断した。ところが，ポータブルトイレを使用すると，介助の時間は10分ですむが，片づけなどで娘に嫌な思いをさせることとなる。しかし，ポータブルトイレを使用せず，自宅トイレに行くと，介助の時間が30分もかかってしまい，娘の睡眠時間がさらに少なくなる。その両者でジレンマがあった。娘に嫌な思いをさせたくないという価値観と娘たちの休息と健康を思いやるという価値観とも，基本的には母親として子どもを思いやるというものであったが，実際には相反するものとなっていた。

　OTはこの表現の仕方を変える必要があると考え，Aさんと手芸をしながら会話をし，Aさんの考えを大切にしながら，現在の自分と自分を取り巻く環境との問題状況を明確にしていった。Aさんに問題解決を求めた結果，Aさんは価値の表現を置き換えるというやり方で，自分が重要とする価値を選択した。また，外泊や手芸を行うなかで家族の一員としての役割，つまり，いるだけで家族の支援になることを再確認し自己認識を強化できたのである。

◎回復期リハビリテーション病棟における作業療法の役割

●ナラティブ・アプローチ

　回復期リハ病棟における作業療法の役割は，一般的にADL等の指導，介助指導や住環境の整備などとされている[15]。しかし，Aさんの経過をみると，本人にとって意味のある活動を明らかにし，その充足を図るアプローチは重要であると思われた。会話をしながらともに考えるOTの姿勢が，Aさんの意識の変化を生み，自宅退院につながったと考える。

　意味のある作業への参加に対するAさんのナラティブは，「ネット手芸は思い出の作品になります」「お世話になった人，娘に，あげたいと思って始めました」「手芸を始めてから，まだ自分にもできることがあるという気分に

なりました」「どうしたらできるのか考えるようになりました」というものであった。

この語りはReilly（ライリー）[16]の「人間は，精神と意志とによってエネルギーを与えられた両手の使用を通して，自らの健康状態に影響を及ぼすことができる」という作業療法の定義を具体的に示したものと考えることができる。「思い出の作品として，お世話になった人にあげたい」という気持ち（精神と意志）によってエネルギーを与えられたネット手芸の製作（手の使用）と，「自分にもできることがある」と考え，「どうしたらできるのか考える」ようになり，長い時間を車いす座位で過ごして作品を製作することが，Ａさん自身の健康状態に好ましい影響を及ぼしたのである。

●成功体験と役割の強化

また，高齢者にとっては運動機能の低下を物理的環境や社会的環境の調整を図ることで対応することが重要である。これは本人になじみのない新しい環境をつくり出すことになるため，それを受け入れられるように促すことが重要となる。Ａさんにとっては，新しい環境を受け入れる準備として成功体験と役割強化が重要だったと考えられる。そのような作業療法を提供することが，回復期リハ病棟における作業療法のあり方を示すことになるものと思われる。

■——結論

回復期リハ病棟に入院し，悲観的発言が多く，介助量の多い95歳の女性が自宅退院に至った。病室で意味のある作業としたネット手芸を行いながら，自分と家族の生活について話してもらうことで，退院後の生活を考える機会を提供することができた。本人にとって意味のある活動を行うことが自主性を高め，活動量を向上させ，全身の耐久性を向上させることにつながった。OTはＡさんが具体的な退院後の生活を考えるという点でも貢献した。クライエントの主観を大切にした協業によって，価値の変化を引き起こし，生活様式の再編と生活の再構築を促すことができたと思われる[17]。

（武山雅代）

文献

1）日本老年医学会：「高齢者の終末期の医療およびケア」に関する日本老年医学会の「立場表明」．日本老年医学会雑誌38（4）：582-583，2001．

2）兼子貴至：当院回復期病棟における90歳以上高齢者の特徴．理学療法研究36：66-67，2008．

3）鈴木尚：当院における脳卒中超高齢者の回復期リハビリテーションの現状について．リハ医学45（Suppl）：336，2008．

4）松尾雪絵：85歳以上の超高齢者に対する回復期リハビリテーション効果．日本老年医学会雑誌44（Suppl）：79，2007．

5）権平幸恵：90歳以上の超高齢者の終末期に対する意識調査．北海道勤労者医療協会看護雑誌32：81-86，2006．

6）小楠範子：施設における高齢者との対話記録の検討を用いた終末ケアに関する実践研究，対話からうかがえる高齢者の終末期の意思．老年社会科学15：86，2007．

7）野口裕二：物語としてのケア——ナラティヴ・アプローチの世界へ．医学書院，2002．

8）野口裕二：ナラティヴの臨床社会学．勁草書房，2005．

9）木村美久・山田孝：意欲低下を示した後期高齢女性に対するナラティブを重視した作業療法の効果．作業療法研究9：17-24，2007．

10）浅海奈津美・守屋恭子：老年期の作業療法．pp92-95，三輪書店，2003．

11) Kielhofner G編著, 山田孝監訳:人間作業モデル――理論と応用, 改訂第3版. 協同医書出版社, 2007.
12) 介護療養型医療施設連絡協議会:回復期リハビリテーション病棟の可能性. LTC（介護療養型医療施設連絡協議会機関誌）8（3）:33－35, 2000.
13) 山田孝:クリニカルリーズニング. 作業行動研究5:1－5, 2001.
14) Kielhofner G編著, 山田孝監訳:人間作業モデル――理論と応用, 改訂第2版. 協同医書出版社, 1999.
15) 大川弥生:回復期リハビリテーション病棟のプログラムと作業療法士の役割. OTジャーナル36:193－201, 2002.
16) Reilly M, 山田孝訳:作業療法は20世紀医療の偉大な観念の一つになり得る. 作業行動研究3:53－67, 1996.
17) 武山雅代・他:在宅に復帰した超高齢女性からみた回復期リハビリテーション病棟での作業療法の意味. 作業行動研究8:35－41, 2004.

第III部 演習

―高齢者に対する作業療法評価―

1. 高齢者に対する作業療法リーズニング

- 高齢者に対する作業療法リーズニングのためには，クライエントとその状況に応じて理論を組み合わせる必要がある。
- 人間作業モデル（MOHO）に基づく作業療法リーズニングには，6つの段階がある。
- 7つの疑問を考えることで，クライエント中心の作業療法実践を行うことができる。
- 7つの疑問を解決するために，構成的評価法が有効である。

(1) 作業療法リーズニング

　第Ⅲ部は，高齢者に対する作業療法リーズニングの視点を理解し，事例検討の演習を通して，作業療法実践，特に，評価の思考過程について考えてゆく。
　作業療法リーズニングは，クリニカル・リーズニング（第Ⅰ部C-3「クリニカル・リーズニング」参照）やプロフェッショナル・リーズニングとも呼ばれ，臨床家が作業療法実践を行う際の思考過程のことを指す。

(2) 作業療法リーズニングに求められる理論

　作業療法リーズニングを行うためには，理論を組み合わせることが必要となる。理論はいわば，作業療法実践のナビゲーションシステムである。したがって，クライエントとその状況に応じて，適切な理論を組み合わせることで，クライエントに対する作業療法目標と戦略を妥当なものとすることができる。ここでは，本書が常に焦点を当ててきた作業行動理論の臨床実践モデルである人間作業モデル（MOHO）を用いて検討する。MOHOによる作業療法リーズニングは，その人独自の価値，興味，能力と有効性の感覚，役割，習慣，そして，適切な環境のなかでの遂行に関する経験という点でクライエントを理解することに焦点を当てる。

(3) 作業療法リーズニングの6つの段階

［図］に示すように，作業療法リーズニングには6つの段階がある。
① クライエントに対する疑問を形成する（MOHOの視点に基づきクライエントに対する7つの疑問を考える）
② 7つの疑問に答えるために，構成的および非構成的手段を用いて情報収集を行う
③ 情報収集から得られるクライエントの欠点と利点を整理する
④ 作業療法の目標と戦略をつくり出す
⑤ 作業療法を実施する
⑥ 作業療法の成果を評価する

［図］ 作業療法を計画・実践・評価する過程

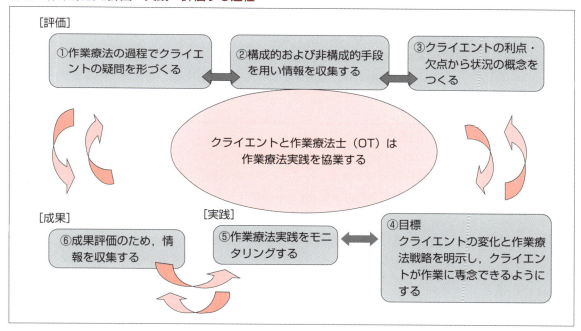

(4) 作業療法リーズニングの第1段階

上記に示す作業療法リーズニングの第1段階は，「クライエントに対する疑問を形成する」ことである。作業療法実践を行う場合，最初から構成的評価（情報収集）を行う必要はない。最初は，MOHOの視点に基づいたクライエントに対する7つの疑問について考え（時には，非構成的評価をクライエントに行い），作業療法評価計画を立案する。

7つの疑問は以下のようなものである。

①作業同一性

　自分は過去，現在，将来のそれぞれについてどのような作業的存在だと考えているのか。

●高齢期領域のクライエントの例

・この高齢者（あるいは，家族）は，自分自身をどのようにみているのか

②作業有能性

　満足できる作業同一性を反映する作業参加のパターンを継続しているか。

●高齢期領域のクライエントの例

・この高齢者は，時間経過とともに自分の責任を果たすことができているか

・この高齢者は，自分が望む作業をすることができてると感じているか

・この高齢者は，自分の生活に有能感をもっているか

③参加

　現在，自分の社会文化的な背景の一部として望ましい生産活動，余暇活動，日常生活活動に就いているか。

●高齢期領域のクライエントの例

・この高齢者は，自分が必要としていて，したいと望んでいる生産活動，余暇活動，日常生活活動（ADL）を日課として行っているか

④遂行

　自分の生活をつくり上げている生産活動，余暇活動，日常生活活動（ADL）の作業形態や課題を行うことができるか。

●高齢期領域のクライエントの例

・この高齢者は，生活を構築している生産活動，余暇活動，日常生活活動（ADL）を行うことができているか

・この高齢者は，その人が満足している基準に沿って，日常生活を行うことができるか

⑤技能

　自分が望み行うべき活動・遂行をするために必要なコミュニケーションと交流技能，運動技能，処理技能をもっているか。

●高齢期領域のクライエントの例

・この高齢者は，自分が望み行うべき遂行をするために必要なコミュニケーションと交流技能，運動技能，処理技能を示しているか

⑥意志・習慣化・遂行能力

　意志・習慣化・遂行能力は，自分が考え，感じ，行動するやり方にどのように影響しているか。

●高齢期領域のクライエントの例

・この高齢者は，自分の能力を信頼しているか

- この高齢者が，生活するうえでの動機づけは何か
- この高齢者にとって，重要なことは何か
- この高齢者は，自分が楽しみ，満足する活動をしているのか
- この高齢者の日課はどのようなものか
- この高齢者は，自分の日課をどのように感じているのか
- この高齢者は，どのような責任感を抱いているのか

⑦環境

考え，感じ，行動するやり方に対して，機会，情報，制約，要求（またはその欠如）は，どのような影響を及ぼしているか。

●高齢期領域のクライエントの例

- この高齢者の家族は，日常生活が効果的にできるように支援しているか
- 空間，対象物，作業形態あるいは課題，社会的集団によって提供される機会，情報，制約，要求は，この高齢者が日常生活への参加にどのように影響を及ぼしているのか

（5）クライエントに対する7つの疑問を解決するために用いる評価法

7つの疑問を解決するために，[表] に示すようなMOHOにおける構成的評価法（情報収集）を用いる。それぞれの評価法は本書に要約されている（第Ⅰ部D−2「作業療法の評価」参照）。

[表] MOHOにおける7つの疑問に答えるための評価法の例

評価法	作業同一性	作業有能性	参加	遂行	技能	意志・習慣化・遂行能力	環境
コミュニケーションと交流技能評価					✓		
運動および処理技能評価					✓		
作業機能状態評価					✓	✓	
興味チェックリスト						✓	
人間作業モデルスクリーニングツール			✓	✓	✓	✓	✓
作業遂行歴面接，第2版	✓	✓	✓	✓		✓	✓
作業質問紙			✓			✓	
作業に関する自己評価，改訂版		✓	✓	✓	✓		✓
役割チェックリスト						✓	
意志質問紙						✓	

（6）事例と演習

■――演習のための事例

●事例：2度目の脳血管障害後の生活再建

　Aさんは77歳の男性，妻（74歳）と自宅で2人暮らしである。既往歴として4年前に小脳出血で倒れ脳外科に入院，さらに回復期リハビリテーション（以下，リハビリテーションを「リハ」と略す）病棟に半年ほど入院した後，要介護2で在宅復帰した。その時点では，左上下肢および体幹に失調が認められ，T字杖歩行が軽介助で20m可能，ADLは左手で持った茶碗を落とす（2回（食）中1回程度の頻度）など失調による失敗がたびたびあったが，入浴を除いてほぼ自立，自宅内の移動は伝い歩きであった。当介護老人保健施設（以下，老健）併設の通所リハ（週2回）を楽しみにしており，自宅では1日3回（1回1時間）の自主歩行練習（自宅2階の8畳2間続きの空き部屋内を壁伝いに歩く）を日課としていた。

　およそ2年半前（今回の2度目の発症直前）には，自宅内歩行が杖なしで自立し，屋外も妻が左腕を軽く支える程度で可能となり，好物のラーメンを食べに出かけたり，車で1時間程度のAさんの実家に妻の運転で季節ごとに墓参りに行ったりしていた。左上肢の失調は茶碗や皿を落とす頻度が6回中1回程度に改善していた。

　今回の2度目の発症は2年半前であった。右上下肢に力が入らない異変に本人が気づき，脳外科を受診，脳幹部梗塞と診断された。急性期と回復期病院での入院リハを5か月受けた後，当老健施設に5か月間入所した。発症前に比べて左上下肢の失調はさほど変わりないが，健側であった右半身にも片麻痺の後遺症が残った。ブルンストロームステージは上肢Ⅲ，下肢Ⅳ，手指Ⅲで，老健入所中に麻痺の機能改善は認められなかった。しかし，機能訓練には非常に積極的に取り組み，老健退所時点は，歩行が平行棒内歩行全介助状態から片道のみ可能（方向転換ができないため折り返せず，後ろ向きに歩いて戻る），手すり使用によりベッド，車いす，便器間の移乗が自立となった。ADLは，例えば靴下を履くのに20分程度かかるなど実用的とはいえないが，入浴以外は本人の強い意志により自力で行っていた。

　老健退所後は自宅に戻り，現在，再び妻と2人暮らしを始めて1年半ほど経過している。自宅は車いす対応に改修しており，ベッドから居間やトイレ，ダイニング，洗面台を車いすで自由に移動し自立している。また，妻がパートに出かける日中は1人で過ごすことができている。しかし，以前のようにラーメン屋や実家に出かけるなどの外出は一切行っていない。本人は，その理由を「もう少し動けるようにならないと，妻

にも迷惑をかける」「妻だけだと危なくて無理」「この状態で実家に行っても動けないから」「もう少しすればもっと動けるようになると思うから，それからにする」などと話している。また，妻の情報によると，たまに帰省する息子に「だんだん歳をとるのだから動ける今のうちに」と強めに外出に誘われた際には「よくなると思って頑張っているのに，何だ！　その言い方は！」と，声を荒げたという。

利用中の公的サービスは，当施設のショートステイ定期利用（2週間/月）と通所リハ（デイケア）（週3回）である。要介護度は3と認定されている。

現在，作業療法サービスはデイケアおよびショートステイ時に提供しているが，心身機能に対するアプローチのみとなっているため，活動と参加に向けたアプローチへの転換を検討している。実際，生活行為向上マネジメント（MTDLP）の作業聞き取りシートによる面接を行うなどしているが，本人の口からは「やりたいことは特にない」「もっと動けるようになりたい」という以外の希望は聞けていない。一方で過去の生活についての質問には積極的で，若い頃は力自慢で腕相撲は一番だったこと，この病気で倒れる前まで大工として朝から晩まで人一倍働いたこと，大工仲間には頼りにされ面倒をみていたこと，植木の手入れと家庭菜園が好きでかなりの出来映えであったことなどのエピソードが語られた。事実確認を兼ねて妻にも話を聞いたところ，事実であるが加えて遊びも人一倍で，毎日，夕飯を食べてからサウナ風呂に出かけたり，さらに麻雀か飲み屋に立ち寄るので毎日午前様だったという。60歳を過ぎた頃には，自分の遊び仲間も歳をとったせいか，さすがに夜遊びは減ったが仕事は熱心で，また古い家屋を修繕できる腕のある大工が極端に少ないため，自分がかつて新築を請け負った住宅の持ち主や近所の高齢者からとても頼りにされていたとのことであった。

■──演習

上記の事例に対して，次の4つの演習を行う。この演習を通して，MOHOに基づく作業療法リーズニングが可能となる。

●**演習①**：この事例に対して，MOHOの視点に基づき7つの疑問を考えてみましょう。

第Ⅲ部　演習——高齢者に対する作業療法評価

◉**演習②**：7つの疑問に答えるために適切なMOHOの構成的評価を選択してみましょう。

◉**演習③**：構成的評価結果から得られる事例の欠点と利点を予測してみましょう。

◉**演習④**：この事例に対する作業療法の目標と戦略を考えてみましょう。

（竹原敦・小林法一）

さくいん

欧文

ABI	30
ACIS	97,107,175
Action	143
ADL	194
AMPS	97
AOF-CV	108,111
AOTA	72
APCD	109,208
ASO	31
Borgスケール	28,31
BPSD	37,205
CESうつ尺度(CES-D)	88
Check	143
COPD	25
COPM	108
cueing	21
CVD	13
DASC-21	91
DBD	209
DBS	19
Do	143
dual-task	21
DVT	32
EQ-5D-5L	90
Erikson	49,243
FAI	90
FIM	22
Fontaine分類	31
Frenchay Activities Index	90
GDS	88
Hoehn-Yahrの重症度分類	20
IADL	86
IC	30
ICU症候群	116
Kielhofner	52,63
Kleinman	79
L-dopa	19
LOC尺度	259
LSI-Z	86
Maslow	50
mMRC	26
MOHO	52,67,184,195,270,327
MOHOスクリーニングツール評定様式	112
MOHOプログラム	287
MOHOST	109,112,302
MTDLP	347
multi-task	21
NPI興味チェックリスト	

	96,100,207,291
Occupational Therapy	56
on-off	23
OPHI-Ⅱ	108,245
OPHI-Ⅱ資料要約シート	110
OQ	96,105,293
OSA	329
OSAⅡ	95,245,289
OTIPM	160
PAD	30
Parkinson病統一スケール	19
PD	18
PGS	91,92,222,225
Piaget	257
Plan	143
Pull Test	21,22
QALY	90
Reilly	52
Selye	218
SF-36	90
SOAP	117
STEF	21
Survey	143
Timed Up and Go test(TUG)	21
UPDRS	19,22
VE	36
VF	36
VQ	97,106,174,186,189
wearing-off	23
WHOQOL26	90

あ

アクティブエイジング	12
遊び・余暇活動	313
アルツハイマー型認知症	37,207
アンデルセン手芸	200

い

息切れ	26
意志	67,173,374
意志質問紙	97,174,189
意志質問紙様式	106
一秒率	25
一般性自己効力感尺度	89
意図的な設定	316
意味ある作業	268

う

うっ血性心不全	26
運動器疾患	28
運動制御	22
運動性症状	19
運動と処理技能評価	97
運動麻痺の評価	175
運動療法の目安	32

え

エイジング	11
栄養障害	183
絵カード評価法	109,208
エコノミークラス症候群	32
エスノグラフィー	54
エリクソン	49,243
エルゴトロピック系	217
演繹法	71
嚥下障害	35
嚥下造影	36
嚥下内視鏡検査	36
演習のための事例	376

お

応答的環境	134
応用的プログラム	349
オーラルジスキネジア	187

か

介護	42
―が必要となった原因	13
介護保険制度	44,324
―の経緯	43
介護保険法	6
介護予防	46,279
介護予防・日常生活支援総合事業	158
介護療養病棟	125
介護老人福祉施設	137
介護老人保健施設	130
外在化	81,234
改訂版FAI自己評価表	90
改訂版興味チェックリスト	101
外的統制型	259
外泊調査	265
回復期	172
回復期リハビリテーション病院(病棟)	120

379

科学的リーズニング …………………74
下肢下垂試験 ……………………31
下肢挙上試験 ……………………31
家族療法 …………………………81
語り …………………75,232,359
価値 ……………………………295
活動 ……………………………242
活動理論 ………………………12,86
カテーテル ……………………115
カナダ作業遂行測定 …………108
過用症候群 ……………………33,35
簡易上肢機能検査 ………………21
感覚障害 ………………………173
感覚停滞理論 …………………220
感覚統合 …………………216,301
感覚統合的アプローチ ………216
感覚剥奪 …………………219,308
環境 …………………69,174,375
環境因子 ………………………154
間歇性跛行 ………………………30
間歇的 …………………………223
観察型ADL・作業基盤評価法………118
感情移入 …………………………61
カンファレンス ………………122

き

キールホフナー …………………52,63
記憶障害 ………………………17,206
聞き取り ………………………348
技能 ……………………195,374
　―への信頼 ……………………294
機能訓練 ………………………137
機能訓練指導員 ………………138,167
機能的自立度評価法 ……………22
帰納法 …………………………71
急性期 …………………………172
急性期作業療法 ………………114
急性期病院 ……………………114
急性心不全 ………………………27
急性末梢動脈閉塞症 ……………30
強化学習 ………………………254
共感 ………………………………83
協業 ……………………270,310
興味・関心チェックシート …335,348
興味チェックリスト ………96,174
虚血性心疾患 ……………………27
虚弱高齢者 ……………………230
起立性低血圧 ……………………34
筋萎縮 ……………………………33
筋肉減少症 ……………………184

く

クライエント中心 ………………56
クラインマン ……………………79
グラウンデッドセオリー ………52
グランド理論 ……………………66
クリニカル・リーズニング ……70
グループ活動への参加状況 ……9

け

ケアマネジャー …………………180
計画 ……………………………143
経済状況 …………………………8
継続性理論 ………………………12
傾聴 …………………………83,326
結晶性知能 …………………34,50
原因帰属 ………………………253
健常高齢者 ……………………278
見当識障害 ……………………206
権利擁護 ………………………163

こ

後期高齢者 ………………………3
交互反復動作 ……………………21
高次脳機能 ………………………22
高次脳機能障害 ………………16,173
拘縮 ………………………………33
構成的評価 ………………………59
構成要素 ………………………196
行動・心理症状 ………………37,205
行動パターン ……………………32
高齢化社会 ………………………2
高齢化の推移と将来推計 ………3
高齢化率の推移 …………………2
高齢期の生活 ……………………7
高齢社会 …………………………2
高齢社会対策基本法 ……………7
高齢者虐待防止法 ………………7
高齢者世帯の年間所得と内訳 …8
高齢者の医療の確保に関する法律…6
高齢者の自信の低下 …………255
高齢者の定義 ……………………4
高齢者版興味チェックリスト …273
高齢者向け専用住宅 …………167
誤嚥性肺炎 ………………………24
呼吸器疾患 ………………………23
呼吸困難 …………………………26
国際生活機能分類 ……………172
固縮 ………………………………21

こ

個人因子 ………………………154
個人的原因帰属感 ……………313
骨萎縮 ……………………………34
骨折 ……………………………39,192
骨粗鬆症 …………………………29
固定 ……………………………220
個別機能訓練加算 ……………138
コミュニケーションと交流技能評価
　………………………97,107,175
誤用症候群 ……………………33,35
コンピテンシー ………………222

さ

サービス付き高齢者向け住宅 …167
サービス提供 …………………143
在宅における作業療法 ………346
作業 ……………………………56
作業機能自己評価 ……………259
作業機能障害 ……………………73
作業機能状態評価法・協業版
　………………………108,111
作業行動 ………………………52,66
作業参加 ………………………195,325
作業質問紙 ………………96,105,293
作業従事 ………………………196
作業遂行 ………………………195
　―の問題 ……………………331
作業遂行歴面接・改訂版
　………………………108,110,245
作業適応 ………………………270
作業的生活史 …………………268
作業的ナラティブ ……………234
作業同一性 …96,208,239,270,374
作業に関する自己評価・改訂版
　………………………95,245,289
作業有能性 …96,208,270,275,374
作業療法 ………………………56
　―の治療的戦略 ………………61
　―の本質 ………………………60
作業療法介入プロセスモデル …160
作業療法機能強化加算 ………127
作業療法モデル …………………58
作業療法リーズニング ………372
作業療法理論 ……………………58
サクセスフルエイジング …12,243
サ高住 …………………………167
サルコペニア …………………184,192
参加 ……………………242,325,374
酸素供給装置 …………………116

し

支援施策	165
自覚的運動強度	28
自己効力感	256,313
自己組織化	255
自己統制	156
自己統制感	259
仕事・生産的活動	313
自己評価	85,95,328
自信	313
―が低下した高齢者	253
―の低下	255
―の低下のプロセス	257
ジスキネジア	19
姿勢	21
失語	17
失行	17
実行機能障害	206
失行症	173
失語症	173
実際的リーズニング	76
実践モデル	64
実践理論	67
質調整生存年	90
質的研究	74
失認	17
社会学	51
社会再適応評価尺度	218
社会参加	9,313
社会参加支援加算	143
社会制度の変遷	4
社会適応的プログラム	349
社会的孤立	220
社会的役割	195
習慣化	68,173,374
重症化予防	157
修正MRC（mMRC）質問票	26
修正版Borgスケール	26
重度寝たきり	299
周辺症状	37,205
終末期高齢者	357
手工芸プログラム	287
循環器疾患	26
障害老人の日常生活自立度（寝たきり度）判定基準	20
症状変動	19,20
焦燥	207
象徴的相互作用論	51
静脈壁	32
ショートステイ	180
初回評価	143
食事の摂取量	39
褥瘡	33,40
褥瘡防止対策の義務化	34
褥瘡予防用マットレス	116
叙述的リーズニング	365
自立	73
人工呼吸療法	25
人口動態	2
人生物語作成シート	155
振戦	20
心臓リハビリテーション	27
身体拘束	220
身体能力の低下の評価	185
診断的リーズニング	74
深部静脈血栓症	32
心不全	26
身辺処理活動	313
信頼	61
心理学	49

す

遂行	68,174,374
遂行能力	374
推理	70
すくみ足	21,23
スクラッピング法	24
スタンダードプリコーション	116
ストレス	217
ストレスホルモン	217

せ

生活期	172
生活機能	172
生活行為	159,347
生活行為聞き取りシート	348
生活行為向上プラン	352
生活行為向上マネジメント	155,347
生活行為向上マネジメントシート	348,351
生活行為向上リハビリテーション実施加算	143,152,347
生活行為申し送り表	348,353
生活の悪循環	340
生活不活発病	184
生活保護法	7
生活満足度	278
生活満足度指標	86
生活満足度尺度	87
生活モデル	346
生活リハビリテーション	131
精神障害	34
生体力学モデル	195
成年後見制度	7
整容動作訓練	188
生理的欲求	50
脊椎椎体圧迫骨折	197
摂食嚥下障害	21
セリエ	218
セルフ・エフィカシー	89
セルフ・ナラティブ	233
全体像評価	132
全体理論	66
前頭側頭型認知症	37
せん妄	246

そ

早期離床	115,184
喪失	7
喪失体験	358
創発	256
ソーシャル・キャピタル	140
足関節上腕血圧比	30

た

ターミナルケア	139
大腿骨近位部骨折	192
大腿骨頸部骨折の地域連携クリティカルパス	203
第2号被保険者	324
タイプA行動パターン	32
脱水	38
達成動機づけ	253
団塊の世代	3
短期集中個別リハビリテーション実施加算	151
短期集中リハビリテーション	127,151
炭酸泉浴	32

ち

地域ケア会議	160
地域支援事業	158
地域包括ケア	346
地域包括ケアシステム	146
―の概要	46
地域包括ケアシステムの構築における今後の検討のための論点	47
地域密着型サービス	137

381

地域リハビリテーション活動支援事業
　　　……………………………48
地域連携クリティカルパス　………203
チェックリスト　………………273
知覚剥奪　………………220
中核症状　………………37,205
中間理論　………………66
中枢神経疾患　………………18
中途障害者が退院後に元気を失っていく理由　………153
超理論　………………66
治療戦略　………………196

つ

通所リハビリテーション　………312
　―の特性　………………142

て

低栄養　………………38
低活動　………………32
デイケア　………………142
手続き的リーズニング　………74
転倒　………………21,39
　―を反復する要因　………16
転倒・転落の予防　………15

と

トイレ動作訓練　………………188
動作緩徐　………………21
動作時振戦　………………187
動作の再獲得　………………250
疼痛　………………31
特定施設入居者生活介護　………169
特定疾病　………………139,325
特別養護老人ホーム　………137
閉じこもり高齢者　………241
閉じこもり症候群　………300
突進現象　………………21
ドミナント・ストーリー　………82,233
ドレーン　………………115
トロフォトロピック系　………217

な

内在化　………………81
内的統制型　………………259
ナラティブ　………………232
ナラティブ・アプローチ
　　　………78,232,358,368

ナラティブスロープ　…234,297,359
ナラティブ・リーズニング　……75,234

に

二次的合併症　………………173
日本高齢者版興味チェックリスト
　　　………………103
任意事業　………………158
人間関係の再構築　………251
人間作業モデル
　　　………52,67,184,195,270,327
人間作業モデルスクリーニングツール
　　　………………109,302
認知機能障害　………………206
認知症　………………36
認知症行動障害尺度　………209
認知症高齢者　………………205
認知症初期集中支援チーム　………162
認知症短期集中リハビリテーション
　　　………………126
認知症短期集中リハビリテーション実施加算　………143
認知症地域支援推進員　………162
認知症予防　………………126

ね

寝たきり　………………172,299
ネット手芸　………………363

の

脳幹網様体賦活系　………220
脳血管障害　………………13
脳血管性認知症　………37
脳深部刺激療法　………19
脳卒中　………………13,172

は

パーキンソン病　………………18
肺炎　………………24
バイオ・サイコ・ソーシャル　………83
肺がん　………………24
肺気腫　………………25
廃用症候群　………33,174,183,242
　―の悪循環　………300
パターン認識　………………75
発汗量の低下　………………38
パラチェック老人行動評定尺度
　　　………91,92,222,225

パルスオキシメーター　………………116

ひ

ピアサポート　………………251
ピアジェ　………………257
非運動性症状　………………19
非構成的評価　………………59
評価　………………59,124,143
表在静脈瘤　………………33
標準的トレッドミル検査　………31
標準予防策　………………116

ふ

不安感　………………207
フィールドワーク　………………53
フィレンツェルの眼鏡　………220
福祉の知識　………………42
不顕性誤嚥　………………23
プラトー　………………173
ブルンストロームのテスト　………175
フレイル　………19,192,230,300
　―の診断　………………231
ブレーデンスケール　………34
フロー概念　………………50
文化人類学　………………53
文脈　………………54,207

へ

米国作業療法協会　………72
ヘッドアップティルト試験　………22
変形性関節症　………………29

ほ

包括的呼吸リハビリテーション　……25
包括的支援事業　………………158
訪問作業療法　………………334
訪問リハビリテーション　………146
ホームエクササイズ　………23
歩行障害　………………19
本人らしさ回復のためのシート　………154

ま

マクラメ　………………319
マズロー　………………50
末梢血管性疾患　………30
末梢静脈疾患　………32
末梢動脈疾患　………30

マネジメント ……………………348
慢性心不全 ……………………27
慢性閉塞性肺疾患 ……………25
慢性末梢動脈閉塞症 …………31

み

見直し ……………………………143

む

無動寡動 ………………………21
無動・強剛型 …………………19

め

メタ理論 …………………………66

も

目標設定の具体例 ……………175
モデル …………………………63
物語 ……………………………232
　　―としての病い ……………80
問題解決過程 …………………57
問題の外在化 …………81,234,238

や

役割 ……………………………68
役割獲得モデル ………………52
役割葛藤 ………………………51
役割支援 ………………………156
役割チェックリスト
　………96,104,174,292,340
役割理論 ………………………51
病い ……………………………79

ゆ

有能感 …………………………313
有能性 …………………………222
有料老人ホーム ………………167

よ

抑うつ …………………………358
予備能力 ………………………300
予備力 …………………………231
予防的健康増進プログラム …126,128
予防的健康増進プログラム(65歳)実施
　計画書の例 …………………287

予防的作業療法 ………………278

ら

ライリー ………………………52

り

リーズニング ……70,274,365,372
離床の中止と中断基準 …………118
リスク管理 ……………………38
離脱理論 ………………………12,86
リハビリテーション計画書 ………145
リハビリテーションチーム ………122
リハビリテーションマネジメント
　……………………………143
リハビリテーションマネジメント加算
　………………………143,151
流動性知能 ……………………34
療養病床 ………………………125
理論 ……………………………63
臨床的思考 ……………………57
倫理的リーズニング …………76

る

類推法 …………………………71

れ

レイノー徴候 …………………31
レビー小体型認知症 …………37
連携 ……………………………122

ろ

老化 ……………………………11
　　―に伴う課題 ………………8
老研式活動能力指標 …………85
老人福祉法 ……………………6,43
老年期うつ尺度 ………………88
老年症候群 …………………183,192
6 P ……………………………30

383

クリニカル作業療法シリーズ

高齢期領域の作業療法　第2版
―――プログラム立案のポイント

2010年4月25日　初版発行
2016年2月20日　第2版発行

監　修……………………山田　孝
編　集……………………小林法一・竹原　敦・鎌田樹寛
発行者……………………荘村明彦
発行所……………………中央法規出版株式会社
　　　　　　　　　　　　〒110-0016　東京都台東区台東3-29-1　中央法規ビル
　　　　　　　　　　　　営　　業：TEL03-3834-5817　FAX03-3837-8037
　　　　　　　　　　　　書店窓口：TEL03-3834-5815　FAX03-3837-8035
　　　　　　　　　　　　編　　集：TEL03-3834-5812　FAX03-3837-8032
　　　　　　　　　　　　http://www.chuohoki.co.jp/
装幀・本文デザイン…齋藤視倭子
印刷・製本……………サンメッセ株式会社

ISBN978-4-8058-5320-7
定価はカバーに表示してあります。
本書のコピー，スキャン，デジタル化等の無断複製は，著作権法上での例外を除き
禁じられています。また，本書を代行業者等の第三者に依頼してコピー，スキャ
ン，デジタル化することは，たとえ個人や家庭内での利用であっても著作権法違反
です。
落丁本・乱丁本はお取り替えします。